Ronco e Apneia do Sono

Ronco e Apneia do Sono

Técnicas Cirúrgicas Avançadas

José Antonio Pinto

Médico-Especialista em Otorrinolaringologia, Cirurgia de Cabeça e Pescoço e Medicina do Sono
Diretor do Núcleo de Otorrinolaringologia e Medicina do Sono de São Paulo
Chefe do Serviço de Otorrinolaringologia do Hospital São Camilo – Pompéia, SP
Membro do Corpo Clínico do Hospital Alemão Oswaldo Cruz e do Hospital Israelita Albert Einstein – São Paulo, SP

Nelson Eduardo Paris Colombini

Médico e Cirurgião-Dentista
Especialização em Cirurgia Bucomaxilofacial
Otorrinolaringologia e Cervicofacial
Cirurgia Craniomaxilofacial e Medicina do Sono pela
Associação Médica Brasileira e pela Associação Brasileira de Otorrinolaringologia e Cirurgia Cervicofacial
Doutorado em Otorrinolaringologia e Cabeça e Pescoço pela
Faculdade de Medicina de São José do Rio Preto (FAMERP)

REVINTER

Ronco e Apneia do Sono – Técnicas Cirúrgicas Avançadas

ISBN 978-85-372-0568-6

Contato com o autor:
colombini.reabilita@hotmail.com

CIP-BRASIL. CATALOGAÇÃO-NA-PUBLICAÇÃO
SINDICATO NACIONAL DOS EDITORES DE LIVROS, RJ

P726r

Pinto, José Antonio
Ronco e apneia do sono : técnicas cirúrgicas avançadas / José Antonio Pinto, Nelson Eduardo Paris Colombini. - 1. ed. - Rio de Janeiro : Revinter, 2014.
il.

Inclui bibliografia e índice
ISBN 978-85-372-0568-6

1. Síndromes da apneia do sono. 2. Ronco. 3. Distúrbios do sono - Tratamento. I. Colombini, Nelson E. P. (Nelson Eduardo Paris). II. Título.

13-06590 CDD: 616.209
CDU: 616.211-008.4

Livraria e Editora REVINTER Ltda.
Rua do Matoso, 170 – Tijuca
20270-135 – Rio de Janeiro – RJ
Tel.: (21) 2563-9700 – Fax: (21) 2563-9701
livraria@revinter.com.br – www.revinter.com.br

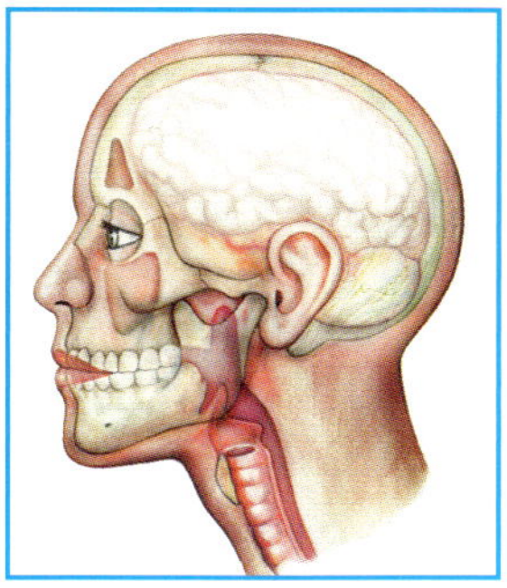

DEDICATÓRIA

Ao meu irmão, Rui Cavalin Pinto, Mentor, Exemplo e Amigo.
Ao meu neto, Mathias Lex, Esperança, Luz e Alegria.

José Antonio Pinto

Este livro é dedicado a Nelson B. Powell e Robert W. Riley, da Universidade de Stanford, CA, USA, responsáveis pelo desenvolvimento da cirurgia esquelética craniofacial no tratamento da SAOS.

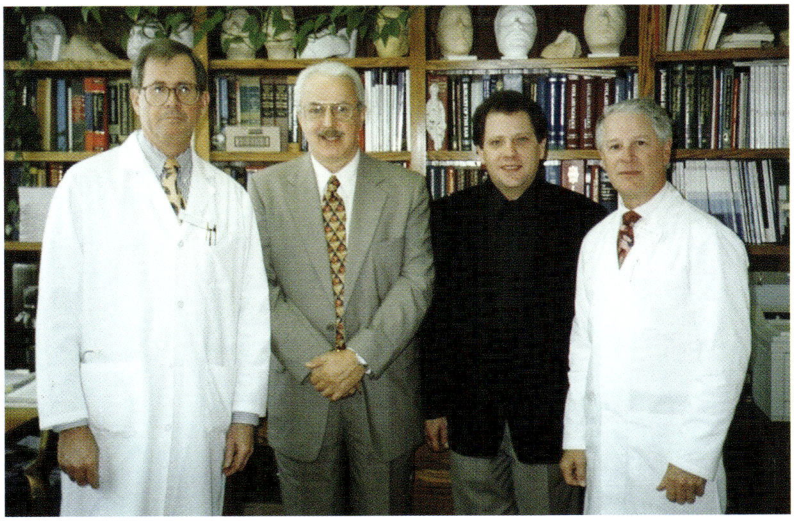

Da esquerda para a direita: Robert W. Riley, José Antonio Pinto, Nelson Colombini e Nelson Powell (Stanford, 1995).

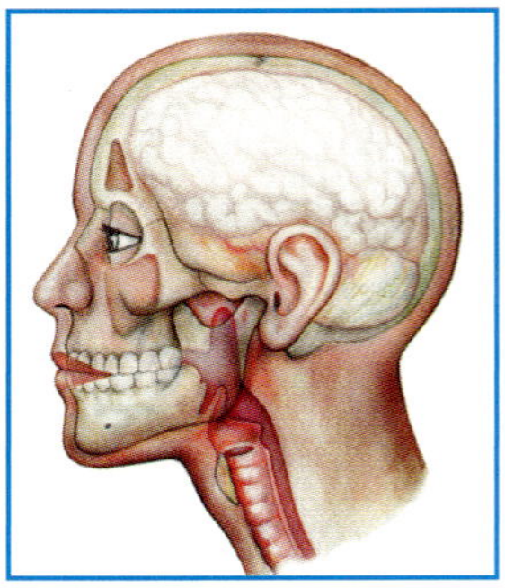

AGRADECIMENTOS

Agradeço a Jesus Cristo, Meu Senhor, a quem dediquei minha vida no Bushido.

Aos meus pais amados Nelson Colombini e Maria José Paris Colombini.

À minha companheira Sandra Ribeiro, que também participa desta obra.

À minha equipe cirúrgica e administrativa: Vilma Novo, Marli Martins, sem as quais não haveria tempo para elaborar este trabalho, e Patrícia Deval, em especial, pela sua dedicação no levantamento de todos os prontuários – esta é uma pessoa que nunca esqueceremos.

Ao meu companheiro Luis Cordeiro de Souto, há mais de 15 anos servindo a mim e à minha família.

À Regina Celi M. Mathes, responsável pela organização técnica deste trabalho.

Aos amigos especiais Prof. Dr. Ronaldo Laranjeiras (UNIFESP), Coronel Hélio Cardoso e Áurea Cardoso.

Aos amigos Dr. Ludjero Fabella, Dr. Jaques de Camargo Penteado, Dr. Venicio Gramegna, Professor Dr. Daylson Castro e Professor Dr. José Francisco Sales Chagas.

Aos amigos Dr. José Eduardo Moraes Rego, Dra. Adriana Costa Moreira, Dr. Gallo Maldonado, Dra. Ieda Jatene pelo meu tratamento e de minha família, ao Dr. Sérgio Almeida de Oliveira, Dr. Antonio Carlos Batista Pereira, Dr. Lauro Maru Bayashi e Dr. Paulo de Oliveira com minha eterna gratidão.

E, em especial, ao amigo Prof. Dr. Alexandre Felippu.

Aos meus filhos Akira, Gohan, Lika e, em especial, a Diana, minha companheira de sempre.

Em especial à NIVAA pelo seu apoio nas pessoas de: Roberto Gobbo, Claudinei A. Oliveira e Luiz Augusto Costa Rosa.

Nelson Eduardo Paris Colombini

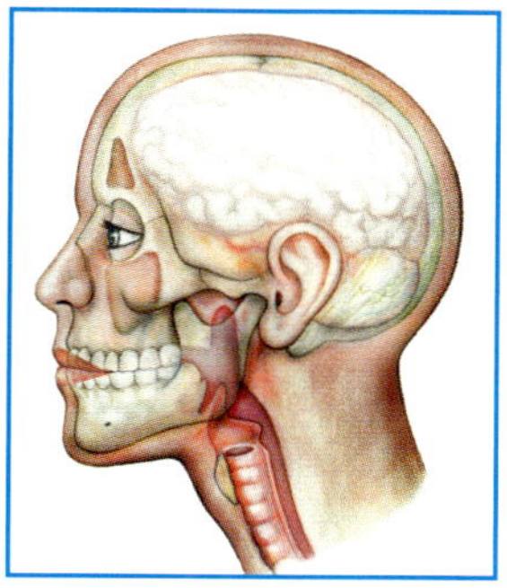

APRESENTAÇÃO

Este livro é o resultado de uma longa vivência na compreensão de uma doença de grande complexidade: a Síndrome da Apneia Obstrutiva do Sono (SAOS).

Participando nestas últimas duas décadas destes grandes mistérios que envolvem as controvérsias em relação ao seu melhor diagnóstico e tratamento, vemos que grandes lacunas ainda persistem. Em todos os cursos e trabalhos que organizamos e participamos, vimos um crescente interesse dos profissionais nas áreas de otorrinolaringologia e cirurgia craniomaxilofacial pelas diferentes abordagens aos procedimentos reconstrutivos nas obstruções de vias aéreas superiores. Diferentes maneiras de avaliação, porém, têm determinado planos cirúrgicos insuficientes que não corrigem estas obstruções em seus múltiplos níveis, levando a resultados inócuos. Sabemos hoje, através de um melhor topodiagnóstico, que 80% das obstruções são múltiplas e suas correções envolvem diferentes áreas das VAS. Os maus resultados, como demonstrados por Sher, em 1996, de que a cirurgia da SAOS proporcionava somente 40% de sucesso, estão hoje gradualmente se modificando. Planos cirúrgicos envolvendo não somente a UPFP na correção da obstrução retropalatal, mas obstruções na região da hipofaringe têm-se desenvolvido, como o avanço do genioglosso, a suspensão do hioide, cirurgias sobre a base da língua e o avanço maxilomandibular.

Vemos ainda que, com todo este melhor conhecimento diagnóstico, as indicações para a correção de obstruções de hipofaringe são restritas, em virtude da pouca experiência e treinamento dos especialistas no trato destas obstruções. Kezirian demonstrou, em recente estudo (2010), que, em 35.000 cirurgias realizadas anualmente nos Estados Unidos, somente 20% destas cirurgias incluíam procedimentos para tratar obstrução no nível da hipofaringe.

Estes dados, que são hoje universais, são consequência da pouca experiência dos otorrinolaringologistas que não têm treinamento e educação em procedimentos sobre a hipofaringe e cirurgias esqueléticas. Da mesma forma, aos cirurgiões craniomaxilofaciais, deve-se um melhor conhecimento no estudo dos distúrbios respiratórios do sono.

Com a Medicina do Sono sendo área de atuação reconhecida pela Associação Médica Brasileira, há a necessidade de estimularmos uma melhora na formação e treinamento dos especialistas no tratamento cirúrgico desta complexa síndrome.

Há 19 anos, fazemos cursos dirigidos ao assunto, com um número crescente de participantes das áreas otorrinolaringológicas e de cabeça e pescoço, cirurgiões craniomaxilofaciais e bucomaxilofaciais.

Iniciamos nossos primeiros cursos com pouco mais de 30 alunos e hoje temos uma média de 150 a 200 assistentes.

O mesmo aconteceu nos Congressos Brasileiros de ORL e Cirurgia Cervicofacial, hoje com salas repletas nas sessões de SAOS, com debates interessantíssimos.

Reunimos nesta obra a participação de Universidades de diferentes pontos do Brasil, como USP, Escola Paulista de Medicina, Santa Casa de São Paulo, Universidade Federal do Paraná, PUC do Paraná, UFRJ, Unicamp e de outros centros médicos, como Bragança Paulista, Ribeirão Preto, Botucatu, São José dos Campos, Porto Alegre, Salvador, Feira de Santana, Maceió, Belo Horizonte, Uberlândia e São José do Rio Preto.

Podemos dizer que a SAOS é a doença do século, e, nestes 20 anos, fomos surpreendidos com a necessidade de estarmos estudando novamente clínica médica, cardiologia, endocrinologia e nefrologia com uma visão mais holística de suas inúmeras comorbidades.

Outro aspecto deste livro está relacionado com a modalidade de tratamento cirúrgico esquelético associado a procedimentos de tecidos moles palatais, faríngeos, linguais e laríngeos, buscando uma verdadeira reconstrução de vias aéreas superiores.

Este conceito atende a todos os casos de SAOS e suas respectivas severidades, com parâmetros de controle da doença rígidos, como IAH menor ou igual a 5 eventos/hora, e controle da dessaturação de hemoglobina até 3 minutos do tempo total do sono, controlando, assim, o "Calcanhar de Aquiles" da SAOS.

Parâmetros de cura frágeis, como redução de 50% dos índices de doença, não foram aceitos por nós, pois representam um falso controle da doença.

Nossos parâmetros de controle da doença foram expostos em nossa tese de doutorado na Faculdade de Medicina de São José do Rio Preto sob orientação do Prof. Dr. José Victor Maniglia.

Outra inovação neste livro será representada pelo acompanhamento de DVDs com a parte prática, referente ao capítulo, para perfeito aprendizado e compreensão do assunto.

Este não é simplesmente um livro de dois autores, mas representa a experiência de serviços do nordeste ao sul do país, que expressam "Como eu interpreto a Cirurgia Esquelética no Tratamento da Síndrome da Apneia Obstrutiva do Sono", obtendo, assim, opiniões representativas sobre o assunto.

Desta maneira, o livro poderá ser enunciado como a Experiência Brasileira do Tratamento Cirúrgico Esquelético e suas associações na Síndrome da Apneia Obstrutiva do Sono.

Os Autores

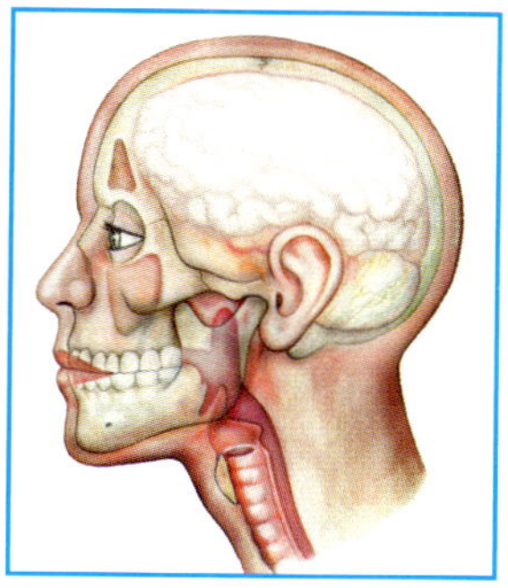

PREFÁCIO

José Antonio Pinto e Nelson Colombini são parceiros e fazem um trabalho conjunto no tratamento da SAOS há mais de 20 anos.

Passaram por todas as fases, do entusiasmo ao descrédito, das novas técnicas que surgiram continuamente neste período.

O pensamento contemporâneo credita à cirurgia esquelética da face os melhores índices de cura desta complexa doença que continua a desafiar clínicos e cirurgiões.

Este livro reúne o pensamento e a experiência acumulada dos autores e traça um painel nacional do estado de desenvolvimento do tratamento cirúrgico da SAOS em nosso meio, com foco na cirurgia esquelética.

De norte a sul, profissionais experientes foram convidados a expor suas opiniões, dicas, técnicas e táticas do tratamento cirúrgico esquelético da face, isoladamente ou em associação com as técnicas tradicionais focadas nos tecidos moles da faringe.

A determinação do sítio da obstrução da via aérea permanece como ponto crucial na escolha da melhor abordagem cirúrgica da SAOS, e o tratamento em múltiplos níveis parece ser a melhor opção.

Os autores expõem sua vasta experiência, apresentam e organizam, em uma sequência lógica de capítulos, o extenso leque de opções no tratamento cirúrgico desta doença complexa.

É um livro de enfoque multidisciplinar, e interessa a estudantes, médicos-residentes e especialistas de diversas áreas.

Única em seu gênero na literatura nacional, esta obra percorrerá o nobre caminho da difusão do conhecimento.

Agrício Crespo
Presidente da Associação Brasileira de
Otorrinolaringologia e Cirurgia Cervicofacial
Professor Livre-Docente,
Chefe da Disciplina de Otorrinolaringologia da
Faculdade de Ciências Médicas da Unicamp

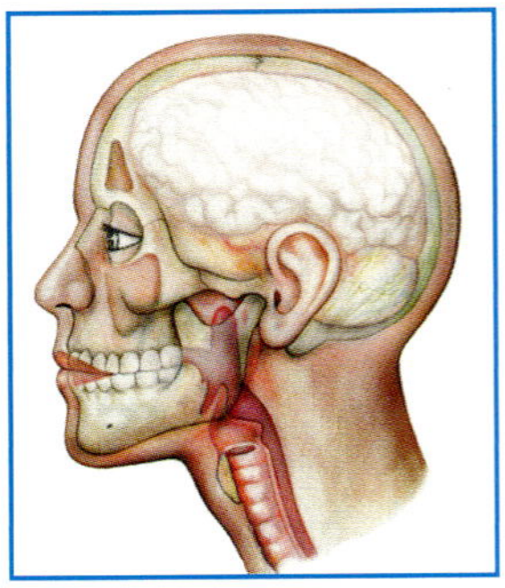

PREFÁCIO

A história da Medicina do Sono é relativamente recente, mas o conhecimento acumulado nas últimas décadas tem permitido aos médicos a percepção das consequências adversas da privação do sono sobre o humor, comportamento, aprendizado, desempenho e impacto sobre os sistemas orgânicos.

O desenvolvimento da eletroencefalografia, em 1929, pelo psiquiatra alemão Hans Berger, permitindo a avaliação da atividade elétrica cerebral durante o sono e o despertar, e a descoberta da fase do sono de movimento rápido dos olhos (sono *REM – Rapid Eye Movements Sleep*), em 1953, por Kleitman e Aserinsky, foram marcos importantes para o conhecimento da fisiopatogenia dos transtornos do sono.

A apneia do sono foi descoberta independentemente por Gastaut, Tassinari e Duro, na França, e por Jung e Kuhlo, na Alemanha, e divulgada pelas publicações científicas em 1965.

A identificação de inúmeros transtornos do sono, assim como a elaboração de critérios diagnósticos mais precisos, associada à sua elevada prevalência, tem levado a um tratamento mais efetivo das pessoas afetadas.

Os vários avanços do conhecimento da Medicina do Sono têm estimulado a formação de profissionais médicos e de outras profissões da saúde para atuarem nesta área, buscando uma abordagem multidisciplinar e envolvendo a assistência, a pesquisa e a educação.

A Medicina do Sono foi reconhecida como especialidade médica pela Associação Americana de Medicina em 1996. No Brasil, a Medicina do Sono só foi reconhecida recentemente como área de atuação médica, com a publicação, no Diário Oficial da União, da resolução 1973/2011 do Conselho Federal de Medicina. Esta resolução estabelece, como um dos requisitos para obtenção do certificado correspondente, que o médico possua Título de Especialista em Neurologia, Otorrinolaringologia, Pneumologia ou Psiquiatria.

Desta forma, a presente evolução da Medicina do Sono abre novas perspectivas para o mercado profissional da área da saúde e mostra a necessidade e oportunidades de capacitação e formação nesta área.

O livro de Nelson Colombini e José Antonio Pinto, eles próprios ativos participantes da história da Medicina do Sono no Brasil, vem contribuir para a disseminação do conhecimento, e é publicação de leitura essencial para os profissionais interessados ou envolvidos no tratamento cirúrgico do ronco e da apneia do sono.

Os inúmeros capítulos do livro abordam, de forma prática, temas escritos por especialistas com grande experiência nesta área. Temos a certeza de que se trata de uma obra que marcará sua presença na história da literatura científica da Medicina do Sono no Brasil.

Prof. Dr. Jefferson Gomes Fernandes
Neurologista
Superintendente de Educação e Ciências
Hospital Alemão Oswaldo Cruz – São Paulo, SP

Prof. Dr. Andrea Bottoni
Coordenador de Educação Médica
Instituto de Educação e Ciências em Saúde
Hospital Alemão Oswaldo Cruz – São Paulo, SP

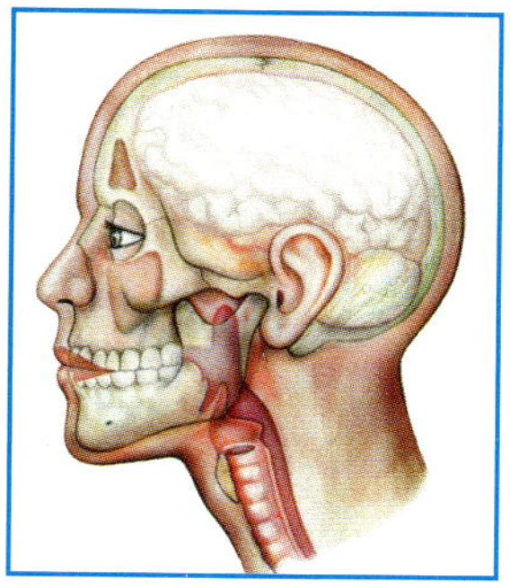

PREFÁCIO

Em um momento em que tanto se tem publicado sobre a prevalência e consequências da Apneia Obstrutiva do Sono (AOS), aumenta a preocupação e a busca para tratamentos efetivos por parte da comunidade médica e odontológica. Em 1981, quando o Dr. Sullivan criou o CPAP (equipamento de pressão positiva contínua nas vias aéreas superiores, que apresenta potencial de manter a abertura das vias aéreas), possibilitou uma ventilação adequada durante o sono. Porém, apesar de ser o tratamento padrão para a AOS, o CPAP apresenta um problema conhecido e comum a todos os tratamentos crônicos – a adesão.

Neste contexto, muito tem-se estudado em termos de correções cirúrgicas e tratamentos alternativos para este problema de saúde, que pode afetar até 30% da população adulta. Nos anos seguintes, surgiram os aparelhos intraorais de avanço mandibular, que se trata, também, de tratamento sintomático. Desde então, tanto os CPAPs quanto tais aparelhos têm sido renovados, mas, com todo esforço, a adesão ao tratamento ainda não é satisfatória. Tanto os aparelhos intraorais como outros tratamentos alternativos, incluindo os fonoaudiológicos com exercícios locais, são geralmente prescritos para casos de leve a moderado da AOS. Neste contexto, buscam-se alternativas terapêuticas mais definitivas, o que possibilitou o desenvolvimento de várias técnicas cirúrgicas ao longo dos anos. Desde a uvulopalatofaringoplastia radical às cirurgias esqueléticas, observa-se um claro avanço neste campo. Apesar de sabermos que nem todos os pacientes com AOS são elegíveis para procedimentos cirúrgicos, podendo até apresentar estado de saúde muito comprometido em razão do número de comorbidades, devemos lembrar aqueles que claramente apresentam alterações anatômicas passíveis de correção.

A fisiopatologia da AOS é complexa e sua apresentação muda com a idade, porém, abordagens que aumentam o volume das vias aéreas superiores e, portanto, sua permeabilidade, tendem a ser bem-sucedidas, apesar de ainda serem necessários estudos a longo prazo que avaliem a manutenção da eficácia da maioria dos procedimentos cirúrgicos na AOS. Ainda neste contexto, é importante mencionar que alguns procedimentos cirúrgicos podem ter caráter curativo na AOS.

É fato que faltam cirurgiões com experiência nos tratamentos cirúrgicos para os distúrbios respiratórios do sono, com excessão dos procedimentos nasais. Esta é a realidade na maioria dos países, especialmente quando se trata da cirurgia esquelética da AOS.

Este é o contexto em que surge este livro, que reúne o conhecimento de grande número de especialistas brasileiros com experiência clínica e principalmente cirúrgica no tratamento da AOS. Os autores fornecem aqui a sua experiência clinico-cirúrgica que pode ajudar aqueles que se interessam pela área. Esta iniciativa pioneira dos editores que apresentam décadas de experiência na área deve ser apreciada, tendo em vista a carência de informação e literatura especializada na língua portuguesa.

Para finalizar este prefácio, desejo aos colegas uma boa leitura e que façam bom proveito da experiência dos editores.

Dalva Poyares
Médica-Diretora de Pesquisa Clínica do
Instituto de Medicina do Sono de São Paulo
Professora Livre-Docente do Departamento de
Psicobiologia da Universidade Federal de São Paulo

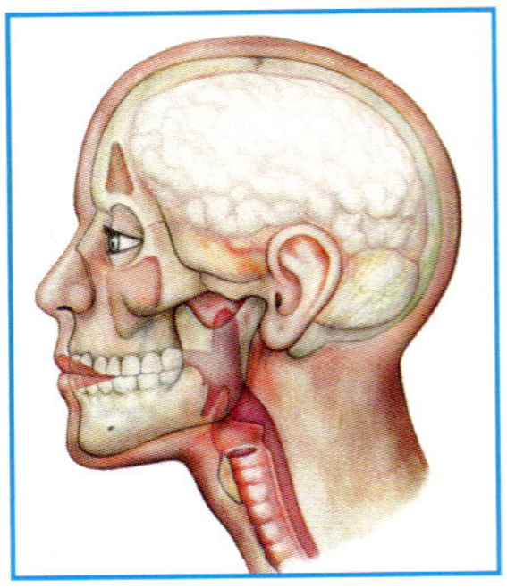

PREFÁCIO

"Todo livro encerra em seu bojo aquilo que representa sua própria razão de ser – uma palavra deve ser dita por quem adquiriu o direito de dizê-la, que são os autores e que é dirigida a um público que precisa ouvi-la."

Ernesto Lima Gonçalves
Metabolismo e Cirurgia

Sinto-me honrado, mais uma vez, em prefaciar este livro (oitavo), já que, com muito orgulho, prefaciei o primeiro. Vejo aqui o trabalho de uma equipe de jovens. Alguns meus ex-alunos, outros companheiros de ensino. Trabalho esse coordenado por um jovem que sempre foi apaixonado pela Cirurgia, pois tive a honra de acompanhar seus primeiros passos – Nelson Eduardo Paris Colombini.

Ele chegou precocemente à vida universitária como Professor-Assistente em nossa disciplina, mas seu ideal era outro. Apaixonado pela pesquisa, aproveitou as oportunidades que se lhe apresentaram aqui e no exterior.

Com invulgar brilhantismo, na nobre especialidade que escolheu, desenvolveu seus dotes de inteligência e humanismo para com a Cirurgia e Traumatologia Bucomaxilofacial.

Agora, este oitavo compêndio, considerando a diversidade de seus capítulos técnico-científicos, permite-nos uma visão ampla, capaz de incrementar o conhecimento, o aculturamento, o estímulo à iniciação científica dos que se encontram no início de sua formação e ainda uma recordação aos que desejam se aprimorar.

Eu que sempre fui um apaixonado pela minha especialidade, considero esta obra muito abrangente e de grande valor técnico-científico. Congratulo-me, portanto, com todos os autores dos capítulos e, em especial, com Nelson Eduardo Paris Colombini , jovem dinâmico e agora muito mais experiente.

Ouso afirmar que este compêndio está destinado a ser mais um sucesso para todos os componentes desta obra.

Francisco Eugênio Loducca
Prof. Dr. de CTBMF
Membro Presidente da Comissão de Ética e Bucomaxilofacial do Conselho Regional de Odontologia de São Paulo (CROSP)

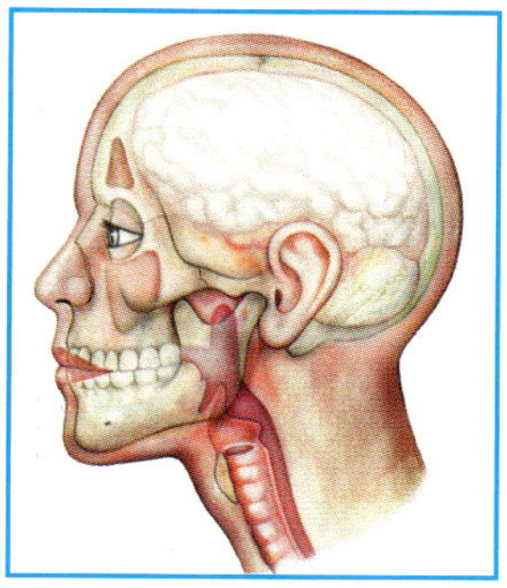

PREFÁCIO

"Orar não é pedir. Orar é a respiração da alma."
Mahatma Gandhi

A respiração não é apenas uma questão que garante a vida. Ela qualifica a vida. Todos os processos metabólicos e bioquímicos e todos os sistemas e órgãos dependem da respiração. A eficiência da respiração extrapola as funções orgânicas, pois atua também no desempenho intelectual e emocional; qualifica, da mesma forma, nossas relações também com o mundo exterior.

As alterações obstrutivas das vias aéreas sempre foram um grande desafio à Medicina. Conforme evoluíram os estudos destas patologias, foi-se revelando um desconcertante e complexo mosaico de fatores que se entrelaçam na gênese dos sintomas.

Não bastam o exame clínico acurado e minucioso, os exames complementares e as avaliações multidisciplinares. Mesmo em casos aparentemente bem reconhecidos e clássicos, em que as indicações consagradas de tratamento parecem consensuais, podemos ter evoluções inesperadas, com recidivas e resultados insuficientes.

O pesquisador depara-se com a necessidade da transcendência, armando-se da perspicácia, da emoção, da intenção e da necessidade de convergir e harmonizar a multidisciplinaridade para o enfrentamento das complexas questões que se apresentam.

A multidisciplinaridade tornou-se obrigatória para a abordagem das patologias obstrutivas da respiração. A harmonia da interação das diferentes especialidades envolvidas transcende a ciência, alcançando o estado de Arte, porque a Arte é a expressão que mais aproxima o ser humano da essência divina; é na Arte que se expandem a alma e os horizontes do conhecimento. É por meio da Arte que o homem se supera!

Medicina é Arte, como Arte é toda a ciência onde estão envolvidas a emoção, o sentimento, a criatividade e a transcendência. É a conjunção da ciência e da precisão com a emoção dos sentimentos e com o exercício dos impulsos mais nobres do ser humano.

Torna-se admirável reunir e harmonizar os preceitos e conhecimentos dos profissionais envolvidos na abordagem das disfunções respiratórias e apontar uma direção segura para o entendimento e tratamento destas complexas patologias. Isto é universalizar o conhecimento. Esta divulgação é fomentada pela nobreza do espírito humano em difundir conhecimentos que propiciem segurança e competência para aqueles que buscam referências para pautar, com competência e dignidade, suas condutas profissionais.

Estão de parabéns os Editores pelo conjunto da obra, pela seleção dos autores e dos temas abordados. A publicação deste livro consolida o estado de Ciência-Arte nesta área tão complexa quanto apaixonante da Medicina.

Vera Cardim
Membro Titular da Sociedade Brasileira de Cirurgia Plástica e da Associação Brasileira de Cirurgia Craniomaxilofacial
Coordenadora do Serviço de Cirurgia Craniofacial do Hospital Beneficência Portuguesa de São Paulo, Credenciada pela Associação Brasileira de Cirurgia Craniomaxilofacial como Centro de Treinamento
Doutorado em Cirurgia Geral pela Faculdade de Medicina da Santa Casa de Misericórdia de São Paulo
Coordenadora dos Capítulos da Sociedade Brasileira de Cirurgia Plástica

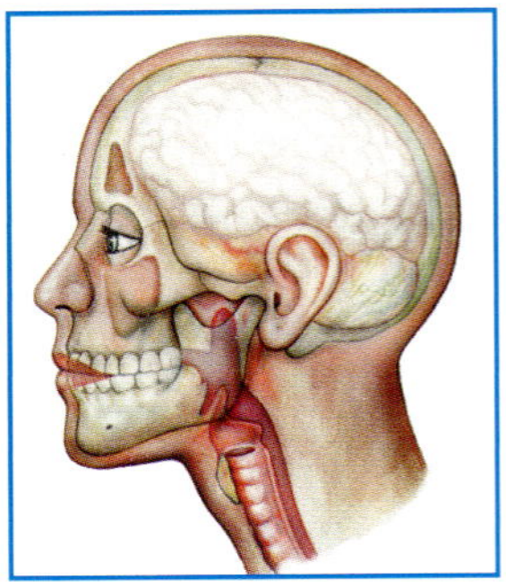

COLABORADORES

Alexandre Laguna Terreri
Ortodontista e Doutorando em Ciências Médicas na área de Concentração de Morfofisiologia de Estruturas Faciais do Departamento de Oftalmologia, Otorrinolaringologia e Cirurgia de Cabeça e Pescoço do Hospital das Clínicas da Faculdade de Medicina de Ribeirão Preto da Universidade de São Paulo (DOOCCP-HCFMRP-USP) – São Paulo, SP

Ana Célia Faria
Cirurgiã Bucomaxilofacial
Colaboradora do Serviço de Cirurgia Craniomaxilofacial do CIEDEF do DOOCCP-HCFMRP-USP – São Paulo, SP
Doutorado em Ciências Médicas na Área de Concentração de Morfofisiologia de Estruturas Faciais do Departamento de Oftalmologia, Otorrinolaringologia e Cirurgia de Cabeça e Pescoço do Hospital das Clínicas da Faculdade de Medicina de Ribeirão Preto da Universidade de São Paulo (DOOCCP-HCFMRP-USP) – São Paulo, SP

Anderson Castelo Branco de Castro
Especialização em Otorrinolaringologia
Especialização em Cirurgia Craniomaxilofacial
Especialização em Medicina do Sono
Professor-Assistente de Cirurgia Craniomaxilofacial da Santa Casa de Misericórdia da Bahia
Fundador do Departamento de Cirurgia Craniomaxilofacial da ABORL-CCF

Arturo Frick Carpes
Otorrinolaringologista
Cirurgião Craniomaxilofacial
Especialização em Medicina do Sono
Doutorando do HC-FMUSP

Avelino Macedo Ottoni de Carvalho
Otorrinolaringologista
Preceptor da Residência
Médico de Otorrinolaringologia do Hospital das Forças Armadas – Brasília, DF

Carlos Roberto Ballin
Otorrinolaringologista
Cirurgião Craniomaxilofacial
Mestrado em Cirurgia pela Universidade Federal do Paraná (UFPR)
Chefe do Serviço de ORL-CCF da Irmandade da Santa Casa de Misericórdia de Curitiba (ISCM) da PUCPR
Professor Adjunto de ORL da Pontifícia Universidade Católica do Paraná (PUCPR) – Curitiba, PR
Responsável pelo Setor de Cirurgia Craniomaxilofacial do Serviço de ORL-CCF do Hospital de Clínicas da UFPR – Curitiba, PR

Caroline Gabriele Marques
Especialização e Mestrado em Ortodontia e Ortopedia Funcional dos Maxilares
Mestrado em Dor e Disfunção Temporomandibular
Doutorado em Ciências da Saúde em Ronco e Apneia

Claudia P. Maniglia
Mestrado em Otorrinolaringologia

Cláudia Paraguaçu Pupo Sampaio
Otorrinolaringologista
Odontóloga
Mestrado em Cirurgia pela Pontifícia Universidade Católica do Paraná (PUCPR)
Doutoranda em Cirurgia pela UFPR
Preceptora do Serviço de ORL-CCF da Irmandade da Santa Casa de Misericórdia de Curitiba (ISCMC) da PUCPR
Professora de ORL da Pontifícia Universidade Católica do Paraná (PUCPR)

Corintho Viana Pereira
Otorrinolaringologista
Cirurgião Craniomaxilofacial
Mestrado em Cirurgia pela Universidade Federal de Pernambuco (UFPE)

Eduardo Serantes Curto
Cirurgião Bucomaxilofacial
Mestrado em Cirurgia de Cabeça e Pescoço pelo Hospital Heliópolis – São Paulo, SP

Elizabeth Aparecida Tavares
Graduação pela Universidade de Santo Amaro (UNISA) – São Paulo, SP
Pós-Graduação em Ortopedia Funcional
Pós-Graduação em Ortodontia
Cirurgiã Predictiva Ortognática Estético-Funcional

Felipe Bittencourt Ottoni de Carvalho
Acadêmico de Medicina do Quinto Ano (Décimo Período) da Universidade Católica de Brasília (UCB)

Fernando Drimel Molina
Pós-Doutorado em Ciência da Saúde
Responsável pelo Serviço de Cirurgia Craniomaxilofacial da Faculdade Estadual de Medicina de São José do Rio Preto (FAMERP)

Flávia Mamede
Cirurgiã e Traumatologista Bucomaxilofacial
Membro do Colégio Brasileiro de Cirurgia e Traumatologia Bucomaxilofacial
Graduação pela Universidade São Francisco – São Paulo, SP
Especialização pela Universidade Camilo Castelo Branco – São Paulo, SP
Especialização em Patologia Oral pela USP

Francisco Veríssimo de Mello Filho
Professor-Associado III do Departamento de Oftalmologia, Otorrinolaringologia e Cirurgia de Cabeça e Pescoço da Faculdade de Medicina de Ribeirão Preto da Universidade de São Paulo (FMRP – USP)
Chefe do Centro Integrado de Estudos das Deformidades da Face (CIEDEF)
Membro Titular da Sociedade Brasileira de Cirurgia de Cabeça e Pescoço e Cirurgia Craniomaxilofacial

George Boraks
Médico e Cirurgião-Dentista
Membro Titular do Colégio Brasileiro de Cirurgia Bucomaxilofacial
Membro da Associação Brasileira de Cirurgia Craniomaxilofacial
Mestrado em Ciências pelo Departamento de Anatomia do Instituto de Ciências Biomédicas da Universidade de São Paulo (ICB – USP)

Hélcio Tadeu Ribeiro
Ortodontista com Doutorado em Ciências Médicas na Área de Concentração de Morfofisiologia de Estruturas Faciais do Departamento de Oftalmologia, Otorrinolaringologia e Cirurgia de Cabeça e Pescoço do Hospital das Clínicas da Faculdade de Medicina de Ribeirão Preto da Universidade de São Paulo (DOOCCP-HCFMRP-USP) – São Paulo, SP

José Antonio Patrocínio
Professor Titular e Chefe do Serviço de Otorrinolaringologia da Universidade Federal de Uberlândia (UFU) – Uberlândia, MG

José Antonio Pinto
Médico-Especialista em Otorrinolaringologia, Cirurgia de Cabeça e Pescoço e Medicina do Sono
Diretor do Núcleo de Otorrinolaringologia e Medicina do Sono de São Paulo
Chefe do Serviço de Otorrinolaringologia do Hospital São Camilo – Pompeia, SP
Membro do Corpo Clínico do Hospital Alemão Oswaldo Cruz e do Hospital Israelita Albert Einstein – São Paulo, SP

José Victor Maniglia
Professor Livre Docente da Faculdade de Medicina de São José do Rio Preto (FAMERP)
Diretor Técnico do Departamento Regional de Saúde de São José do Rio Preto, SP

Júlio Cesar Elias
Cirurgião-Dentista
Graduação pela Uniararas – Araras, SP
Cirurgião Bucomaxilofacial com Especialização pela Faculdade de Ciências Médicas no Hospital e Maternidade Celso Pierro (HMCP) da PUC-Campinas
Mestrado em Infecções e Saúde Pública pela Coordenadoria de Controle de Doenças da Secretaria da Saúde (CCD/SES-GOV/SP-USP) – São Paulo, SP

Levon Mekhitarian Neto
Mestrado em Ciências da Saúde
Otorrinolaringologista pela Associação Médica Brasileira (AMB)
Medicina do Sono pela AMB

Lucas Gomes Patrocínio
Otorrinolaringologista
Cirurgião de Cabeça e Pescoço
Cirurgião Craniomaxilofacial
Doutorado em Ciências da Saúde pela Faculdade de Medicina de São José do Rio Preto (FAMERP)
Coordenador do Programa de Residência Médica em Cirurgia Craniomaxilofacial da Universidade Federal de Uberlândia (UFU) – Uberlâdia, MG

Luiz Carlos Sava
Otorrinolaringologista
Cirurgião Craniomaxilofacial
Mestrado em Distúrbios de Comunicação/Audiologia pela Universidade Tuiuti do Paraná (UTP)
Preceptor-Chefe do Serviço de ORL-CCF da Irmandade da Santa Casa de Misericórdia de Curitiba (ISCMC) da PUCPR
Professor de ORL da Pontifícia Universidade Católica do Paraná (PUCPR)

Marcell de Melo Naves
Otorrinolaringologista e Cirurgião Craniomaxilofacial
Mestrado em Ciências da Saúde pela Universidade Federal de Uberlândia (UFU) – Uberlândia, MG

Marcelo Ribeiro de Magalhães Queiroz
Especialização em Anestesiologia
Chefe do Serviço de Anestesiologia do Hospital São Camilo – Pompeia, SP
Corresponsável pelo Serviço de Dor do Hospital São Camilo – Pompeia, SP
Anestesiologista do Hospital Israelita Albert Einstein – São Paulo, SP

Mario Luiz Augustus da Silva Freitas
Otorrinolaringologista
Especialização em Medicina do Sono pela AMB
Médico-Assistente e Coordenador do Departamento de Medicina do Sono do Departamento de Otorrinolaringologia do Centro de Ciências Médicas da Pontifícia Universidade Católica de São Paulo (PUC-SP)

Mauricio Mitsuru Yoshida
Cirurgião Plástico pela Sociedade Brasileira de Cirurgia Plástica (SBCP)
Cirurgião Craniomaxilofacial pela Associação Brasileira de Cirurgia Craniomaxilofacial (ABCCMF)
Médico-Assistente da Disciplina de Cirurgia Plástica da Faculdade de Medicina do ABC (FMABC)

Mauricio Pereira Maniglia
Especialização em Otorrinolaringologia e Cirurgia Cervicofacial
Certificado de Atuação na Área de Cirurgia Craniomaxilofacial
Mestrado pela Universidade Federal do Paraná (UFPR)
Doutorando na Faculdade de Medicina de São José do Rio Preto (FAMERP)

Mônica Moraes Cunha Macedo
Cirurgiã-Dentista pela Universidade Metodista de São Paulo (UMESP) em 1990
Especialização em Imagenologia Bucomaxilofacial (ABENO)
Especialização e Mestrado em Ortodontia pela Universidade Metodista de São Paulo (UMESP) – São Bernardo do Campo, SP

Nelson Eduardo Paris Colombini
Médico e Cirurgião-Dentista
Especialização em Cirurgia Bucomaxilofacial
Otorrinolaringologia e Cervicofacial
Cirurgia Craniomaxilofacial e Medicina do Sono pela Associação Médica Brasileira e pela Associação Brasileira de Otorrinolaringologia e Cirurgia Cervicofacial
Doutorado em Otorrinolaringologia e Cabeça e Pescoço pela Faculdade de Medicina de São José do Rio Preto (FAMERP)

Nivaldo Alonso
Professor Livre-Docente
Chefe do Serviço de Cirurgia Craniomaxilofacial da Divisão de Cirurgia Plástica e Queimaduras do Hospital das Clínicas da Faculdade de Medicina da USP

Oscimar B. Sofia
Professor-Assistente Voluntário na Área de Cirurgia Craniomaxilofacial da Disciplina de Otorrinolaringologia da Santa Casa de São Paulo
Mestrado em Ciências Médicas

Pedro Pileggi Vinha
Cirurgião-Dentista
Especialização em Ortodontia
Especialização em Ortopedia Funcional dos Maxilares
Doutorando pelo Departamento de Oftalmologia, Otorrinolaringologia e Cirurgia de Cabeça e Pescoço da Faculdade de Medicina de Ribeirão Preto da Universidade de São Paulo (FMRP-USP)

Perboyre Lacerda Sampaio
Otorrinolaringologista da Universidade Federal de Pernambuco (UFPE)
Doutorado pela Universidade de São Paulo (USP)

Ricardo Alves Sousa
Graduação em Odontologia pela Universidade Estadual Paulista (UNESP) – Campus Araçatuba
Pós-Graduação em Cirurgia e Traumatologia Bucomaxilofacial pela Associação Paulista dos Cirurgiões Dentistas (APCD) – São Paulo, SP

Roberta Calle Queiroz
Médica Especialista em Anestesiologia
Especialização em Dor
Chefe de Dor do Hospital São Camilo – Pompeia, SP
Médica-Assistente de Anestesiologia do Hospital São Camilo – Pompeia, SP

Robson Capasso
Professor-Assistente
Diretor de Divisão de Cirurgia do Sono
Department of Otolaryngology-Head & Neck Surgery
Stanford University School of Medicine

Ronaldo G. Fonseca
Professor Doutor Livre-Docente
Chefe de Neurologia da Universidade Estadual Paulista (UNESP)

Rosana Albertini
Cirurgiã-Dentista pela Faculdade de Odontologia de Piracicaba (FOP-UNICAMP)
Mestrado pelo Programa de Pós-Graduação em Saúde da Criança e do Adolescente pela Faculdade de Ciências Médicas (FCM-UNICAMP)
Consultório Odontológico do Respirador Oral e Sono
Núcleo Otorrinolaringológico de São Paulo – Equipe Dr. José Antonio Pinto e Dr. Nelson Colombini

Rubens Huber da Silva
Otorrinolaringologista pelo Núcleo de Otorrinolaringologia e Cirurgia de Cabeça e Pescoço de São Paulo

Samir Tuma Júnior
Especialização em Medicina Interna e Nutrição Clínica
Responsável pelo Desenvolvimento Técnico, Patente e Utilização do Dilatador Intranasal – Rinostent Junto a Disciplina de Neurologia da Escola Paulista de Medicina (UNIFESP-EPM), no Departamento de Medicina do Sono
Fundador do Núcleo de Medicina Sistêmica (Gestão de Equipes Multidisciplinares na Medicina do Sono), hoje Presente em São Paulo e no Espírito Santo

Sandra D. Ribeiro
Especialização em Cirurgia e Traumatologia Bucomaxilofacial, Implantodologia Maxilofacial e Reabilitação Protética e Odontologia do Sono
Disfunção em DTM
Professora-Assistente do Curso de Especialização de Cirurgia e Traumatologia Bucomaxilofacial (CTBMF) pela Associação Paulista de Cirurgiões-Dentistas (APCD) – São Paulo, SP
Membro Titular do Colégio Brasileiro de CTBMF

Sávio Nogueira Silva Junior
Otorrinolaringologista
Mestrado e Doutorado na Área de Concentração de Otorrinolaringologia pela Faculdade de Medicina de Ribeirão Preto da Universidade de São Paulo (FMRP-USP)

Thais Moreira Alves
Cirurgiã-Dentista
Especialização em Ortodontia

Thiago Bittencourt Ottoni de Carvalho
Otorrinolaringologista
Cirurgião Craniomaxilofacial
Preceptor da Residência Médica de Otorrinolaringologia do Hospital Universitário de Brasília (HUB-UNB)
Médico do Corpo Clínico do Hospital de Base do Distrito Federal

Thiago Patrocínio
Otorrinolaringologista
Mestrando na Universidade Federal de Uberlândia (UFU) – Uberlândia, MG

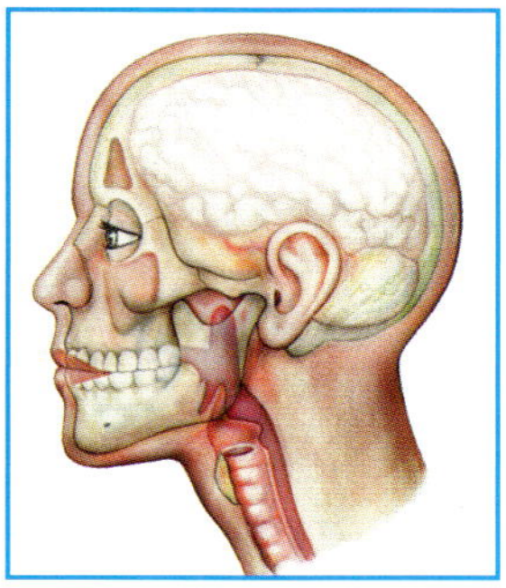

SUMÁRIO

1 VINTE ANOS DE EXPERIÊNCIA NO TRATAMENTO CIRÚRGICO DA SAOS 1
José Antonio Pinto ▪ Nelson E. P. Colombini
Referências bibliográficas 3
Leitura recomendada 3

2 ALTERAÇÕES FACIAIS GERAIS NA SÍNDROME DO RESPIRADOR BUCAL 5
Mônica Macedo
Introdução 5
Nariz 6
Fossas nasais 6
Lábios 6
Arcadas dentárias/palato duro 7
Palato mole 9
Unidade craniomandibular (UCM) 10
Hipertensão do músculo mentoniano 12
Classificação dos respiradores bucais 12
Respiradores bucais funcionais 12
Respirador bucal orgânico ou genuíno 13
Respiradores bucais impotentes funcionais 13
Referências bibliográficas 14

3 INDICAÇÕES E FUNDAMENTOS TÉCNICOS DA CORREÇÃO DA OBSTRUÇÃO NASAL NO RESPIRADOR BUCAL 15
Claudia P. Maniglia ▪ Rubens Huber da Silva
Introdução 15
Crescimento e remodelação craniofacial 16
Alterações do desenvolvimento e crescimento craniofacial 17
Outras repercussões consequentes à obstrução nasal . 17
Identificação do respirador bucal 17
Exames complementares 19
Conduta 19
Adenoidectomia 19
Tonsilectomia 20
Septoplastia 21
Redução das conchas nasais inferiores 22
Contraindicações à cirurgia 23
Complicações iatrogênicas 23
Complicações não iatrogênicas 23
Conclusões 23
Bibliografia 24

4 ENFOQUE DA ORTOPEDIA FUNCIONAL NO TRATAMENTO DO RESPIRADOR BUCAL 25
Elizabeth Aparecida Tavares
Introdução 25
Casos clínicos 29
Caso 1: (concluído) 29
Caso 2: (em tratamento) 30
Fisioterapia aplicada ao respirador bucal 30
Abordagem – avaliação e tratamento 30
Bibliografia 31

5 TRATAMENTO ORTODÔNTICO DO RESPIRADOR BUCAL 33
Mônica Macedo
Introdução 33
Referências bibliográficas 39

6 TRATAMENTO ODONTOLÓGICO DO SUBDESENVOLVIMENTO OROFACIAL PREVENTIVO E PREPARO CIRÚRGICO DA SAOS 41
Rosana Albertini
Introdução 41
Relatório dos casos 43
Caso 1 43
Caso 2 43
Caso 3 45

Caso 4 . . . 46
Caso 5 . . . 47
Referências bibliográficas . . . 48

7 AVALIAÇÃO PRÉ-OPERATÓRIA E CUIDADOS PÓS-OPERATÓRIOS EM PACIENTES COM SAOS . . . 51
Samir Tuma Júnior ■ Levon Mekhitarian Neto
Introdução . . . 51
Avaliacão pré-operatória . . . 52
O tratamento da SAOS pode ser clínico e cirúrgico . 52
Cuidados pós-operatórios em pacientes com SAOS . 52
Curso da área de saúde não oferece formação ideal para tal tarefa . . . 52
O atendimento multidisciplinar ou interdisciplinar . . . 53
Clínica ideal . . . 53
Da formação do médico gestor do tratamento interdisciplinar . . . 53
Treinamento e adaptação dos profissionais à equipe 53
Sobre a clínica médica . . . 54
Quanto ao uso de anti-hipertensivos . . . 55
Diuréticos . . . 55
Betabloqueadores . . . 55
Bloqueadores dos canais de cálcio . . . 55
Inibidores da enzima de conversão da angiotensina e inibidores dos receptores AII da angiotensina . . . 55
Quanto ao uso de psicotrópicos . . . 55
Controle do refluxo gastroesofágico (RGE) . . . 56
Medicamentos específicos para melhora do padrão respiratório . . . 56
Sobre a fisioterapia . . . 56
Sobre a fonoaudiologia . . . 58
Sobre a odontologia . . . 59
Sobre a psicologia . . . 59
Monitoração sobre a qualidade de vida . . . 60
Calgary SAQLI . . . 60
Rinos*stent* e suas aplicações na reabilitação funcional dos pacientes com DRS (SAOS e UARS) . . . 60
Definição . . . 60
Indicações . . . 60
Como é feito o tratamento com o Rinos*stent* . . . 61
Horizonte da visão sistêmica e da reabilitação funcional global . . . 61
Referências bibliográficas . . . 62

8 ANESTESIA EM PACIENTES COM SAOS – CUIDADOS PRÉ, INTRA E PÓS-OPERATÓRIOS . . . 63
Marcelo Ribeiro de Magalhães Queiroz
Roberta Calle Queiroz
Introdução . . . 63
Patogênese da obstrução das vias aéreas superiores . . . 63
Avaliação pré-anestésica . . . 65
Hemograma completo . . . 66
Radiografia de tórax . . . 66
Eletrocardiograma . . . 66
Creatinina sérica . . . 66
Testes de coagulação . . . 66
Anamnese . . . 66
Jejum pré-operatório . . . 66
Exame físico . . . 67
Medicação pré-anestésica . . . 70
Monitorização . . . 70
Anestesia . . . 70
Considerações sobre o uso de *laser* . . . 71
Recuperação pós-anestésica . . . 71
Considerações finais . . . 72
Bibliografia . . . 72

9 OSTEOTOMIA SAGITAL DO RAMO MANDIBULAR APLICADA AO TRATAMENTO DA SAOS – TÉCNICA BÁSICA . . . 73
Sandra D. Ribeiro ■ Nelson E. P. Colombini
Introdução . . . 73
Técnica cirúrgica . . . 73
Aspectos anatômicos da osteotomia sagital de ramo . . 74
Passos técnicos dos desenhos da osteotomia sagital mandibular . . . 75
Fixação interna rígida na osteotomia sagital de ramo . . 78
Complicações mais frequentes das osteotomias mandibulares . . . 79
Fratura do coto proximal da região distal . . . 79
Fratura do coto proximal da região proximal (ramo mandibular) . . . 79
Fratura condilar . . . 79
Fratura medial . . . 79
Resposta dos tecidos moles às osteotomias sagital e vertical do ramo . . . 79
Avanço por osteotomia sagital . . . 79
Discussão . . . 79
Ao leitor . . . 79
Bibliografia . . . 80

10 OSTEOTOMIA DE LE FORT I – TÉCNICA BÁSICA . . . 81
Nelson E. P. Colombini ■ José Antonio Pinto
Ricardo Alves Sousa ■ Flávia Mamede
Introdução . . . 81
Técnica cirúrgica . . . 83
Complicações . . . 85
Outras osteotomias do terço médio da face . . . 88
Laudo de polissonografia . . . 91
Conclusão . . . 91
Bibliografia . . . 93

11 CIRURGIA DE MODELOS EM GESSO – PROCEDIMENTO LABORATORIAL/CLÍNICO PRÉVIO À CIRURGIA ESQUELÉTICA . . . 95
Mônica Macedo
Preparo do paciente cirúrgico . . . 95
Planejamento . . . 95
Registro do arco facial/montagem dos modelos em articulador . . . 96
Demarcações de linhas de orientação . . . 97
Instrumento para mensuração das medidas . . . 98
As medidas dos modelos . . . 98

Sequência das medidas pré-operatórias . . . 99
Confecção dos guias (*splints* ou goteiras) cirúrgicos . . 99
Visão cirúrgica dos guias . . . 100
Referências bibliográficas . . . 100

12 ANÁLISE VOLUMÉTRICA DA VIA AÉREA SUPERIOR . . 101
Arturo Frick Carpes
Protocolo para aquisição e manipulação de tomografias para análise da VAS . . . 108
Aquisição . . . 108
Manipulação . . . 109
Referências bibliográficas . . . 110

13 DEFORMIDADES TRANSVERSAIS DA MAXILA E SAOS – VERDADE OU MENTIRA . . . 113
Eduardo Serantes Curto ▪ Sandra D. Ribeiro
Elizabeth Aparecida Tavares
José Antonio Patrocínio ▪ Thiago Patrocínio
Perboyre Lacerda Sampaio ▪ Nelson E. P. Colombini
Introdução . . . 113
Atresias maxilares . . . 116
Formas de avaliação da criança e do jovem respirador bucal . . . 119
Avaliação do desenvolvimento ponderoestatural . . 119
Avaliação rinofaríngea . . . 119
Septoplastia na criança . . . 122
Técnica cirúrgica . . . 123
Septoplastia no adulto . . . 124
Indicação cirúrgica . . . 124
Áreas mais desviadas . . . 125
Técnicas de septoplastia . . . 125
O que deve ser preservado ou retirado . . . 125
Cuidados essenciais . . . 125
Descolamento subpericondral e subperiostal . . . 125
Complicações das septoplastias . . . 125
Turbinectomias . . . 127
Breve histórico . . . 127
Indicação cirúrgica . . . 127
Complicações das turbinectomias . . . 130
Cirurgia de expansão palatina (distração palatina) . 133
Bibliografia . . . 137

14 AVANÇO GENIOGLOSSO . . . 139
Thiago Bittencourt Ottoni de Carvalho
Avelino Macedo Ottoni de Carvalho
Felipe Bittencourt Ottoni de Carvalho
Introdução . . . 139
Anatomia . . . 139
Exames complementares . . . 139
Indicação . . . 140
Técnicas cirúrgicas . . . 140
Mentoplastia funcional – osteotomia sagital inferior . . . 140
Osteotomia mandibular anterior – Osteotomia retangular . . . 141
Taxa de sucesso . . . 143
Complicações . . . 143
Conclusão . . . 143
Bibliografia . . . 143

15 REPERCUSSÕES ANATÔMICAS DO AVANÇO MAXILOMANDIBULAR EM SAOS . . . 145
Anderson Castelo Branco de Castro
Introdução . . . 145
Espaço da via aérea faríngea (EVAF) . . . 146
Importância da rotação do plano oclusal . . . 148
O impacto negativo do recuo da mandíbula . . . 150
Referências bibliográficas . . . 151

16 AVANÇO MAXILOMANDIBULAR EM FACES DISCREPANTES E ASSOCIAÇÃO AO PROCEDIMENTO DE TECIDOS MOLES NA SAOS . . 153
Nelson E. P. Colombini
Introdução . . . 153
Pontos a serem interrogados e investigados . . . 153
Tipologia facial . . . 157
Disgnatias e tipos faciais . . . 159
Principais características da face longa . . . 162
Principais características da face curta . . . 162
Maloclusão dentária . . . 162
Relação anteroposterior dos maxilares . . . 163
Classe III . . . 163
Relação anteroposterior dos maxilares . . . 164
Classe II . . . 164
Conclusão . . . 173
Esquema de face longa ortognática com PAS 4 ou 5 × Apneia . . . 178
Polissonografia pré-operatória . . . 178
Conclusão . . . 178
Polissonografia pós-operatória . . . 179
Procedimento . . . 179
Resultados . . . 179
Leitura Recomendada . . . 180

17 ATM E SAOS . . . 183
Nelson E. P. Colombini ▪ Júlio Cesar Elias
Eduardo Serantes Curto
Introdução . . . 183
Aparelho estomatognático . . . 183
Sistema neuromuscular . . . 183
Sistema nervoso . . . 183
Neurofisiologia . . . 184
Sistema muscular . . . 185
Tipos funcionais dos músculos . . . 185
Funções musculares . . . 187
Vascularização . . . 187
Ligamento temporomandibular disco articular . . . 187
Diagnóstico . . . 188
Revisão de literatura . . . 194
Anatomia da articulação temporomandibular (ATM) . . . 194
Bibliografia . . . 200

18 AVANÇO MAXILOMANDIBULAR NO PACIENTE COM FACE NORMAL . . . 201
Lucas Gomes Patrocínio ▪ Marcell de Melo Naves
Thais Moreira Alves ▪ Corintho Viana Pereira
Introdução . . . 201
Indicações . . . 201
Contraindicações . . . 201
Técnica cirúrgica . . . 202
 Preparo ortodôntico . . . 202
 Planejamento cirúrgico . . . 202
 Técnica cirúrgica . . . 202
 Cuidados ortodônticos pós-operatórios . . . 204
Complicações . . . 204
Discussão . . . 205
Considerações finais . . . 214
Referências bibliográficas . . . 214

19 UVULOPALATOFARINGOPLASTIAS . . . 217
José Antonio Pinto ▪ Mario Luiz Augustus da Silva Freitas
Introdução . . . 217
Técnica de Fairbanks . . . 219
Técnica de Fairbanks modificada . . . 222
Técnica da faringoplastia lateral . . . 224
Cuidados no pré e pós-operatório . . . 224
Complicações . . . 224
Conclusão . . . 226
Referências bibliográficas . . . 226

20 CIRURGIA EXCISIONAL PARA OBSTRUÇÃO RETROLINGUAL DE VAS . . . 229
José Antonio Pinto ▪ Nelson E. P. Colombini
Introdução . . . 229
Indicações . . . 230
Técnica cirúrgica . . . 230
 Glossectomia de linha média com *laser* de CO_2 . . . 230
 Glossectomia com *coblation* . . . 230
Discussão . . . 231
Conclusão . . . 233
Referências bibliográficas . . . 233

21 AVALIAÇÃO DE RESULTADOS CIRÚRGICOS EM PACIENTES COM SAHOS SUBMETIDOS A AVANÇO MAXILOMANDIBULAR E GLOSSECTOMIA DE LINHA MÉDIA . . . 235
Nelson E. P. Colombini ▪ José Antonio Pinto
Robson Capasso ▪ José Victor Maniglia
Ronaldo G. Fonseca
Introdução . . . 235
Objetivos . . . 236
Casuística e métodos . . . 236
Documentação ortodôntica para SAHOS . . . 236
 Análise estatística . . . 236
Resultados . . . 237
Discussão . . . 239
Conclusões . . . 240
Bibliografia . . . 240

22 DISTÚRBIOS RESPIRATÓRIOS DO SONO NAS ANORMALIDADES CRANIOFACIAIS . . . 243
Nivaldo Alonso ▪ Arturo Frick Carpes
Mauricio Mitsuru Yoshida
Introdução . . . 243
Síndrome da apneia obstrutiva do sono (SAOS) . . . 243
Síndromes craniofaciais . . . 245
 Síndromes com sinostose craniofacial . . . 245
 Sequência de Pierre-Robin . . . 246
 Ancilose de articulação temporomandibular . . . 246
Algorítimo de manejo da SAOS nas SCF . . . 247
Cirurgia craniofacial . . . 248
 Princípios . . . 248
 Cirurgia multidisciplinar . . . 248
 Principais técnicas . . . 248
Considerações finais . . . 254
Referências bibliográficas . . . 255

23 COMO INTERPRETO A CIRURGIA ESQUELÉTICA NO TRATAMENTO DA SAOS . . . 257
George Boraks
Introdução . . . 257
Fisiopatologia . . . 257
Doenças associadas . . . 257
Dados epidemiológicos . . . 258
Achados clínicos e diagnóstico da SAHOS . . . 258
Tratamento da sindrome de apneia e hipopneia do sono . . . 259
Cirurgia esquelética na sindrome de apneia e hipopneia do sono . . . 260
Considerações cefalométricas . . . 261
Considerações técnicas . . . 263
Referências bibliográficas . . . 264

24 COMO INTERPRETO A CIRURGIA ESQUELÉTICA PARA O TRATAMENTO DA SAHOS . . . 265
Luiz Carlos Sava ▪ Cláudia Paraguaçu Pupo Sampaio
Carlos Roberto Ballin
Introdução . . . 265
Indicações de cirurgias esqueléticas . . . 266
 Disjunção maxilar . . . 266
 Osteotomias mandibulares . . . 266
 Avanço maxilomandibular . . . 266
 Contraindicações . . . 266
 Vantagens . . . 266
diagnóstico . . . 266
Cirurgia . . . 266
 Instrumentos . . . 266
 Técnica cirúrgica . . . 266
Osteotomia Le Fort I . . . 267
Osteotomia sagital da mandíbula . . . 267
 Pós-operatório . . . 268
 Conclusão . . . 268
 Highlights . . . 268
Referências bibliográficas . . . 268

25 COMO INTERPRETO O RESULTADO DA CIRURGIA ESQUELÉTICA NO TRATAMENTO DA APNEIA OBSTRUTIVA DO SONO. 269
Oscimar B. Sofia
Introdução. 269
Disjunção palatina mediana 271
Mentoplastia 271
Avanço maxilomandibular. 272
Relatório dos casos 272
Indicação da cirurgia esquelética no tratamento da apneia obstrutiva do sono 275
Bibliografia 275

26 COMO INTERPRETO A CIRURGIA ESQUELÉTICA NO TRATAMENTO DA SAOS DO ADULTO 277
Francisco Veríssimo de Mello Filho ▪ Ana Célia Faria
Sávio Nogueira Silva Junior ▪ Hélcio Tadeu Ribeiro
Pedro Pileggi Vinha ▪ Alexandre Laguna Terreri
Introdução. 277
Conclusão 282
Referências bibliográficas 282

27 COMO INTERPRETO O TRATAMENTO DA SÍNDROME DA APNEIA OBSTRUTIVA DO SONO . . 285
Fernando Drimel Molina ▪ Caroline Gabriele Marques
Mauricio Pereira Maniglia ▪ José Victor Maniglia
Introdução. 285
Bibliografia 287

ÍNDICE REMISSIVO. 289

CONTEÚDO DOS DVDS

DVD 1

1 VINTE ANOS DE EXPERIÊNCIA NO TRATAMENTO CIRÚRGICO DA SAOS

9/10 OSTEOTOMIA SAGITAL DO RAMO MANDIBULAR APLICADA AO TRATAMENTO DA SAOS – TÉCNICA BÁSICA/OSTEOTOMIA DE LE FORT 1 – TÉCNICA BÁSICA

11 CIRURGIA DE MODELOS EM GESSO – PROCEDIMENTO LABORATORIAL/CLÍNICO PRÉVIO À CIRURGIA ESQUELÉTICA

21 GLOSSECTOMIA DE LINHA MÉDIA

DVD 2

13 DEFORMIDADES TRANSVERSAIS DA MAXILA E SAOS – VERDADE OU MENTIRA

15 REPERCUSSÕES ANATÔMICAS DO AVANÇO MAXILOMANDIBULAR EM SAOS

16 AVANÇO MAXILOMANDIBULAR EM FACES DISCREPANTES E ASSOCIAÇÃO AO PROCEDIMENTO DE TECIDOS MOLES NA SAOS

DVD 3

12 ANÁLISE VOLUMÉTRICA DA VIA AÉREA SUPERIOR

17 ATM E SAOS

25 COMO INTERPRETO O RESULTADO DA CIRURGIA ESQUELÉTICA NO TRATAMENTO DA APNEIA OBSTRUTIVA DO SONO – DR. OSCIMAR B. SOFIA

26 COMO INTERPRETO A CIRURGIA ESQUELÉTICA NO TRATAMENTO DA SAOS DO ADULTO – DR. FRANCISCO VERÍSSIMO

27 COMO INTERPRETO O TRATAMENTO DA SÍNDROME DA APNEIA OBSTRUTIVA DO SONO – DR. FERNANDO MOLINA

DVD 4

3 INDICAÇÕES E FUNDAMENTOS TÉCNICOS DA CORREÇÃO DA OBSTRUÇÃO NASAL NO RESPIRADOR BUCAL

14 AVANÇO GENIOGLOSSO

19 UVULOPALATOFARINGOPLASTIAS

Ronco e Apneia do Sono

1

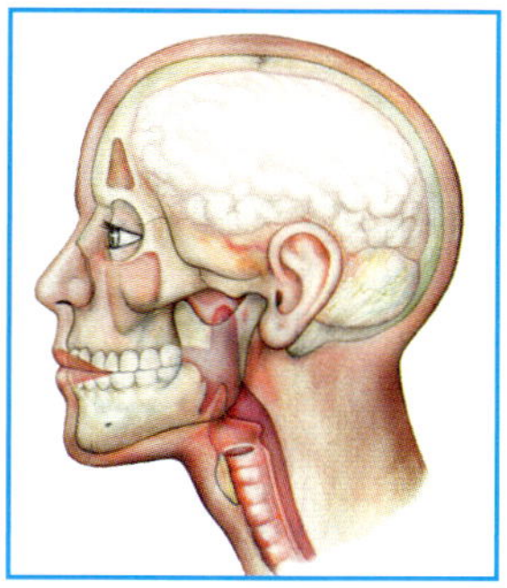

VINTE ANOS DE EXPERIÊNCIA NO TRATAMENTO CIRÚRGICO DA SAOS

José Antonio Pinto
Nelson E. P. Colombini

Mais se tem aprendido acerca do sono nos últimos 60 anos que nos anteriores 6.000, refere Allan Hobson, em 1989. Peretz Lavie, em sua memorável obra Restless Nights,[1] comenta: "Como pode uma síndrome com tão óbvios sintomas – ronco alto à noite, sono interrompido por intermitentes paradas respiratórias e obsessivos surtos de sonolência diurna – passar desapercebida aos olhos de tantas gerações de médicos?" Seria a Síndrome da apneia do sono um fenômeno recente? Intrigado e buscando explicações, Lavie mergulhou em busca de dados e somente na Conway Library da Escola de Medicina de Harvard encontrou mais de 900 artigos médicos do século XIX sobre "Sono" e "Distúrbios do Sono", com 316 referências a várias formas de "Sonolência excessiva".

Cheyne e Stokes, no início do século XIX, foram os primeiros a descrever um distúrbio respiratório do sono de William Osler cunhar o termo "Pickwickiano" para descrever pacientes obesos e sonolentos. Este foi um conceito que prevaleceu por longos anos até Dement e Guilleminault, em 1972,[2] apresentarem os estudos do grupo de Stanford em pacientes não obesos com apneia do sono, descrevendo a síndrome da apneia obstrutiva do sono. Gastaut e Duron, da escola de Marselha, já haviam apresentado estudos atribuindo problema a um bloqueio das vias aéreas.

Kuhlo, em 1969, realizou a primeira traqueostomia para tratar um paciente pickwickiano em coma, que após o procedimento recuperou-se completamente de sua apneia obstrutiva e da sonolência excessiva diurna. Este foi o marco inicial do tratamento cirúrgico dos distúrbios respiratórios do sono. Ikematsu, no Japão, em 1964, já realizava procedimentos cirúrgicos sobre o palato mole no tratamento do ronco. Quesada e Perelló,[3] na Espanha, em 1977, foram os primeiros a padronizar a ressecção parcial do palato mole, aperfeiçoada por Fujita[4] nos Estados Unidos, através da uvulopalatofaringoplastia (UPFP). Coincide também esta data com o aparecimento do CPAP *(continuous positive airway pressure)*, desenvolvido por Sullivan, na Austrália.[5]

O trabalho de Fujita gerou grande entusiasmo e diversas variantes técnicas surgiram, sendo a mais utilizada a técnica de Fairbanks,[6] na qual se ampliam as dimensões laterais da orofaringe através da lateralização dos pilares posteriores poupando a musculatura da linha média. Temos utilizado uma modificação da técnica de Fairbanks, selecionando o músculo palatofaríngeo, permitindo maior amplitude na lateralização dos pilares posteriores.[7] Outras variantes técnicas tem sido descritas com retalhos uvulopalatais (Powell, 1996), zetapalatofaringoplastia.

A UPFP continua sendo o procedimento cirúrgico mais utilizado pelo otorrinolaringologista no tratamento da SAOS. Sher (1996), em metanálise de 29 anos, encontrou uma taxa de sucesso de 40% com uma queda gradativa com o passar do tempo. Estes resultados demonstraram inúmeras falhas, baseadas em indicações aleatórias, estagiamento inadequado, procedimentos isolados sem considerar os múltiplos níveis das obstruções. A determinação dos níveis de obstrução tem sido tentadas por meio de diversos métodos como a nasofibrolaringoscopia usando a manobra de Mueller e, mais recentemente, por meio de sonoendoscopia. Abdullah encontrou 87% de obstruções em múltiplos níveis através do sono induzido por drogas (DISE).[8]

Friedman apresentou seu método de estagiamento baseado na posição da língua e do palato com relação ao Mallampati modificado, o tamanho das tonsilas e o índice de massa corporal (IMC). Por intermédio de cinco estágios, seleciona melhor os casos com indicação para UPFP e aqueles com envolvimento da hipofaringe.[9]

Com um melhor topo diagnóstico, a UPFP isolada hoje é um procedimento de indicação menos frequente, estando combinada a outros procedimentos reconstrutivos das VAS muitas vezes em níveis múltiplos.

Atualmente, as próprias técnicas de faringoplastias sofreram grandes modificações decorrentes de um maior conhecimento da fisiopatologia do colapso e da obstrução das VAS durante o sono. As cirurgias deixaram de ser simplesmente de ressecção tecidual e transformaram-se em procedimentos de reconstrução funcional. Assim é a faringoplastia lateral, introduzida por Cahali, em 2003.[10] Na qual é feita a miotomia bilateral dos constritores superiores da faringe, transformando-os em um retalho dilatador. São indicadas em pacientes com colapso faríngeo lateral, com pilares posteriores volumosos, um palato mole não posteriorizado e Mallampati modificado 1 e 2. A faringoplastia expansiva preconizada por Tucker e Pang, em 2007,[11] é indicada nos palatos mole mais posteriorizados, com estreitamento do istmo faríngeo (arcos em *web*), no qual o músculo palatofaríngeo é dissecado e rodado anterior, superior e lateralmente para abrir e ampliar o espaço faríngeo posterior. Estudos mostram melhor taxa de sucesso com a faringoplastia expansiva (78,2%) quando comparada com a UPFP (45,5%). Atualmente, temos utilizado estas duas técnicas, selecionando-as de acordo com a topografia faríngea e o tipo de colapso.

Riley e Powell foram os primeiros a advogar cirurgias em múltiplos níveis no tratamento da SAOS na correção dos múltiplos sítios obstrutivos em VA. Dentro do protocolo de Stanford, a chamada fase I envolvendo a UPFP associada ao avançamento do músculo genioglosso e a tireo-hioidopexia proporcionou resultados de 42% na SAOS grave e 75% na moderada.[12] Em outros centros os resultados foram inferiores: de 22,7 a 42% sendo esta também nossa experiência.[13]

Melhores métodos de avaliação foram desenvolvidos, dentre eles a utilização da sonoendoscopia, que tem-se mostrado válida na identificação dos múltiplos pontos de colapso, em especial das paredes laterais da hipofaringe e da base da língua, melhorando os resultados no tratamento da SAOS.[14]

Em nossa experiência,[15] indicamos cirurgias múltiplas fundamentadas na topografia das obstruções. Por exemplo:

- UPFP associada à cirurgia nasal e da base da língua.
- IPFP associada à cirurgia nasal e da base da língua.
- Avançamento maxilomandibular, UPFP e cirurgia de base de língua.

Mesmo se conhecendo a frequência das obstruções em múltiplos níveis, recente estudo nos Estados Unidos concluiu que, aproximadamente, 35.000 cirurgias para tratamento da SAOS são realizadas anualmente e que somente 20% envolvem procedimentos para tratar obstrução ao nível de hipofaringe. Kezirian demonstra que a maioria dos programas de residência nos Estados Unidos não fornece treinamento nesta área, levando a falta de evidência científica e a dificuldades de reembolso dos planos de saúde.[16]

O colapso retrolingual sempre representou um desafio ao otorrinolaringologista no tratamento da SAOS. E o mesmo é determinado por causas como a hipotonia, a macroglossia, a hipertrofia de tonsilas linguais ou a retrognatia isolada ou sem combinação. Fujita e Tucker[17] já haviam demonstrado a eficácia da lingualplastia com *laser* de CO_2 na SAOS grave, assim como Chabolie,[18] através da redução da base da língua pela hioepiglotoplastia. Estes procedimentos foram considerados de alta morbidade sendo pouco recomendados. A radiofrequência na base de língua surgiu como técnica menos invasiva, porém seus resultados foram poucos eficientes.

Li relata sucesso de 83,3% nos casos de UPFP associada a GLM com *laser* de CO_2.[19]

Mais recentemente, a radiofrequência bipolar utilizando a tecnologia do plasma (*coblation*) produz a dissecção tecidual de maneira hemostática e a baixa temperatura. Com isso, surgiram novas técnicas com a glossectomia submucosa percutânea e a glossectomia submucosa de linha média.[20]

Tratamentos combinados usando a lingualplastia submucosa em casos de apneia grave têm mostrado taxa de sucesso de 74%.[21]

A cirurgia robótica transoral (TORS) tem sido utilizada por Vicini e Friedman na redução de base de língua com melhora parcial dos IAH, porém com maior morbidade e alto custo.[22,23]

Desde 1995, temos utilizado a glossectomia de linha média com *laser* de CO_2 através de microcirurgia transoral, em nosso protocolo de cirurgias em múltiplos níveis, com taxas de sucesso de 74% na SAOS moderada e grave.[15] Da mesma forma, temos associado a glossectomia de linha média ao avanço maxilomandibular no tratamento da SAOS moderada e grave, aumentando as dimensões da faringe e da hipofaringe e proporcionando maior estabilidade na oclusão dentária. Publicamos em 2009 nossos resultados em 20 pacientes submetidos a AMM e GLM com *laser* de CO_2, com taxa de sucesso de 92,6% a longo prazo, no tratamento da SAOS moderada e grave com baixa incidência de complicações.[24] Colombini,[25] em sua tese doutoral, demonstra a efetividade do AMM associado a GLM na SAOS moderada e grave, com o índice de dessaturação de O_2 abaixo de 90% sendo o melhor parâmetro de melhora cirúrgica (27/33 ou 81,81%). Houve também melhora significativa dos microdespertares, dos estágios do sono, das medidas cefalométricas e do IAH com redução de 50% em 29 dos 33 pacientes (87,9%).

Pirklbauer *et al.*,[26] em revisão sistemática de 101 artigos, demonstram que o AMM é o tratamento cirúrgico de maior sucesso no tratamento da SAOS, e os resultados pós-operatórios são comparáveis com os da terapia ventilatória.

Holty e Guilleminault,[27] em revisão sistemática e metanálise concluem que o AMM é seguro e altamente efetivo no tratamento da SAOS. Ronchi *et al.*[28] consideram efetivo os resultados funcionais e estéticos do AMM na SAOS moderada e grave, com ou sem anomalias esqueléticas.

Lye *et al.*,[29] consideram efetivo os resultados do AMM no tratamento da SAOS, mostrando melhora na qualidade de vida dos pacientes por meio de avaliação pelo FOSQ.

O crescente desenvolvimento dos métodos diagnósticos e de tratamento da SAOS tem sido relevante nestas últimas 2 décadas, com uma melhor compreensão da fisiopatologia da doença e das várias formas de tratá-la. Há, hoje, um importante papel na cirurgia de vias aéreas superiores no tratamento da SAOS e, segundo Powell,[30] "o otorrinolaringologista deixou de ser a ponta do rabo do cachorro (*The tail end of the dog*), tornando-se um profissional habilitado a diagnosticar e oferecer as várias opções de tratamento a estes pacientes".

A avaliação clínica e endoscópica, a interpretação dos estudos do sono, a indicação de tratamentos comportamentais e ventilatórios e, acima de tudo, a compreensão de que a cirurgia das vias aéreas superiores deve ser um procedimento reconstrutivo, na maioria das vezes em múltiplos níveis, têm levado a melhores resultados no tratamento desta complexa síndrome.

REFERÊNCIAS BIBLIOGRÁFICAS

1. Lavie P. *Restless nights: understanding snoring and sleep apnea.* New Haven> Conn, Yale University, 2003.
2. Guilleminault C, Eldridge F, Dement WC. Insomnia, narcolepsy and sleep apneas. *Bull Physiopath Respir* 1972;8:1127-38.
3. Quesada P, Pedro-Botet J. Fuentes E *et al.* Reseccion parcial del paladar blando como tratamento Del síndrome de hipersomnia y respiración periódica de los obesos. *ORI Dips* 1977;5:81-88.
4. Fujita S, Conway W, Zorick F *et al.*, Surgical correction of anatomic abnormalities in obstructive sleep apnea syndrome: uvulopalatopharyngoplasty. *Otolaryngol Head Neck Surg* 1981;89:923-34.
5. Sullivan CE, Issa FG, Berthon-Jones M *et al.* Reversal of obstructive sleep apnea by continuous positive airway pressure applied through the nares. *Lance* 1981;1(8225):862-65.
6. Fairbanks DNF. Method of Fairbanks. In: Fairbanks DNF, Fujita S, Ikematsu T *et al.* (Eds.). *Snoring and obstructive sleep apnea*. New York: Raven, 1987. p. 160-67.
7. Pinto JA, Freitas MLAS. Uvulopalatofaringoplastia. In: Ponto JA. *Ronco e apneia do sono.* Rio de Janeiro: Revinter, 2010. p. 177-87.
8. Powell N, Riley R, Guilleminault C et al. A reversible uvulopalatal flap for snoring and sleep apnea syndrome. *Sleep* 1996;19:593-99.
9. Sher AE, Schechtman KB, Piccirillo JF. The efficacy of surgical modifications of the upper airway in adults with obstructive sleep apnea syndrome. *Sleep* 1996;19:156-77.
10. Abdullah NJ, Wing YK, van Hasselt CA. Video sleep nasendoscopy: the Hong Kong experience. *Otolaryngol Clin North Am* 2003;36:461-71.
11. Friedman M, Tanyeri H, LaRosa M *et al.* Clinical predictors of obstructive sleep apnea. *Laryngoscope* 1999;109:1901-7.
12. Cahali MB. Lateral pharyngoplasty: a new treatment for obstructive sleep apnea-hypopnea syndrome. *Laryngoscope* 2003;113:1961-68.
13. Pang KP, Woodson BT. Expansion sphincter pharyngoplasty: a new technique for the treatment of obstructive sleep apnea. *Otolaryngol Head Surg* 2007;137(1): 110-14.
14. Riley RW, Powell NB, Guilleminault C. Obstructive sleep apnea syndrome> a review of 306 consecutively treated surgical patients. *Otolaryngol Head Neck Surg* 1993;108:117-25.
15. Bettega G, Pépin JL, Veale D *et al.* Obstructive sleep apnea syndrome: fifty-one consecutive patients treated by maxilla-facial surgery. *Am J Resp Crit Care Med* 2000;162:641-49.
16. Kezirian E. Non-responders to pharyngeal surgery for obstructive sleep apnea: insights from drug-induced sleep endoscopy. *Laryngoscope* 2011;121:1320-26.
17. Pinto JA, Marquis WPB. Cirurgias múltiplas no tratamento da síndrome da apnea obstrutiva do sono. In: Pinto JA. *Ronco e apneia do sono.* Rio de Janeiro: Revinter, 2010. p. 263-66.
18. Kezirian E *et al.* Hypopharyngeal surgery in obstructive sleep apnea: pratice patterns, perceptions, and attitudes. *Otolaryngol Head Neck Surg* 2012;147(5):964-71.
19. Fujita S, Woodson BT. Laser midline glossectomy as a treatment for obstructive sleep apnea. *Laryngoscope* 1991;101:805-9.
20. Chabolle F, Wagner I, Blumen M *et al.* Tongue base reduction with hyoepiglottoplasty: a treatment for severe obstructive sleep apnea. *Laryngoscope* 1991;109:1273-79.
21. Li H, Wang PC, Hsu Cy *et al.* Same-stage palatopharyngeal and hypopharyngeal surgery for severe obstructive sleep apnea. *Acta Otolaryngol* 2004;124:820-26.
22. Robinson S, Etterna SL, Brusky L *et al.* lingual tonsillectomy using bipolar radiofrequency plasma excision. *Otolaryngol Head Surg* 2006;134:328-30.
23. Gunawardena I, Robinson S, Mackay S *et al.* Submucosal lingualplasty for adult obstructive sleep apnea. *Otolaryngol Head Neck Surg* 2013;148(1):157-65.
24. Vicini C, Dallan I, Canzi P *et al.* Transoral robotic surgery of the tongue base in obstructive sleep apnea-hypopnea syndrome: anatomic considerations and clinical experience. *Head Neck* 2012;341(1):15-22.
25. Friedman M, Hamilton C, Samuelson C *et al.* Transoral robotic glossectomy for the treatment obstructive sleep apnea-hypopnea syndrome. *Otolaryngol Head Neck Surg* 2012;146(5):854-62.
26. Colombini NEP, Pinto JA, Macedo M. Avanço maxilomandibular e glossectomia da linha média no tratamento da síndrome da apneia obstrutiva do sono moderada e grave. *Rev Bras Cir Craniomaxilofac* 2009;12(3):109-14.
27. Colombini NEP. Tese. Avanço maxilomandibular e glossectomia da linha média no tratamento da síndrome da apnéia hipopnéia obstrutiva do sono moderada e severa. São José do Rio Preto, 2010, 69p.
28. Pirklbauer K, Russmueller G, Stiebellehner L *et al.* Maxillomandibular advancement for treatment of obstructive sleep apnea syndrome: a systematic review. *J Oral Maxillofac Surg* 2011;69:165-76.
29. Holty JE, Guilleminault C. Maxillomandibular advancement for the treatment of obstructive sleep apnea: a systematic review and meta-analysis. *Sleep Med Rev* 2010;14(5).
30. Ronchi P, Novelli G, Colombo L *et al.* effectiveness of maxilla-mandibular advancement in obstructive sleep apnea patients with and without skeletal anomalies. *Int J Oral Maxillofac Surg* 2010;30(6):541-47.

LEITURA RECOMENDADA

Lye KW, Waite PD, Meara D *et al.* Quality of life evaluation of maxillomandibular advancement surgery for treatment of obstructive sleep apnea. *J Oral Maxillofac Surg* 2008;66(5):968-72.

Powell N. Upper airway surgery does have a major role in the treatment of obstructive sleep apnea. The Tail End of the Dog. *J Clin Sleep Med* 2005;1(3):236-40.

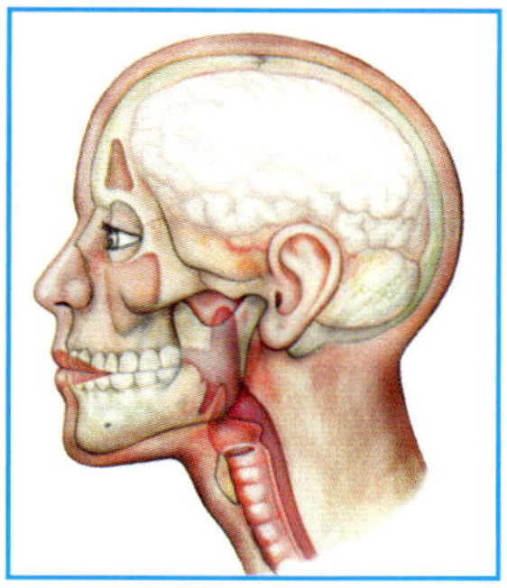

2

ALTERAÇÕES FACIAIS GERAIS NA SÍNDROME DO RESPIRADOR BUCAL

Mônica Macedo

INTRODUÇÃO

Também chamada de Síndrome do Respirador Bucal, Mendes *et al.*[19] comentaram que por se tratar de uma síndrome, nem sempre todos os sinais e sintomas estarão presentes em um só paciente e as consequências do respirador bucal vão depender do tempo de permanência da síndrome, da idade do paciente no início do problema, da predisposição para problemas musculares, do tempo da obstrução nasal, assim como de outros dados colhidos em orientação prévia.

Por ser uma função vital e inata, a respiração permite a sobrevivência do ser humano. A respiração nasal favorece o crescimento e o desenvolvimento craniofacial, cujo processo fisiológico incia-se a partir da passagem do ar pelo nariz onde o mesmo é filtrado, aquecido e umidificado. O ar chega aos pulmões com boa qualidade protegendo as vias aéreas inferiores.

Ao nascimento a respiração é nasal e, caso não ocorram transferências negativas, este modo permanecerá até o final da vida. O ar entra por sucção e circula pela cavidade nasal, faringe, laringe, traqueias e brônquios, antes de chegar ao pulmão. A integridade destas estruturas é fundamental para produzir uma respiração eficiente. No diagnóstico, um dos maiores problemas é a ausência de uma definição precisa sobre o respirador bucal. A maioria dos indivíduos que respira pela boca pode respirar nasalmente em graus variados, e outros, apesar de respirar pela boca, pode não apresentar qualquer obstrução anatômica da via aérea nasal. Os respiradores bucais necessitam ser examinados com a verificação do histórico médico de seus pais, com ênfase na respiração oral e com a observação da presença de alergias, adenoides e tonsilas hipertrofiadas, sendo que alguns pacientes ortodônticos podem ser beneficiados pelos procedimentos de adenoidectomia e/ou tonsilectomia.

Para que a respiração nasal ocorra é necessário o selamento labial. No entanto, outros vedamentos também podem ocorrer: o contato do dorso da língua com o palato duro ou da base da língua com o palato mole. Caso não haja o vedamento desses pontos a respiração oral ou oronasal é a mais frequente. Quando a respiração nasal é substituída pela oral ou predominantemente oral, deve-se considerá-la uma condição patológica, por acarretar importantes alterações morfofuncionais no sistema estomatognático.

Altmann, citada em Junqueira,[13] define distúrbio miofuncional como a alteração dos músculos e das funções desempenhadas pelos órgãos fonoarticulatórios cujas características são: alterações das posturas orais, alterações do tônus dos músculos orofaciais, alterações de respiração, deglutição, mastigação e fala. Dentro do aparelho morfofuncional da face existe o aparelho estomatognático, que se utiliza de elementos ósseos, dentários e neuromusculares para o exercício de suas funções de modo integrado e sinérgico. Sabe-se, ainda, que o aparelho estomatognático está em ampla e total situação de interrelação com os componentes da face. Isto ocorre pela relação de contiguidade anatômica e pela ação de *feedback* entre o aparelho mastigatório e o aparelho respiratório. Visto isso, todo o complexo mio-ósteo-dentofacial atua de forma conjugada e sincrônica, anatômica e funcionalmente e, como tal, deve ser tratado em caso de apresentar anomalias que envolvam alterações de forma e de suas funções.

Cooper *apud* Oliveira,[22] relata que o crescimento da face completa-se em idade ainda precoce, com exceção da mandíbula que completa seu crescimento ao redor dos 18 anos. Afirma que por volta dos 4 anos, 60% do crescimento facial está completo, e aos 12 anos de idade esse percentual sobe para 90%. O autor afirma que o mecanismo de manter a boca aberta induz a modificações no crescimento esqueletal, como estreitamento facial.

Assim sendo, pode-se dizer que a respiração oral é uma adaptação que influencia negativamente o crescimento e o desenvolvimento do esqueleto craniofacial, principalmente no que diz respeito à forma maxilar, mandibular e a altura facial. Uma vez que a língua se posiciona de maneira inadequada durante a respiração bucal, esta estrutura deixa de exercer sua função modeladora dos arcos dentários, acarretando maloclusões. Por outro lado, os desvios na morfologia dentoalveolar podem servir como estímulo anormal para o crescimento craniofacial e para a fisiologia oclusal.

No tocante aos órgãos fonoarticulatórios, as alterações que apresentam coexistem e resultam em uma série de implicações como dislalias, disfonias, incompetência velofaríngea, dismorfismos faciais, palatinos e dentários e também repercussões auditivas por disfunções tubárias que levam a diferentes graus de hipoacusia, gengivas hipertrofiadas com alteração de cor e sangramentos, propriocepção bucal alterada.[7]

Todas as crianças que têm dismorfias dentomaxilofaciais são portadores da insuficiência respiratória e para tratá-las não é suficiente, apenas a correção da oclusão dentária, mas também o restabelecimento da função respiratória.

Uma combinação do desequilíbrio muscular bilateral sobre os ossos da maxila e a diminuição da pressão pneumática propiciaram, também, a formação de arcos estreitos, com a diminuição do diâmetro transversal, ocorrendo mordidas cruzadas posteriores uni ou bilaterais. Em consequência dessas alterações haveria um aumento virtual na altura ou na profundidade do palato. Outros pesquisadores fizeram afirmações concordantes com estas e depois de Angle.[1] Esses autores afirmaram repetidamente que o desequilíbrio muscular era o responsável por tantos distúrbios.

O conceito de matriz funcional afirma que a forma de cada unidade esqueletal encontra-se intimamente relacionada com as suas funções. Desta forma, podemos avaliar a importância da adequação dos órgãos subgengivais.

A seguir serão detalhadas algumas estruturas.

NARIZ

De acordo com os estudos de Aragão,[2] a perda de volume das narinas ocorre no respirador bucal pelo desuso e também comenta que na nasofaringe ocorre a proliferação de adenoides por causa da falta de ventilação. Já Hanson[10] relata que a parede da faringe torna-se menos sensível. Para Carvalho, o nariz tem forma de pirâmide (triangular), cuja implantação na sua parte superior se chama raiz e, na parte inferior apresenta dois amplos orifícios que são as narinas. Nos pacientes respiradores bucais é comum as narinas serem estreitas ou mal desenvolvidas (fendas nasais).

Suas principais funções são: estética, olfatória, respiratória (filtração, aquecimento e controle de umidade do ar) e ressonância da voz.

FOSSAS NASAIS

Quando, por vários motivos, o palato torna-se ogival, há uma invasão da fossa nasal que, dessa forma, terá sua capacidade interna diminuída, significando um obstáculo mecânico à livre respiração que deve ser removido mecanicamente.

O vestíbulo nasal vai desde a abertura da narina ao bordo posterior das cartilagens alares e, posteriormente a este, fica a região mais estreita e maior, responsável pela resistência das vias aéreas superiores: a válvula nasal. Por sua localização (entre a cartilagem lateral da pirâmide e a cabeça do corneto inferior), está sujeita a ser mais estreitada pelo aumento do volume da mucosa septal e do corneto inferior por congestão.

Deve ser realizada uma avaliação do fluxo nasal. Um espelho frio, colocado sob as narinas quando o paciente expira, pode levar ao primeiro diagnóstico quanto à suficiência da respiração nasal, mediante a extensão do vapor que aparece na superfície do espelho. Pouco fluxo, unilateral ou ausência de qualquer passagem do fluxo, pode conduzir-nos à escolha de outro profissional: o otorrinolaringologista.

Ao passar pelas fossas nasais, o ar excita as terminações nervosas ali situadas que geram determinadas respostas. Em seguida, passa por um processo de filtragem, umidificação e aquecimento, estando desta forma preparado para chegar aos pulmões. Quando não passa pelas fossas nasais, o ar vai diretamente para os pulmões, na temperatura externa do corpo, sem estar filtrado e umidificado e, dessa forma, age irritando a mucosa de todo o trajeto respiratório. A resposta do organismo é a grande produção de secreção que passa a ocupar um espaço físico pulmonar e complicar cada vez mais a respiração, que assume a cada dia seu caráter inadequado bucal.[7]

A obstrução nasal acontece por vários motivos, é muito frequente e possui etiologia variada. Pode estar relacionada com situações transitórias, como as infecções das vias aéreas superiores ou crônicas, a hipertrofia das tonsilas faríngeas, cada distúrbio sendo mais comum em cada fase de desenvolvimento.

No latente pode ser dividida em categorias fisiológica, congênita, inflamatória, traumática, tumoral e metabólica. Na infância, a rinite alérgica é a mais comum causa da obstrução nasal que leva à respiração bucal. Todas as faixas etárias podem ser acometidas pela obstrução nasal, e os maiores distúrbios são mais preocupantes na infância por influenciarem o correto desenvolvimento facial.[7]

LÁBIOS

No respirador bucal, o lábio fica ressecado e rachado em virtude da passagem do ar sobre a sua superfície, como refere Hanson.[10]

Barroso[3] defende que as alterações musculares decorrentes da respiração bucal são falta de vedamento labial, lábio inferior interposto entre os dentes e superior hipofuncional e encurtado.

Marchesan[18] complementa citando que é frequente a hipofunção dos músculos elevadores da mandíbula, alteração de tônus com a hipofunção dos lábios e bochechas, anteriorização da língua, propriocepção bucal alterada, mastigação ineficiente, deglutição atípica, fala imprecisa e voz rouca.

O músculo orbicular dos lábios fecha a boca e, quando contraído, comprime os lábios. Essas estruturas se revestem de importância no tratamento da Síndrome do Respirador

Bucal (SRB), pois são sempre carentes de tonicidade, de adequação de função e de postura, mostrando eletromiográfica e clinicamente sua incompetência.[7]

O recém-nascido apresenta os músculos dos lábios, da mandíbula, da língua, do palato e da faringe desenvolvidos para que efetivamente seja possibilitadas a sucção e a deglutição, que constituem o primeiro reflexo neuromuscular que surge antes do nascimento.

Quando a função equivocada dessas estruturas impossibilita a adequação das formas, encontrar-se-ão, segundo Ricketts,[24] desarmonia bucal e alteração estética de dez tipos, a saber: Bitroprusão labial, birretrusão labial, lábios curtos, contração labial, contração do mento, sucção labial inferior, contração peribucal, contração do sulco labiomentoniano, proversão labial superior e eversão labial inferior.

Pode-se demonstrar, eletromiograficamente, que os dois segmentos do músculo orbicular da boca funcionam como entidades distintas, separadas e independentes. Este reconhecimento justifica o fato de nos respiradores bucais os lábios se mostrarem antagônicos. Nesses casos o lábio superior é curto, resistente, hipofuncional, e o lábio inferior é hipotônico, evertido, flácido. No respirador bucal é comum os lábios estarem ressecados e feridos em razão da passagem de ar, sem umidificação e aquecimento.[7]

Para deglutir, há interposição labial para vedar a parte anterior da boca e fazer pressão negativa indispensável na deglutição. Com os lábios entreabertos, haverá uma diminuição dos impulsos motores, e a consequente alteração labial (Fig. 2-1).

ARCADAS DENTÁRIAS/PALATO DURO

A compressão causada pela hipertonia do bucinador, na sucção da mamadeira, ou sucção da língua contra o palato para a obtenção da pressão negativa e tirar o leite da mamadeira alteram a dimensão transversal do arco levando a língua a forçar o palato para a cima e este "invade" a fossa nasal. Ainda que com a cirurgia tenha sido removido o obstáculo à livre respiração, o vedamento labial é muito difícil nos casos de classe II em razão da discrepância maxilomandibular. A pré-maxila pode estar

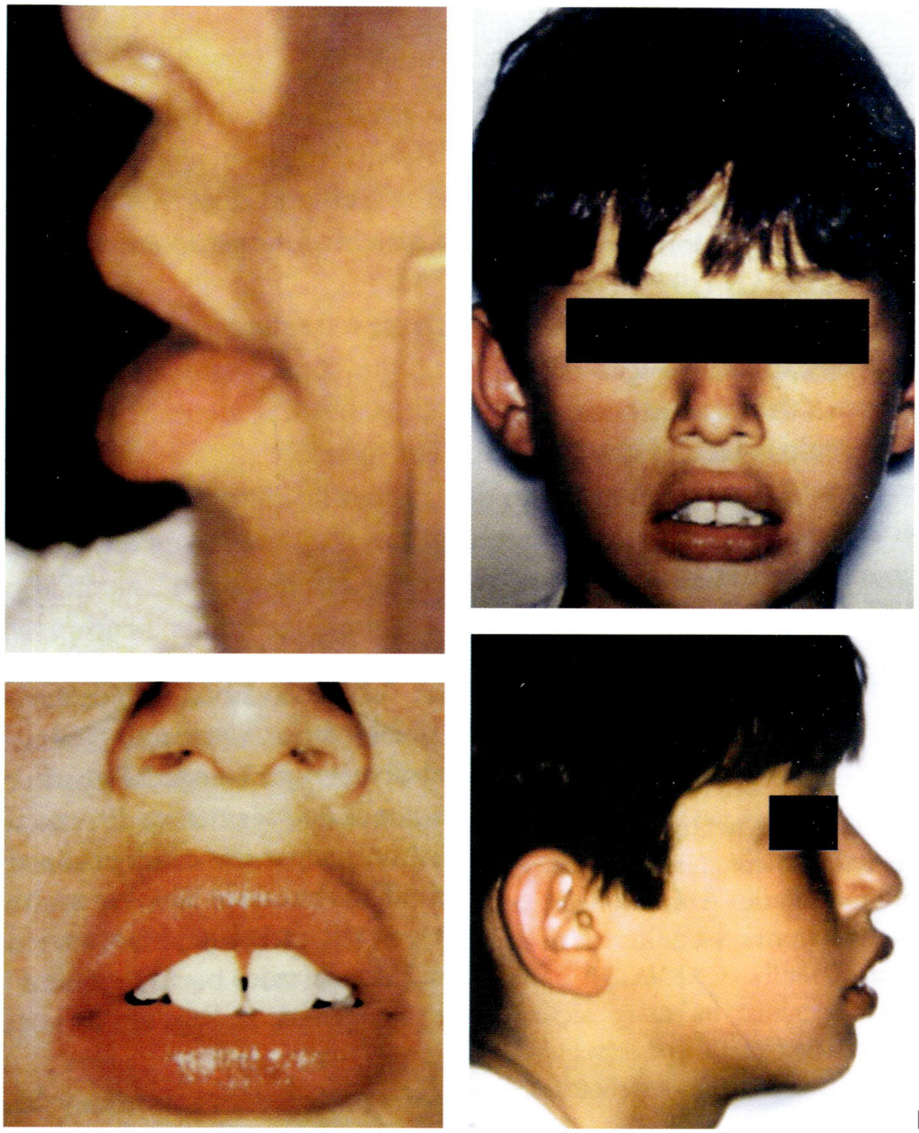

A B C D

Fig. 2-1. (A-D) Hipotomia labial inferior.[7,26]

projetada, levando o lábio superior a um encurtamento. O palato duro também se apresenta atrésico nos casos de classe III, com má posição lingual e grande dificuldade para o vedamento labial.[7]

Na Figura 2-2 observamos a situação de normalidade entre músculos e lábios.

O equilíbrio de forças em torno dos dentes na cavidade oral é mantido intraoralmente pela língua e extraoralmente pela musculatura perioral, formando um completo arcabouço muscular que auxilia tanto na sustentação dentária quanto no bom andamento funcional de todo o sistema estomatognático. Os músculos dos lábios e das bochechas são, de tal forma, entrelaçados que a ação de um reflete em todos os demais.[20]

Ribeiro F. *et al.*[23] relacionaram as alterações de mordida em pacientes respiradores bucais com e sem hábitos orais. Foi realizado um levantamento de dados de prontuários de 40 indivíduos respiradores bucais. Após este levantamento foram realizados questionário e exame para verificação de hábitos orais e tipo de mordida. A amostra pesquisada foi constituída de 60% de homens. Dos 40 pacientes, 65% tinham alteração de oclusão e destes, 73% apresentaram mordida aberta anterior. Dos 40 respiradores bucais, 67,5% apresentaram algum hábito oral e destes, 68% tinham mordida aberta anterior. Concluíram que a maioria dos pacientes respiradores orais é portador de maloclusão, sendo a mordida aberta anterior a mais frequente. Dos respiradores orais com mordida aberta anterior, 68% apresentaram algum habito oral.

Hanson[11] refere que as forças de oclusão, língua, erupção, muscular e também forças atmosféricas são essenciais para a saúde global do dente. Porém, quando essas forças são interrompidas, removidas e deslocadas surgem os problemas de maloclusão, como uma tentativa de manter o equilíbrio entre os elementos do sistema estomatognático. Menciona ainda que devido à perda dos efeitos de moldagem dos lábios quando fechados, os incisivos superiores se projetam e se afastam uns dos outros e há um estreitamento do arco superior e a maxila assume a forma de um V, mediante a contração dos segmentos bucais e a protrusão dos dentes anteriores.

Para Carvalho, a língua da criança não amamentada mantém a postura que "ganhou" da mamadeira: a ponta baixa e o dorso elevado, assim se colocando em uma boca de maxila atrésica e mandíbula retruída.[7] Se a língua se insere na mandíbula e essa está retroposturada, a língua estará também retroposturada. Esta é a situação do respirador bucal mantendo o retrognatismo fisiológico. Com a boca fechada, a língua comprime os tecidos moles da orofaringe e, deste modo, também não poderá respirar pela boca. O respirador bucal abre a boca para respirar pela boca, trazendo a língua para a parte anterior e, ao deglutir "empurra" a língua para a frente, para desobstruir a passagem do alimento, fazendo a protrusão.

A língua funciona como forte matriz que estimula o desenvolvimento das estruturas orais. Se em virtude da maxila atrésica e da mandíbula retroposturada a língua vem para a frente, sem apoiar-se nos dentes anteriores e inferiores, a mandíbula continuará retroposturada, protruindo os dentes. Quando a língua para deglutir se apoia no terço incisal dos incisivos inferiores, sem escape entre as arcadas, o resultado desta postura será a biprotrusão.

Muitas vezes, quando a língua vem para a parte anterior da boca, para permitir a passagem de alimento, saliva etc. ela pode não realizar o movimento de "varredura" do palato como no caso de protrusão. Ela passa entre as arcadas dentárias e faz a mordida aberta. As mordidas abertas podem ser anteriores e ainda uni ou bilaterais, dependendo dos pontos de apoio que a língua tome.

Não é raro encontrar casos nos quais a língua fica posturada no assoalho da boca, uma vez que a maxila é muito estreita. Fica apoiada nos dentes anteriores ao falar e ao deglutir. Dessa forma estimula o crescimento mandibular. Esta posição da língua, somada à ação conjunta dos músculos pterigóideo lateral (traciona o côndilo, o disco intra-articular e a cápsula articular para a frente), pterigóideo medial (também traciona a mandíbula para a frente) e masseter, estimula o desenvolvimento da mandíbula anteriormente. A contração dos músculos pterigóideo lateral (principal antagonista da retração mandibular), e pterigóideo medial posiciona os incisivos inferiores à frente dos superiores.

King[14] e Simões,[25] afirmam que a mordida cruzada se estabelece em grande parte por não ocorrer na criança uma

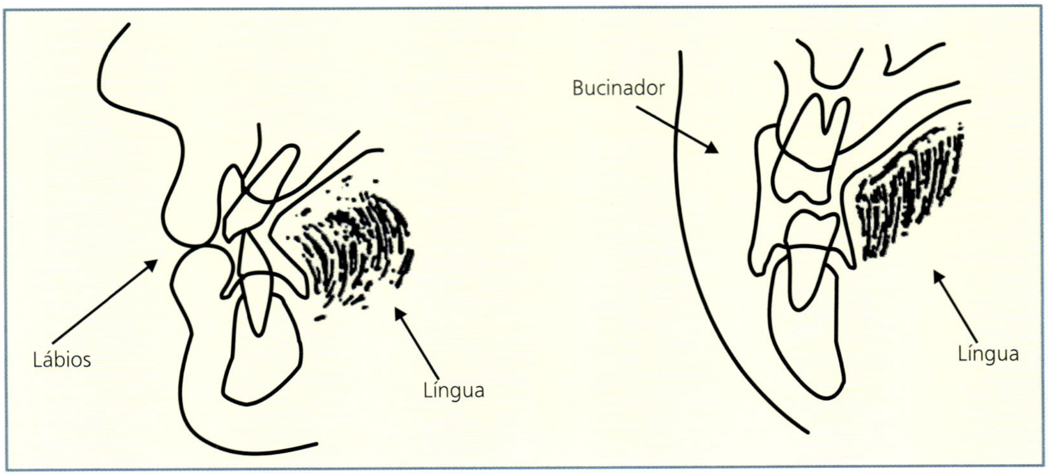

Fig. 2-2. Equilíbrio dentário vestibulolingual.

alimentação dura e seca, criando-se interferências oclusais pela falta de uso e de desgaste natural dos dentes, estabelecendo-se um circuito patológico de reflexos mastigadores viciosos unilaterais. Considera-se ser da maior relevância citar que a grande incidência de mordidas cruzadas nos respiradores bucais pode ser em virtude dea mastigação ineficiente, pois o respirador bucal tem problema para mastigar, por utilizar a boca para respirar. Mas não podemos nos esquecer de que a compreensão da musculatura bucinadora promove contração nas arcadas, o que acaba gerando contatos prematuros e posterior desvio funcional da mandíbula, acarretando mordidas cruzadas.

Sabe-se que as mordidas cruzadas posteriores (MCP) e as mordidas cruzadas anteriores (MCA) devem ser tratadas o mais precocemente possível. PLANAS afirma que o tratamento das mordidas cruzadas é muito fácil com diagnóstico precoce, mas, se mantidas, apresentam dificuldades cada vez maiores conforme o passar do tempo, chegando a ser irreversíveis. MCP não tratadas em dentes decíduos fará os molares e os pré-molares irromperem em MC. É muito necessário que essa maloclusão seja tratada o mais precocemente possível, pois as dificuldades aumentam a cada fase do crescimento e podem exigir cirurgia ortognática.

Melsen *et al.*[20] afirmaram que tanto a deglutição com projeção lingual quanto a deglutição com dentes separados possibilitam o desenvolvimento de distoclusão, mordida profunda extrema e mordida aberta. A mordida profunda, quando associada às características esqueléticas básicas e quando o processo alveolar não consegue competir, resulta na mordida profunda esquelética complexa. Clinicamente observam-se nas mordidas profundas rígidas as mais graves condições respiratórias. Acontece como um esmagamento da língua, já muito hipotônica, que resulta em um obstáculo a mais para a livre respiração, impossível pelo nariz e dificultada pela boca. A alteração da posição da cabeça altera imediatamente o trajeto mandibular. Desta forma, a posição anteriorizada da cabeça do respirador bucal é a postura que mais afeta o sistema estomatognático e determina uma oclusão patológica. Segundo Mew, citado pela mesma autora, existe uma relação entre maloclusão dentária e postura anormal da cabeça, com quadro clínico de vias aéreas superiores bloqueadas e adenoides hipertrofiadas. Estudos do autor revelam que, ao se efetuar uma obstrução nasal artificial, há tendência da cabeça e do pescoço adotarem uma má postura. Torna-se mais confortável respirar pela boca (respiração de suplência), com a cabeça inclinada para trás, do que com a mesma em sua posição natural.

A mudança do eixo da cabeça visa, provavelmente, adaptar a angulação da faringe para facilitar a entrada do ar pela boca, na tentativa de se obter um melhor fluxo aéreo superior. Esta mudança do eixo altera também a posição de repouso mandibular, os contatos oclusais, os planos óptico e bipupilar. A estas modificações podem seguir-se movimento adaptativos do corpo em busca de uma postura mais confortável e de equilíbrio. Já se disse que a escoliose guarda uma íntima relação com a mordida cruzada posterior e com os desvios laterais de mandíbula. Uma mordida cruzada posterior sem desvio lateral da mandíbula, em regra geral, não apresentará escoliose. Ocorrendo o desvio para um dos lados, o centro de massa da cabeça também é deslocado para o mesmo lado e, portanto, tem-se a inclinação de toda a cabeça para o lado do desvio e, em consequência, tem-se mastigação sem lateralidade, sem alternância, e todo o processo em que ser avaliado e tratado (Fig. 2-3).

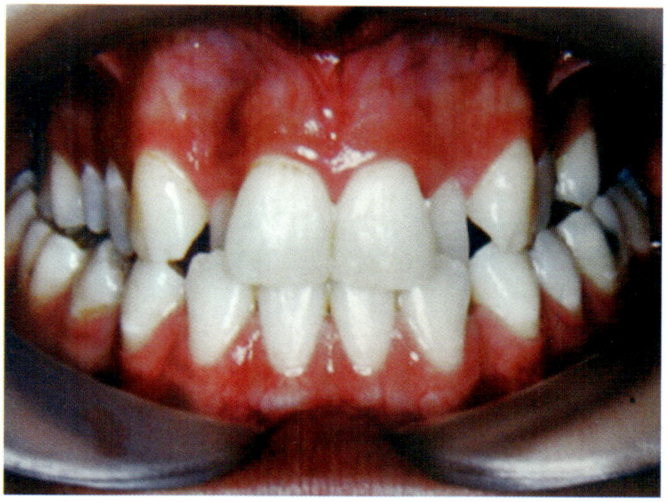

Fig. 2-3. Mordida cruzada bilateral.[17]

A mandíbula, ressentindo-se da redução transversal da maxila, assume uma posição de acomodação, que pode ocorrer de três maneiras distintas:

1. Desvio lateral, realizando uma síndrome de assimetria mandibular e facial.
2. Para frente sob pressão da língua, podendo provocar um prognatismo mandibular funcional.
3. Para baixo e para trás. Efetuando um crescimento que seria seguido por um aumento da dimensão vertical anterior, o qual agravaria a falta de selamento labial.[22]

PALATO MOLE

Os músculos do palato mole são de grande importância dentro do contexto deste trabalho, porque na SRB tem grande repercussão na deglutição e na tuba auditiva. Trata-se do músculo tensor do palato e musculo elevador do palato.

Também a hipotensão ou a hipertensão do músculo tensor do palato mole depende dos tipos de sucção. É importante salientarmos que a hipotensão deste músculo gera uma série de transtornos preocupantes: o não fechamento da nasofaringe, separando-a da orofaringe e permitindo a passagem da pressão negativa da orofaringe para a nasofaringe, aspirando para a tuba auditiva líquidos intercelulares ou plasma, que são a etiologia das otites médias.

Podemos citar, ainda, que a hipotensão do musculo tensor do palato mole pode levar a apneia obstrutiva do sono. Hipotônico e pesado cai sobre o dorso da língua que está retroposturada e o respirador bucal, que já está impedido de respirar pelo nariz, também não pode respirar pela boca e, quando dorme, para de respirar. Essa parada respiratória é a apneia obstrutiva do sono.

Às vezes, há indicação cirúrgica para encurtar esse palato e, assim, corrigir e superar a parada respiratória durante o sono e de tão graves consequências.[7]

UNIDADE CRANIOMANDIBULAR (UCM)

A unidade craniomandibular (UCM) compreende o crânio, as articulações temporomandibulares e a coluna cervical. A UCM, mesmo em condições normais, encontra-se em um estado de instabilidade que, associadas à disposição das estruturas envolvidas, contribuem para uma posterior sobrecarga de alguns dos componentes da referida unidade e, consequentemente, ao surgimento da sintomatologia.

Em geral, os indivíduos encontram-se em estado de adaptação constante (zona de adaptação), ou seja, os componentes da UCM têm resposta de acordo com os esforços à que são submetidos. A partir do momento que esse tempo de adaptação dos tecidos se esgotam, a unidade passa então a pertencer a um estado chamado de "patofunção".

A UCM pode sofrer influência de forças descendentes, como a gravidade, que irá gerar descargas compressivas; e forças ascendentes, como as alterações de posicionamento de outros segmentos (membros inferiores, cintura pélvica, coluna vertebral, cintura escapular, membros superiores, posicionamento da cabeça). Com relação às forças ascendentes, existe uma causa que é o habito de respirar com a boca, normalmente encontrado em crianças, o qual a permanência desse é nomeado de síndrome do respirador bucal (SRB).

Quarenta a 50% dos respiradores orais sofrem influência na coluna cervical e postural. As alterações posturais que permanecem por um período prolongado são capazes de provocar alterações na arquitetura facial devido a rotação da mandíbula, aumento de altura facial e subsequente desenvolvimento de mordida aberta anterior esquelética, ou segundo a escala de Angle, oclusão classe 2 da primeira divisão.

Um contato ou postura alterada da articulação temporomandibular (ATM), irá afetar a propriocepção e a atividade muscular, ocorrendo alterações de repouso. O equilíbrio muscular é alterado, e a estabilidade articular da ATM, é mantida pelo músculo que se modificam. Os contatos oclusais podem ocorrer, então, com interferências ou prematuramente, provocando o estiramento dos músculos envolvidos no sistema estomatognático e, consequentemente, surge um quadro doloroso, podendo estar aí a causa das dores orofaciais e na ATM das crianças.

De um modo geral, a posição de uma articulação poderá comprometer a posição de outras. Consequentemente, a postura da cabeça, com resultantes na posição e função mandibular, é influenciada pela postura total do corpo. Diante de tais informações afirmando que as forças ascendentes relacionadas com a síndrome do respirador bucal (posição da cabeça), sofrem alterações na UCM, fica claro a importância desse fator para o relacionamento do tratamento de alguma disfunção craniomandibular (DCM) (Fig. 2-4).

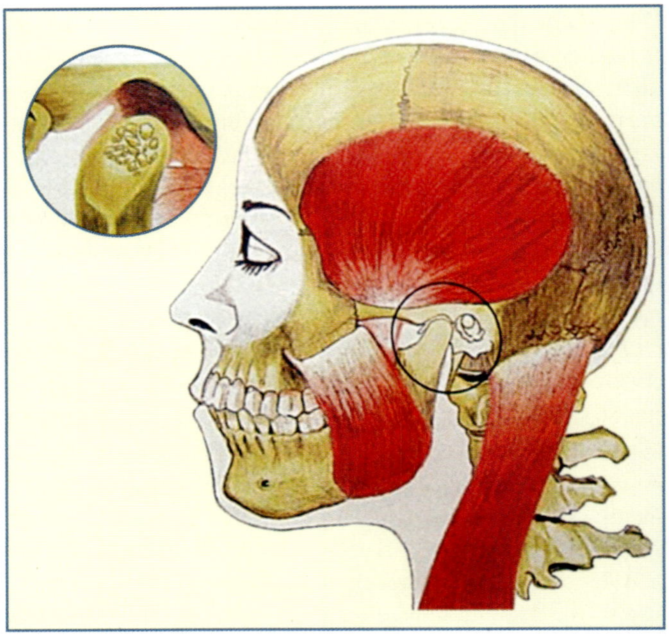

Fig. 2-4. Inter-relação entre músculos, ATM e região cervical.[16]

A estabilidade ortostática postural do crânio sobre a coluna cervical é um fato importante no diagnóstico dos transtornos das disfunções craniomandibulares, tanto na criança como no adulto.

A articulação temporomandibular (ATM) é composta na sua porção alta do côndilo mandibular, estrutura aproximadamente cilíndrica e que se encontra perpendicular ao longo eixo do ramo mandibular. Apresenta-se altamente convexo no sentido anteroposterior e pouco no sentido mediolateral. Na sua porção articular, o côndilo apresenta-se recoberto por uma camada de cartilagem secundária, suscetível a alterações de crescimento.

Já a superfície articular do osso temporal (cavidade temporal mais apófise articular) apresenta forma côncava, na região posterior ou da cavidade glenoide, tornando-se convexa, quando na região da eminência articular (apófise articular). Toda a sua superfície é revestida por tecido fibroso.

Interpondo-se entre essas duas estruturas esqueléticas, tem-se o disco articular ou menisco, lâmina fibrosa de grande firmeza que segue passivamente os movimentos da mandíbula. Sua parte central é mais afilada (onde se adapta o côndilo), enquanto suas bordas são mais espessas. Posteriormente, o disco espessa em tecido conectivo frouxo e vascular e interage com a parte posterior da cápsula articular, constituindo o coxim retrodiscal.

Envolvendo toda a articulação há uma cápsula fibrosa, mais ou menos delgada, que tem a função de conter e manter os movimentos da articulação dentro de uma área específica. Reforçada lateralmente por um ligamento lateral (ligamento temporomandibular), essa cápsula apresenta boa resistência à distensão (Fig. 2-5).

O ligamento temporomandibular é separado em duas partes distintas: uma lateral ou superficial, e outra, medial ou profunda. A primeira limita os movimentos do côndilo para a posição anterior, enquanto a segunda limita os seus movimentos para a posição posterior. Tanto a cápsula quanto os ligamentos inserem-se no estreitamento da apófise condiliana, inferior e superiormente no osso zigomático e na porção escamosa do osso temporal.

Como a cápsula e o disco se fundem tanto anterior quanto posteriormente, algumas fibras musculares (provenientes do pterigóideo lateral) podem ser encontradas no interior do disco, permitindo ao músculo maior controle sobre essa estrutura (Fig. 2-5).

Um contato ou postura alterada da articulação temporomandibular (ATM), irá afetar a propriocepção e a atividade muscular, ocorrendo alterações do repouso. O equilíbrio muscular é alterado, e a estabilidade articular da ATM, que é mantida pelos músculos se modifica. Os contatos oclusais podem ocorrer, então, com interferências ou prematuramente, provocando o estiramento dos músculos envolvidos no sistema estomatognático e, consequentemente, surge um quadro doloroso, podendo estar aí a causa das dores orofaciais e na ATM.

De um modo geral, a posição de uma articulação poderá comprometer a posição de outras. Consequentemente, a postura da cabeça, com resultantes na posição e na função mandibular, é influenciada pela postura total do corpo.

Diante de tais informações afirmando que as forças ascendentes relacionadas com a síndrome do respirador bucal (posição da cabeça), sofrem alterações na UCM, fica claro a importância desse fator para o relacionamento do tratamento de alguma disfunção craniomandibular (DCM).

Fernandes J.J. e Teodoroski R.C.C.[9] avaliaram as evidencias de disfunção craniomandibular em pacientes com síndrome do respirador bucal. Para tal estudo foi realizada a caracterização da síndrome do respirador bucal, investigando o agente etiológico da respiração bucal por antecedentes patológicos ou por hábitos orais deletérios, avaliando o sistema estomatognático e a postura típica do respirador bucal. Metade, ou mais da metade, apresentou características típicas da síndrome como boca entreaberta, face hipotônica, palato profundo e ogival, lábio superior curto, lábio inferior evertido, lábios ressecados, contração do mentális, protrusão de cabeça, ombros protrusos e deprimidos, hipercifose torácica, hiperlordose lombar, abdome flácido e protruso, joelho valgo e pé plano.

A avaliação da articulação temporomandibular teve como objetivo investigar alguma alteração dessa e de caracterizar alguma disfunção craniomandibular.

O grande número de pacientes teve alterações consideráveis no que se diz respeito a ATM. Mais da metade apresentou insta-

A
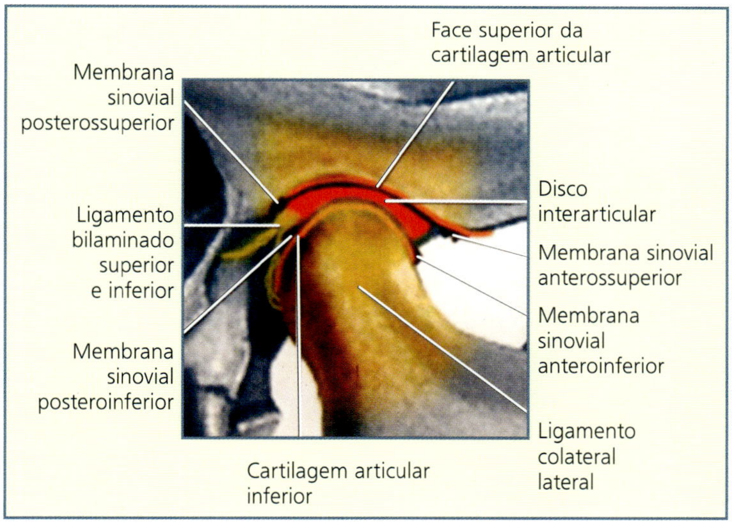

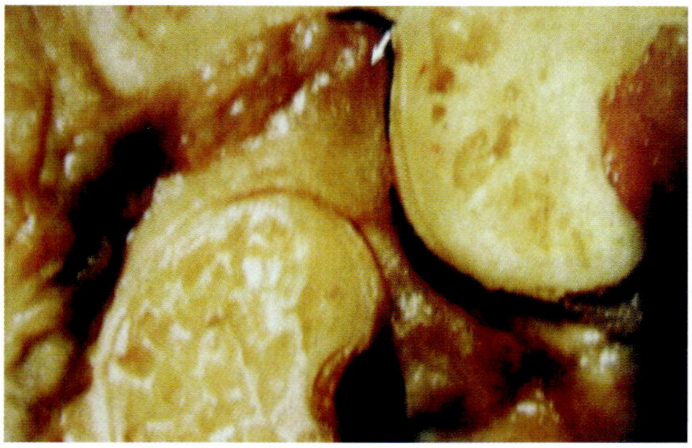
B

C
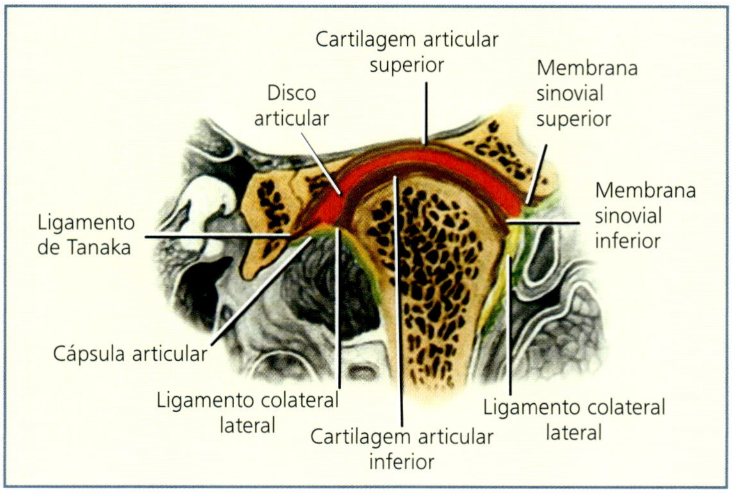

Fig. 2-5. (**A**) ATM sagital. (**B**) Corte sagital da ATM em crânio seco.[12] (**C**) ATM coronal.

bilidade articular, devido ao aparecimento de sinais e sintomas como alteração e assimetria da dinâmica da ATM, desvio mandibular em S, oclusão do tipo II da primeira divisão, tipo de mordida alterada (retrusa e profunda), ruídos articulares característicos de deslocamento de disco com redução, mastigação unilateral, alteração do trofismo e tônus muscular, compensação de grupos musculares, como do osso hioide e da cervical.

Dentre os pacientes que apresentaram maior caracterização da síndrome, pode-se verificar que os mesmos obtiveram maior alteração da oclusão, maior alteração da ATM e, por conseguinte, uma tendência à disfunção craniomandibular.

Um dos sintomas relatados pelos pacientes com alteração de ATM são as dores no pescoço, cabeça e orofaciais e, até mesmo, no tórax, costas, ombros, braços e pernas, e redução dos movimentos mandibulares com alterações mastigatórias. O resultado disso são posturas alteradas de forma a conter e tentar controlar a dor, que atuando como protetoras, acabam afetando a funcionalidade da musculatura mastigatória. A dor nesta musculatura é o motivo da procura pelo profissional, sendo verificada já na avaliação da condição muscular do pescoço e dos músculos mastigatórios.

Associados a estes, ainda aparecem os estalos, a sensação de pressão e/ou dores no ouvido, a sensação de travamento da mandíbula e outras alterações respiratórias quaisquer. Bianchini[5,6] cita ainda a presença de dor na musculatura mastigatória e ATM; ruídos ao movimentar a mandíbula; limitação ou desvio do percurso mandibular; zumbido e alterações funcionais, especialmente da mastigação.

A atuação harmônica dos músculos que agem sobre a mandíbula é fundamental para o funcionamento adequado da ATM. Disfunções da ATM associam-se, sem dúvida, às alterações do sistema neuromuscular correlato. Tais alterações não se restrigem aos músculos mandibulares, mas estendem-se, também, aos músculos a ele associados, especialmente os do pescoço e os dorsais.

Schwartz, citado por Krakauer,[15] abordando a relação entre os músculos mandibulares e a dor facial, afirma que a contração dolorosa e prolongada do masseter isoladamente é rara, sendo que os músculos cervicais e temporais quase sempre aparecem contraídos simultaneamente. Refere-se ainda ao fato de que o espasmo muscular dos músculos mastigatórios, às vezes, procede ou ocorre simultaneamente com a afecção dos músculos do colo e ombros.

Quando em equilíbrio funcional, anatômico e fisiológico com estes elementos e com o sistema neuromuscular correlato, as ATMs direita e esquerda funcionam sinergicamente, sem esforços intensos, dores ou estalos. A ação coordenada dos músculos mastigatórios permite movimentos de abertura e fechamento, protrusão e deslocamento lateral da mandíbula que, funcionando harmonicamente como um conjunto de órgãos e tecidos de natureza diversa, exerce papel fundamental nas funções de mastigação, deglutição, respiração e fonação. Nos quadros de disfunção da ATM, uma alteração nos mecanismos neuromusculares responsáveis pelos movimentos mandibulares é observada. Há um rompimento da interação harmônica e sincronicidade necessárias para assegurar a movimentação satisfatória da mandíbula.[21]

A cabeça e o pescoço adiantados causam extensão dos músculos que têm a origem e a inserção tendínea no osso hioide (supra-hióideos). Por isso a mandíbula vem sendo tracionada para baixo e para trás, isto provoca uma estimulação proprioceptiva reflexa dos elevadores, alimentando ainda mais a parafunção e os danos à ATM. Crânio e pescoço para frente, com rotação posterior da cabeça, produzem verticalização dos músculos anteriores do pescoço: esternocleidomastóideo e escalenos que originalmente são oblíquos.[15]

O lábio inferior hipotônico apresenta-se flácido, geralmente evertido, e na deglutição o respirador bucal interpõe o lábio inferior (que não oferece resistência) para conseguir o vedamento da parte anterior da boca e fazer pressão negativa indispensável na deglutição (Figs. 2-6 e 2-7).

HIPERTENSÃO DO MÚSCULO MENTONIANO

Quando para deglutir ou mesmo por um motivo social o paciente respirador bucal deseja ou necessita de vedamento labial, acontecerá uma tensão do músculo mentoniano, que ajuda a elevação do lábio inferior. Esse vedamento acontece com uma curva para baixo, fazendo com que o paciente envie uma mensagem corporal de que está de mau humor (Fig. 2-6).[7]

Breuer,[6] acrescenta que o posicionamento mais posterior da mandíbula não está relacionada com a falta de crescimento da mandíbula, mas sim com uma consequência do deslocamento dos côndilos dentro da cavidade articular, podendo estar acompanhado de falta de crescimento do mento e consequente tensão.

CLASSIFICAÇÃO DOS RESPIRADORES BUCAIS

Respiradores bucais funcionais

Geralmente, esses pacientes foram submetidos à tonsilectomia e também à amigdalectomia, mas ainda mantêm a boca aberta. São respiradores bucais habituais e realizam quadros catarrais repetitivos.[7]

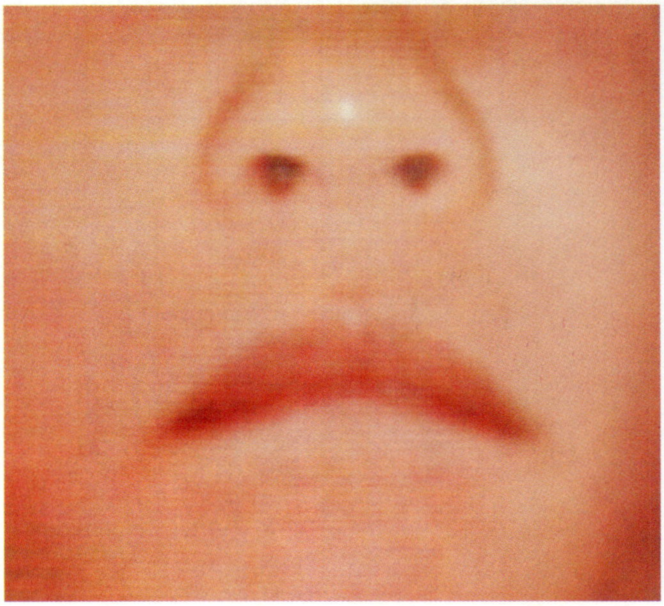

Fig. 2-6. Tensão do músculo mentoniano.[17]

Esses pacientes mantêm a boca aberta em virtude de uma postura viciosa, ainda que todos os obstáculos mecânicos, funcionais e/ou patológicos que dificultavam a livre respiração tenham sido removidos.

O habito de respirar pela boca ocorre, porque mantiveram esse padrão respiratório durante muitos anos. O tratamento deve ser no sentido de desenvolver as estruturas e trabalhar para a superação do hábito vicioso. Esses pacientes podem não ter desenvolvido estruturas que possibilitam o vedamento labial e certos padrões faciais reforçam essa dificuldade. Provavelmente a alimentação pastosa que ingeriram durante anos tenha lhes causado hipotônia da musculatura elevadora da mandíbula. Eles têm condições respiratórias para o vedamento labial, mas não possui estrutura labial competente.

Respirador bucal orgânico ou genuíno

A respiração nasal é dificultada por obstáculos mecânicos que impedem ou dificultam a sua realização. Esses obstáculos podem ser nasais, retronasais e bucais. São exemplos: a estenose nasal, a atresia maxilar, o retrognatismo, a alteração de tonicidade, a postura e o tamanho da língua, a hipertrofia de tonsilas entre outros. Observar Figura 2-7.

Em crianças, tem-se um bom prognóstico nos casos de atresia da maxila, retrognatismo, hipertrofia de tonsila entre outros. Nos adultos, deve-se considerar se eles eram respiradores bucais desde a infância ou se tornaram respiradores bucais depois de adultos.[7]

Para Marchesan & Krakauer,[18] os respiradores bucais adultos podem ser divididos em dois tipos:

1. Os que se tornaram respiradores bucais na fase adulta e apresentam problemas musculares e não ósseos, uma vez que o crescimento facial já havia terminado quando adquiriram esta condição.
2. Os que já eram respiradores bucais desde a infância, e que só procuraram tratamento na fase adulta. Nestes casos o paciente pode, às vezes, apresentar alterações de posicionamento das bases ósseas. A consequente acomodação dos músculos nestas bases ósseas alteradas não permite, muitas vezes, o pleno sucesso da terapia.

Respiradores bucais impotentes funcionais

A respiração bucal ocorre por disfunção neurológica, podendo estar acompanhada de alterações psiquiátricas. Apresentam esfíncter glossoestafilíneo competente, via aérea permeável, mucosas nasal e rinofaríngea normais nos aspectos morfológico e funcional. São pacientes que necessitam de cuidados especiais e para tanto, além do conhecimento científico e da experiência clínica, é necessário uma grande dose de amor e sensibilidade para poder interagir com eles.

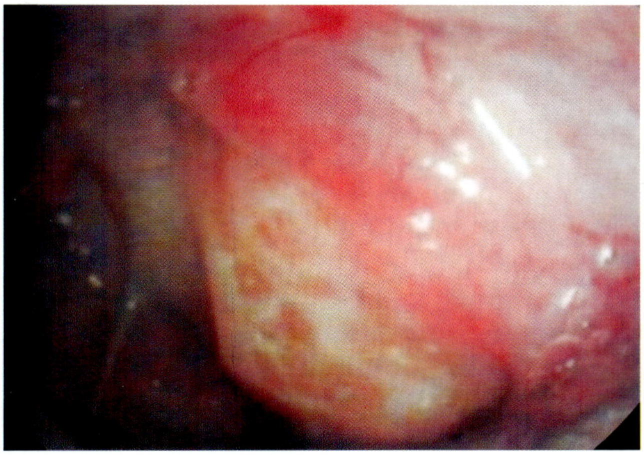
A

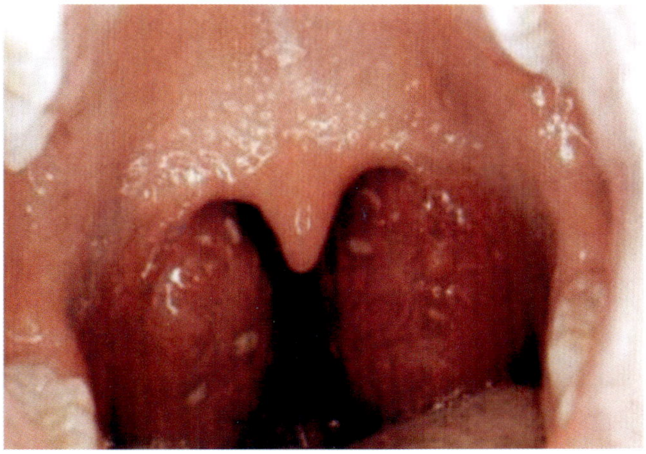
B

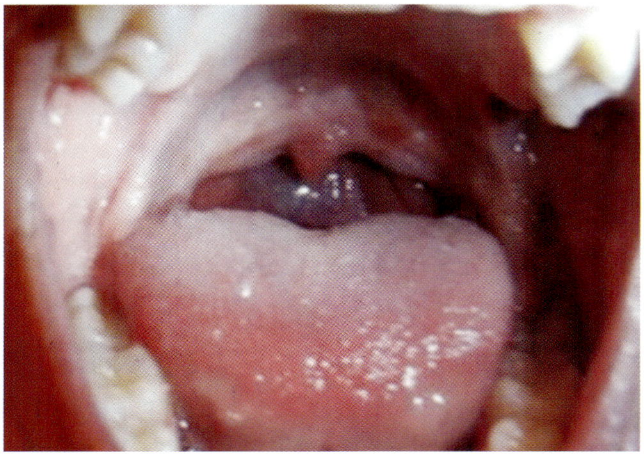
C

Fig. 2-7. (A, B) Adenoides e tonsilas hipertróficas. (C) Após remoção das tonsilas.[8]

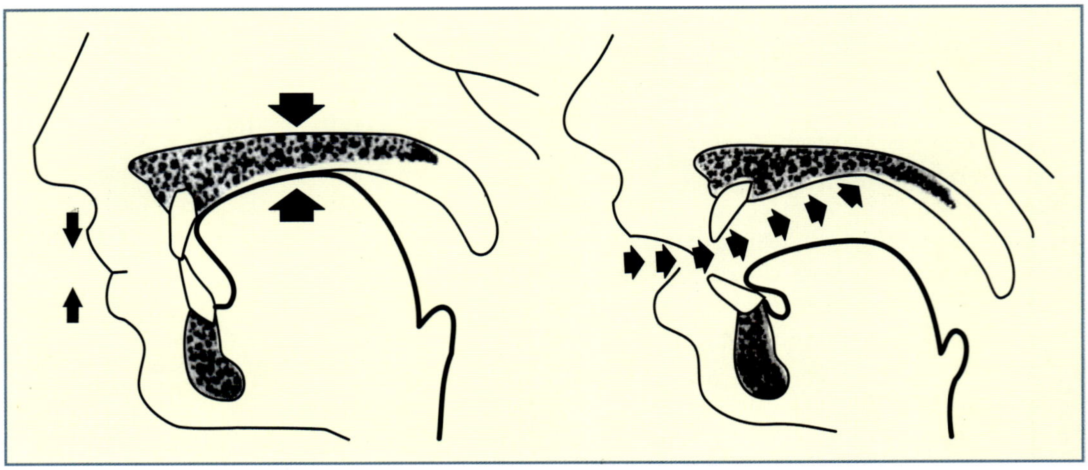

Fig. 2-8. Esquema da respiração nasal e bucal (observar a postura lingual).

Este paciente não é uma condição patológica que deve ser remediada ou uma necessidade que deve ser satisfeita, mas um estimulante desafio para toda equipe interdisciplinar dedicada ao seu tratamento. A Figura 2-8 ilustra o esquema da respiração nasal e a bucal (observar a postura da língua).

REFERÊNCIAS BIBLIOGRÁFICAS

1. Angle EH. *Malocclusion of the teeth*. 7th ed. Philadelphia: SS White, 1907. Tradução de Paulo Afonso de Freitas e Marilena M. Vieira. Ortodontia, SP, 1970. Jan./Abr.;3(1):41-53.
2. Aragão W. Respirador bucal. *J Pediatria* 1988;64:349.
3. Barroso BG. *Diagnóstico e prevenção dos distúrbios miofuncionais*. Paraná, 1997. p. 1-10. Disponível em: <www.mps.com.br/~dani/dismio.html>
4. Bianchini EMG. *A cefalometria nas alterações miofuncionais orais no diagnóstico e tratamento fonoaudiológico*. 3. ed. São Paulo: Pró-Fono, 1995a. 79p.
5. Bianchini EMG. Mastigação e ATM – Avaliação e terapia. In: *Fundamentos em fonoaudiologia – Aspectos clínicos da motricidade oral*. Rio de Janeiro: Guanabara Koogan, 1998a. p. 37-49.
6. Breuer J. El paciente respirador bucal. *Revista da Asociacion Odontológica Argentina, Buenos Aires*, 1989;77(3):102-6.
7. Carvalho GD. *SOS respirador bucal*. São Paulo: Lovise, 2003.
8. Colombini NEP. *Interpretação e tratamento do ronco e síndrome da apnéia obstrutiva do sono: enfoque craniomaxilofacial*. In: Colombini NEP. Cirurgia da face interpretação funcional e estética. Rio de Janeiro: Revinter, 2002. p. 597-635, cap. 35.
9. Fernandes JJ, Teodoroski RCC. *Evidências de disfunção craniomandibular em pacientes com síndrome do respirador bucal*. Acesso em: 24 de agosto de 2009. Disponível em: <http://www.fisio-tb.unisul.br/Tccs/04a/jervis/artigojervisjaimefernandes.pdf>
10. Hanson ML, Barret RH. *Fundamentos da miologia orofacial*. Rio de Janeiro: Enelivros, 1995.
11. Hanson ML, Barret RH. *Fundamentos da miologia orofacial*. Rio de Janeiro: Enelivros, 1988.
12. Interlandi S. O cefalograma padrão do curso de pós-graduação de ortodontia da faculdade de odontologia da USP. *Rev Fac Odont São Paulo* 1968;6:63-74.
13. Junqueira P. A postura em repouso dos órgãos fonoarticulatórios frente aos limites anatômicos do paciente na terapia miofuncional. *Pró-Fono Rev Atualiz Cient* 1997;9:59-61.
14. King DL. Functional posterior crossbite in decíduos and early mixed dentition. *General Dentistry* 1978;26:36-40.
15. Krakauer LRH. *Relação entre respiração bucal e alterações postura em crianças: uma análise descritiva*. Dissertação de Mestrado. São Paulo: PUC SP, 1997.
16. Learreta JA. *Compêndio de diagnóstico das patologias da ATM*. Artes Médicas, 2004.
17. Macedo MMC. *Análise da densidade óptica da sutura palatina mediana após a expansão rápida da maxila assistida cirurgicamente*. Dissertação de Mestrado, 2006.
18. Marchesan IQ, Krakauer LR. *A importância do trabalho respiratório na terapia miofuncional*. In: Marchesan IQ, Bolaffi C, Gomes IC *et al.* (Eds.). *Tópicos em fonoaudiologia*, 1995. São Paulo: Lovise, 1997. p. 155-60, vol. II.
19. Méndez MF, Hernández I, Rossand G. *Estructuración y estandarización de la antropometría facial em función de proporciones. Intern J Cosmetic Med Surg, Toronto* 2004 Abr.;6(3):10-14.
20. Melsen B, Attina L, Santuari M *et al.* Relationships between swallowing pattern, mode of respiration, and development of malocclusion. *Angle Orthod* 1987;57(2):113-20.
21. Monego MT. *Postura corporal X distúrbio miofuncional- Relações de implicações no prognóstico terapêutico fonoaudiológico*. Monografia. Porto Alegre, 1999.
22. Oliveira MO, Vieira MM. Influência da respiração bucal sobre a profundidade do palato. *Pró-Fono R Atual Cient, Barueri* 1999 Jan.-Mar.;1(1):13-20.
23. Ribeiro F *et al.* Respiração oral: alterações oclusais e hábitos orais. *Rev CEFAC* 2002;4:187-90.
24. Ricketts RM. Respiratory obstruction syndrome. *Amer J Orthod* 1968;54(7):495-507.
25. Simões DO. Cefalometria em Apnéia do sono. In: *Cirurgia da face, interpretação funcional e estética*. Rio de Janeiro: Revinter, 2002. p. 572-95, cap. 34.
26. Vellini-Ferreira F. Anatomia funcional dos músculos cuticulares e mastigadores. *Bol Soc Paul Ortodont* 1964;2(5):17-24.

3

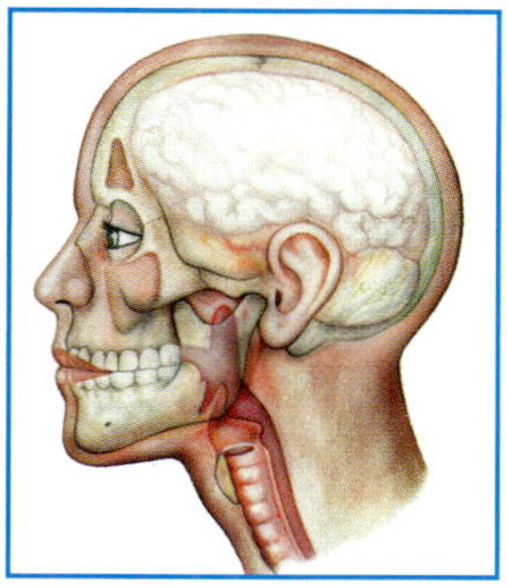

INDICAÇÕES E FUNDAMENTOS TÉCNICOS DA CORREÇÃO DA OBSTRUÇÃO NASAL NO RESPIRADOR BUCAL

Claudia P. Maniglia
Rubens Huber da Silva

INTRODUÇÃO

Uma definição completa e já conhecida da síndrome do respirador bucal (Fig. 3-1) a descreve como um grupo de alterações dos órgãos fonoarticulatórios causado pela respiração predominantemente oral durante a infância, geralmente associada a alterações da estética facial, do posicionamento dos dentes e da postura corporal; também pode ser acompanhada por alterações cardiopulmonares e endocrinológicas, distúrbios do sono, do comportamento e do desempenho escolar.

A respiração bucal é um mecanismo compensatório diante de uma dificuldade do fluxo aéreo nasal, causada por alterações anatômicas ou fisiológicas nas narinas, cavidades nasais, nasofaringe, orofaringe ou hipofaringe. Ela pode também ser fisiológica quando há aumento da demanda do oxigênio, como no esforço físico.

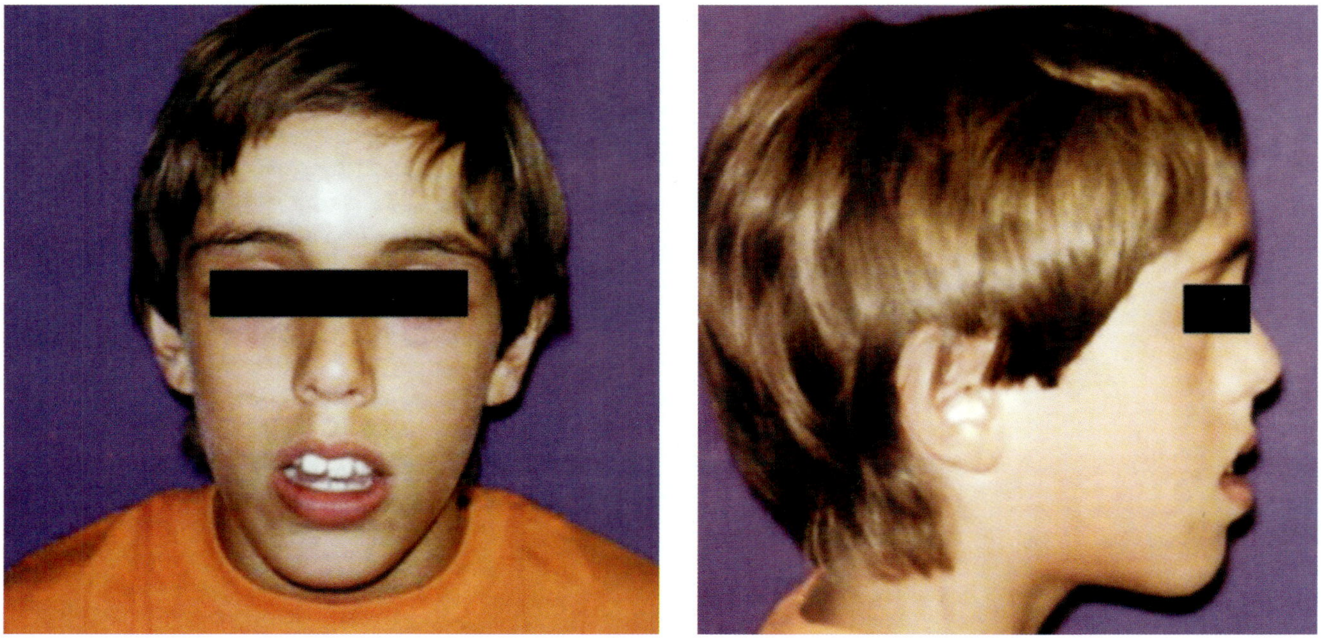

A B

Fig. 3-1. (A, B) Respirador bucal.

Suas repercussões são variadas e dependem da duração e idade de instalação. Incluem alterações de funções básicas, como respiração, olfação, proteção, fonação, funções imunológica, auditiva e ventilatória, além de alterações permanentes no crescimento craniofacial.

Várias são as possíveis etiologias causadoras da respiração bucal. A mais comum é a hipertrofia adenotonsiliana. As tonsilas palatinas e faríngeas são parte de uma massa de tecido linfoide, que circula a rinofaringe e a orofaringe, conhecida como anel de Waldeyer.

Apesar de uma atitude mais conservadora ter sido desenvolvida com relação à adenotonsilectomia, ela ainda é recomendada com grande frequência, sendo a cirurgia mais realizada no mundo. As indicações cirúrgicas variam amplamente, enfatizando a falta de entendimento da função básica do tecido linfoide e as consequências de sua remoção precoce. Incluem, de um modo geral, causas infecciosas e obstrutivas.

Além da hipertrofia adenotonsiliana, outras etiologias incluem desvio de septo nasal, hipertrofia das conchas nasais devido a rinites alérgicas ou não alérgicas, atresia de coana, pólipos nasais, glioma nasal, entre outras. Outra causa frequente é a micrognatia, associada ou não a síndromes genéticas, como a de Pierre- Robin (Fig. 3-2). Nestas crianças, está indicada a distração mandibular, para deslocamento anterior da mandíbula e consequente aumento do espaço aéreo da hipofaringe.

O nosso papel com relação ao respirador bucal é a identificação e a correção da obstrução nasal o mais precoce possível, recuperando a fisiologia nasal normal, antes que alterações craniofaciais irreversíveis se instalem na criança.

CRESCIMENTO E REMODELAÇÃO CRANIOFACIAL

Vários são os fatores gerenciadores do desenvolvimento craniofacial pós-natal, incluindo padrões genético e respiratório, hábitos deletérios orais e mastigatórios. Na infância, a face cresce muito mais do que o crânio. Isso muda completamente a proporção face-crânio encontrada no recém-nascido e no adulto. No recém-nascido, esta proporção é de 1:8, enquanto no adulto, ela é de 1:2.

Os 5 primeiros anos da vida da criança são fundamentais para o crescimento craniofacial. No recém-nascido, a largura craniana é, em média, de 100 mm, aumentando 50 mm no primeiro semestre de vida e mais 20 mm no segundo. Aumenta, então, cerca de 0,5 mm ao ano do 3º ao 14º de vida. A abóbada craniana está 63% formada ao nascimento, atingindo 82% de seu tamanho completo, por volta de 1 ano e 90% aos 5 anos.

Decorrente desta mudança, as orelhas possuem uma implantação mais baixa no bebê, a cabeça é mais alongada, os olhos e o nariz são mais proeminentes, proporcionando uma face plana. No adulto, após as mudanças ocorridas, a face possui um padrão mais convexo.

Este crescimento facial ocorre por remodelamento ósseo, um processo simultâneo de deposição e reabsorção ósseas. Os ossos da face e do crânio crescem em todas as direções, a partir de seus respectivos centros de ossificação, havendo uma tendência de crescimento no sentido anteroinferior. Quando a forma definitiva de cada osso individual é atingida, inicia-se o processo de remodelação da face fetal, aproximadamente na 14ª semana intrauterina. Este processo serve tanto para dar formato, quanto para aumentar os ossos.

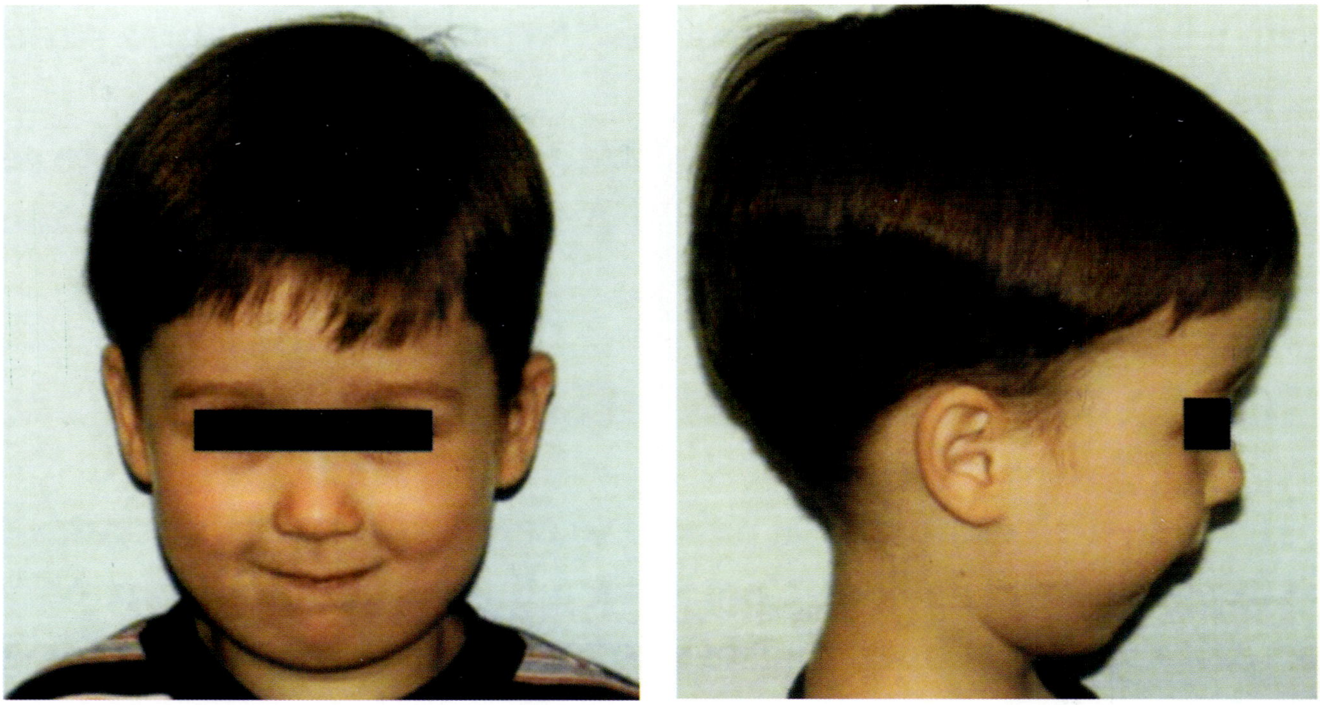

A B

Fig. 3-2. (**A**, **B**) Síndrome de Pierre-Robin.

Na parte anterior da maxila do feto e da criança, ocorre deposição óssea na superfície lingual e reabsorção na superfície nasal. Nas superfícies posterior e infraorbitária da maxila, ocorre deposição óssea. A deposição óssea no assoalho da órbita no crânio fetal ajuda a manter uma relação posicional constante com o globo ocular.

A língua desempenha um papel fundamental no desenvolvimento craniofacial atuando como um equilíbrio entre as forças externas e internas que modelam o palato. Assim, durante a respiração nasal, com a boca fechada, a língua encosta no palato e na arcada dentária, igualando às forças externas da musculatura perioral, bochechas e músculos bucinadores.

Além da língua, outro fator imprescindível para a formação facial é o fluxo aéreo nasal. É a passagem de ar pelas cavidades nasais que determinará o crescimento da maxila superiormente.

ALTERAÇÕES DO DESENVOLVIMENTO E CRESCIMENTO CRANIOFACIAL

Havendo uma obstrução da passagem do fluxo aéreo pelo nariz, a criança terá de respirar pela boca. Com a boca aberta, a língua assumirá uma posição mais baixa, impedindo seu contato com o palato e a arcada dentária superior. Esta falta de contato causará um desequilíbrio entre as forças que modulam o palato, sendo que as forças externas tornam-se maiores que as internas. Com a resistência interna da face diminuída, o palato assumirá uma posição mais alta, em forma de ogiva, causando consequentemente as alterações nas arcadas dentárias. Ocorrem também o retroposicionamento da mandíbula e o estreitamento do terço médio da face.

O desequilíbrio da musculatura orofacial levará à flacidez da musculatura elevadora da mandíbula, causando desequilíbrio na mastigação que também é uma função importante para o crescimento simétrico da face. A posição da cabeça, por sua vez, é imprescindível para o bom alinhamento corporal. Com o esforço da respiração bucal, haverá a necessidade da ajuda da musculatura acessória, alterando todo o sistema de forças neuromusculares. Podem ocorrer também deformidades torácicas, como peito escavado, além de ombros caídos, inclinação anterior da cabeça e flexão da coluna cervical.

Outras repercussões consequentes à obstrução nasal

O nariz também é responsável por várias funções fisiológicas que estarão prejudicadas com a sua obstrução.

A função primária do nariz é o transporte do ar do meio ambiente até os pulmões. Durante o trajeto do fluxo aéreo, ocorrem a sua filtração, umidificação, aquecimento e/ou esfriamento. As vibrissas presentes no vestíbulo são a primeira barreira à entrada de partículas estranhas grandes, como fuligem, folhas e insetos. Já o tapete de muco das paredes do nariz retém partículas menores, como poeira e bactérias. Os cílios presentes na mucosa do nariz promovem a movimentação do muco com partículas retidas em direção à nasofaringe e orofaringe, ocorrendo então a sua deglutição. As conchas nasais, principalmente as inferiores são responsáveis por umidificar e alterar a temperatura do ar que entra pelas narinas. Assim o ar adquire uma umidade relativa de 80%, temperatura de 36°C e é separado de partículas em suspensão em sua passagem pelas cavidades nasais.

Em crianças com obstrução nasal severa, haverá um estado de hipoventilação alveolar crônico, podendo desencadear hipertensão pulmonar, insuficiência cardíaca direita e *cor pulmonale*, além de hipertensão arterial e arritmias cardíacas.

O nariz também desempenha funções imunológica, severa e de proteção através do sistema de mucociliar, reflexos nasais de proteção como espirro e mediadores químicos que estabelecem manifestações locais e sistêmicas. Seu epitélio produz cerca de 600 a 1.000 mL de muco em 24 horas e possui anticorpos ativos contra vírus e bactérias, principalmente IgA, além de enzimas bactericidas, como a lisozima, linfócitos isolados, plasmócitos, macrófagos e nódulos linfáticos.

O olfato é uma função nasal que proporciona melhor qualidade de vida. Desta maneira, permite desde prazeres com perfumes, satisfações com comida e também avisos de perigo, como fogo e cheiro de alimentos estragados. A percepção dos diferentes odores depende da chegada de partículas odoríferas através do fluxo de ar no teto da cavidade nasal, onde está localizado o epitélio olfatório.

Existe também a função de fonação, pois as fossas nasais formam parte da caixa de ressonância que determina as características da voz, como qualidade e timbre. Por meio da comunicação com a orelha média pela tuba auditiva, o nariz também tem uma estreita relação com a audição.

Desta maneira, compreendemos que doenças nasais e nasofaríngeas podem repercutir em funções diversas, como respiração, fonação, olfato, proteção e audição, assim como no desenvolvimento craniofacial.

Identificação do respirador bucal

A história contada pelos pais ou responsáveis pela criança é fundamental. Eles serão a fonte de informação sobre os hábitos diurnos e noturnos da criança, essenciais para nosso diagnóstico. Entre os sintomas diurnos presentes no respirador bucal estão abertura bucal, lábios entreabertos, hipersonolência, sialorreia, distúrbio da deglutição, alteração da postura e da linguagem, déficit de atenção e aprendizado, baixo desempenho escolar, hiperatividade, irritabilidade, comportamentos agressivos, cefaleia matinal e problemas com peso. Os noturnos incluem respiração ruidosa, ronco, apneia, hipertensão cervical, sono agitado, com mudanças de posição e despertares frequentes, pesadelos e enurese.

Crianças respiradoras bucais de longa data (Fig. 3-3) apresentarão deformidades faciais e corporais definitivas, tanto ósseas como musculares. As principais alterações são hipoplasia de lábio superior, lábio inferior seco, hipertrofia gengival, retroposicionamento da mandíbula, maloclusão, caracterizada por mordida anterior aberta e posterior cruzada, aumento da altura facial inferior, rebaixamento da posição da língua, face hipotônica, palato atrésico ou ogival, protrusão

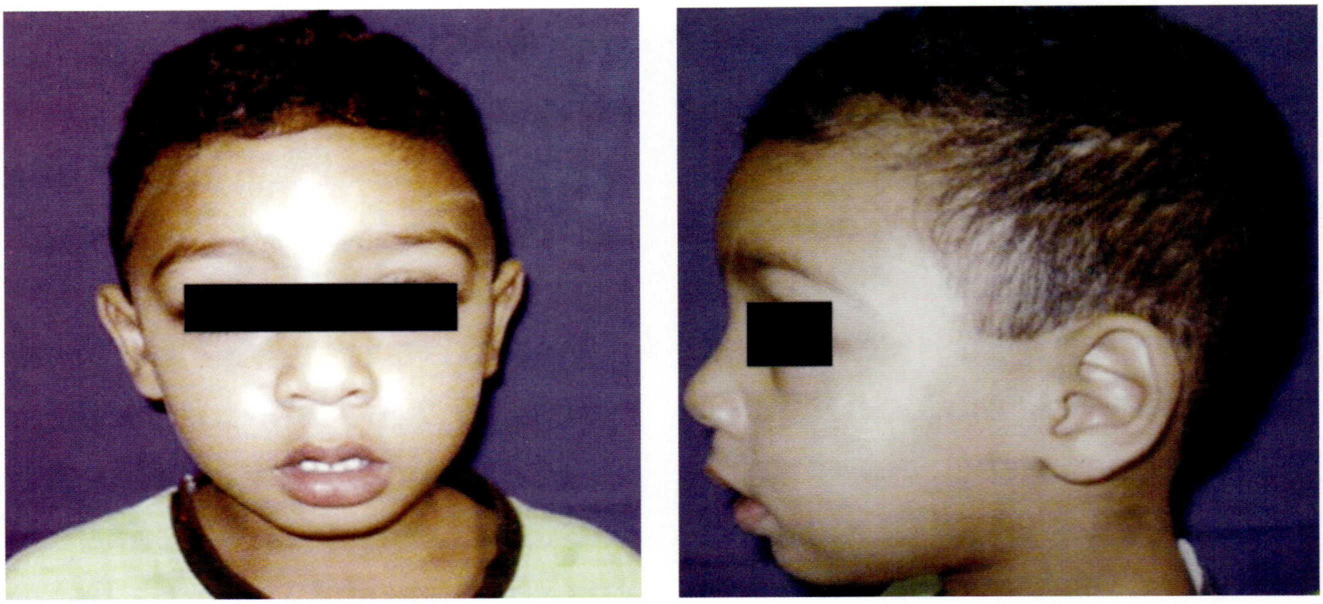

A B

Fig. 3-3. (A, B) Face do respirador bucal.

dos incisivos superiores e retrusão dos inferiores, musculatura perioral desenvolvida (Fig. 3-4).

Além disso, haverá ajuste neuromuscular para adaptação e manutenção da respiração por via oral, com alterações das musculaturas orofaciais, submandibulares, cervicais e vertebrais.

Pode ocorrer um retardo no crescimento ponderoestatural consequente a hipóxia tecidual, hiporexia, transtornos do sono e infecção. A criança pode assumir postura de cabeça e ombros caídos, aumento da cifose dorsal e lordose lombar.

No exame físico, a permeabilidade da via aérea superior deve ser avaliada, com cuidadosa análise das cavidades nasais, posição do septo nasal, conchas nasais, coana, tamanho da adenoide, cavidade oral, posicionamento da língua e dos dentes, tamanho das tonsilas, formato e integridade do palato da função velofaríngea. O respirador bucal geralmente apresenta voz anasalada ou rinolalia fechada. Pode apresentar articulações compensatórias da linguagem por defeitos de pronúncia, associados à maloclusão, além de dislalia e incapacidade para pronunciar certos fonemas ou sons da fala. Disfagia é outro sintoma frequentemente encontrado em crianças com tonsilas grandes, pois elas interferem diretamente na fase faríngea da deglutição. Nestes casos, as crianças terão dificuldade para ingerir sólidos e, geralmente, preferem alimentos líquidos e pastosos.

O formato da face também deve ser descrito, avaliando o tipo facial, que é dividido em dolicocefálico, braquicefálico e misto. A face dolicocefálica, frequentemente presente no respirador bucal, apresenta complexo nasomaxilar mais protruído, base do crânio, arco maxilar e nasofaringe mais estreitos e longos. O côndilo mandibular assume uma posição mais baixa, com rotação posterior da mandíbula, que tende a ser retraída, proporcionando um perfil mais convexo da face. Já a face braquiocefálica possui base do crânio mais larga e mais curta, complexo nasomaxilar menos projetado, arco maxilar e palato mais largos, nasofaringe mais curta e mais larga e ramo mandibular maior, com rotação anterior da mandíbula e perfil mais reto (prognata). A face mista possui características de ambos os tipos.

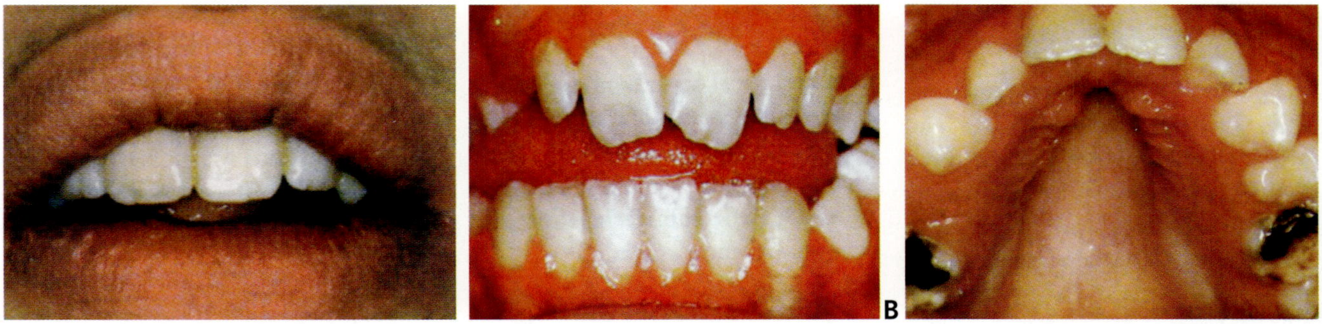

A B C

Fig. 3-4. (A) Lábios entreabertos. (B) Mordida anterior aberta. (C) Palato ogival.

Exames complementares

A radiografia do cavum é um exame facilmente realizado e mostra o tamanho relativo da adenoide. Tem como desvantagem o fato de ser um estudo estático, além de exigir exposição à radiação para a sua realização. Hoje já se conhece a superioridade da nasofibrolaringoscopia flexível, um estudo dinâmico tolerável e facilmente realizado mesmo em crianças pequenas. Através dela, a adenoide é visualizada diretamente e o fechamento velofaríngeo também pode ser estimado. Avalia não só a rinofaringe, como todo o trato aéreo superior, desde as narinas até a glote.

A polissonografia é a documentação completa do sono e o padrão ouro para diagnóstico de anormalidades ventilatórias durante o sono, mas ainda existem muitas limitações à sua realização em crianças no Brasil. Algumas de suas limitações incluem o alto preço e a pouca cooperação das crianças, que necessitam dormir em um ambiente estranho e com alguns aparelhos conectados a elas.

Conduta

A conduta tomada em frente à criança respiradora bucal dependerá da causa da obstrução da passagem do ar. Desta maneira, deve-se diagnosticá-la como cirúrgica ou não cirúrgica. Neste capítulo, iremos nos ater a algumas causas que necessitam de cirurgia, com o fim de descrever as técnicas cirúrgicas mais utilizadas para a correção da respiração bucal. Entre elas, estão adenoidectomia, tonsilectomia, septoplastia e cirurgia para a redução das conchas nasais, entre outras.

Adenoidectomia

Apesar de serem muitas vezes mencionadas juntas, as cirurgias para remoção da adenoide e para a remoção da tonsilas são procedimentos distintos, com indicações próprias. A cirurgia para remoção da adenoide foi desenvolvida na última metade do século XIX, após Wihelm Meyer, de Copenhagen, sugerir que ela era responsável por sintomas nasais e também por perda auditiva.

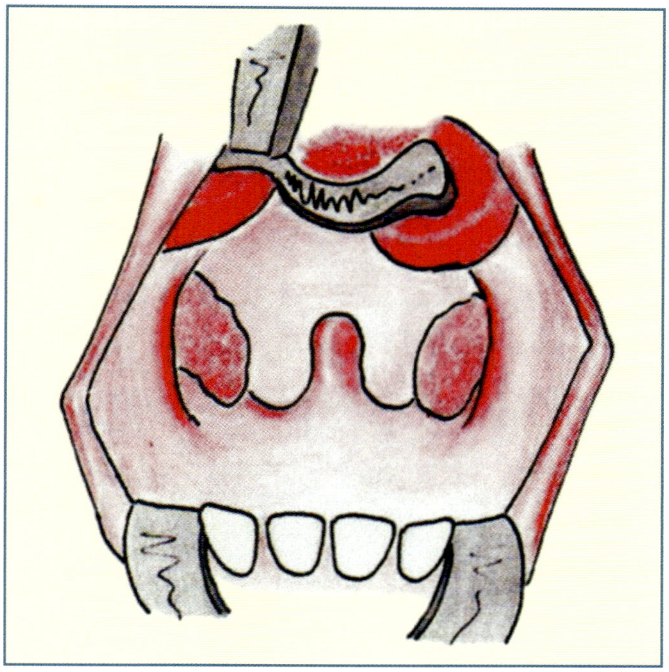

Fig. 3-5. Posicionamento do abridor de boca e exame do palato.

A tonsila faríngea pode ser removida através de várias técnicas. A mais utilizada é feita através de curetas de diversos tamanhos. Primeiramente, o abridor de boca é posicionado e o palato e o cavum são cuidadosamente examinados (Fig. 3-5). Escolhe-se o tamanho apropriado da cureta. Esta é posicionada embaixo do palato mole, sendo apoiada no septo nasal (vômer) superiormente (Fig. 3-6A). Gentilmente, a cureta é deslizada inferiormente, sendo realizado um movimento de báscula lateral, removendo o tecido adenoideano (Fig. 3-6B). Havendo resto de tecido no cavum, ele é, então, removido com cureta menor, usando a mesma técnica descrita acima. Deve-se ter cuidado para evitar lesão de musculatura profunda, do *torus tubarus*, da coana ou da vértebra.

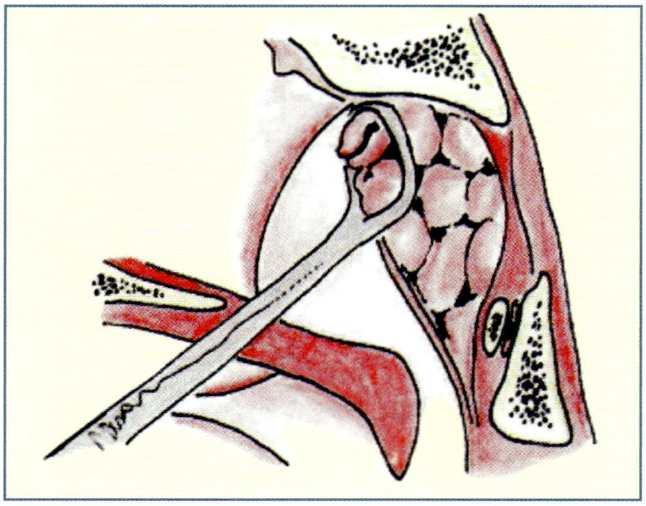

A

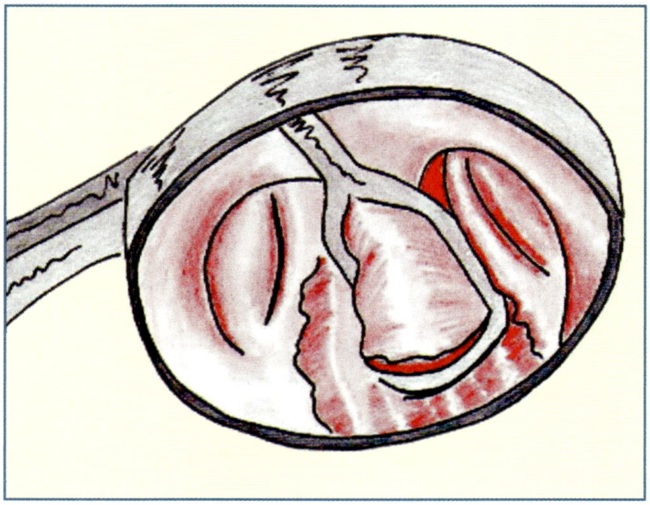

B

Fig. 3-6. Curetagem da adenoide. (A) Posicionamento da cureta. (B) Movimento em báscula da cureta para remoção adenoideana.

Outra técnica consiste na vaporização das vegetações adenoideanas através de aspirador-cautério nº 10 FR, em 15 a 30 W. Esta técnica necessita de visualização direta da adenoide, realizada através de espelho de laringe (espelho de Garcia) e também uma sonda de aspiração, que é introduzida pela cavidade nasal e retirada pela cavidade bucal, tracionando o palato superiormente, para melhor exposição do cavum (Fig. 3-7). O aspirador-cautério é segurado com a mão dominante e o espelho com a outra mão. O tecido adenoideano é, então, liquefeito e aspirado em toda a sua extensão, geralmente em sentido inferior para superior, até que a coana esteja completamente livre e visível (Fig. 3-8).

Também tem sido utilizado microdebridador curvo, especialmente adaptado para a rinofaringe (Fig. 3-9). O microdebridador ou *shaver* é um instrumento movido à energia elétrica que remove o tecido através da rotação e oscilação da lâmina em seu centro. Também necessita de visualização direta pelo espelho de Garcia.

A visualização direta empregada nessas duas últimas técnicas descritas também permitem a retirada apenas da metade superior da adenoide, o que é desejado em crianças com risco de insuficiência velofaríngea. Assim, retira-se a parte superior da adenoide que está causando obstrução, ao mesmo tempo em que se mantém a sua parte inferior, importante para o fechamento velofaríngeo (Fig. 3-10).

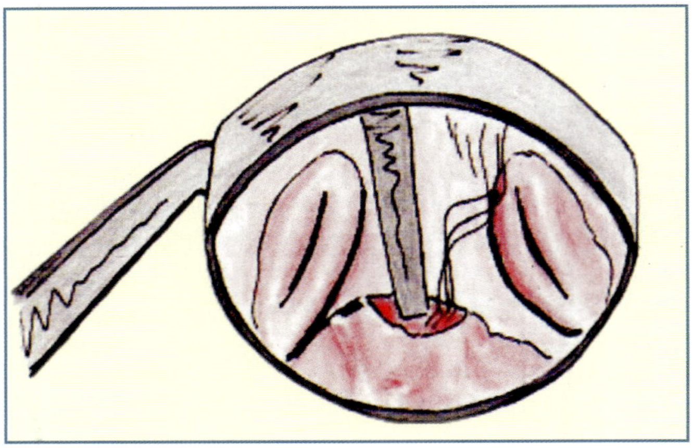

Fig. 3-7. Visualização da adenoide com espelho laríngeo.

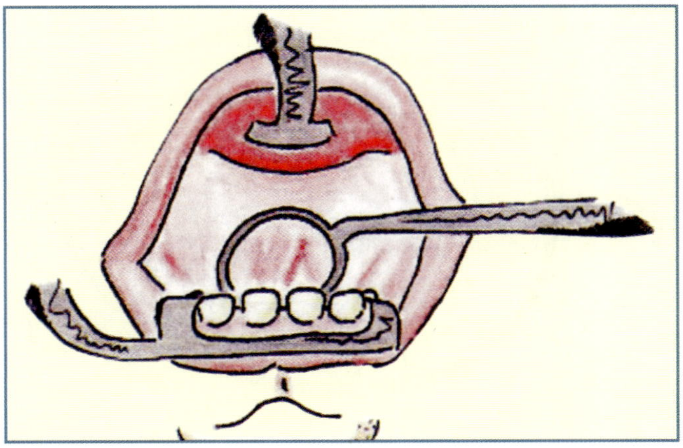

Fig. 3-8. Adenoidectomia com eletrocautério.

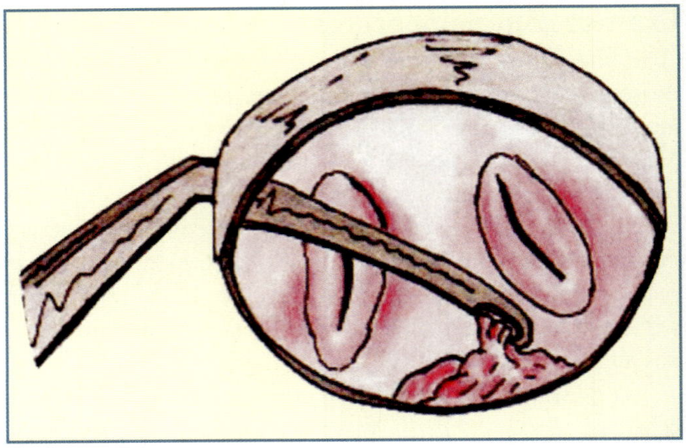

Fig. 3-9. Adenoidectomia com microdebridador.

A hemostasia de leito adenoideano pode ser feita por pressão com gaze ancorada e colocada no cavum por 5 minutos, cauterização química, com produto com o sugalato de bismuto ou cauterização elétrica, com o aspirador-cautério.

Tonsilectomia

A tonsilectomia foi descrita por Celsus, há dois milênios. Hoje, novas técnicas estão sendo desenvolvidas, tentando diminuir o risco de sangramento e dor no pós-operatório. Atualmente, as técnicas são divididas em extra e intracapsulares.

A técnica extracapsular consiste na dissecção desenvolvida por Dr. John Fowler no inicio do século XX, na Universidade John Hopkins. Inicia-se com posicionamento do abridor de boca. O polo superior da tonsila é, então, medializado com o Allis curvo (Fig. 3-11A). A mucosa do pilar anterior à tonsila é incisada. A incisão pode ser realizada com bisturi frio (lâmina nº 12) ou com bisturi elétrico ponta de agulha. O

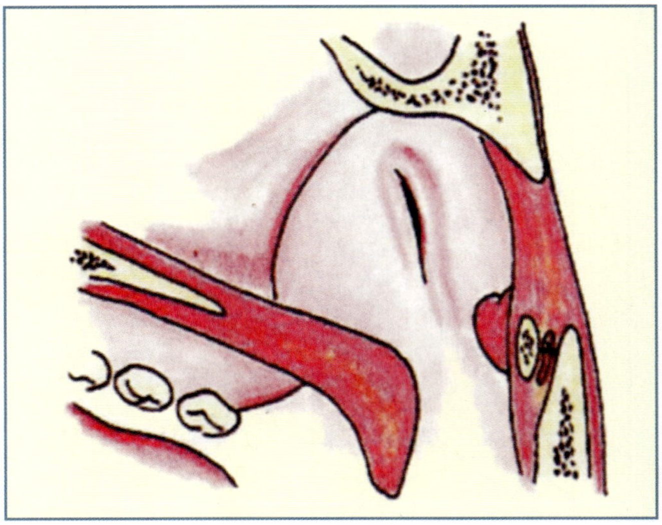

Fig. 3-10. Preservação da metade superior da adenoide, para prevenir insuficiência velofaríngea em criança com predisposição.

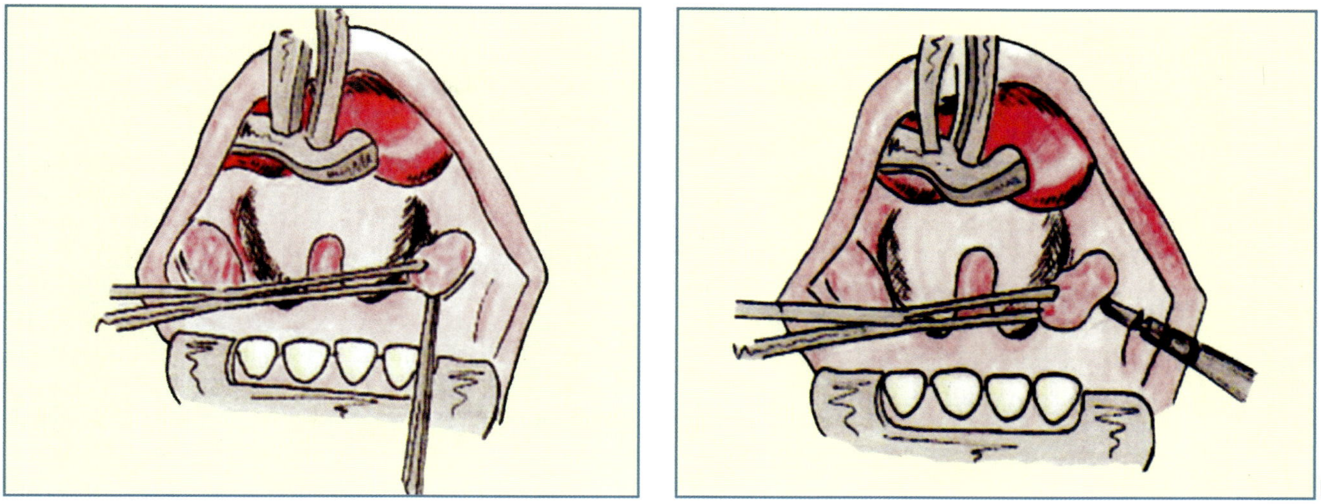

A B

Fig. 3-11. Tonsilectomia. (**A**) Preensão e incisão da tonsila. (**B**) Dissecção tonsiliana.

Hurd é posicionado no interior da incisão, encontrando o plano avascular entre a capsula da tonsila e a sua loja. Reposiciona-se, então, o Allis longo, segurando todo polo superior da tonsila. Dissecção é realizada com descolador ou mesmo com o próprio bisturi elétrico, de superior para inferior, até completa remoção da tonsila (Fig. 3-11B). Enquanto isso, tração medial da mesma continua sendo realizada. Hemostasia pode ser realizada através de gaze ancorada, com ou sem subgalato de bismuto, promovendo pressão por 5 minutos. Outras maneiras de hemostasia incluem o uso do aspirador-cautério, cauterizando apenas os pontos de sangramento (Fig. 3-12A) ou sutura com fio categute cromado ou simples (Fig. 3-12B). A tonsila contralateral é removida usando a mesma técnica. Irrigação com soro fisiológico 0,9% da nasofaringe e orofaringe permite remoção de coágulos e tecidos residuais. O abridor de boca deve, então, ser retirado com cuidado para que não ocorra extubação acidental prematura.

A tonsilectomia intracapsular, ou tonsilectomia, é uma abordagem cirúrgica que preserva parte da tonsila. Desta maneira, ela foi desenvolvida para diminuir o seu tamanho, o que eliminaria os sintomas de obstrução de vias aéreas de crianças com hiperplasia de tonsila. Algumas destas técnicas incluem *coblation*, radiofrequência, *harmonic scalpels* e microdebridador. Elas evitam lesão do tecido muscular, que possui mais terminações nervosas e vasculares do que a tonsila. Sua desvantagem é a possibilidade de crescimento do tecido tonsilar residual, que está estimado em 0,5% em um período de 3 anos.

Septoplastia

A septoplastia consiste na correção da parte desviada do septo nasal para permitir melhor fluxo aéreo. Em adolescentes acima de 15 anos, a mesma técnica cirúrgica dos adultos pode ser empregada, pois haverá crescimento facial muito pequeno a partir desta idade. Em crianças menores, a cirurgia deve ser realizada usando técnicas mais conservadoras, com a máxima preservação de tecidos. No entanto, não há nenhuma contraindicação pela idade. A sua grande indicação consiste em conservar, reposicionar, retificar e preservar a cartilagem septal para me-

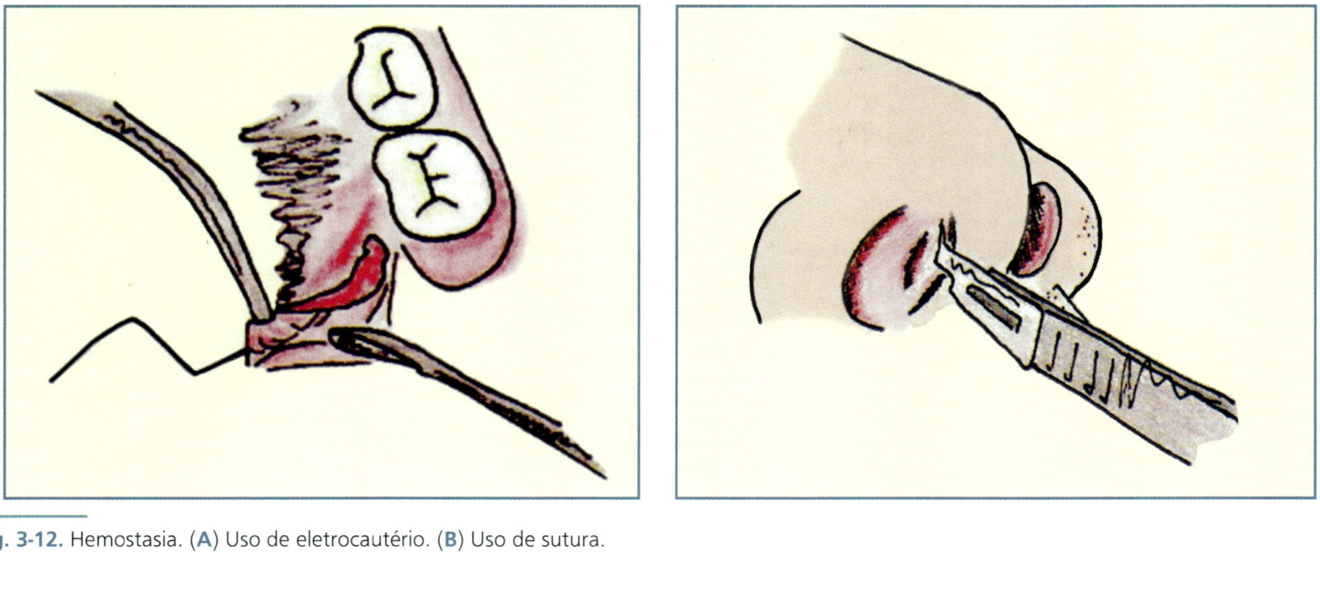

A B

Fig. 3-12. Hemostasia. (**A**) Uso de eletrocautério. (**B**) Uso de sutura.

lhorar a via aérea nasal e mesmo a realização de osteotomias, para corrigir desvios da pirâmide nasal, quando necessário.

O desvio septal é cuidadosamente examinado com a ajuda dos espéculos nasais (Fig. 3-13A). O primeiro passo cirúrgico é a infiltração da mucosa septal bilateral com solução de lidocaína 1% com adrenalina, na concentração de 1:200.000, promovendo hidrodissecção submucopericondral. Incisão hemitransfixante é realizada no lado côncavo do desvio, para facilitar na dissecção, expondo a porção caudal da cartilagem quadrangular (Fig. 3-13B). É confeccionado, então, o retalho mucopericondral e mucoperiosteal com descolador de Cottle ou elevador de Freer (Fig. 3-13C), sendo que sua dissecção é realizada em sentido posterior e inferior até o ômer e o etmoide. O desvio septal é medido, e condrotomia é realizada anterior ao seu início. Após a condrotomia, o outro lado do septo é dissecado de sua mucosa. Condrotomias posterior, superior e inferior são realizadas para completa remoção por parte desviada do septo nasal. Havendo desvio ósseo, este também deve ser retirado, o que pode ser feito com osteótomo ou Jansen-Middletown. Os fragmentos retirados devem ser preservados, podendo ser retificados e reposicionados. Os desvios septais anteriores caudais, muito frequentes em crianças. Devem ser corrigidos pela técnica de Metzembaun. Havendo desvio da pirâmide nasal, osteotomias laterais são realizadas com osteótomo de 3 mm e osteotomias mediais com osteótomo de 10 mm. Estas fraturas, quando necessárias, devem ser sempre completas. A incisão hemitransfixante é suturada com fio absorvível, podendo ser usado categute simples, categute cromado ou vicril. Tampão nasal não é necessário, desde que não haja sangramento, e o uso de moldes de plástico ou silicone *splint* pode ou não ser utilizado. Tendo sido realizadas osteotomias, a pirâmide nasal deve ser imobilizada com tiras de micropore e aquaplastic no dorso nasal.

Redução das conchas nasais inferiores

O tratamento cirúrgico das conchas nasais deve ser considerado quando há falha no seu tratamento clínico. Não há uma técnica padrão, sendo que cada uma possui um grau de eficácia, alívio da obstrução, tempo de duração e potenciais complicações. Várias técnicas podem ser realizadas, desde fratura ou luxação lateral das conchas até ressecção parcial. No entanto, a cirurgia não irá substituir tratamentos clínicos, que devem ser continuados no pós-operatório de pacientes com rinite alérgica ou não alérgica.

O principal objetivo da turbinectomia é obter um espaço intranasal adequado, mantendo a mucosa nasal funcionante. Várias são as técnicas para a redução das conchas nasais e a sua escolha deve ser individualizada.

A fratura lateral da concha nasal inferior é realizada com o seu deslocamento lateral com um descolador de Freer ou mesmo uma das lâminas do espéculo nasal longo. Sua grande vantagem é a facilidade de realização e ausência de sangramento ou formação de crostas, porém não é muito efetiva, já que não diminui o tamanho da concha e esta pode reassumir sua posição prévia após o procedimento.

A cauterização intraturbinal com eletrocautério pode ser realizada em associação à outras cirurgias. Pode ser realizada com cautério uni ou bipolar, geralmente introduzindo a agulha em vários pontos da concha nasal. É simples, tem baixos índices de complicações e não necessita de tamponamento nasal. É simples, tem baixos índices de complicações e não necessita de tamponamento nasal. No entanto, ocorre a formação de crostas e não tem efeito à longo prazo.

Crioterapia das conchas nasais pode ser indicada e sua grande facilidade consiste no fato de poder ser realizada sob anestesia local e em nível ambulatorial.

Pode, entretanto, haver sangramento nasal imediato ou tardio.

O *laser* vaporiza os tecidos moles. Pode ser realizado sob anestesia local, em consultório, com pequeno risco de sangramento. Vários tipos de *laser* já foram usados por diferentes autores, incluindo *laser* de CO_2, Nd:YAG *laser* e KPT/532 *laser*. É um método caro e sua superioridade em relação aos outros métodos ainda não foi provada.

A turbinectomia, total ou parcial, consiste na ressecção de parte ou toda concha nasal inferior, incluindo osso e mucosa adjacente. Pode ser realizada com tesoura angulada, alça fria, pinça cortante ou microdebridador. Após a ressecção, cautério unipolar é utilizado para hemostasia. Atualmente, a turbinectomia parcial tem sido preferida, pois preserva uma maior ex-

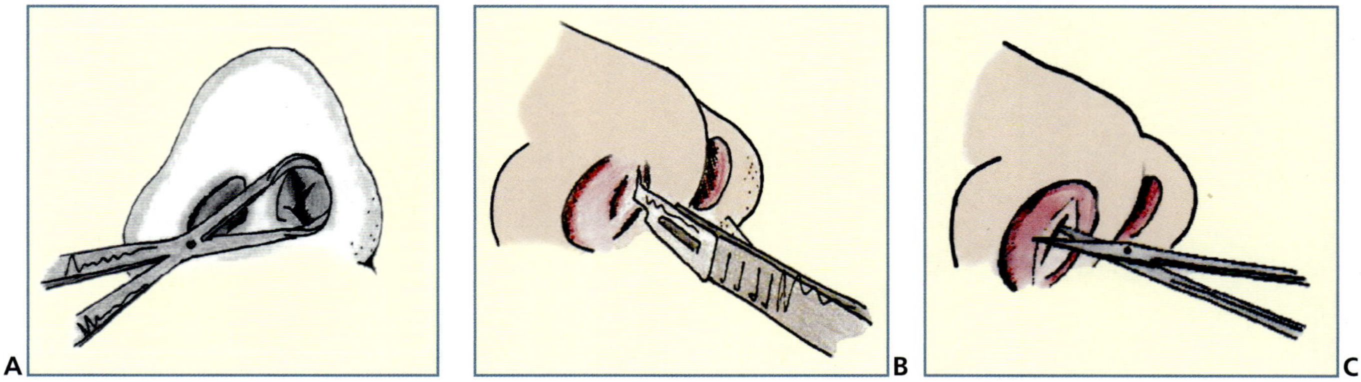

Fig. 3-13. Septoplastia. (**A**) Exposição do desvio septal. (**B**) Incisão hemitransfixante no lado côncavo do desvio. (**C**) Descolamento do mucopericôndrio e periósteo para confecção do retalho mucopericondral.

tensão de mucosa nasal secretora e ciliada e tem menos risco de sangramento. Além disso, previne a síndrome do nariz vazio, que consiste na persistente sensação de obstrução nasal, apesar de uma ampla cavidade nasal, sem a presença das conchas nasais.

CONTRAINDICAÇÕES À CIRURGIA

As contraindicações estão divididas em quatro categorias: hematológica, imunológica, infecciosa e velofaríngea.

Contra indicações hematológicas incluem anemia (hemoglobulina menor do que 10 g/dL ou hematócrito menor do que 30%) e desordem da hemostasia.

Também não deve ser realizada na presença de quadro agudo de infecção local, exceto se há sintomas obstrutivos urgentes, tratamentos antimicrobiano prolongado sem sucesso ou durante o curso de um abscesso tonsilar, o que ainda permanece controverso. Na presença de deficiências imunológicas, a cirurgia também deve ser evitada.

Fenda palatina submucosa deve ser suspeitada em criança com história de regurgitação nasal, úvula bífida, palato curto ou outras anormalidades palatais. Detalhada avaliação do palato mole deve ser realizada antes da cirurgia, pois a realização de adenoidectomia em criança com fenda palatina submucosa pode ser desastrosa, causando insuficiência velofaríngea.

Complicações iatrogênicas

Injúria dental ocorre pela intubação ou pelo abridor de boca. Deve-se ter especial atenção em crianças em idade de troca de dentição.

Estenose nasofaríngea ou orofaríngea é causada por remoção excessiva de tecido e uso inadequado de cautério. Sua correção é muito difícil, sendo que sua prevenção é seu melhor tratamento. Lesão da tuba de Eustáquio ocorrem quando *torus tubarus* é cauterizado ou desnudo.

Meningite é rara e pode ocorrer após a infiltração de lidocaína e epinefrina na nasofaringe antes de adenoidectomia, o que é desnecessário e deve ser evitado.

Paralisia do nervo lingual ocorre por pressão prolongada da língua pelo abridor de boca, o que também pode ser evitado com o fechamento de abridor de boca por alguns segundos durante a cirurgia.

Lesão da artéria carótida interna é rara e pode ocorrer por dissecção, cauterização ou sutura muito profunda da fossa tonsiliana, já que esta artéria encontra-se de 30 mm dela.

Queimaduras pelo cautério ocorrem por descuido do cirurgião ou mau funcionamento do equipamento, quando este é utilizado na cirurgia.

Perfuração septal pode ocorrer após a septoplastia, principalmente quando há injúria do retalho mucopericondral bilateral, pois a nutrição do septo é prejudicada.

Sinéquia é outra possível complicação da cirurgia nasal. Consiste na cicatrização indevida entre estruturas nasais, como septo e concha nasal, podendo ser evitada com o menor traumatismo possível das estruturas nasais durante o procedimento cirúrgico e uso de *splints*.

Complicações não iatrogênicas

Sangramento ocorre em aproximadamente 2 a 5% das tonsilectomias, independente da técnica cirúrgica utilizada. Ela requer que a criança seja levada imediatamente ao centro cirúrgico para que a hemostasia seja restabelecida.

Dor é outra complicação frequente, estando diretamente relacionada com a técnica cirúrgica e os instrumentos utilizados. Sua abordagem deve evitar o uso de narcóticos, como a codeína, pois aproximadamente 10% das pessoas não a metabolizam adequadamente, apresentando náuseas e vômitos.

Juntamente com a dor, pode ocorrer desidratação pela falta de ingesta hídrica adequada nos primeiros dias de pós-operatório.

Crescimento do tecido adenoideano pode acontecer, principalmente em crianças muito jovens e/ou alérgicas, podendo requerer novo procedimento no futuro.

Hipernasalidade pode ser temporária, geralmente causada por dor, ou permanente, provavelmente por algum defeito palatal não detectado. Fonoterapia ou cirurgia, com construção de esfíncter velofaríngeo, podem ser necessárias.

Subluxação atlantoaxial (síndrome de Grisel) é outra complicação rara, que se manifesta com torcicolo persistente 1 a 2 semanas após a cirurgia. Avaliações neurológica ou ortopédica podem ser necessárias.

Hematoma septal também pode ocorrer por acúmulo de sangue no espaço no espaço que foi criado com a dissecção, entre o septo e o retalho mucopericondral. Havendo infecção deste espaço, haverá a formação de abscesso. Ambos devem ser drenados imediatamente, evitando necrose e consequentemente perfuração do septo ou nariz em sela.

CONCLUSÕES

Atualmente, grande foco tem sido dado para a respiração bucal e suas consequências. Já se sabe que a deformidade facial independe da causa obstrutiva e que a idade da instalação, gravidade, duração e idade de correção da obstrução nasal são fundamentais para o tratamento do respirador bucal. Desta maneira, o tratamento clínico ou cirúrgico deve ser precoce para garantir crescimento craniofacial harmonioso.

A avaliação que deve envolver a criança respiradora bucal é multiprofissional e seus objetivos principais são identificação, intervenção e correção precoces da causa da obstrução e de suas consequências. A equipe de profissionais envolve desde o pediatra, responsável pela identificação da criança com padrão de respiração bucal, o otorrinolaringologista, que deve fazer o diagnóstico e o tratamento clínico ou cirúrgico da obstrução nasal, o ortodontista, que corrigirá a arcada dentária, o fonoaudiólogo, que reabilitará os tecidos moles, e o fisioterapeuta, que recuperará a postura corporal.

Para que haja equilíbrio do esqueleto craniofacial, assim como correto funcionamento fisiológico nasal, a permeabilidade aérea é a peça chave. E, no respirador bucal, a remoção precoce da obstrução das vias aéreas é fundamental para o desenvolvimento craniofacial normal.

BIBLIOGRAFIA

Carvalho GD. Síndrome do respirador bucal – Abordagem ortodôntica. In: *Manual de otorrinolaringologia pediátrica*. Rio de Janeiro: Revinter, 1998

Cedin AC, Carvalho GD, Krakauer L *et al.* Respirador bucal. In: *V manual de otorrinolaringologia pediátrica da IAPO*. Guarulhos: Lis Gráfica, 2006.

Darrow D. Dilemas na abordagem das tonsilas. In: *V manual de otorrinolaringologia pediátrica da IAPO*. Guarulhos: Lis Gráfica, 2006.

Darrow DH, Sistems C. Indications for tonsillectomy and adenoidectomy. *Laryngoscope* 2002;112:6-10.

Demin H, Jingying Y, Jun W *et al.* Determining the site of airway obstruction in obstructive sleep apnea with airway pressure measurements during sleep. *Laryngoscope* 2002;112:2081-86.

Derkay CS, Maddern BR. Innovative techniques for adenotonsillar surgery in children: introduction and commentary. *Laryngoscope* 2002;11:02.

Elluru RG, Johnson L, Myer CM. Eletrocautery adenoidectomy compared with carettage and power-assited methods. *Laryngoscope* 2002;112:23-25.

Enlow DH, Hans MG. Overview of craniofacial growth and development. In: *Essencials of facial growth*. Cleveland: WB Saunders, 1996.

Enlow DH, Hans MG. Prenatal facial growth and development. In: *Essencials of facial growth*. Cleveland: WB Saunders, 1996.

Goldsmith AJ, Rosenfeld RM. Tonsilectomy, adenoidectomy and UPPP. In: Surgical atlas of pediatric otolaryngology. Ontario: BC Decker, 2002.

Howard WA. The tonsil and adenoid problem. In: *Pediatric otolaryngology*. Boston: WB Saunders, 1972.

Huebener DV, Nissen RJ. Dental and orthodontic disorders. In: *Pediatric otolaryngology*. New York: Thieme, 2000.

Johnson LB, Elluru RG, Myer CM. Complications of adenotonsillectomy. *Laryngoscope* 2002;112:35-36.

Koltai PJ, Chan J, Younes A. Power-assisted adenoidectomy: total and partial resection. *Laryngoscope* 2002;112:29-31.

Koltai PJ, Solares A, Mascha EJ *et al.* Intracapsular parcial tonsillectomy for tonsilar hypertrophy in children. *Laryngoscope* 2002;112:17-19.

Maddern BR, Cotter CS. Obstructive sleep disorders. In: *Pediatric otolaryngology*. 4th ed. Philadelphia: Saunders, 2002/2003.

Maddern BR. Eletrosurgery for tonsillectomy. *Laringiscope* 2002;112:11-13.

Maniglia CP, Filho PGF, Maniglia LP *et al.* Fisiologia do nariz, seios paranasais e base anterior do crânio. In: *Rinoplastia estética-funcional-reconstrutora*. Rio de Janeiro: Revinter, 2002.

Maniglia JV, Dafico SR, Simone LHV *et al.* Rinosseptoplastia reparador em criança. In: *Rinoplastia estética-funcional-reconstrutora*. Rio de Janeiro: Revinter, 2002.

Mocelin M, Faria JG. Respirador bucal. In: *Otorrinolaringologia pediátrica*. Rio de Janeiro: Revinter, 1998.

Morales TM, Boett LMA. Obstrução nasal e suas repercussões. In: *III manual de otorrinolaringologia pediátrica da IAPO*. São Paulo: Quebecor World, 2003.

Paradise JL. Tonsillectomy and Adenoidectomy. In: *Pediatric otolaryngology*. 4th ed. Philadelphia: Saunders, 2002/2003.

Pignatari SSN, Stamm AC. Obstrução nasal na criança e desenvolvimento facial. In: Cirurgia da face – Interpretação funcional e estética. Rio de Janeiro: Revinter, 2002.

Pontes PL, Britto AT, Carvalho GD *et al.* O papel da hipertrofia adenotonsilar na síndrome do respirador bucal. In: *IV manual de otorrinolaringologia pediátrica da IAPO*. Guarulhos: Lis Gráfica, 2006.

4

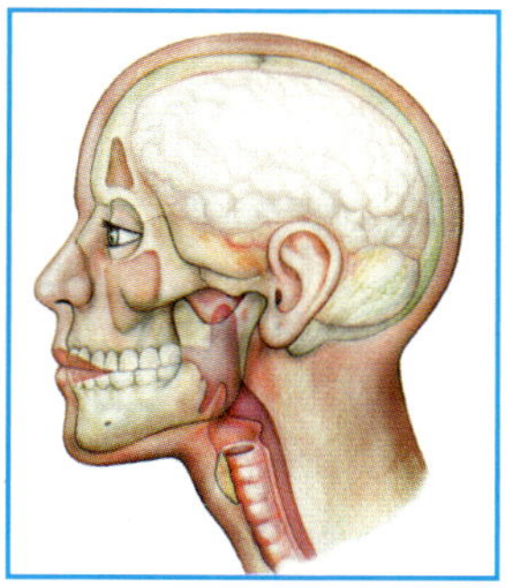

ENFOQUE DA ORTOPEDIA FUNCIONAL NO TRATAMENTO DO RESPIRADOR BUCAL

Elizabeth Aparecida Tavares

INTRODUÇÃO

Neste capítulo buscaremos mostrar como a Ortopedia Funcional dos Maxilares pode contribuir no tratamento do paciente portador de respiração bucal em conjunto com o tratamento Otorrinolaringológico.

A Ortopedia Funcional dos Maxilares faz parte de uma das técnicas odontológicas para o tratamento preventivo das maloclusões ainda na dentição decídua ou já instaladas na dentição mista. Sendo assim, permite-nos agir logo que seja identificado um problema mesmo em idade precoce, aproveitando a fase de crescimento e desenvolvimento.

Esta técnica teve origem na Europa, onde vários profissionais da área odontológica desenvolveram diferentes tipos de aparelhos removíveis patenteados, com base em estudos científicos sobre o crescimento ósseo e o desenvolvimento muscular capazes de prevenir, controlar, corrigir e reorganizar alterações patológicas atuantes no sistema estomatognático.

Por volta de 1980, esta técnica começou a ser difundida no Brasil por intermédio de profissionais odontólogos que tiveram a honra de estudar diretamente com estes mestres como poderemos citar Dr. Pedro Planas da Espanha e Dr. Hans Peter Bimler, Dr. Rolf Frankel da Alemanha dentre outros não menos importantes, que elaboraram aparelhos removíveis, que receberam seus nomes, e que são muito utilizados por nós em vários casos em nosso dia a dia de consultório apresentando resultados fantásticos.

Não podemos deixar de citar alguns pioneiros desta técnica no Brasil como Dr. Enio Eiras, Dr. José Medicis e gostaria de enfatizar em particular a Drª Wilma Alexandre Simões, que muito tem feito por aumentar nossos conhecimentos sobre este assunto por intermédio de cursos, vários livros escritos especializados em Ortopedia Funcional de Maxilares e Reabilitação Neuro-Oclusal, desenvolvendo os aparelhos Simões Network (SN).

Este assunto é tão vasto e fascinante que muito tem a ser visto, porém vamos nos deter de uma forma resumida sobre o enfoque deste tema.

De acordo com Melvin Moss, a face se desenvolve por uma programação genética e por estímulos internos e externos. Estes estímulos podem ser ou não gerados pelo nosso organismo e podem modificar a programação genética alterando o crescimento facial.

A Ortopedia Funcional dos Maxilares utiliza-se das cinco forças naturais que são: crescimento, desenvolvimento, irrompimento dentário, movimento e postura (lingual e mandibular) sob influências neuroendócrinas, portanto, a construção dos aparelhos ortopédicos é planejada utilizando recursos que aproveitem estas forças de forma passiva. Esses aparelhos são "flutuantes dentro da cavidade oral", isto é, eles ficam soltos trabalhando as forças musculares que, devido ao uso constante, provocará mudanças significativas na forma e função muscular da face.

O desenvolvimento harmonioso do sistema estomatomático depende já de início de uma correta amamentação no seio materno, onde ocorrem os movimentos de ordenha, envolvendo posição de língua, lábios, bochecha e estímulos musculares que, mediante uma respiração desobstruída, haverá oportunidade para um correto desenvolvimento maxilomandibular. Se ocorrer uma alteração no padrão normal da respiração por alguma obstrução das vias aéreas superiores, teremos uma adaptação do sistema gerando alterações posturais da cabeça e da mandíbula, em resposta aos estímulos neuromusculares.

A falta de amamentação, conjugada com a utilização de mamadeiras com aumento do orifício por onde sai o leite, faz parte dos fatores externos que, por não promover o movimento de ordenha, altera o desenvolvimento maxilomandibular provocando um quadro de deglutição atípica decorrente da posição da língua baixa e passagem de ar simultaneamente ao líquido que passa direto pela garganta.

As alterações alimentares provocadas pelos tempos modernos fazem com que as crianças mastiguem menos devido a introdução de alimentos macios. Este fato também contribui para uma desordem no crescimento e desenvolvimento do sistema estomatognático.

Quando a língua assume uma posição baixa, gera uma adaptação da musculatura facial alterando a fala, a mastigação, a deglutição e a respiração. A falta da respiração correta altera a tonicidade dos músculos craniofaciais, osso hioide e língua, podendo gerar assimetrias ósseas e musculares, atresias maxilares e mandibulares (Fig. 4-1A), palato ogival (Fig. 4-1B), desvio de septo, mordida aberta (Fig. 4-2), mordida cruzada uni ou bilateral (Fig. 4-3), falta de selamento labial (Fig. 4-4), alterações no crescimento sagital ou transversal da maxila e mandíbula.

De acordo com as alterações ósseas e funcionais da face, os dentes se posicionarão de acordo com o espaço presente para que se acomodem e/ou de acordo com as condições de embricamento oclusal com relação ao tamanho das arcadas. Se tivermos uma diferença no comprimento horizontal entre as arcadas, haverá uma inclinação patológica dos dentes para

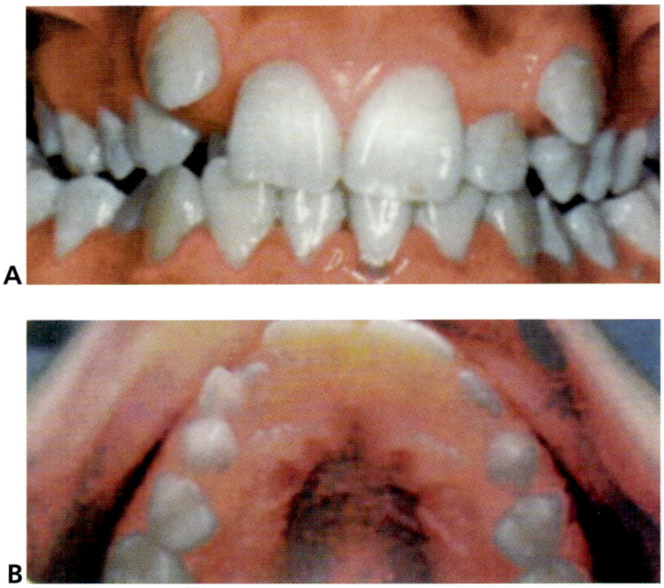

Fig. 4-1. (A) Atresia maxilar. (B) Palato ogival.

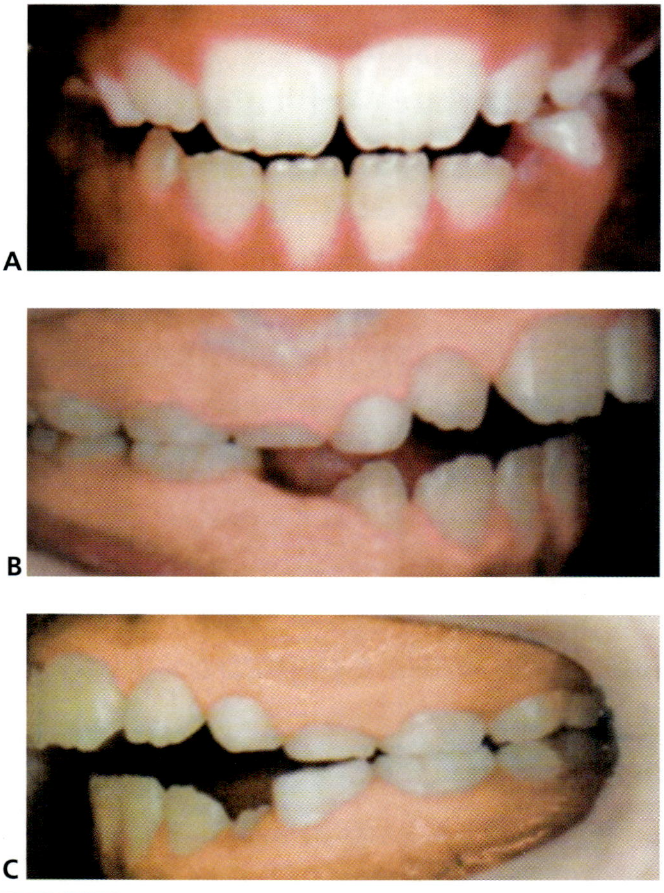

Fig. 4-2. (A-C) Desvio de septo, mordida aberta.

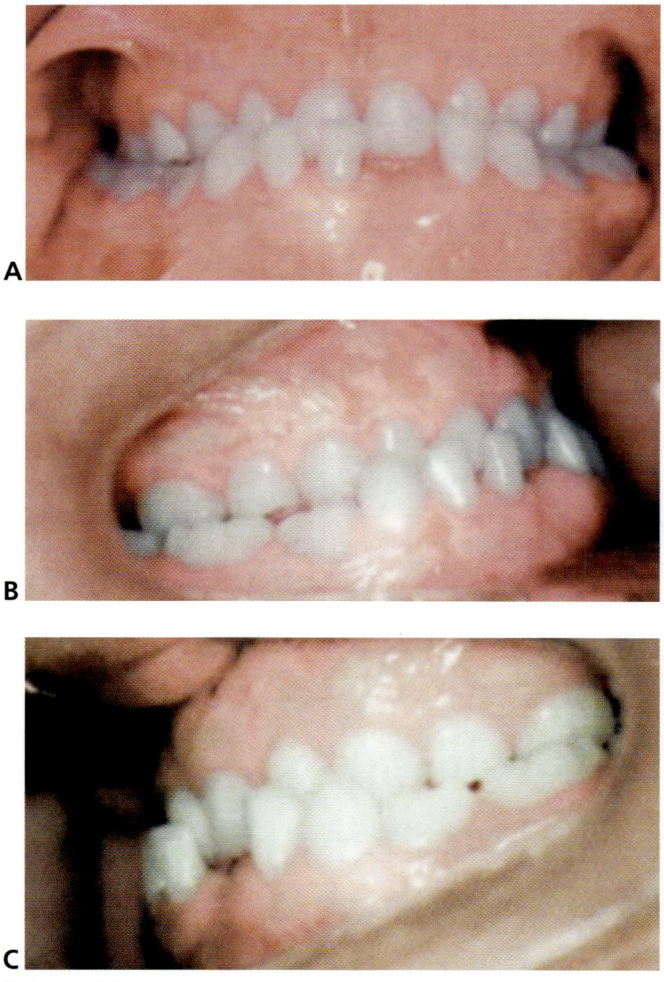

Fig. 4-3. (A-C) Mordida cruzada uni ou bilateral.

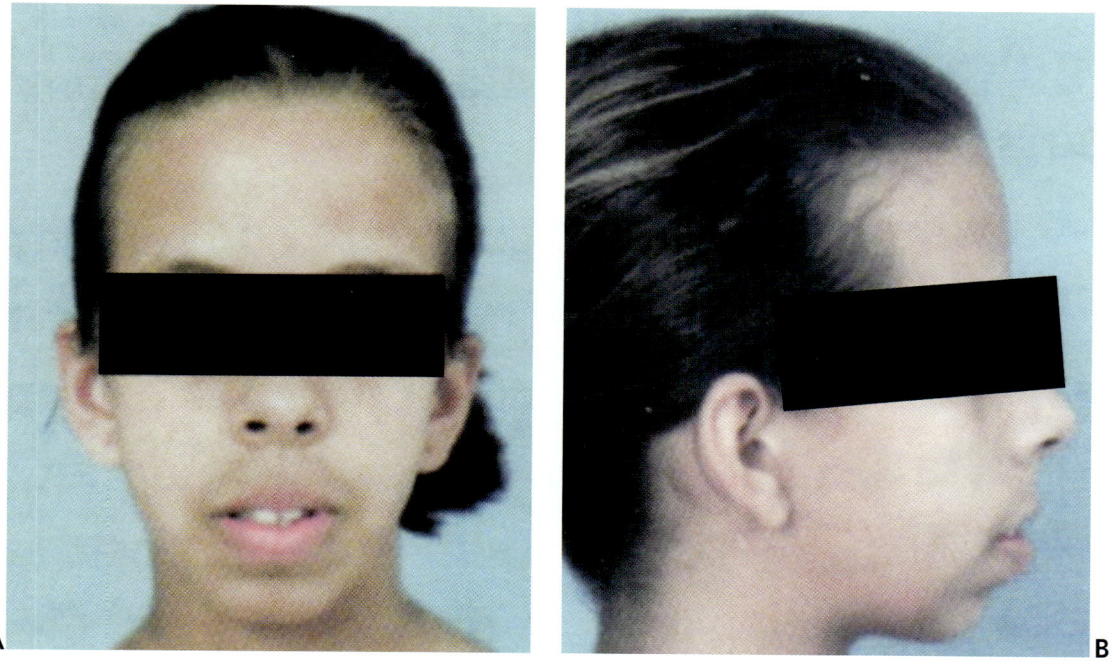

Fig. 4-4. (A, B) Falta de selamento labial.

compensar esta diferença óssea e como resposta do próprio organismo haverá uma busca de toque destes dentes na tentativa de ajustarem-se à função neuromuscular.

Nos pacientes portadores de Síndrome da Respiração Bucal, poderemos encontrar uma desarmonia neuromuscular, que pode levar o sistema estomatognático a desenvolver hipo ou hiperfunção dos músculos bucinadores, orbicular dos lábios depressores do mento, língua e de toda cadeia muscular responsável pela mimica, pela postura cervical e posição da cabeça. Esse conjunto de desarmonias alteram a forma da face e também a função de todo sistema estomatognático.

As crianças portadoras de respiração bucal geralmente mudam a posição da cabeça mais frequentemente no eixo sagital, provocando uma perda da sinuosidade natural da cervical, com isto há uma elevação da escápula e depressão do tórax causando deficiência na oxigenação. Como consequência a isso tudo a respiração da criança se torna curta e rápida, há aumento de ventilação, aumento das atividades do sistema nervoso, endócrino, sensorial, ósseo e muscular, dificultando o equilíbrio, a capacidade de concentração e o aprendizado (Fig. 4-5). Estas crianças normalmente possuem sono deficiente, irrequieto, não fecham a boca podendo babar no travesseiro e podem até mesmo roncar. Nesta situação, já deveremos até investigar a possibilidade de estarmos frente a uma Apneia Obstrutiva do Sono. Com o uso de AOF desenvolvidos para expandir as arcadas e projetar a mandíbula, conseguimos uma mudança postural e funcional que muitas vezes é possível mudar esta situação pela viabilidade da melhora do espaço orofaríngeo para a passagem do ar.

A falta da correta respiração nasal impossibilita muitas vezes a criança mastigar adequadamente de boca fechada os alimentos mais duros, porque sentem-se cansadas para respirar. Isto nem sempre é percebido pelos pais e acham que a criança está com "preguiça" de mastigar, portanto, é uma pergunta que deve ser feita aos pais durante nossa anamnese.

Como o ar ao entrar diretamente pela cavidade oral deixa de ser filtrado, predispõe a criança à constantes problemas como rinite, asma, hipertrofias das adenoides, inflamações das tonsilas e das vias aéreas superiores e estreitamento das narinas. Esta situação já contribui para dificultar a passagem do ar.

Segundo estatísticas, foi observado que ocorre também uma má postura corporal na qual a criança projeta a cabeça para frente provocando alterações na coluna, como lordose, e outras posturas adaptativas.

Outra alteração facial importante causada pela RB, como já citamos, é a atresia bimaxilar, causada pela forte ação dos

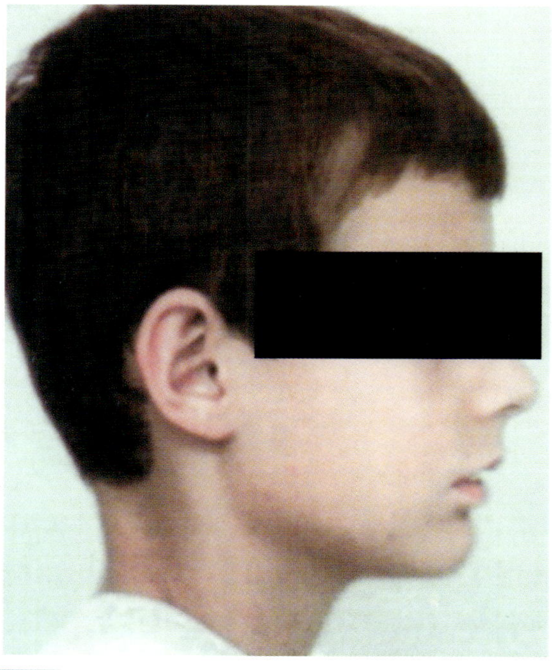

Fig. 4-5. Portador da Síndrome do Respirador Bucal.

músculos bucinadores e orbicular dos lábios superiores. Esta atresia nos mostra dentes posteriores cruzados e inclinados para o palato e os dentes anteriores projetados para frente e como consequência da força inadequada do bucinador, também notamos uma retrusão maxilar.

Nestes casos a utilização dos AOF, nos possibilita descruzar a maxila por meio de expansão simétrica ao mesmo tempo em que mantemos o alinhamento das arcadas com relação à linha média, evitando laterognatismo pela busca de conforto oclusal.

Também podemos encontrar as falsas mordidas cruzadas, caracterizadas pelo laterognatismo, cujo qual causa deformidade facial severa e se não conseguirmos tratar no tempo mais precoce possível esta correção será certamente de caráter cirúrgico.

Assim sendo, muitas vezes está em nossas mãos a possibilidade de evitar que a criança portadora desta disfunção necessite de uma futura cirurgia ortognática bem complexa e difícil em sua idade adulta, pela viabilidade de prevenir todas as alterações estruturais adicionais envolvidas que contribuem para a piora do caso (Fig. 4-6A-D).

Todos estes fatores relacionados com a Síndrome do Respirador Bucal trazem em pauta a grande necessidade de um tratamento multidisciplinar que envolve Otorrinolaringologia para cuidar da desobstrução das vias aéreas superiores, Ortopedia Funcional dos Maxilares, Fonoaudiologia e Fisioterapia em ação conjunta para atuação preventiva e interceptiva das deformidades ósseas, dento alveolares e funcionais, reposicionamento lingual, adequação dos movimentos musculares faciais e automatização da respiração nasal, após as desobstruções e tratamentos interligados. O tratamento fisioterápico também deve ser solicitado para reposicionamento da coluna cervical e clavicular quando o RB assume posicionamento de ombros fechados, arqueamento da coluna e posição anteriorizada da cabeça.

A Ortopedia Funcional dos Maxilares tem como objetivo, identificar, prevenir, controlar e tratar as alterações de crescimento e desenvolvimento que afetam a face, as arcadas dentárias e suas bases ósseas, removendo interferências indesejáveis durante o crescimento e o desenvolvimento do sistema estomatognático. A mesma age de forma direta no sistema neuromuscular, redirecionando fisiologicamente o crescimento e o desenvolvimento das arcadas aproveitando a fase hormonal propícia durante os surtos de crescimento da criança, dessa forma, a OFM contribui para um perfeito e harmonioso crescimento da face e de suas funções musculares, bem como, também, propicia uma correta postura da

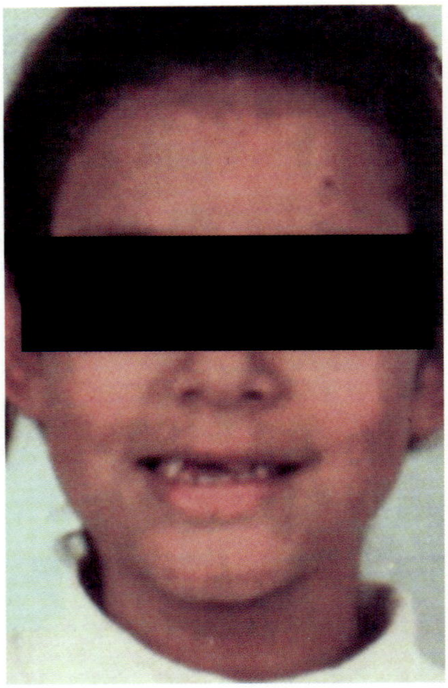

A

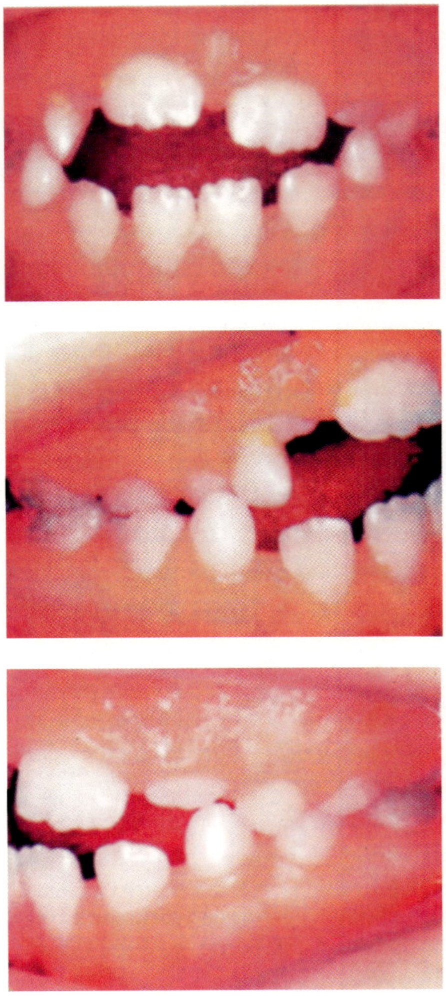

B

C

D

Fig. 4-6. (**A**, **D**) Paciente portadora de falsa mordida cruzada.

coluna cervical contribuindo para um bom equilíbrio postura geral do paciente.

Os aparelhos são removíveis confeccionados em acrílico e fios de aço inoxidável e devem ser usados não somente para dormir, mas o dia todo, pois sua ação se dá de acordo com a função muscular enquanto o paciente fala e deglute. Haverá um reposicionamento lingual de acordo com acessórios que introduzimos no aparelho de acordo com o caso, bem como de toda musculatura perioral. O objetivo é a mudança de postura terapêutica que os AOF provocam perante uma correta identificação de como e onde precisamos alterar de forma fisiológica através de estímulos de acordo com a terapia neuromuscular e miofuncional de escolha.

CASOS CLÍNICOS

Caso 1: (concluído)

Paciente sexo feminino (13 anos) com dentição permanente, RB CII com mordida profunda e retrusão mandibular (Fig. 4-7A-C). Tratamento iniciado com aparelho Bimler para CII e usado por 8 meses em todos os períodos (manhã, tarde e noite) para regressão do quadro de mordida profunda e retrognatismo (Fig. 4-7D-G). Em uma segunda fase, fiz complementação com aparelho fixo superior e aparelho móvel inferior por mais 8 meses (Fig. 4-7H-I). Após esta etapa, o aparelho fixo inferior por mais 9 meses e como contenção novo aparelho Bimler (Fig. 4-7J-L).

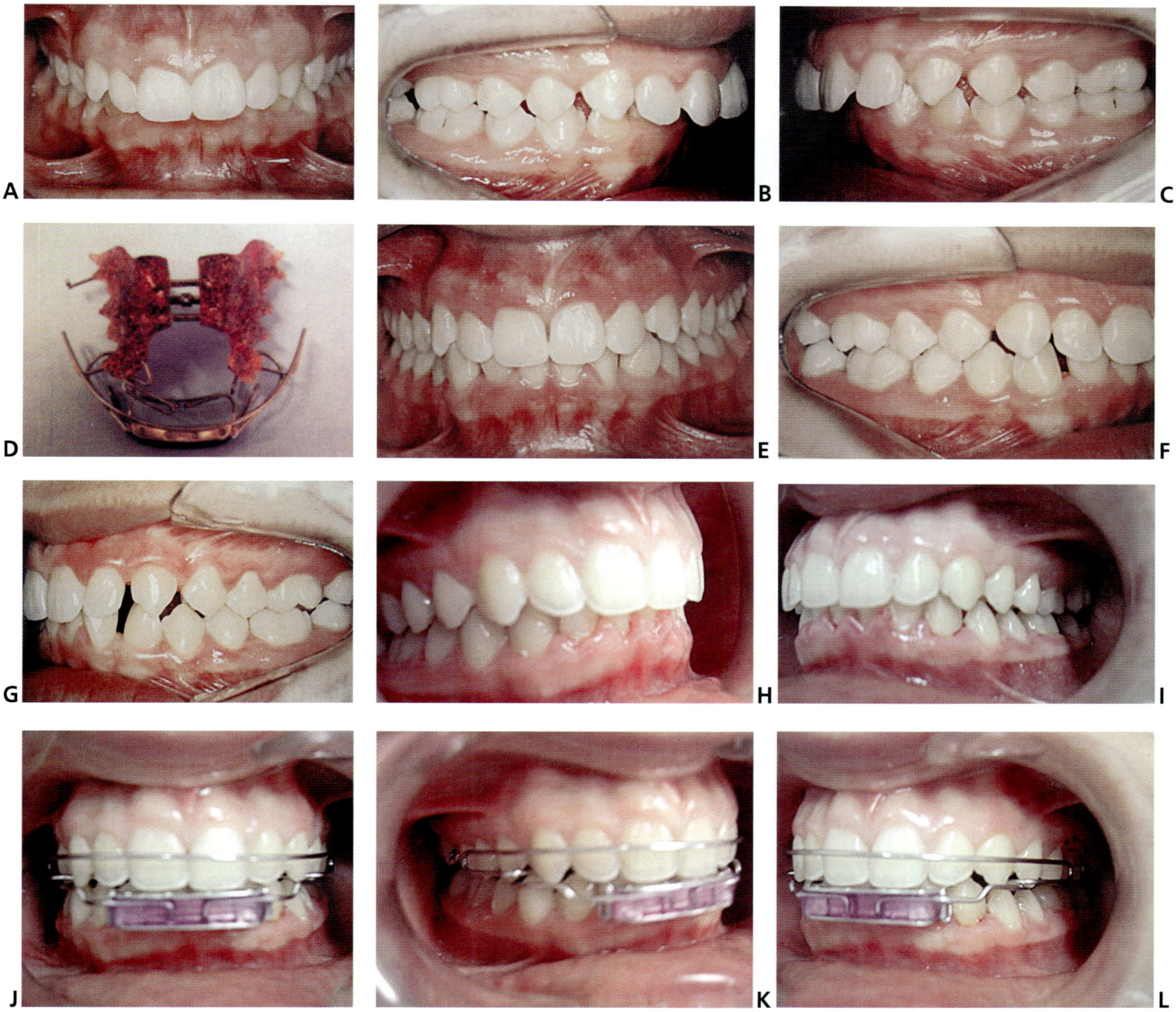

Fig. 4-7. (A) Início do tratamento. (B) Foto inicial do lado direito. (C) Foto inicial do lado esquerdo. (D) Aparelho Bimler. (E) Após 8 meses com aparelho Bimler. (F) Lado direito após 8 meses com aparelho Bimler. (G) Lado esquerdo após 8 meses com aparelho Bimler. (H) Lado direito após complementação com aparelho fixo. (I) Lado esquerdo após complementação com aparelho fixo. (J) Finalização com Bimler para aumento de dimensão vertical. (K) Lado direito com finalização com Bimler para aumento de dimensão vetical. (L) Lado esquerdo com finalização com Bimler para aumento da dimensão vertical.

Caso 2: (em tratamento)

Paciente sexo feminino (7 anos) com dentição decídua, RB com atresia maxilar, mordida cruzada unilateral (esquerda) e discreto laterognatismo esquerdo (Fig. 4-8A-D). Tratamento iniciado com expansor de Mc Namara cimentado por 6 meses e acompanhamento fonoterápico (Fig. 4-8E-G). Após esta fase complementação com aparelho Planas e acessório conjugado para centralizar linha média e impedir avanço mandibular (Fig. 4-8H).

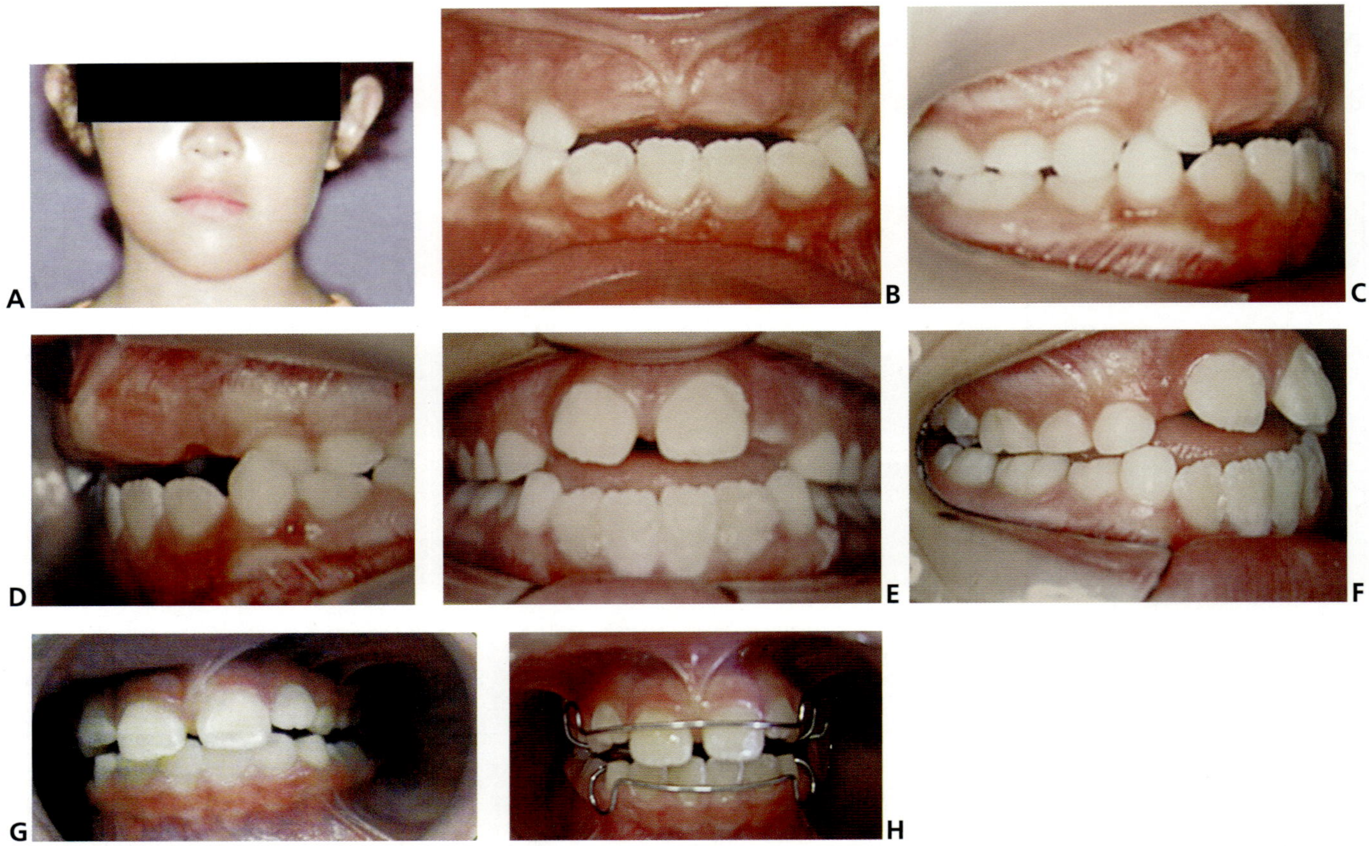

Fig. 4-8. (A) Atresia bimaxilar discreta e laterognatismo esquerdo (6 anos). (B-D) Início do tratamento. (E) Após expansão com aparelho Mc Namara por 6 meses. (F) Após expansão com aparelho Mc Namara por 6 meses. (G) Após expansão com aparelho Mc Namara por 6 meses. (H) Após 4 meses: aparelho Planas com acessório para impedir avanço mandibular. Fonoterapia trabalhando no caso com exercícios de mastigação.

FISIOTERAPIA APLICADA AO RESPIRADOR BUCAL

Há, atualmente, relevada importância na avaliação interdisciplinar na Síndrome do Respirador Bucal, tendo em vista suas diversificadas alterações compreendendo até mesmo as posturas corporais.

Sabe-se que é indispensável apurar diagnóstico e entender sua fisiopatologia para que os resultados parciais e finais sejam satisfatórios e funcionais. Caso contrário, o resultado pode ser um desastre para a equipe interdisciplinar, ocasionado por procedimentos invasivos e/ou não invasivos indevidos.

Na visão do fisioterapeuta, os conhecimentos sobre anatomia e biomecânica abordam de maneira específica as alterações posturais frequentemente relatadas na Síndrome do Respirador Bucal.

Abordagem – avaliação e tratamento

De maneira geral, a avaliação postural deve englobar todas as alterações apresentadas pelo paciente em um primeiro contato, independente de qual seja a ordem ou conceito de sua abordagem.

Devemos levar em conta as curvaturas fisiológicas da coluna vertebral, comprimento e tônus musculares e amplitude de movimento articular.

A coluna vertebral é o eixo dor corpo e constitui o pilar central do tronco. As curvaturas que podem ser consideradas normais são a cifose (curvatura de convexidade posterior) e lordose (curvatura de concavidade posterior); sendo consideradas patológicas quando apresentadas em excesso e denominadas pelo prefixo hiper, hipercifose e hiperlordose.

Nas vertebras cervicais temos, então, a lordose, com a cifose das vertebras dorsais um pouco mais abaixo e novamente uma lordose na vertebras lombares (Fig. 4-9).

A constante correlação entre a coluna cervical, e as alterações de oclusão e respiração bucal é coerente, visto que a proximidade e a influência das alterações biomecânicas do crânio são relevantes na formação do padrão postural do respirador bucal. Segundo ENLOW há uma modificação no posicionamento da língua e da mandíbula, assim refletindo sobre a cabeça e o pescoço, alterando consequentemente a postura corporal.

As alterações posturais mais frequentemente encontradas no paciente respirador bucal envolvem:

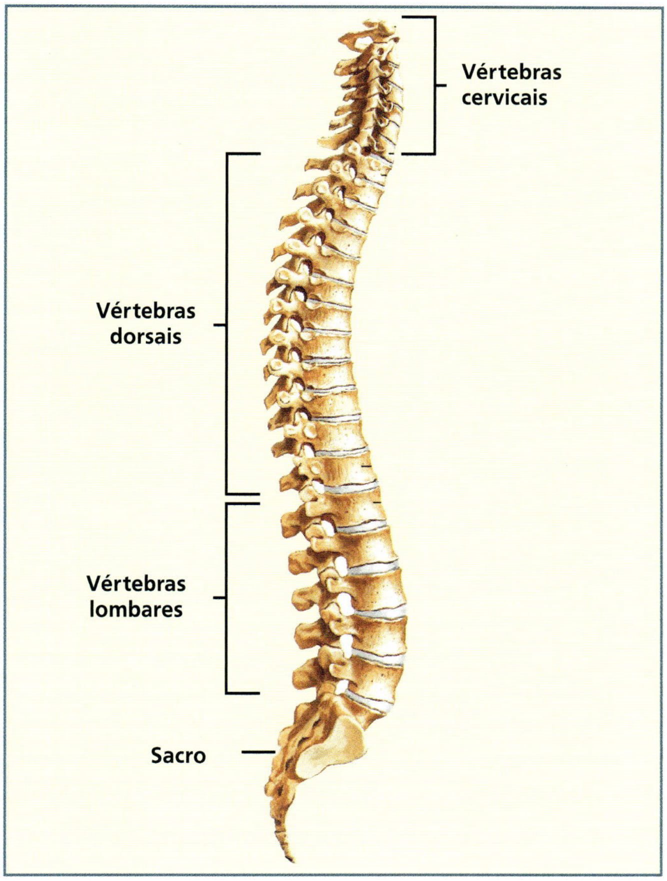

Fig. 4-9. Coluna vertebral (curvaturas).

- Hiperlordose cervical.
- Ombros anteriorizados.
- Escápulas aladas (salientes).
- Hiperlordose lombar.
- Fraquesa e flacidez abdominal.
- Pé chato (desabamento do arco plantar).

Além das alterações posturais descritas, existem alterações decorrentes da própria postura, nos sistemas cardiopulmonares, devido à compressão da caixa torácica, diminuindo a mobilidade do tórax e comprometendo o bombeamento cardíaco; e no sistema visceral, há relatos sobre problemas digestivos, do fígado, de incontinência urinária etc.

No tratamento fisioterapêutico, em geral, associamos técnicas ou métodos terapêuticos, que visa reabilitar as diversas alterações causadas pela Síndrome do Respirador Bucal não só do ponto de vista músculo esquelético, mas também cardiorrespiratórias para que se obtenha um resultado eficiente e satisfatório para o seu paciente.

Alguns dos métodos terapêuticos mais utilizados, estão aqueles que tem como objetivo melhorar a postura, como exemplo o treino de consciência corporal e/ou postural, através de exercícios de alongamentos e fortalecimentos dos músculos posturais; a hidroterapia desde que se utilize os recursos físicos da água para estímulo na coordenação, equilíbrio e força; e os exercícios respiratórios para reabilitar a função pulmonar e conscientização dos movimentos torácicos e abdominais.

Existem na literatura, e mesmo na prática fisioterapêutica, divergências na abordagem do paciente respirador oral, porém são de comum opinião as alterações posturais apresentadas e a necessidade de tratamento para que se devolva a eles melhor qualidade de vida.

Ressalto que o tratamento multidisciplinar é de benefício de todos os profissionais envolvidos e certamente do paciente, o qual poderá ser avaliado minuciosamente por profissionais especializados em cada setor atingido, e engajados em um único propósito: o de obter o sucesso no tratamento.

BIBLIOGRAFIA

Simões WA. Ortopedia funcional dos maxilares vista atraves de la reabilitacion neuro-oclusal. Caracas: Isaro, 1989. p. 128-31.

Rossi NJ. Ortopedia funcional integrada a ortodontia fixa. São Paulo: Pancast, 1998.

5

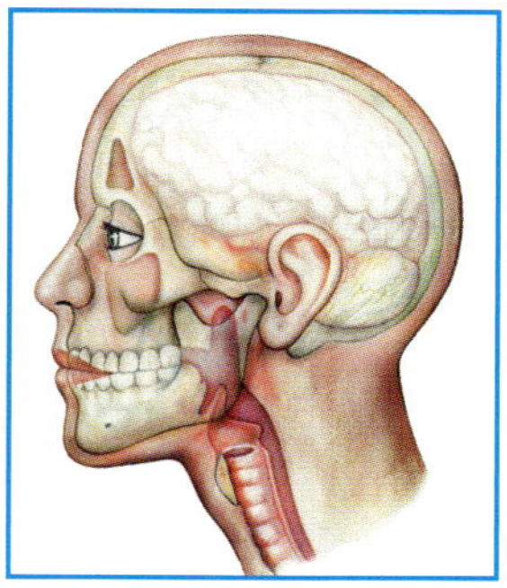

TRATAMENTO ORTODÔNTICO DO RESPIRADOR BUCAL

Mônica Macedo

INTRODUÇÃO

Para Enlow, o tratamento ortodôntico incluindo o equilíbrio oclusal, condiciona os reflexos da deglutição que, por sua vez, ajuda a estabilizar o resultado ortodôntico oclusal.[3] Há participação, neste processo, de uma adequada postura labial, lingual e mandibular, uma correta maneira de respirar e uma adequada potência mastigatória.

Sabe-se que as principais alterações craniofaciais e dentárias do paciente respirador bucal são: crescimento craniofaciais predominantemente verticais, ângulo goníaco aumentado, face longa, palato ogival, dimensões faciais estreitas, hipodesenvolvimento dos maxilares, narinas estreitas ou inclinadas, microrrinia com menor espaço na cavidade nasal, desvio de septo, classe II, *overjet*, mordida cruzada ou aberta, protrusão dos incisivos superiores.[5]

Felicio, referiu-se com relação a face, que o predomínio de crescimento vertical não necessariamente é a consequência de um padrão de respiração bucal.[4] Quando se focaliza os casos de respiradores bucais, deve-se pensar na conjunção de fatores hereditários, ambientais e funcionais. Deve-se considerar que para ser um respirador bucal, este pode apresentar obstrução de vias aéreas superiores, portanto, não consegue manter a sua boca ocupada pelos alimentos por muito tempo, pois esta precisa ser utilizada para a passagem do ar.

Rodrigues Hosn *et al.* pesquisaram a ocorrência da respiração oral em sujeitos entre 7 e 36 anos em tratamento ortodôntico e descreveram as alterações miofuncionais orofaciais presentes nos 31 respiradores orais.[7] Como resultados obtiveram que 22 (71,97%) avaliados apresentaram respiração oral/oronasal. Sinais importantes de respiração oral foram verificados: 23 (74,20%) indivíduos apresentaram postura de lábios entreabertos, 20 (64,52%) língua alargada, 23 (74,19%) palato ogival e estreito, 20(64,52%) lábios flácidos, 22 (70,97%) língua flácida, 20 (64,52%) bochechas flácidas, 15 (48,39%) mentual rígido, 22 (70,97%) mastigação alterada e 24 (77,42%) deglutição alterada. Houve correlação estatística entre as variáveis modo respiratório oral/oronasal e presença de lábios entreabertos/abertos, língua alargada, flacidez de lábios e flacidez de língua. Concluíram que grande parte da mostra apresentou respiração bucal, além de sinais e sintomas importantes indicativos desta alteração, como presença de lábios entreabertos/abertos, língua alargada, flacidez de lábios e flacidez de língua.

Autores avaliaram cefalometricamente a posição mandibular no respirador bucal e observaram que houve diferença estatisticamente significante com relação à rotação mandibular no sentido horário nos indivíduos estudados.

Existem evidências bastante consistentes de que quando prontos e precocemente tratados, muitos desses distúrbios da SRB são interceptados e possibilitam a retomada do crescimento e do desenvolvimento dentro da normalidade.

Eles apresentam displasias esqueléticas e a prioridade deve ser dada à respiração. A remoção dos fatores etiológicos primários da dimensão estreita da maxila (estreitamento da base nasal e palato ogival) deve ser o objetivo mais lógico da precocidade do atendimento na SRB.

Na fisiologia normal o deslocamento maxilar ocorre pelo fechamento e tonicidade do esfíncter nasopalatal. Ocorre reabsorção e aposição no pterigoide e deslocamento maxilar para frente. No respirador bucal, a base da língua e o palato irão constituir o esfíncter secundário. Quando a língua habita o assoalho bucal, há crescimento vertical maxilar com flutuação dos dentes posteriores, há rotação horária da mandíbula e rebaixamento e posteriorização do hioide. Para cada 10 mm de abertura bucal, ocorre 10 mm de fechamento faríngeo.[2]

Considerando que até os 7 anos de idade, 90% do crescimento facial já está completo, o diagnóstico e o tratamento precoce das alterações das estruturas e das funções orais são de fundamental importância, não só na prevenção dos desvios de desenvolvimento do sistema estomatognático, mas também zelando por uma melhor qualidade de vida.

Orientação a respeito do tratamento:

- Correção da obstrução nasal.
- Correção da respiração bucal como um hábito durante a retomada do enfoque oclusal da correção.

A participação do ortodontista ou do ortopedista facial garante a remoção dos obstáculos mecânicos que impedem ou dificultam a cura dos problemas respiratórios, a recuperação da oclusão e a correta direção do crescimento e desenvolvimento craniofacial com a recuperação das funções orais que darão equilíbrio e segurança aos resultados conquistados.

Angle, em 1899, publicou um artigo onde se propôs a classificar as maloclusões.[1] O autor pressupôs que o primeiro molar permanente ocupava uma posição estável no esqueleto craniofacial, e que as desarmonias decorriam de alterações anteroposteriores da arcada inferior com relação a ele. Dividiu as maloclusões em três categorias básicas, que se distinguem da oclusão normal. As classes de maloclusão foram divididas em I, II e III:

- *Classe I:* estão incluídas neste grupo as maloclusões que há relação anteroposterior normal entre os arcos superior e inferior, evidenciada pela "chave molar". O autor denominou chave molar a oclusão correta entre os molares permanentes superior e inferior, na qual a cúspide mesiovestibular do primeiro molar superior oclui no sulco mesiovestibular do primeiro molar inferior. Esqueleticamente, pode ocorrer mordida aberta, mordida profunda, cruzamento de mordida e biprotrusão. O perfil geralmente é reto ou convexo.
- *Classe II:* são as maloclusões onde o primeiro molar permanente inferior situa-se distalmente ao primeiro molar superior. Sua característica determinante é que o sulco mesiovestibular do primeiro molar permanente inferior encontra-se distalizado com relação à cúspide mesiovestibular do primeiro molar superior. Em geral, os pacientes classificados neste grupo apresentam perfil facial convexo. Pode estar associada à mordida profunda, mordida aberta, cruzamento de mordida e problemas verticais. Esqueleticamente ocorre por excesso maxilar horizontal, por deficiência mandibular ou uma combinação de ambos. O perfil geralmente é convexo.
- *Classe III:* são as maloclusões onde o primeiro molar permanente inferior situa-se mesialmente ao primeiro molar superior. Sua característica determinante é que o sulco mesiovestibular do primeiro molar permanente inferior encontra-se mesializado com relação à cúspide mesiovestibular do primeiro molar superior. Pode estar associada à mordida aberta, profunda e problemas verticais. Esqueleticamente ocorre por excesso mandibular, hipoplasia maxilar ou uma combinação de ambos. Provavelmente houve a perda da relação dos primeiros molares permanentes e estímulo ao crescimento mandibular. O perfil geralmente é côncavo. Observar Figuras 5-1 a 5-5.

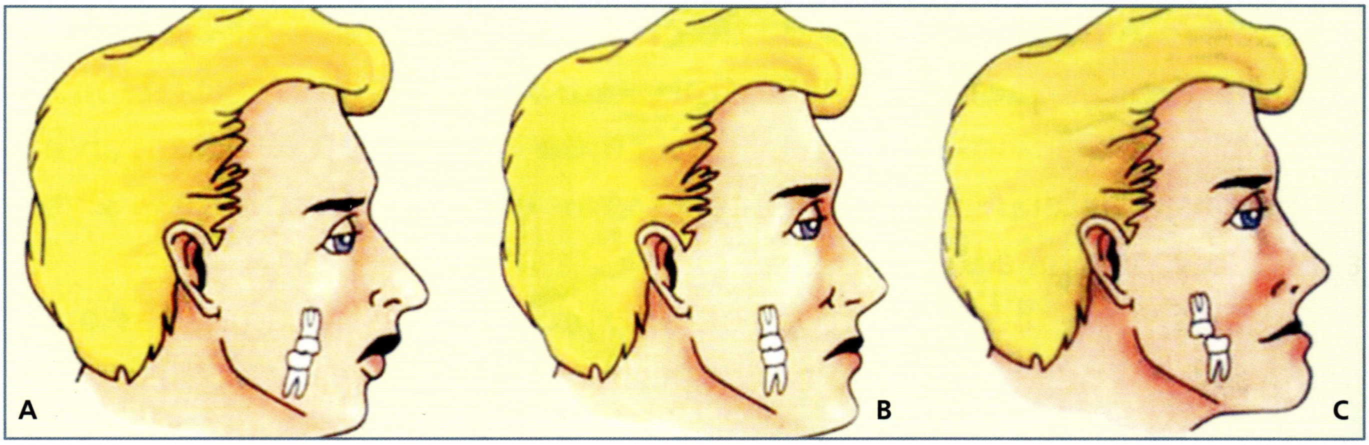

Fig. 5-1. (**A-C**) Classe I, II e III.[8]

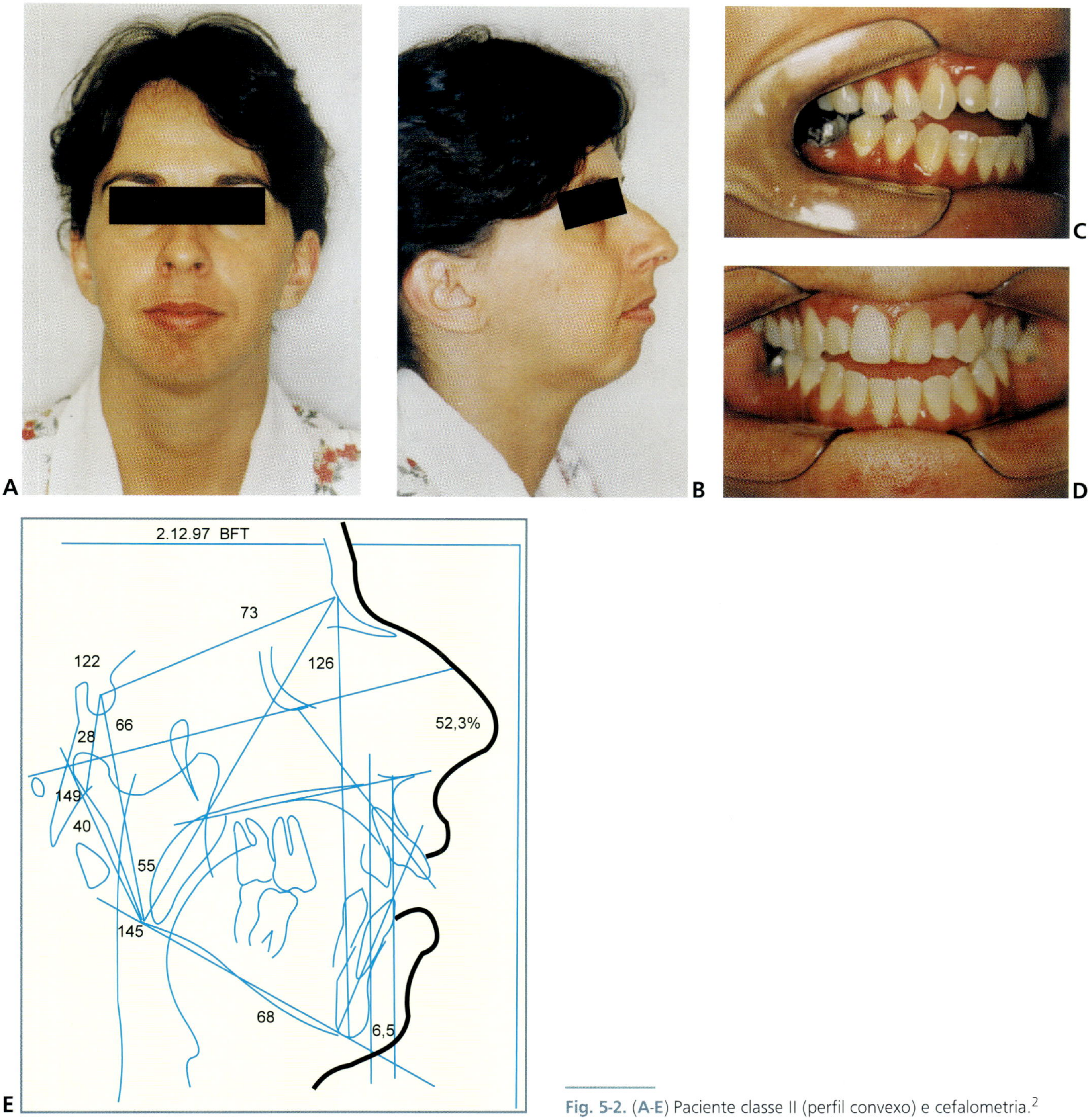

Fig. 5-2. (A-E) Paciente classe II (perfil convexo) e cefalometria.[2]

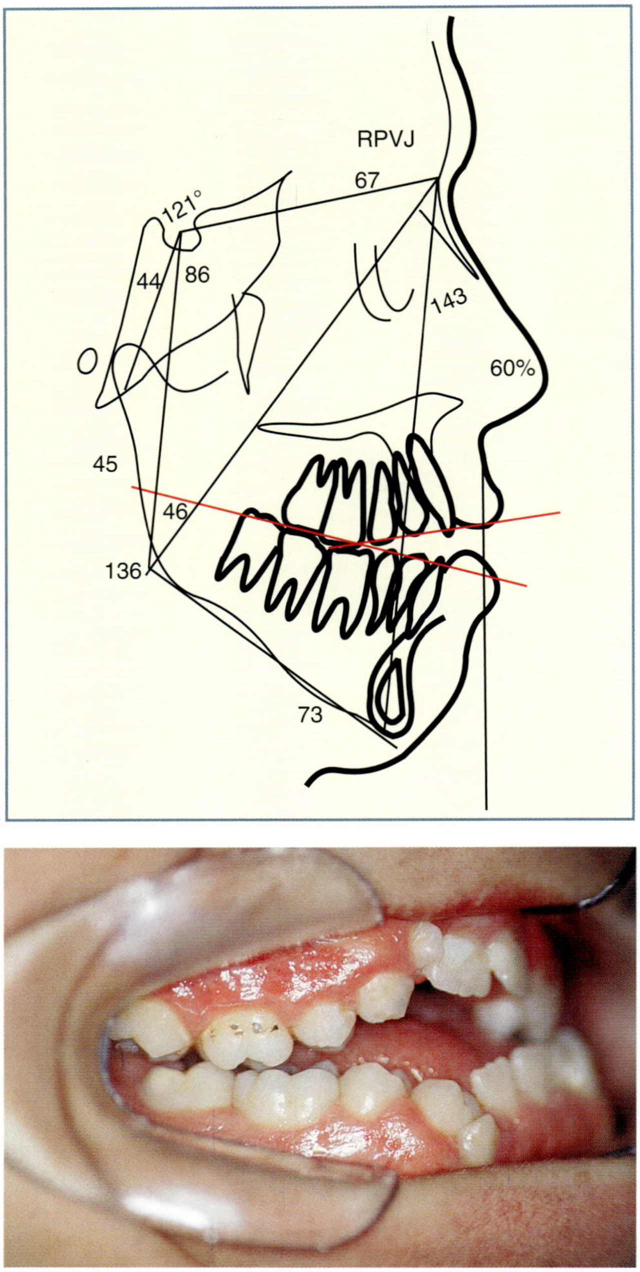

Fig. 5-3. (A, B) Paciente classe III (perfil côncavo) e cefalometria.[2]

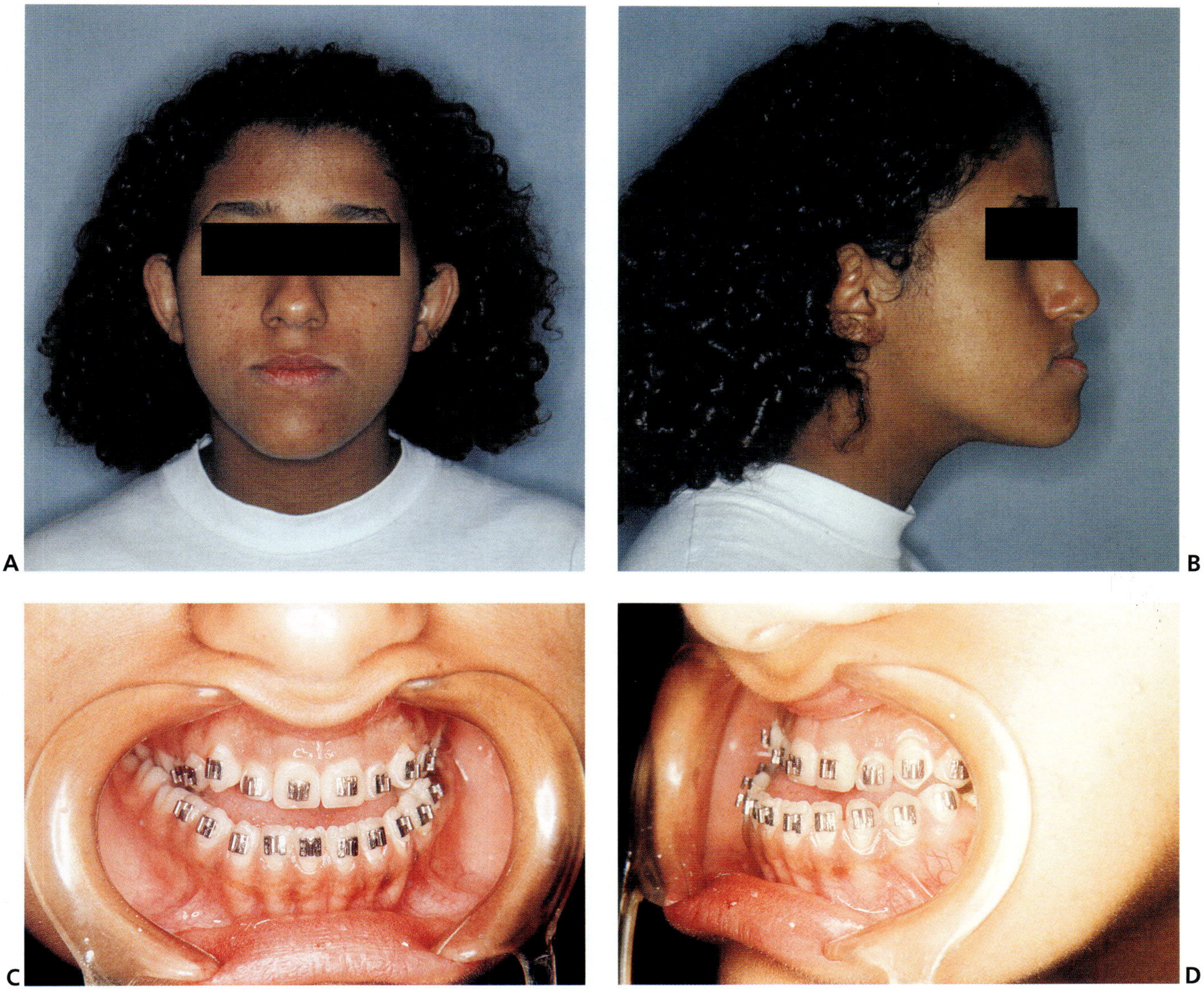

Fig. 5-4. (A-D) Paciente classe III em fase pré-operatória.[2]

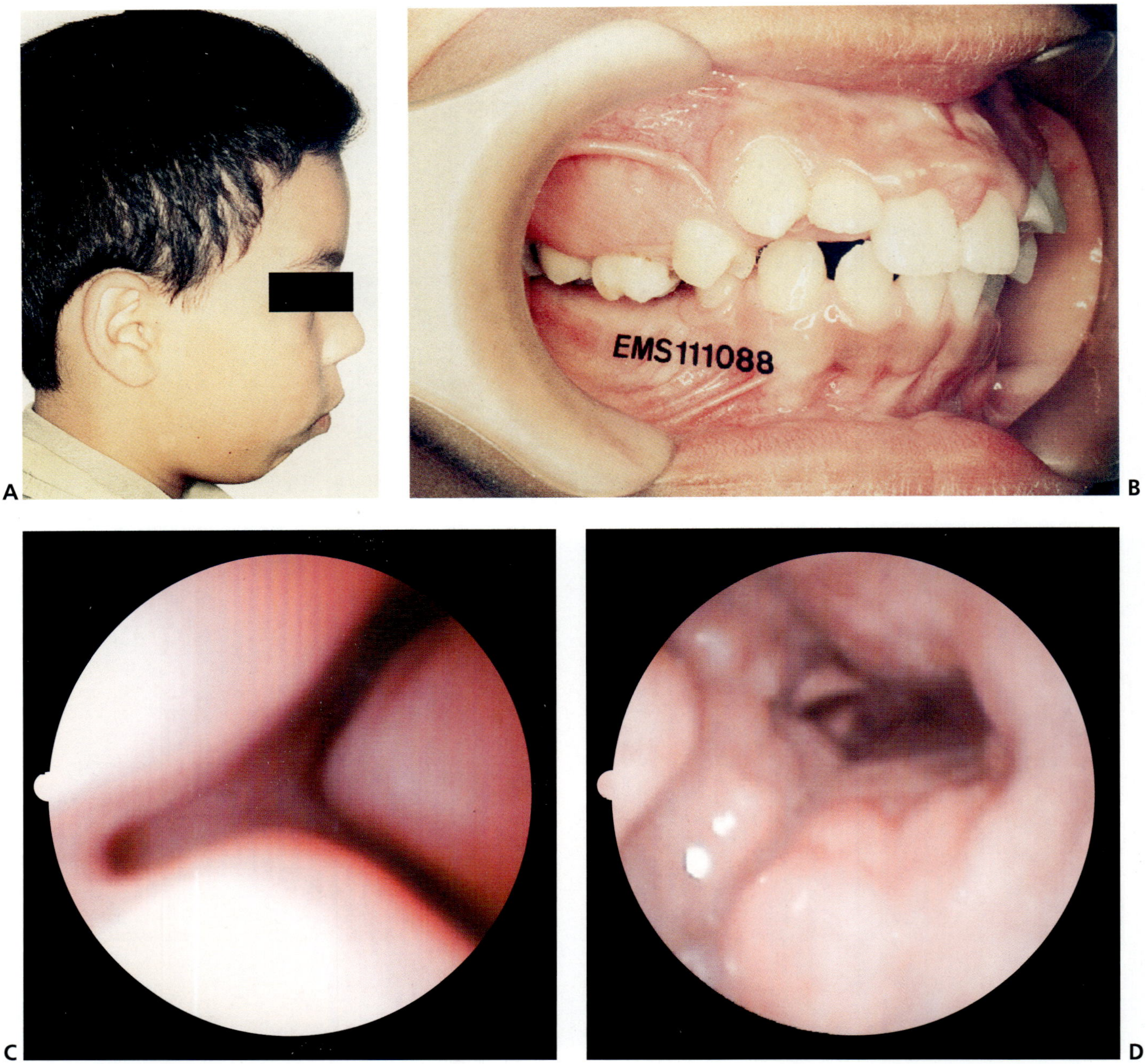

Fig. 5-5. (**A-D**) Paciente classe II, respirador bucal, oclusão dentária com apinhamentos e mordida cruzada total posterior, hipertrofia adenotonsiliana e região velofaríngea com desvio septal.[2]

Sendo a oclusão fundamental para a estabilização de um tratamento ortodôntico, bem como para o equilíbrio do sistema estomatognático é indispensável que haja uma oclusão orgânica, ou seja, forma e função bem orientadas mantendo os dentes em equilíbrio, funções estomatognáticas atuantes e uma ATM saudável. Isto se traduz em equilíbrio estético da face de aspiração universal, uma vez que a beleza e a harmonia da face trazem vantagens sociais. Há uma interrelação entre hábitos orais × crescimento facial e desenvolvimento da dentição, com repercussões sobre toda a estética, harmonia e plasticidade externa da face.[6]

REFERÊNCIAS BIBLIOGRÁFICAS

1. Angle EH. Classification of malocclusion. *Dental Cosmos* 1899;1(41):248-357.
2. Colombini NEP. Interpretação e tratamento do ronco e síndrome da apneia obstrutiva do sono: enfoque craniomaxilofacial. In: *Cirurgia da face interpretação funcional e estética.* Rio de Janeiro: Revinter, 2002. p. 597-635, cap. 35.
3. Enlow DH. *Crescimento facial.* 3. ed. Porto Alegre: Artes Médicas, 1993a. 553p.
4. Felício CM. *Fonoaudiologia aplicada a casos odontológicos: motricidade oral e audiologia.* São Paulo: Pancast, 1999.
5. Marchesan IQ *et al. A equipe de trabalho no respirador oral.* In: Krakauer HL, Francesco R, Marchesan IQ. (Eds.). *Respiração oral.* Coleção CEFAC. São José dos Campos: Pulso, 2003. p. 163-67.
6. Monego MT. *Postura corporal X distúrbio miofuncional. Relações de implicações no prognóstico terapêutico fonoaudiológico.* Monografia. Porto Alegre, 1999.
7. Rodrigues HOSN *et al.* Ocorrência de respiração oral e alterações miofuncionais orofaciais em sujeitos em tratamento ortodôntico. *Motta Rev CEFAC, São Paulo* 2005 Jul.-Set.;7(3):356-62.
8. Vellini-Ferreira F. Anatomia funcional dos músculos cuticulares e mastigadores. *Bol Soc Paul Ortodont* 1964;2(5):17-24.

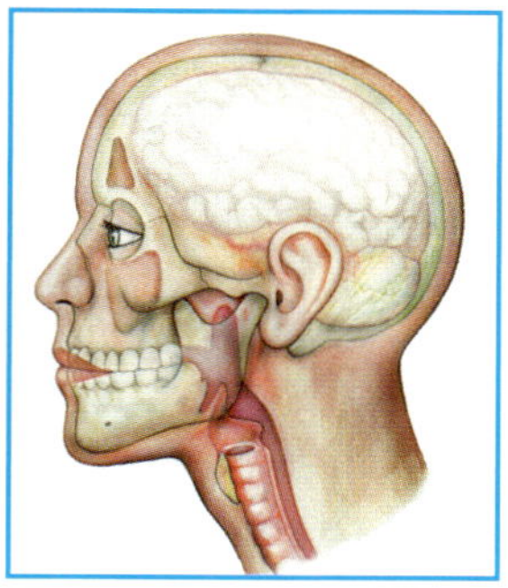

6

TRATAMENTO ODONTOLÓGICO DO SUBDESENVOLVIMENTO OROFACIAL PREVENTIVO E PREPARO CIRÚRGICO DA SAOS

Rosana Albertini

INTRODUÇÃO

Palavras-chave: Apneia Obstrutiva do Sono, Subdesenvolvimento Orofacial, Expansão dos Maxilares, Prevenção e Tratamento Cirúrgico.

Bebês nascem na área urbana e respiram ar seco com partículas e gases poluentes irritantes das mucosas nasais; poucos são amamentados naturalmente, e a maioria recebe mamadeiras com leite de vaca, alimentos pastosos e industrializados, sendo comuns obstruções respiratórias crônicas, rinites, sinusites, hipertrofias das adenoides e tonsilas, associadas à atresia craniofacial, palatal, mandibular com retropostura dos maxilares, que podem aumentar a resistência nasal e alterar a postura da língua.[1,2]

Thomas van der Laan, no estudo dos indígenas Yanomamis, observou que o crescimento orofacial deles é harmônico, a amamentação é natural e por mais tempo, os alimentos são duros e mais secos, resultando em oclusão normal, com desgastes fisiológicos com compensação óssea, nas dimensões verticais e horizontais, não sendo necessários tratamentos com aparelhos fixos nem móveis, pois eles têm sistema estomatognático saudável.[3]

Problemas craniofaciais evoluem por muitos anos e devem ser conduzidos por equipe multidisciplinar, pois as crianças crescem e desenvolvem-se assimetricamente quando não recebem tratamentos precoces, agravando atresias dos maxilares, em prejuízo das vias aéreas respiratórias e da saúde geral desde a infância.

A respiração predominantemente oral abaixa o ápice lingual, causando a retropostura do dorso lingual.[4]

A língua baixa invade e diminui o espaço vazio das vias respiratórias, na oro e na hipofaringe, e favorece o desequilíbrio respiratório e a retropostura da mandíbula e de suas musculaturas em direção à retrofaringe, o que pode dar início ao bruxismo, ronco e apneia obstrutiva do sono. A Odontologia colabora no diagnóstico,

Prevenção, tratamento e preparo cirúrgico multidisciplinar do respirador oral, da Síndrome da Apneia Obstrutiva do Sono (SAOS).[5]

Tratar o subdesenvolvimento orofacial requer expandir os maxilares no plano horizontal,[6-14] o crescimento e o deslocamento dos maxilares[13]para vestibular, adequar a oclusão dental e facilitar a sinergia muscular das funções orais, segundo a Matriz Funcional de Moss,[15] que engloba a forma e as funções musculares, respiratória e deglutição, mastigação. Além do crescimento genético, estas funções influem no desenvolvimento, crescimento e subdesenvolvimento dos tecidos ósseos, sendo que os moles são geneticamente preestabelecidos, e podem sofrer irritações e hipertrofias por problemas ambientais alergênicos, ar seco.

Mantendo-se as funções da respiração nasal, da mastigação, da deglutição, do equilíbrio lingual dentro deste espaço, da distribuição e dissipação dos vetores de forças pelos golpes da mastigação bilateral – que estimulam o crescimento das bases ósseas –, assim como os deslocamentos da maxila posteroanterior – que, por sua vez, liberam o deslocamento mandibular posteroanterior –, amplia-se o espaço na retro-oro-hipofaringe, aumentando-se o rebordo para irromperem os molares permanentes, o que aumenta a dimensão vertical posterior na região do dorso lingual, direcionando os ângulos entre a base mandibular e a linha da base da espinha nasal anterior com a posterior o mais próximo ao paralelo.

A maxila é fixa à base do crânio e tem origem nos três mamelões embrionários – um anterior da pré-maxila (nasomaxilar) e dois, direito e esquerdo, que englobam caninos, pré-molares e molares direito e esquerdo –, sendo que o mamelão nasomaxilar depende da respiração nasal, dos toques entre os incisivos, mastigação harmônica com movimentos de lateralidade pelas guias caninas, mastigação bilateral junto às funções e toque da língua na papila incisiva, para o equilíbrio lingual e mandibular, e para colaborar com a sinergia entre a respiração nasal, deglutição, oclusão, lembrando da teoria da Matriz Funcional de Moss.[15]

A maxila relaciona-se com a posição mandibular por meio dos dentes e tecidos moles, para direcionar vetores de forças de crescimento, desenvolvimento, remodelamento e deslocamento, o que, genialmente combinado com as ideias do Dr. Pedro Planas – médico e dentista que desenvolveu as Pistas Diretas de Planas – e os aparelhos intraorais – os quais direcionam movimentos oclusais, musculares, e estes combinam vetores de forças que estimulam e alongam, ou inibem, os movimentos musculares para respostas de remodelamento, crescimento e desenvolvimento ósseo –, propicia a correção do subdesenvolvimento orofacial que foi prejudicado, desde a amamentação, em pré-escolares, crianças e adolescentes.

A combinação entre as técnicas da Ortopedia Funcional dos Maxilares e a Ortodontia dependerá do grau de severidade de cada caso, da urgência de melhorar a respiração e o sono, e de tratar as dessaturações de oxigênio. Assim, deve ser combinada a sequência do planejamento de cada tratamento individualizado, tratamentos cirúrgicos otorrinolaringológicos, sejam cirúrgicos e com aparelhos ou medicamentosos e com aparelhos, para obter melhores resultados dentro da equipe multidisciplinar.

Corrigir a maloclusão dental, como as mordidas abertas, cruzadas anteriores e posteriores, as sobremordidas, e intervir nos ângulos e vetores de crescimento dos maxilares, quando em posições caóticas, propiciam e fixam a respiração oral. Muitas vezes, os maxilares e a oclusão dental podem aparentar esteticamente aceitáveis, e parecer normais até na oclusão; no entanto, pode haver atresias da dimensão vertical entre os maxilares, e retropostura da maxila e da mandíbula, levando ao estreitamento do vazio posterior com a retropostura da base lingual em direção à retrofaringe, mesmo na posição em pé e acordado, agravado quando deitado e dormindo, na posição supina.[14]

Os ossos dos maxilares e os dentes dão apoio e sustentação para toda a musculatura orofacial, espaço intraoral para o corpo da língua entre os maxilares com a retrofaringe, a manutenção das medidas do vazio na oro e hipofaringe relacionadas com a passagem de ar respiratório,[5] mastigação, deglutição, fala.

A orientação odontológica deve iniciar-se em todos os respiradores mistos ou predominantemente orais, e desde a amamentação, cuidar da erupção dos dentes decíduos, observar a respiração, desenvolvimento orofacial das crianças pré-escolares, evitar cárie dental e cuidar da oclusão dental.

Tratamentos precoces são indolores, não invasivos e aumentam a dimensão vertical e o espaço intraoral, com porções de resinas sobre os dentes decíduos, chamadas de Pistas Diretas de Planas,[8] direcionando o crescimento atrasado. A expansão do palato ajuda na expansão da base do vazio do triângulo nasal.

A utilização das Pistas Diretas de Planas faz a correção da classe II para a classe I de Angle, da classe III para a classe I, conduz ao avanço da mandíbula, ao aumento da dimensão vertical de oclusão e do vazio intraoral. Corrige as mordidas cruzadas, a maloclusão associada aos desgastes seletivos, propícia a mastigação bilateral, o crescimento do rebordo para a erupção dos dentes permanentes, junto ao crescimento do ramo e do corpo mandibular. Ao corrigir a sobremordida com toque incisal, estimula o periodonto e o crescimento da região do mamelão nasomaxilar da pré-maxila, e atua nas várias funções, além da própria mastigação e deglutição.

Os Distúrbios Obstrutivos Respiratórios do Sono (DORS) crônicos têm indicações medicamentosas, cirúrgicas, como a adenotonsilectomia (A&T), e o duplo tratamento com a Expansão Rápida da Maxila, que corrige o subdesenvolvimento orofacial e colabora melhorando os resultados. As atresias dos maxilares não permitem o equilíbrio muscular orofacial e lingual, com a má sustentação óssea e dental, e a expansão rápida da maxila atinge maior efeito respiratório nasal do que o conseguido com a cirurgia isoladamente,conforme recomenda Dr. Guilleminault, médico-otorrinolaringologista, professor da área de pesquisas do sono na Universidade Stanford, que publicou sobre priorizar correções odontológicas craniofaciais com o uso da Expansão dos Maxilares antes dos 5 anos de idade em crianças pré-escolares[6] e por equipe multidisciplinar.

A Odontologia do Respirador Oral e Sono foi incluída no projeto de saúde pública na Finlândia (2003), cujo primeiro tópico é prevenir a obesidade infantil; o segundo, prevenir a respiração oral; e o terceiro é corrigir as atresias dos maxilares – onde entra a Odontologia, pela reconhecida pesquisadora na área do sono, a Dra Paola Pirelli, com indicação da Expansão Rápida da Maxila para SAOS, tratamentos da Ortopedia Funcional dos Maxilares e da Ortodontia conservadora do órgão dental, para, assim, melhorar a respiração e a qualidade do dia e do sono das crianças, futuros adolescentes e adultos.[7]

Em qualquer fase da vida, tratamos em equipe multidisciplinar os pacientes portadores de DORS, SAOS; mas, em todas as áreas da saúde, a intervenção, o mais rápido possível, é o melhor procedimento. Segundo Enlow, a face cresce desde a vida intrauterina, e o desenvolvimento orofacial atinge aproximadamente 60% do tamanho adulto até os 5 anos de idade.[13]

RELATÓRIO DOS CASOS

Caso 1

Bebê Laura com 1 ano de idade, dormindo (Fig. 6-1).

No sono do bebê Laura ocorre o equilíbrio entre o ápice lingual com a justaposição e a pressão na papila incisiva, que forma uma válvula para respiração nasal e, ao mesmo tempo, dá equilíbrio ao conjunto, língua, maxila, mandíbula e musculatura orofacial, entre elevadores e abaixadores da mandíbula, que mantêm o vazio respiratório posterior ao dorso lingual na oro e hipofaringe durante o sono, principalmente na posição supina.[16]

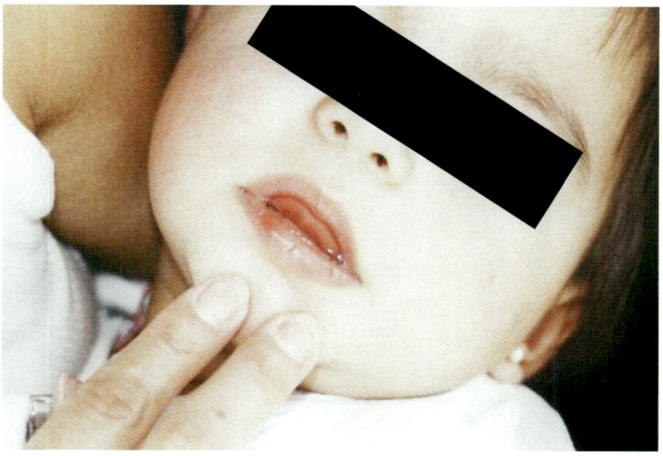

Fig. 6-1. Sono do bebê Laura.[16] Posição ideal do ápice lingual na papila incisiva, com vedamento lingual, para acontecer a respiração nasal e o equilíbrio tripé lingual anteroposterior dentro dos maxilares e dos músculos digástricos, dos ventres anterior e posterior direito e esquerdo e do osso hioide.

A relação entre a língua, os maxilares e a retrofaringe é amplamente estudada nos diagnósticos e no planejamento dos tratamentos multidisciplinares da Síndrome da Apneia Obstrutiva do Sono (SAOS), mas merece estudos e cuidados para os planejamentos de tratamentos combinados, medicamentosos, com Ortopedia Funcional dos Maxilares,[8,14,17,18] com Ortodontia,[9-12,14] e os cirúrgicos otorrinolaringológicos voltados à pediatria, adolescentes e adultos da SAOS,[6,19-22] pois os arcos dentais, posição dos maxilares, dentes e oclusão mantêm o vazio oral para todo o corpo da língua, tonsilas e vias aéreas respiratórias.

Na obra de Planas,[8,17,23] é reconhecida a expansão lenta dos maxilares; Haas[10] utiliza a expansão rápida; Capelloza[9-12,14] a expansão rápida até em adultos jovens com 30 anos; Pirelli[12] a expansão rápida para SAOS; Gabriela Carvalho,[2] a expansão rápida combinada com Pistas Diretas para o respirador oral; Albertini,[14] o tratamento combinado com expansão mais lenta dos maxilares semanalmente, conforme a necessidade da oclusão e o limite da Odontologia e a SAOS e a fronteira com a cirurgia bucomaxilo, para maior gravidade anatômica da SAOS.

O real valor do tratamento multidisciplinar para o respirador oral crônico é ser criterioso, deve-se iniciar na criança em idade pré-escolar, partindo dos locais obstrutivos, com medidas do vazio respiratório, respeitando-se os limites entre as áreas médicas e odontológicas, somando-se em benefício dos pacientes com necessidade urgente de corrigir a dessaturação grave do oxigênio durante o sono; isto manda na sequência a ser adotada, até mesmo traqueostomia, conforme a gravidade, não apenas a oclusão ou estética, pois há limite entre a atuação odontológica e as otorrinolaringológicas cirúrgicas.[24,25]

Caso 2

Menino RCM, 7 anos e 3 meses, sonolência diurna, olheiras, sobremordida (Fig. 6-2).

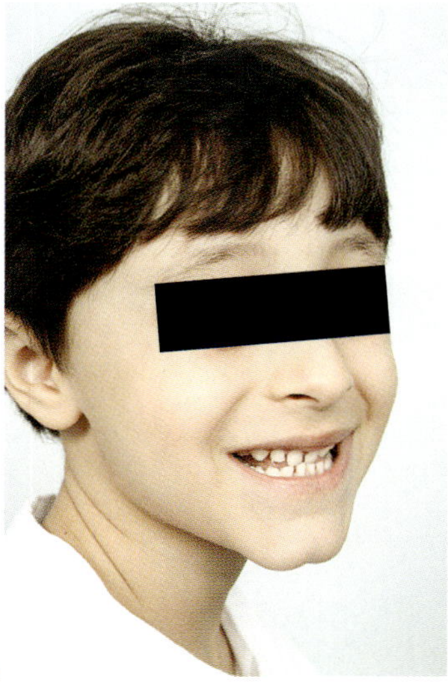

A

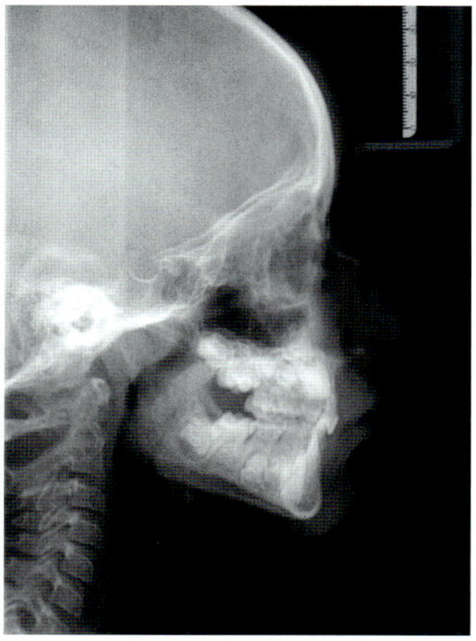

B

Fig. 6-2. (A) Sorriso em perfil, 45°, espontâneo. Apresenta o vazio entre os dentes no plano vertical. O paciente avança a mandíbula, mostra necessidade da expansão da maxila no plano horizontal, e, no espaço vazio, a confecção de pistas diretas e planas para aumentar a dimensão vertical e dar estabilidade ao plano oclusal e oclusão junto ao avanço mandibular terapêutico. (B) Telerradiografia em norma lateral. Notam-se atresias e retropostura dos maxilares, com indicação imediata das Pistas Diretas de Planas nos dentes decíduos – para aumentar a dimensão vertical e corrigir parte da sobremordida, avançar a mandíbula e direcionar o crescimento dos maxilares e das ATMs – junto à equipe multidisciplinar e procedimentos medicamentosos e/ou cirúrgicos. *(Continua.)*

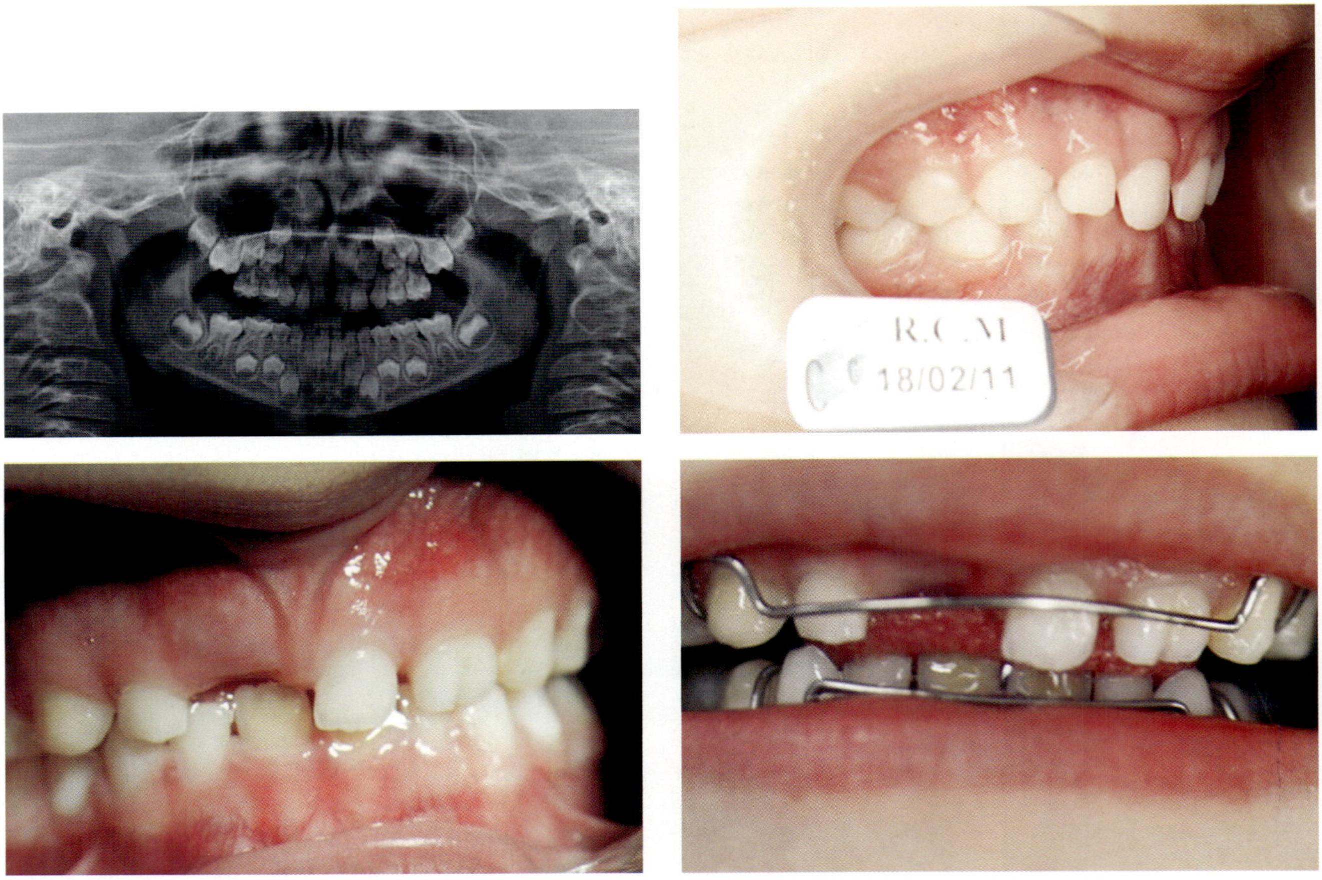

C D E F

Fig. 6-2. *(Cont.)* (C) Panorâmica. Há necessidade da expansão da maxila, para ampliar transversalmente o rebordo alveolar dos incisivos superiores, apinhados em conjunto na base do triângulo nasomaxilar, e aumentar o vazio interno do palato e da base nasal, ambos subdesenvolvidos. (D) Sobremordida severa; apresenta retropostura da mandíbula, com giroversão crescendo no sentido anti-horário, rodando junto com o dorso lingual contra a retrofaringe e as tonsilas palatinas. (E) Após expansão da maxila plano horizontal, com aparelho Haas cimentado por 4 meses, confecção de Pistas Diretas Planas para aumentar a dimensão vertical de oclusão e avançar a mandíbula. (F) Aparelho de Planas. Aparelho de Planas Classe II, para estimular o crescimento e desenvolvimento dos maxilares, nos planos vertical e horizontal, e das articulações temporomandibulares direita e esquerda, por movimentos de lateralidade direita e esquerda, corrigir a sobremordida e expandir os maxilares em conjunto com a oclusão e com as vias aéreas respiratórias.

Caso 3

Sexo feminino, aos 19 anos e 7 meses, respiradora mista, com dificuldades em vedamento labial (Fig. 6-3).

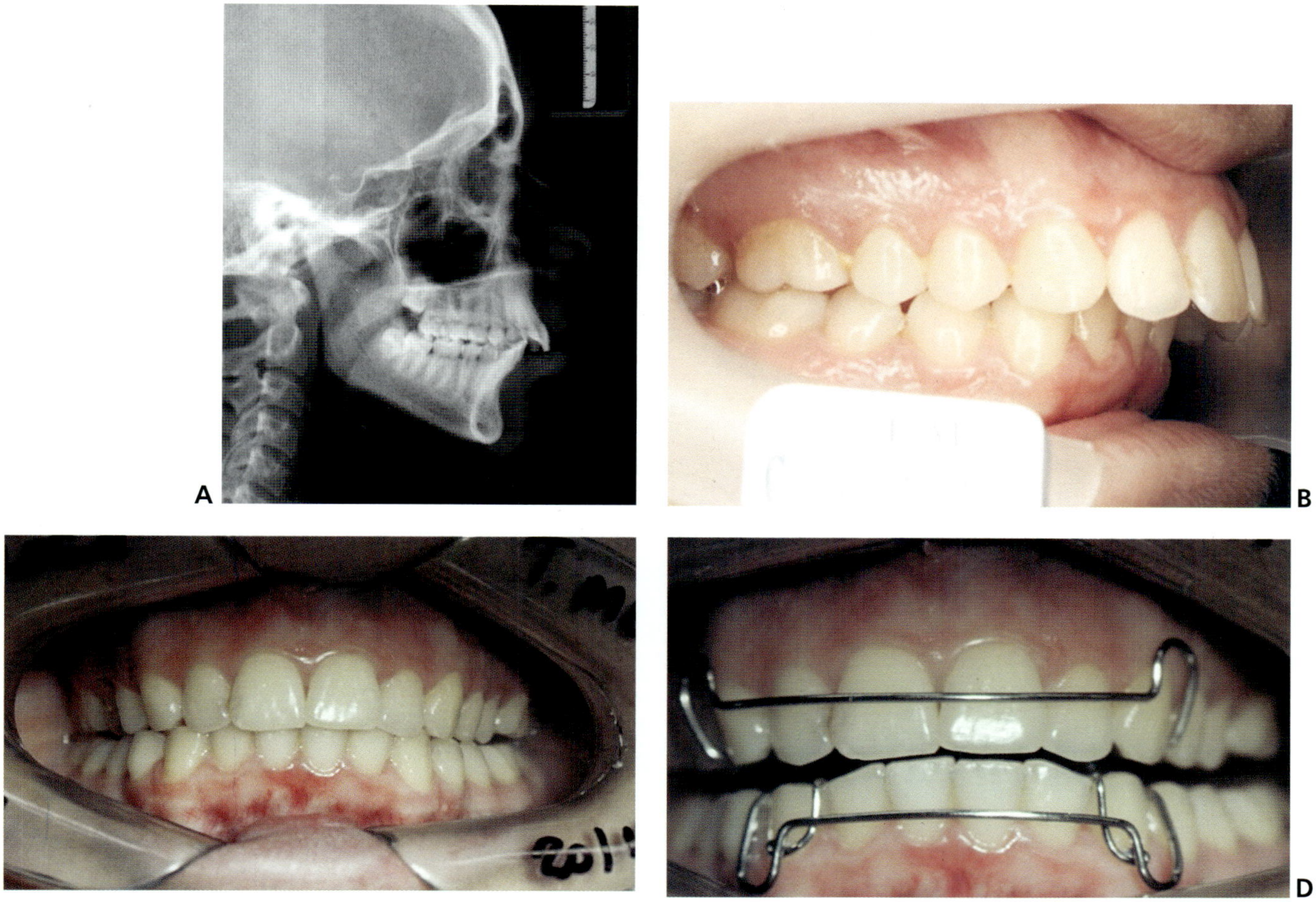

Fig. 6-3. (A) Telerradiografia em norma lateral. Sobremordida severa, língua com ápice baixo e retropostura do dorso, que certamente causa a obstrução do vazio aéreo na região da hipofaringe, devido à diminuição da dimensão vertical de oclusão, retroposição mandibular e lingual, com o conjunto muscular mandibular hipotônico orofacial. (B) Inicial, perfil de sobremordida em oclusão lateral esquerda. Severa sobremordida com estreitamento da maxila no plano transversal, que prende e retropostura a mandíbula em Classe II de canino, Classe II, divisão 2 de molar. (C) Após a expansão da maxila com aparelho Haas, com fios e resina fotopolimerizável, por 6 meses, ocorreu o livre avanço mandibular e, nesta fase, usou-se o aparelho de Planas para finalizar a expansão maxilar, corrigir a sobremordida e a oclusão dos pré-molares e molares. (D) Fase final, Aparelho de Planas Classe II instalado. Fase final do tratamento finalizando a oclusão e o remodelamento e o desenvolvimento das ATMs.

Caso 4

Menina ECS, 5 anos e 3 meses, reclama de respiração predominantemente oral, sudorese, agitação, fala noturna, agitada durante o dia (Fig. 6-4).

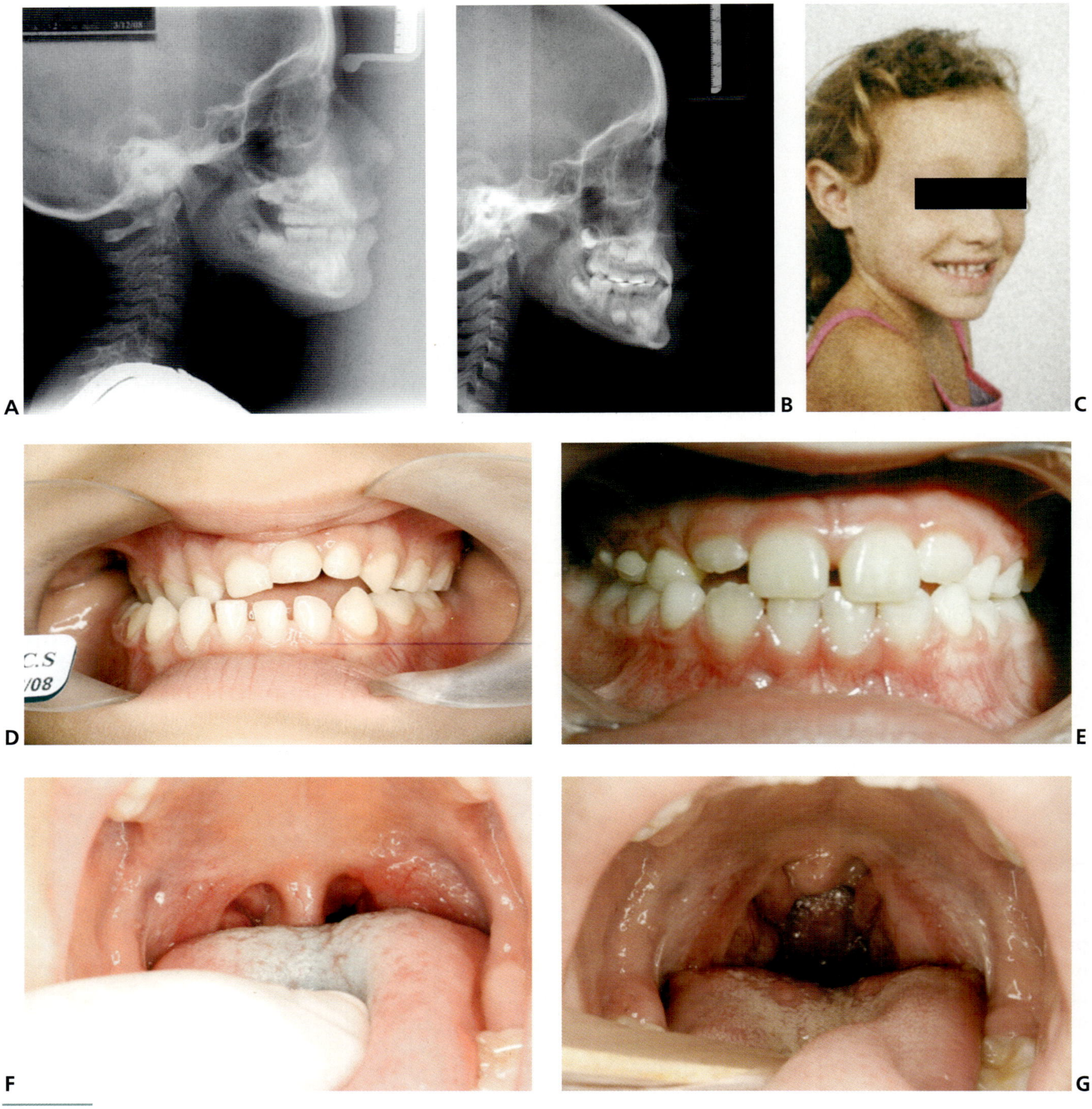

Fig. 6-4. (**A**) Início, telerradiografia em norma lateral. (**B**) 21/12/2010. Menina ECS, 7a 3m. Telerradiografia em norma lateral após Expansão Rápida da Maxila, Pistas Diretas Planas Classe III, Ajuste Oclusal. (**C**) 3/12/2008. Início, perfil. Inicial, sorriso Classe III, mordida aberta e cruzada anterior. (**D**) 3/12/2008. Frente. Inicial com Classe III, mordida aberta e cruzada anterior, cruzada na posterior do lado direito. (**E**) 21/12/2010. Após aparelho de Haas e tratamento com Pistas Diretas de Planas com resinas sobre dentes decíduos, descruzando os dentes anteriores e posteriores. Foram efetuados desgastes seletivos das guias caninas que travavam o desenvolvimento, além de posicionar os dentes e finalizar os ajustes oclusais, acertar a linha média, em fase de dentição mista, e o ajuste das pistas com acompanhamento. (**F**) 3/12/2008. Início. (**G**) 21/12/2010. Fase final. Após expansão dos maxilares e Pistas Diretas.

Caso 5

IP, menina com 7 anos e 10 meses, encaminhada pela neuropediatra para tratamento odontológico da respiração e sono, com reclamação de déficit de atenção, atresia dos maxilares, com retropostura e subdesenvolvimento severo da maxila e Classe III mandibular (Fig. 6-5).

A filosofia da equipe deve ser compartilhada entre os profissionais, dando-se prioridade ao tratamento mais urgente no que diz respeito à SAOS, desde os procedimentos preventivos no respirador oral crônico, com a correção do subdesenvolvimento orofacial, priorizando-se também a emergência cirúrgica, com a permissão do paciente ou dos responsáveis. Existe grande porcentagem de pessoas com SAOS, e a prevenção deste problema complexo deve ser parte dos protocolos de tratamento das crianças, buscando minimizar dificuldades cirúrgicas no adulto, ou preparar para maior índice do sucesso cirúrgico A&T e ortognático, no tratamento da SAOS, desde a criança pré-escolar, dos adolescentes e adultos.

O planejamento odontológico da Ortopedia Funcional dos Maxilares ou Ortodôntico deve avaliar as medidas do vazio das vias aéreas respiratórias na naso-oro-hipofaringe. Devem-se usar tratamentos que não diminuam os arcos dentais. A expansão dos maxilares aumenta o perímetro para alinhamento dos dentes e, bem direcionada, previne ou trata a SAOS junto à equipe multidisciplinar.

A Odontologia do Respirador Oral e Sono, na equipe multidisciplinar, faz parte importante do sucesso dos tratamentos, assim como necessita dos procedimentos médicos da Clínica Otorrinolaringológica para melhorar a saúde respiratória e geral dos pacientes, ao corrigir o subdesenvolvimento orofacial junto das vias aéreas, da oclusão dental, devolvendo a beleza do sorriso e da face, do perfil e dos lábios.

Os dentes, os maxilares e a língua envolvem-se nas funções da respiração, deglutição sincronizada com a oclusão, mastigação, deglutição, e devem receber o devido respeito; isto inclui conhecimentos nas áreas da Otorrinolaringologia: respiratória, neurológica, do crescimento e do desenvolvimento.

Os maxilares retroposturados invadem o vazio intraoral respiratório, prejudicando a naso-oro-hipofaringe. Segundo a pesquisadora Regina Terse Ramos,[18] os tratamentos medicamentosos da SAOS, o cirúrgico com A&T, e os aparelhos expansores orais ajudam a melhorar problemas pulmonares e a oxigenação cerebral ligados aos Distúrbios Obstrutivos Respiratórios do Sono, e as dessaturações de oxigênio com os edemas pulmonares pós-obstrutivos. Há avanços no campo da medicina do sono, e a autora salienta a importância de novos desafios, ao estabelecer novos critérios de diagnósticos, a despeito das disponibilidades do uso das tecnologias com aparelhos orais para as crianças com SAOS e com dificuldades neurocognitivas.

Há diferentes tipos de tratamentos e aparelhos intraorais usados na Odontopediatria, na Ortopedia Funcional dos Maxilares e na Ortodontia, e, quando bem combinados, junto à equipe multidisciplinar, pode-se atingir um grande sucesso no tratamento dos Distúrbios Respiratórios Obstrutivos do Sono crônicos em crianças e adolescentes que sofrem com a respiração oral crônica, rinite, sinusites e bruxismo relacionado com a má respiração. Este conjunto causa subdesenvolvimento orofacial, dos maxilares interligados às vias aéreas respiratórias.

A Odontologia do Respirador Oral e Sono pode iniciar-se nas crianças pré-escolares e adolescentes, tratando o subdesenvolvimento dos maxilares, da oclusão dental, da atresia do vazio respiratório, para que estes não carreguem até a vida adulta esses males da SAOS. O respirador predominantemente oral pode agravar seu quadro para o bruxismo, roncos, distúrbios obstrutivos respiratórios do sono, SAOS e os transtornos do humor, de déficit de atenção/hiperatividade.

O tratamento precoce do subdesenvolvimento orofacial pode organizar e redirecionar os vetores de forças e resultantes do crescimento ósseo dos maxilares, da base nasal, por meio da expansão do palato, avanço mandibular, aumento da dimensão vertical – alinhando os dentes com manobras e aparelhos odontológicos –, modificação da postura funcional mandibular para os distúrbios respiratórios obstrutivos do sono, como forma de amenizar a perpetuação e a fixação da respiração oral e os prejuízos para a saúde geral, intelectual e social da pessoa.

As condutas cirúrgicas A&T, de avanço maxilomandibular, de palato e os desvios de septo, a critério do médico-otorrinolaringológico em entendimento com a família, dependem da urgência e da gravidade da SAOS. A equipe atingirá os melhores resultados para o paciente se cada profissional valorizar tanto a prevenção como o tratamento precoce, reconhecendo que a SAOS é complexa, é um sofrimento para os familiares e para as crianças, que, muitas vezes, estão subtratadas e sofrem com as obstruções, noites mal dormidas, pesadelos, terror noturno, déficit de atenção e hiperatividade e podem beneficiar-se, com melhor saúde respiratória, do sono e da qualidade do dia.

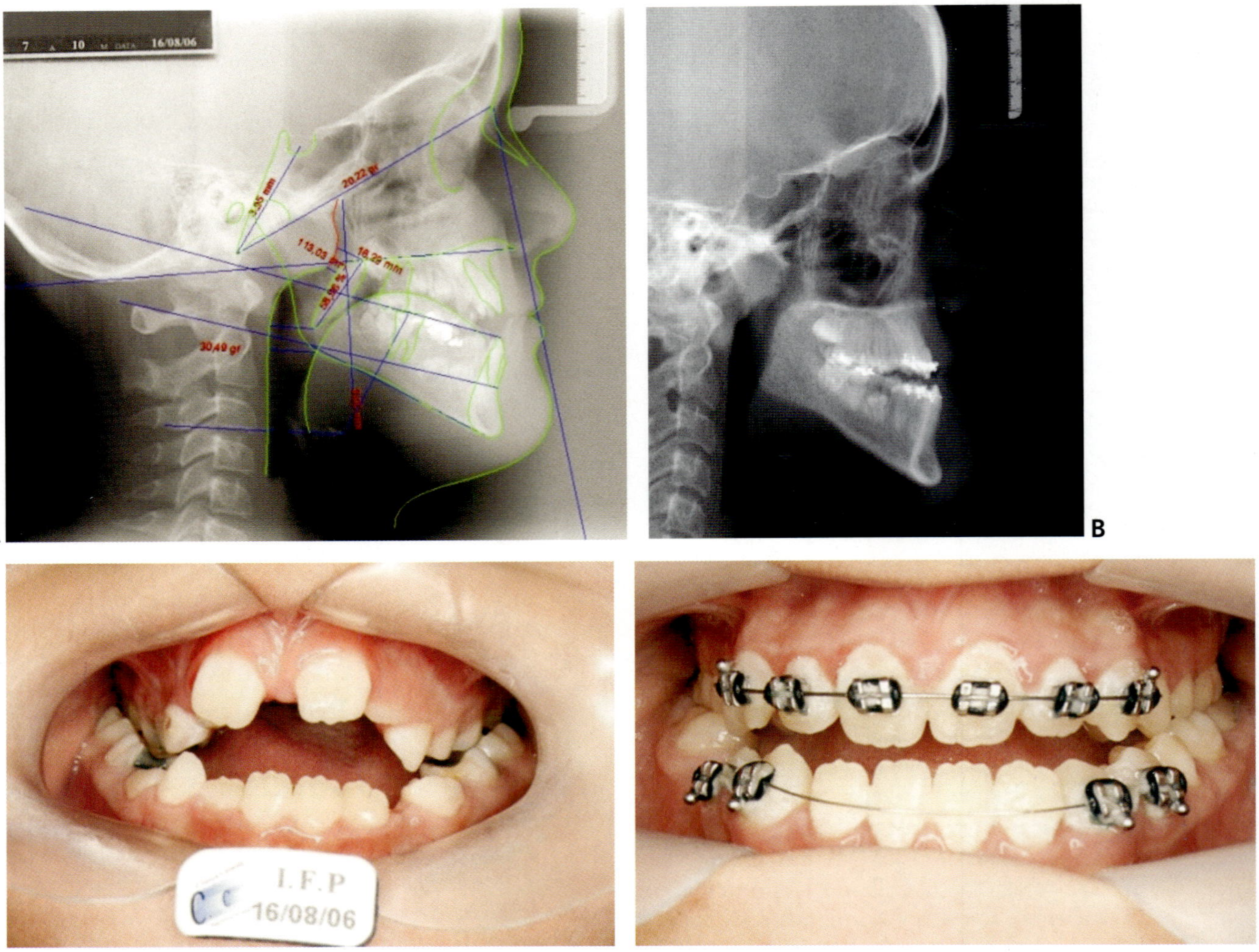

A B C D

Fig. 6-5. (**A**) 16/8/2006. Telerradiografia em norma lateral, inicial. Mordida aberta anterior com indicação ao Otorrinolaringologista devido a obstruções de VAS; fez tratamento medicamentoso. (**B**) 3/12/2010. Telerradiografia em norma lateral final pré-cirúrgica ortognática. Pronta para avaliação e para dar continuidade aos procedimentos, com indicação cirúrgica de avanço da maxila e correção da Classe III. (**C**) 16/8/2006. Inicial, oclusal de frente. Classe III, maxila com retropostura e subdesenvolvida nos planos transversal, vertical na pré-maxila, com mordida aberta anterior, cruzada posterior direita e esquerda. (**D**) 3/12/2010. Maxilares preparados para indicação e planejamento cirúrgico Classe III. Há a necessidade de avanço do maxilar superior pouco desenvolvido, conforme avaliado na telerradiografia em norma lateral inicial e final, para encaminhamento à equipe que fará a parte de diagnóstico, o planejamento da cirurgia ortognática ligada aos estudos dos maxilares, das vias aéreas.

REFERÊNCIAS BIBLIOGRÁFICAS

1. Soares MEM *et al.* Uso de chupeta e sua relação com desmame precoce em população de crianças nascidas em Hospital Amigo da Criança. *Jornal de Pediatria, Rio de Janeiro* 2003;79(4):309-16. Acesso em: 2 abr. 2013. Disponível em: <http://jped.com.br/conteudo/03-79-04-309/port.asp>
2. Carvalho GD. Amamentação e os direitos humanos. Centro de estudos avançados em odontologia e fonoaudiologia. In: Carvalho G. *Brochura do curso módulos I e II do SOS Respirador Bucal*. Poços de Caldas, 2000. Acesso em: 1 Jan. 2009. Disponível em: <http://www.ceaodontofono.com.br>
3. Van Der Laan T. *Função mastigatória em índios ianomâmi*. Dissertação de Mestrado. Piracicaba (SP): Universidade Estadual de Campinas, 1998.
4. Tessitori A. *Análise radiográfica da posição habitual da língua*. Dissertação de Mestrado. Campinas (SP): Universidade Estadual de Campinas, 2001.
5. Albertini FR. *Uso da telerradiografia em norma lateral como auxiliar no diagnóstico dos distúrbios obstrutivos respiratórios do sono em crianças com TDA/H*. Dissertação de Mestrado. Campinas (SP): Universidade Estadual de Campinas, 2009.
6. Guilleminault C *et al.* Orthodontic expansion treatment and adenotonsillectomy in the treatment of obstructive sleep apnea in prepubertal children. *Sleep* 2008;31(7):953-57.
7. Laittinen LA. Ans expert advisory group listed in foreword. Ministério da Saúde da Finlândia: *guia nacional para prevenção e tratamento da apneia do sono 2002-2012. Respir Med* 2003;97(4):337-65.
8. Planas P. *Reabilitação neuroclusal*. 2. ed. São Paulo: Medsi, 1997. 355p.
9. Haas AJ. Entrevista. *Rev Dental Press Ortodon Ortop Facial*, Maringá 2001 Jan./Fev.;6(1):1-10.
10. Capelozza Filho L, Silva Filho OG. Expansão rápida da maxila: considerações gerais e apresentação clínica. Parte I. *Rev Dental Press Ortod Ortop Facial* 1997 Maio/Jun.;2(3):88-102.

11. Capelozza Filho L, Silva Filho OG. Expansão rápida da maxila: considerações gerais e apresentação clínica. Parte II. *Rev Dental Press Ortod Ortop Facial* 1997 Jul./Ago.;2(4):86-108.
12. Pirelli P. Tratamento ortodôntico e ortopédico para síndrome da apneia obstrutiva do sono. In: *Preliminary programm 17th Annual Meeting American Academy of Dental Sleep Medicine.* Baltimore, US: 2008 June 6-8. Acesso em: 1 Jun. 2008. Disponível em: <http://www.aadsm.org/PDFs/Program.pdf>
13. Enlow DH. *Crescimento facial.* 3. ed. São Paulo: Artes Médicas, 1993.
14. Albertini FR. *Prevenção e tratamento com aparelhos bucais dos distúrbios respiratórios obstrutivos do sono na infância e adolescência. Nova visão em ortodontia e ortopedia funcional dos maxilares.* Congresso SPO 2010. Coordenação de Flávio Augusto Cotrim-Ferreira e Vanda Beatriz TC. São Paulo: Santos, 2010. p. 397-404, cap. 50.
15. Moss ML. The functional matrix. In: Kraus BS, Riedel RA. (Eds.). *Vistas in orthodontics.* Philadelphia: Lea & Febiger, 1962. p. 107-10.
16. Albertini FR, Reimão R. Propriocepção e vedamento lingual do bebê Laura: toque da ponta superior da língua na parte anterior do palato duro e respiração nasal. In: Reimão R. (Ed.). *Avanços em medicina do sono.* São Paulo: APM, 2001. p. 349-60.
17. Simões WA. (Ed.). *Ortopedia funcional dos maxilares.* 2. ed. São Paulo: Artes Médicas, 2003, 2v.
18. Ramos RT. Atualização na síndrome da apneia obstrutiva do sono em pediatria. *Pulmão RJ* 2009;(Supl 1):52-58.
19. Roemmich JN *et al.* Aumento de peso após adenotonsilectomia em crianças com Distúrbios respiratórios obstrutivos do sono e associados à diminuição da atividade motora e hiperatividade. *Pediatrics* 2006;117(2):200-8.
20. Suratt PM *et al.* Cognitive function and behavior of children with adenotonsillar hypertrophy suspected of having obstructive sleep-disordered breathing. *Pediatrics* 2006;118(3):771-81.
21. Huang YS, Guilleminault C. Pediatric obstructive sleep apnea and the critical role of oral-facial growth: evidences. *Front Neurol* 2013 Jan. 22;3:184; doi: 10.3389/fneur. 2012.00184.
22. Pinto JA. (Ed.). *Ronco e apneia do sono.* São Paulo: Revinter, 2000.
23. Graber TM, Swain BF. Dentofacial orthopedics. In: *Current orthodontic concepts and techniques.* Philadelphia: WB Saunders, 1975, vol. 1.
24. Woodson BT. Exame das vias aéreas superiores. In: Pinto JA. (Ed.). *Ronco e apneia do sono.* São Paulo: Ed. Revinter; 2000. Cap. 7, p. 37-46.
25. Azevedo MR *et al.* Assessment of occlusal traits in children enrolled in the preventive and social dentistry clinic at the Federal University of Uberlândia: an appropriate diagnosis, directing Public Health actions. *Ortodontia SPO* 2009;42(1):10-19

7

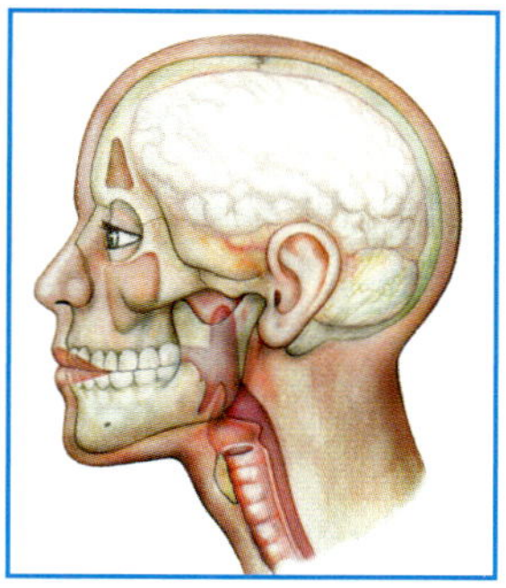

AVALIAÇÃO PRÉ-OPERATÓRIA E CUIDADOS PÓS-OPERATÓRIOS EM PACIENTES COM SAOS

Samir Tuma Júnior
Levon Mekhitarian Neto

INTRODUÇÃO

A Síndrome da Apneia Obstrutiva do Sono (SAOS) é uma doença crônica e evolutiva, com alta taxa de morbidade e mortalidade. Cerca de 2% de mulheres e 4% de homens adultos de meia-idade enquadram-se no diagnóstico de síndrome da apneia do sono, piorando com obesidade e após a menopausa.[1,2] No entanto, ao considerarmos que as deformidades dentofaciais são componentes inseparáveis da SAOS, passaremos a suspeitar desses números. Silva Filho demonstrou que 88,5% da população apresentaram algum grau de desarmonia oclusal.[3]

Das más oclusões, a classe I foi a mais prevalente (55%), seguida da Classe II (42%) e pela Classe III (3%). Sabemos que o motor dessas deformidades é a respiração oral na infância[4] e que certamente persiste na vida adulta, tendo em vista a disparidade que se cria entre o crescimento facial e somático e que aumenta com a idade.

Para Guilleminault, na sua descrição de Síndrome da Hiper-resistência das vias aéreas superiores (UARS):[5]

"Em nossa série de 400 casos de UARS, 93 têm puros UARS. Estes pacientes frequentemente se queixam de insônia, fragmentação do sono e fadiga. A média de idade é de 38 ± 14 anos, 56% são mulheres (ao contrário da SAOS) e 32% são de origem leste asiático. Assim, o seu sexo, a idade e a distribuição racial são diferentes daqueles da SAOS. O índice de massa corporal é $\leq 23{,}2 \pm 2{,}8$ kg/m^2, o índice de distúrbio respiratório médio é de 1,5, e da saturação de oxigênio é $\geq 95\%$. Sua anatomia craniofacial revela um palato duro predominantemente alto e estreito, uma distância anormalmente pequena intermolares. Em 88% dos indivíduos, existe uma história de extração cedo ou ausência de dentes do siso. Seu perfil psicológico mostra uma pontuação alta ansiedade".

A macroglossia e o véu palatino redundante são consequências dessa respiração oral? A evolução de UARS para SAOS é incerta ao longo dos anos, mas inúmeros trabalhos vêm mostrando a melhora da respiração nasal com a expansão da maxila (ortopédica ou cirúrgica).

Na criança, em um estudo recente de Gonçalves, a expansão rápida da maxila, mostrou benefício no exame polissonográfico em até 88% da amostra.[6]

A deterioração do paciente com UARS ou respiração oral, evoluindo para SAOS, está na dependência da deterioração da função neuromuscular do músculo palato faríngeo como demonstraram Frieberg *et al.*[7]

Na nossa experiência pessoal, no atendimento multidisciplinar aos pacientes com SAOS e UARS, mostra que também a musculatura respiratória apresenta perda de função com agravamento do quadro clínico.

A preocupação não pode recair apenas nos retrognatas ou pacientes obesos e caricatos com número de apneias superior a 15 eventos por hora. Os pacientes com atresia da maxila quer Classe I, II ou III, respiração oral ou com hiper-resistência das vias aéreas superiores, que são os maiores responsáveis pelos distúrbios respiratórios do sono, podem sofrer com excesso de microdespertares e sono não reparador, mesmo com um número baixo de apneias/hipopneias.

Esses pacientes, mesmo com níveis aceitáveis de eventos respiratórios na polissonografia, podem desenvolver todo o quadro clínico e fisiopatológico dos pacientes com apneias numerosas, pois o elemento determinante das comorbidades não é proporcional ao número de apneias, e sim ligados a perturbação da fisiologia do sono que pode ser muito importante em pacientes com UARS.

A estenose nasal é uma constante, quer pela redução do diâmetro transversal da face e naturalmente do cavum; quer pelo crescimento de partes moles; quer pela rinossinusite crônica.

Devemos ter em mente aqui, o contingente gigantesco de indivíduos Classe II tratados com extração dos pré-molares, agora Classe I, submetidos à redução do diâmetro anteroposterior e estenose nasal concomitante.

Assim, concluímos que o universo de pacientes tratados e operados é muito menor que aquele ideal. A indicação de CPAP ou da cirurgia maxilofacial para estes indivíduos ainda é temerária. Propor medidas gerais sem melhorar concomitantemente a respiração com um suporte médico é uma conduta evasiva e destituída de resultado.

O enfoque multiprofissional na assistência a saúde, particularmente no paciente com Distúrbios Respiratórios do Sono (roncos, hiper-resistência das vias aéreas superiores e síndrome da apneia obstrutiva do sono) tem sido nosso objeto de trabalho e estudo nos últimos 20 anos.

Queremos, neste capítulo, compartilhar com os proeminentes cirurgiões da "Experiência Brasil" a contribuição do universo clínico; da indicação cirúrgica; os cuidados pré-operatórios e principalmente o seguimento pós-operatório com o controle das disfunções e comorbidades por uma equipe multidisciplinar, tendo um médico como gestor dos trabalhos e resultados.

AVALIACÃO PRÉ-OPERATÓRIA

A avaliação do paciente com suspeita de SAOS deve compreender história clínica com anamnese direcionada, com especial atenção para escala de graduação do ronco e de sonolência. No que se refere ao exame físico, a rinoscopia anterior e posterior, a oroscopia e a nasofibrolaringoscopia com endoscópios rígidos e/ou flexíveis, determinam o local das possíveis alterações estruturais relacionadas com a síndrome.[8] A polissonografia é o exame de escolha e tem a característica de classificar a SAOS, determinar o número de microdespertares e, principalmente, o número de dessaturações. Neste particular, a alteração do fluxo aéreo nasal tem singular importância.

A obstrução nasal tem sido indicada como facilitadora do colapso faríngeo na inspiração, causando mais pressão negativa na via aérea, um aumento agudo da resistência nasal pode causar apneia durante o sono que reverte quando volta ao normal.[9]

Mekhitarian L. constatou uma prevalência de alterações anatômicas nasais (desvio do septo do nariz e/ou hipertrofia dos cornetos) em pacientes com SAOS.[10]

A apneia obstrutiva do sono recorrente proporciona momentos de hipóxia, dessaturações e hipercapnia, diretamente relacionados com a elevação da pressão arterial e da artéria pulmonar e aumento da frequência cardíaca, podendo predispor ao aparecimento de alterações cardiovasculares.[11]

O tratamento da SAOS pode ser clínico e cirúrgico

Diversos tratamentos cirúrgicos têm sido propostos e sua escolha está relacionada com a gravidade da SAOS bem como nas alterações estruturais nasais, faríngeas e craniofaciais encontradas previamente. Os procedimentos realizados são: faríngeos (tonsilectomias uvulopalatofaringoplastia com cautério ou *laser* e radiofrequência de palato), nasais (septoplastia, turbinectomia e cauterização dos cornetos) e maxilofaciais.

Uma vez decidido pelo tratamento cirúrgico na avaliação pré-operatória deve constar história clínica, exame físico geral e otorrinolaringológico, exame de imagem e laboratório.

No paciente com SAOS alguns aspectos importantes devem ser levados em consideração, como o caráter polissintomático da síndrome, a prevalência no sexo masculino, a obesidade, que é um dos principais agravantes da enfermidade, devendo ser avaliada quanto à sua distribuição, com especial atenção para a infiltração do pescoço, abdome e tórax, o exame otorrinolaringológico e maxilofacial na busca de micrognatia e retrognatia e medições cefalométricas, o tamanho da língua, as alterações estruturais da cavidade nasal e o tamanho das tonsilas e da úvula.

Fazem parte da avaliação a endoscopia das vias aéreas de preferência com o paciente dormindo (sonoendoscopia) e avaliação por imagem, tomografia computadorizada e principalmente a ressonância magnética para dimensionamento dos espaços aéreos e relação com partes moles.

Cuidados pós-operatórios em pacientes com SAOS

O paciente com SAOS necessita dos cuidados normais de pós-operatório visando acompanhamento da cicatrização com curativos semanais e quando necessário retirada de pontos ou a confecção de aparelho intraoral.

Porém, não estamos lidando com uma doença única e sim com uma patologia multifatorial, portanto, do ponto de vista do tratamento realizado nos centros ligados à medicina do sono, outro problema vem acontecendo: além das medidas que socorre os nossos pacientes como cirurgias (com o otorrinolaringologista e/ou com o cirurgião bucomaxilofacial), CAPP, aparelhos ortodônticos e ortopédicos, dilatadores nasais (*rinostent*), também impera a necessidade de reabilitação da musculatura respiratória; da motricidade oral; da reeducação alimentar, da perda de peso e da mudança no estilo de vida. Estas atuações raramente são feitas em conjunto, sob orientação do profissional assistente em seu lugar de trabalho.

Assim, temos um mal que tem uma raiz que evolui com uma enormidade de manifestações em um mesmo indivíduo, requerendo sempre uma abordagem por vários profissionais para cada caso, com a atuação de médicos, dentistas, fisioterapeutas, nutricionistas, psicólogos e fonoaudiólogos.

A reunião dos profissionais sob um mesmo teto constitui uma policlínica, mas jamais um serviço organizado. Como formar e gerir equipes? Qual é o modelo de gestão ideal?

Curso da área de saúde não oferece formação ideal para tal tarefa

Tais atitudes somente frutificam em um trabalho organizado em equipes interagindo em um espaço único e com *feedback* (este termo será fartamente empregado, pois não significa opinião e sim realimentação dentro de uma equipe sistêmica) em tempo real, entre seus componentes.

As tarefas junto a cada paciente são metas visando um ciclo virtuoso (onde as metas são alcançadas) de atividades coordenadas por um gestor clínico. A eficiência do sistema deverá ser medida por um método de avaliação que privilegia a qualidade de vida e qualidade do tratamento empregado durante e ao término de cada empreitada, onde equipe e pacientes terão a satisfação de verificar os progressos atingidos. Esse modelo ideal de equipes e de gestão, para a nossa sorte, já existe há 100 anos: é a teoria de sistemas e a formação de equipes sistemicamente geridas.

Sendo assim no pós-operatório dos nossos pacientes vamos abordar ao mesmo tempo todos os aspectos mencionados acima para que os procedimentos realizados adquiram uma eficiência maior do que se fossem feitos isolados.

Aspectos clínicos e/ou cirúrgicos, que são alvo do tratamento, visando uma reabilitação funcional coral, para os pacientes com distúrbios respiratórios do sono (SAOS e HVAS).

A) Alterações dentofaciais:
- Dolicocefalia (crescimento vertical da mandíbula com Ângulo Goniaco Aumentado).
- Mordida profunda e comprometimento do diâmetro vertical da oclusão (Ângulo Goniaco Reduzido).
- Palato ogival.
- Redução do diâmetro biocular e hipoplasia frontal que se relacionam fortemente com a estenose nasal e a atresia da maxila.
- Atresia da maxila (Classe I, Classe III, Classe II corrigida com extração dentária; pacientes adultos com extrações múltiplas antigas com reabsorção óssea).
- Mordida aberta anterior; mordida cruzada posterior.

B) Alterações das narinas:
- Narinas estreitas e colapso da valva nasal.
- Obstrução nasal por alteração das partes moles (Cometas Hipertróficos, Pólipos Nasais, Hipertrofia Adenotonsiliana acompanhada ou não de rinite alérgica).
- Desvio de repto.

C) Distúrbios da motricidade oral:
- Hipotrofia, hipotonia e hipofunção dos músculos faciais (lábios e bochechas; elevadores da mandíbula).
- Rebaixamento do assoalho da boca (hipertonia da musculatura supra-hióidea em especial na macroglossia e na mordida profunda).
- Lábio superior retraído ou curto e inferior evertido ou interposto entre dentes.
- Hipotonia labial (atresia da maxila) e ressecamento (respiração oral).
- Hiperplasia gengival e periodontite crônica.
- Macroglossia ou elevação do dorso da língua na redução do diâmetro anteroposterior.
- Deglutição atípica.
- Mastigação rápida (engasgos, redução da saciedade oral; comprometimento da digestão: macroglossia)
- Mastigação lenta (baixo peso).

D) Alterações posturais relacionadas com o esforço respiratório aumentado (uso excessivo da musculatura cervical ou acessória na respiração):
- Cifose.
- Hipertrofia da musculatura cervical (artrose cervical).
- Hipotonia abdominal e até diástase dos retos abdominais mesmo em pessoas magras.
- Flacidez da musculatura pubococcígea e do períneo com todas as suas consequências (incontinência urinária, hemorroidas, perda do gradiente peniano).
- Arqueamento dos ombros e distensão permanente dos músculos infra e supraespinal, pinçamento da Bursa.

E) Alterações clínicas (cardíacas, endócrinas, neurológicas e ou neuromusculares, psicológicas)

O ATENDIMENTO MULTIDISCIPLINAR OU INTERDISCIPLINAR

Clínica ideal

A disponibilidade de uma clínica padrão, em que o espaço físico ofereça as condições ideais para o trabalho, como consultórios adaptados para dentistas, fisioterapeutas, consultórios básicos para médicos, psicólogos, fonoaudiólogos e nutricionistas; salas para reuniões com conforto comida e bebida; além de recursos de diagnósticos (internos ou associados) como polígrafos, avaliação cardiovascular e laboratório de bioquímica e radiologia.

Da formação do médico gestor do tratamento interdisciplinar

O nosso paciente deverá ser atendido por um clínico experiente em todas as possíveis manifestações clínicas ligada ao DRS (anatômicas, cardiovasculares, respiratórias, endócrino-metabólicas, psiquiátricas e neurológicas).

A habilidade do médico que chefia a equipe esta em dominar o conhecimento necessário para indicar procedimentos com conhecimento o suficiente sobre as demais profissões. Não é necessário que domine todas as técnicas, mas deverá conhecê-las o suficiente para que as indique com precisão e saber o que esperar de cada uma. Quando dialogar com o dentista, não será necessário dominar todas as técnicas que envolvem a ortopedia funcional dos maxilares, mas deverá contracenar com este, lhe oferecendo o *feedback* do quanto está satisfatório do ponto de vista respiratório, a expansão dos maxilares, por exemplo.

Treinamento e adaptação dos profissionais à equipe

O ambiente multicultural, a diversidade e a dialética são criativos. As reuniões periódicas são a base da formação da equipe e nós as dividimos em reuniões de formação, onde os profissionais envolvidos ensinam aos demais sobre a sua atuação junto ao paciente com DRS. Sem nunca perder a visão do todo, tais reuniões são coordenadas por um médico clínico que interage permanentemente com os componentes da equipe, encorajando a exposição de pontos de ignorância, que são diques que se abrem em direção ao conhecimento represado *(insight)*.

Assim, em uma equipe sistêmica, as discussões não buscam uma exposição da erudição individual, mas a ruptura do ponto de ignorância.

Novidades são bem acolhidas. Não existe hierarquia entre membros do grupo. A liderança exercida pelo médico com formação holística sobre o problema, decorre da sua capacidade inata da profissão em diagnosticar a partir de um exame físico minucioso e de montar o programa sistêmico. Mas uma vez o paciente em tratamento, todos são corresponsáveis e partícipes do resultado final.

Todos os profissionais envolvidos com o paciente devem receber treinamento, inclusive profissionais de recepção, que monitoram o retorno do mesmo a clínica, evitando faltas com o programa. Atuam dando o *feedback* de tudo que se passa na recepção como descontentamentos e queixas dos pacientes.

SOBRE A CLÍNICA MÉDICA

Distúrbios endócrino-metabólicos próprios do DRS. O primeiro elemento a ser discutido aqui é talvez o maior responsável por uma série de problemas que atordoam a população civilizada há muito, muito tempo. Estamos falando do estresse. Este termo que é um estrangeirismo do inglês (*stress*) *distress* tem o seu equivalente na língua portuguesa como adversidade; na Fisiologia, Douglas *et al.* em 2002, cunhou o termo Alostase.[12] O estresse ou Alostase pode-se manifestar de forma aguda ou crônica.

Na natureza, a forma aguda é a mais frequente, como, na perseguição de um predador à presa, gerando reações bem conhecidas como a produção aumentada de cortisol e a descarga adrenérgica. Já nos primórdio da medicina psicossomática, ficou bem conhecida a situação chamada de adversidade crônica ou estresse crônico, no qual o indivíduo civilizado criava inúmeras condições de vida é com um conflito conjugal ou dificuldades profissionais, cronificando as reações de estresse e todas as suas manifestações clínica, fundamentados basicamente na produção aumentada de cortisol. Mas o estresse ou Alostase pode ser determinado por causas também físicas como a dor crônica e o sofrimento respiratório (cardiopatas, pneumopatas etc.). A hiper-resistência das vias superiores, nunca foi relacionada com dispneia comum a pacientes cardiopatas ou pneumopatas, mas seguramente, sabemos que este indivíduo tem um esforço respiratório aumentado, não só à noite, mas também durante o dia, de tal ordem que chega a hipertrofiar a musculatura cervical, com aumento grosseiro do diâmetro cervical ou comprometimento da postura. O uso da musculatura cervical na respiração é denominado respiração de suplência ou respiração apical, representando sempre uma adversidade, jamais uma respiração tranquila ou confortável. Sabemos que o paciente em questão tem o uso diuturno desta musculatura e este é o fato desencadeante de toda uma fisiopatologia que detalharemos a seguir. A respiração de suplência exige estímulo colinérgico incessante por partes do núcleo bulbo reticular. O bulbo reticular é responsável por manter a vigília, emitindo estímulos colinérgicos, via tálamo, para o córtex cerebral; também é responsável por toda a musculatura antigravitacional e estabilizadora do esqueleto, na medida em que envia os mesmos estímulos simultaneamente à coluna vertebral. Ou seja, é impossível solicitar a musculatura cervical na respiração e não acordar e para o mau respirador, adormecer e desligar a musculatura acessória e igual à apneia. Cada vez que adentramos o sono de ondas lentas e o sono REM, esse impulso colinérgico cessa com abolição do estímulo tanto para o tálamo e córtex cerebral quanto para a medula, com consequente flacidez da musculatura cervical. Caso a bomba diafragmática não seja competente (por diversas razões já discutidas neste texto), para sustentar uma boa ventilação, a dessaturação do sangue obriga a superficialização do sono e os microdespertares. Enfim, caracterizamos aqui, uma condição estressora, crônica e debilitante em graus diversos, à medida que o tempo progride. Os efeitos do hipercortisolismo desta adversidade crônica não serão observados como na síndrome de Cushing, onde a liberação de corticoide estará aumentada nas acrofases, e sim como já demonstrava Takebe[13] *et al.* em 1966, "estímulos estressantes para o homem ou para o rato produzem seu efeito nos momentos circadianos de menor produção de corticosteroides e efeito mínimo no momento das acrofases".[13] Assim, esta produção aumentada de corticosteroides é uma constante, mas com grande variação individual. Do ponto de vista endócrino, observamos uma maior tendência a gliconeogênese e mobilização de aminoácidos pelos músculos; redução da utilização da glicose pelas células. Aqui estão as bases para a obesidade, a síndrome metabólica e as dislipidemias. A relação entre o hipercortisolismo e a depressão é uma das observações mais antigas da psiquiatria biológica, como afirma Kaplan em seu famoso compêndio de Psiquiatria. Relacionamos facilmente tal situação também com mulheres jovens, obesas, ou não, que, frequentemente, são diagnosticadas com policistose ovariana ou anovulação crônica. Uma vez identificados tais casos, não nos limitamos ao uso de hormônios sexuais e anovulatórios. É mandatório o uso de metformina, por melhorar a utilização de glicose pelos músculos esqueléticos, além de outras ações positivas contra o cortisol que favorecem a perda de peso e o ganho de massa magra (densidade proteica na impedanciometria). A metformina inclusive, na prevenção primária desses doentes, é preferencial ao uso de estatinas, que só atuariam no fim do processo. O impacto do tratamento respiratório e do uso de antidepressivos da classe dos recaptadores de serotonina, assim como todas as medidas possíveis para melhorar o sofrimento respiratório e o sono, reduziria em tese este hipercortisolismo e suas consequências nefastas. Tal benefício é frequentemente observado no meio médico habituado com o tratamento dos pacientes com DRS. Outra alteração clássica implicada com o sono é a ausência do pico noturno do GH. Este hormônio só apresenta o seu principal pico nas fases profundas de sono, quase sempre ausentes no paciente com DRS. Outras alterações do eixo hipotalâmico-hipofisário podem ser relatadas com frequência como os baixos níveis de testosterona no homem, que melhoram após o tratamento da respiração e do sono.

QUANTO AO USO DE ANTI-HIPERTENSIVOS

Sabemos que a hipertensão arterial sistêmica tem uma relação linear com a gravidade do número de eventos respiratórios do doente com DRS, como mostrou o estudo concluído e publicado em 2000 na JAMA (*Journal of the American Medical Association*). Neste estudo o Dr. Javier Nieto, do *Jhon Hopkins School of higiene and public health*, analisaram estudos do sono, medidas de pressão arterial e outros fatores de 6.132 indivíduos, mostraram que a relação da DRS com a hipertensão persistiam mesmo excluindo-se os elementos com IMC, idade e raça.[14] Assim a hipertensão do paciente com DRS deve ser tratada levando-se em consideração elementos próprios da sua osiopatologia. Os pacientes de DRS apresentam em comum o fato da ausência do descenso noturno da PA, quando submetidos à monitoração da PA por 24 horas (MAPA). Acreditamos que este fato é secundário a hiperatividade simpática e ao número de eventos respiratórios. A evolução da hipertensão é multifatorial, mas este fenômeno desencadearia a remodelação vascular por sobrecarga constante sobre a circulação, além de fatores correlatos como a disfunção endotelial e o sobrepeso tão frequente nesses casos. Outro fato corrente a ser respeitado é a presença constante de sobrecarga na circulação arterial pulmonar, que tende a se agravar quanto maior a peltora e o esforço reparatório do paciente, agravado também pela policitemia e aumento da viscosidade sanguínea. Um sintoma cardinal que mostra a sua gravidade é a noctúria que é desencadeada pela liberação do hormônio natriurético arterial. O sobrepeso nesses casos esta ligado fortemente à síndrome metabólica e todas as suas implicações como hiperinsulinemia ou resistência à insulina e disfunção endotelial. Assim, surge uma crítica sobre as principais categorias de anti-hipertensivos nos DRS.

Diuréticos

O comprometimento da glicólise e aumento de triglicérides promovidas por tiazídicos faz com que estes devam ser evitados sempre que possível. O aumento da viscosidade sanguínea nos pacientes com policitemia é outra causa de restrição do uso mesmo dos diuréticos de alça, no entanto, nos últimos anos vimos que a retenção de sódio pela ação mineralocorticoide é parte da síndrome metabólica justificando seu uso em alguns casos.

Betabloqueadores

Esta categoria é dada como primeira escolha no tratamento da HAS desde os anos 1970, mas deve ser escolhida com muita cautela e preterida por outros medicamentos sempre que possível.

Os betabloqueadores mesmo os cardiosseletivos estão implicados com a piora da hipertensão arterial pulmonar. O seu uso também está ligado à piora da síndrome metabólica com piora da tolerância a glicose e redução da lipólise.

A controvérsia sobre a indicação dos betabloqueadores com medicamentos de primeira linha está chegando ao final com estudos como os do *Medical Research Council Trial*, que demonstrou a eficácia do BB comparada com os placebos, na prevenção de desfechos cardiovasculares em idosos.[15]

Bloqueadores dos canais de cálcio

São drogas excelentes a serem usadas, levando em conta uma única precaução. Medicamentos como a nifedipina aumentam a congestão nasal, com comprometimento da titulação do CPAP, e o controle clínico daqueles que não usam CPAP. Tal fato seria minorado pelas formas de liberação lenta que deveriam ser usadas pela manhã (normalmente são indicados à noite). A hiperemia passiva e o edema consequente à vasodilatação podem agravar o edema de membros inferiores comuns no paciente com DRS.

Inibidores da enzima de conversão da angiotensina e inibidores dos receptores AII da angiotensina

Estes medicamentos estão consolidando-se como as melhores armas contra a hipertensão arterial e, no nosso caso, são os preferidos por algumas razões como redução da hipertensão arterial pulmonar; benefício na síndrome metabólica por ação positiva na intolerância a glicose; hiperinsulinemia; gordura visceral e PCR-US (proteína C reativa ultrassensível).[16]

QUANTO AO USO DE PSICOTRÓPICOS

Os DRS têm implicações graves do ponto de vista neurológico. Observamos, além da frequente sonolência, irritabilidade, depressão, déficit de atenção, síndrome do pânico e distúrbio bipolar. Do ponto de vista neuromuscular observa-se: fibromialgia, bruxismo e apertamento (Distúrbio da ATM). Os antidepressivos recaptadores de serotonina são de grande utilidade com benefício marcante na melhora da qualidade do sono e recuperação do humor. O uso de antidepressivos tricíclicos é de grande utilidade na hipossonia inicial e na fibromialgia. Como estas drogas possuem um efeito colateral indesejado (ganho de peso, constipação intestinal, xerostomia etc.); optamos por uso de pequenas doses, sempre à noite. Quando necessário, melhoramos o efeito antidepressivo e/ou hipnótico, é feita associação com antidepressivos recaptadores de serotonina (frequentemente usados pela manhã) e até microdoses de benzodiazepínicos. Estes últimos, os benzodiazepínicos, foram implicados com agravamento dos quadros de apneia do sono, pelo relaxamento muscular excessivo, mas em pequenas doses encontramos benefício nos pacientes na fase de adaptação do CPAP ou nos pacientes com HVAS na adaptação ao Rinostent ou aparelho intraoral. A bromoergocriptina e o pramipexol (agonistas dopaminérgicos), frequentemente indicados na síndrome das pernas inquietas, podem ter a sua utilidade estendida nos pacientes com HVAS e SAHOS, que apresentam desconforto e inquietação no sono inicial. Nos quadros de HVAS, com ou sem ferritina baixa, podemos observar pacientes com muito desconforto que é originado por hiperestimulação simpática (hiper-hidrose, inquietação ao deitar e por vezes diurna, déficit de atenção e sonolência diurna). A hiperexcitação simpática é base de varias complicações da fisiopatologia do paciente com DRS, desde a hipertensão arterial sistêmica até a fibromialgia determinada pela respiração de suplência. Os agonistas dopaminérgicos são drogas extremamente promissoras no tratamento desses sintomas. Os betabloqueadores são frequentemente usados para minorar os efeitos colaterais desta descarga adrenérgica excessiva; encontramos benefício em alguns casos neurológicos, mas quando a hiperestimulação é de origem respiratória, não observamos o mesmo resultado. Em pacientes magros e sem padrão obstrutivo, usamos doses pequenas pela manhã com muita cautela como teste terapêutico. A carbamazepina, o lido e os valproatos estão indicados nos casos de distúrbio bipolar e para associação frequente com os antidepressivos (melhoram e modulam a sensibilidade dos receptores de serotonina). Tem a sua utilidade em casos refratários de insônia e na dor crônica, mas achamos dispensável no caso da fibromialgia tendo em vista o bom resultado com as medidas gerais associadas aos tricíclicos e IRS.

CONTROLE DO REFLUXO GASTROESOFÁGICO (RGE)

Este fenômeno é extremamente frequente nos pacientes com DRS e hiper-resistência das vias aéreas superiores (HVAS). Na fisiopatologia até agora observada, podemos afirmar que a HVAS é fator agravante para o surgimento do RGE e este, por sua vez, também é um agravante na HVAS e DRS, gerando um ciclo vicioso catastrófico. E amplamente conhecido o potencial do RGE em produzir manifestações extradigestivas como, rinossinusites, faringites e até bronquites de repetição, que são complicantes na recuperação do respirador oral e do roncador. O edema permanente da mucosa da hipofarige, tão comum nesses pacientes, colabora com uma manobra de Müller positiva durante a nasofibroscopia. Podemos afirmar também, que o aumento da pressão negativa na hipofaringe que juntamente com o edema permanente da mucosa são os elementos agravantes do próprio refluxo gastroesofágico. Na medida em que a pressão negativa, vinda da inspiração, é transferida para o esôfago, agravando a subida de gases e espumas (o roncador reproduz durante o sono a manobra de Valsalva invertida, que é a base da Manobra de Müller). Tal situação é especialmente grave com o paciente em decúbito e durante o sono (situação observada com frequência durante o exame de Phmetria 24 horas). Os medicamentos utilizados no controle do RGE devem ter por objetivo melhorar o esvaziamento gástrico (procinéticos), além da redução da secreção ácida estomacal (inibidores da bomba de prótons, inibidores do receptor Hl da histamina).

De grande importância é a dieta, que nesses casos deve-se preocupar na redução de processos fermentativos com a formação de gases e espumas. Medidas gerais como a elevação da cabeceira e o decúbito lateral direito são especialmente importantes nesses pacientes, com grande benefício. A fisioterapia respiratória e a perda de peso contribuem progressivamente com a melhora clínica, com a redução da pletora e do padrão obstrutivo (bases hiperinsufladas e distensão abdominal permanente). A fonoaudiologia pode contribuir com o tratamento, com a reabilitação da mastigação e da deglutição, reduzindo a aerofagia e melhorando a trituração do alimento.

MEDICAMENTOS ESPECÍFICOS PARA MELHORA DO PADRÃO RESPIRATÓRIO

Muitos já foram tentados, mas alguns ganham mais valor a medida que cresce a nossa experiência clínica. Quero destacar a acetazolamida (AZM), um diurético inibidor da anidrase carbônica. A discreta acidose metabólica gerada pela AZM é responsável por um melhor estímulo respiratório bulbar o que minora as pausas respiratórias da noite. Tem ganhado valor no tratamento especial de obesos (um derivado da AZM, o topiramato já tem esta indicação específica).

A oxitocina vem sendo usada com este propósito em razão da sua eficácia na contração muscular da rinofaringe e conduzimos estudo neste sentido neste momento.

Em resumo, o clínico deverá centralizar todas as medidas farmacológicas sobre o paciente ou no mínimo gerir cautelosamente a conduta de especialistas que venham a medicar o paciente em questão.

SOBRE A FISIOTERAPIA

"Não basta recuperar potência das vias aéreas superiores, devemos recuperar, também, a proporcionalidade destas com a massa corporal e também reabilitar a musculatura responsável pelo bombeamento do ar, só assim teremos uma respiração permanentemente confortável, de dia e de noite".

Desejo com esta citação evidenciar que medidas isoladas geram obviamente resultados parciais. A valorização dos procedimentos executados por profissionais como o fisioterapeuta depende da consciência do médico, que indica e requisita especificamente este procedimento.

A respiração de suplência com o uso intenso da musculatura cervical é a regra nestes pacientes (grande maioria desde a infância) (Figs. 7-1 e 7-2).

O comprometimento da postura pelo uso dioturno do músculo estemocleidomastóideo é inevitável. A sua inserção do mastoide até o externo tem uma angulação próxima de 45° e traciona a cabeça para diante, tirando-a do seu centro de

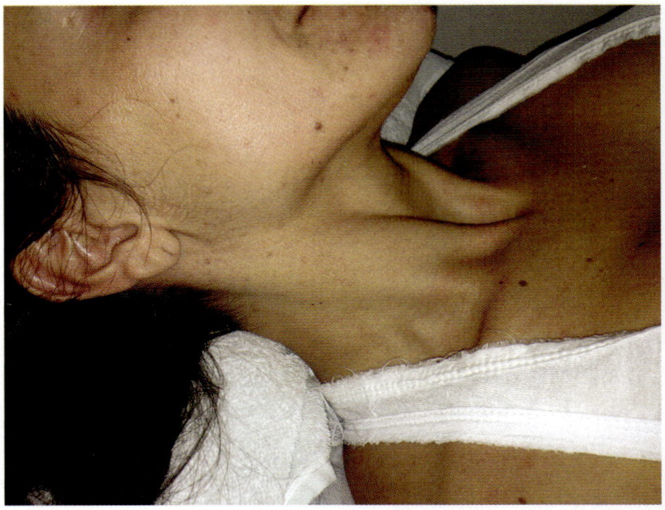

Fig. 7-1. Tração exercida pelo m. esternocleidomastóideo no aumento do esforço respiratório (UARS e SAOS).

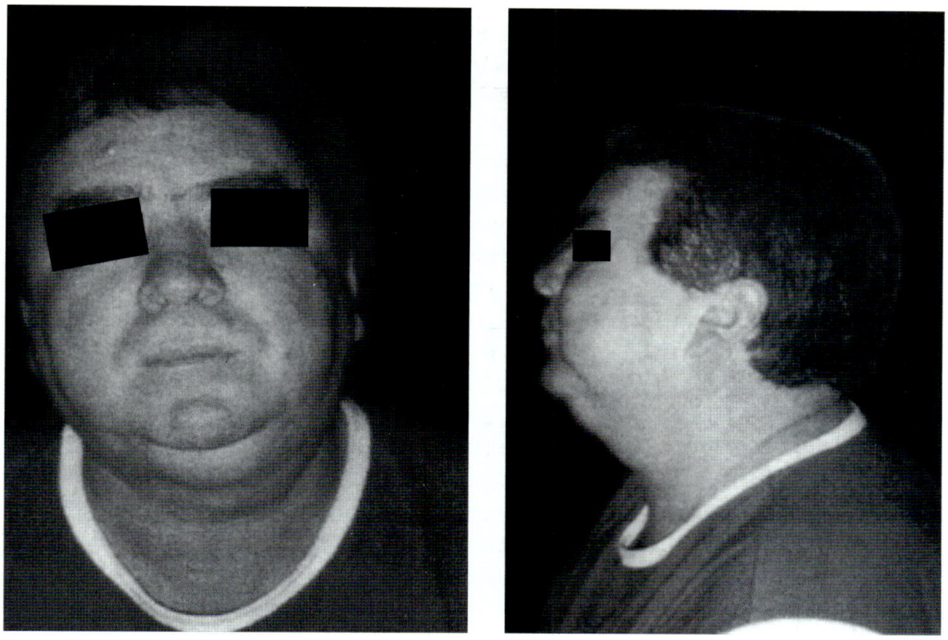

Fig. 7-2. Paciente roncador com grave prejuízo no desenvolvimento facial apesar de Classe I de Angle (redução do diâmetro biocular; maxila curta e redução do diâmetro transversal) apesar de manter normo-oclusão. Avalie na projeção do m. esternocleidomastóideo como a coluna cervical foi tracionada para diante e forma-se a "giba" e a cifose torácica.

gravidade e deslocando a coluna cervical para diante; o padrão apical da respiração compromete a postura, obrigando o doente a manter a cabeça anteriorizada ao corpo e ao corrigir o olhar no horizonte, forma-se uma cifose e nos mais obesos se confunde com uma "giba". Tal condição piora ainda a respiração, na medida em que compromete a utilização dos músculos retos abdominais, mesmo indivíduos magros apresentam flacidez do abdome (Figs. 7-3 e 7-4).

Considere a coluna vertebral uma haste fixa que mantém os restos abdominais estirados como o braço do violão mantém as cordas do violão.

Os retos abdominais atuam ativamente na expiração mediada pelo nervo vago. A sua hiperextensão e fundamental para a sua capacidade de contração, onde ele é o grande responsável pela expiração ativa. A sua flacidez por falta de suporte fixo condiciona o padrão obstrutivo com aumento da cintura (perímetro na altura do apêndice xifoide). Aqui se inicia um elemento ligado a musculatura respiratória, que se não for reabilitado, mesmo com as vias aéreas pérvias, o nosso paciente manterá uma respiração muito limitada.

A curvatura aumentada da coluna, o comprometimento da expiração e o aumento da cintura, farão o paciente depender

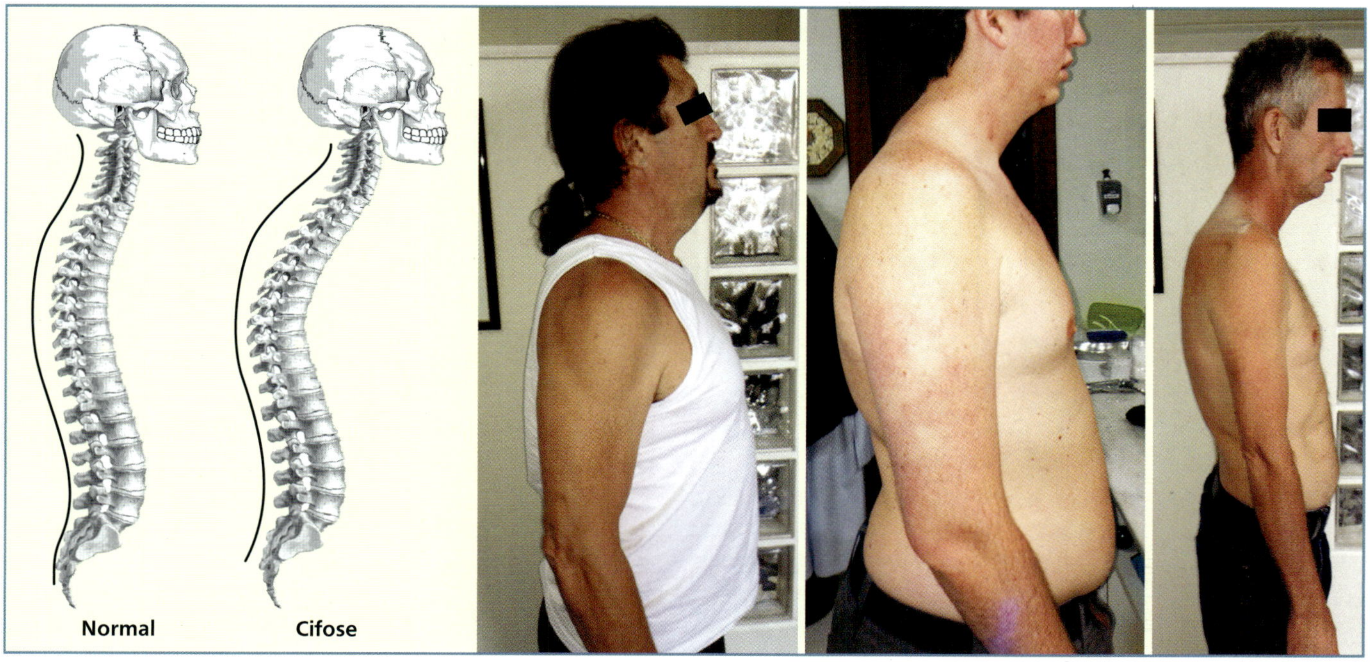

Fig. 7-3. Tração exercida pelo m. esternocleidomastóideo levando a cifose, flacidez abdominal (mesmo em pessoas magras) e piora do padrão respiratório (foto Internet).

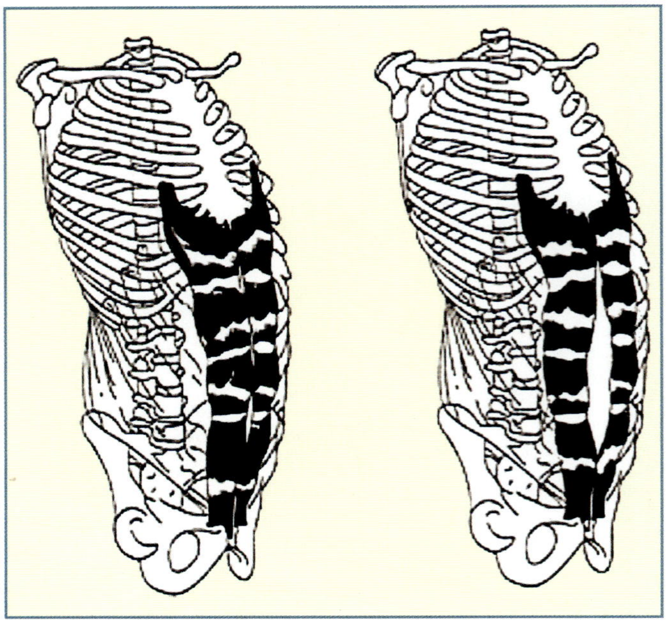

Fig. 7-4. Diástase dos m. retos abdominais.

cada vez mais da musculatura cervical e a musculatura abdominal ficará cada vez mais estática durante todo o dia, operando com pressões positivas intra-abdominais ao invés de forças negativas como em um fole. Na polissonografia observamos sempre atividade abdominal pela faixa abdominal; mas essa atividade é uma fração do ideal e, geralmente, o volume pulmonar residual é muito grande. A situação se agrava na medida em que a dilatação dos retos abdominais condiciona diástase dos mesmos e a formação de hérnia umbilical na maioria das vezes.

Essa é a expressão máxima da falência desta musculatura.

Observamos inúmeras técnicas de reabilitação, inclusive as ligadas a prática da Yoga que é milenar, e algumas variantes como o Pilates (prática de exercícios inicialmente dirigidos para a dança desenvolvida por Joseph Pilates no início do século XX, com inspiração no padrão respiratório da Yoga), no moderno RPG (Reeducação Postural Global), tais exercícios com objetivos semelhantes já eram praticados. A falta de objetividade do seu uso com foco no DRS e na HVAS nos fez buscar métodos mais concisos no nosso serviço, mesclando técnicas já praticadas com elementos novos aos olhos da nossa "nova" fisiopatologia.

No nosso serviço, o fisioterapeuta, sob nossa instrução, segue uma ordem lógica de abordagem, na qual inicialmente recuperamos e reeducamos a respiração diafragmática em repouso, com nulidade da musculatura acessória.

Assim, lançamos mão de práticas corrente como a respiração abdominal, mas potencializada com cargas (peso) graduais. Posteriormente, iniciamos fortalecimento dos retos abdominais utilizando técnicas de frêmito na expiração forçada (a expiração é feita contra uma barreira como soprar contra o dorso da mão ou dentro da trama de uma toalha).

Neste momento, me deparei com uma dificuldade a ser resolvida; a diástase dos retos comprometia toda a estabilidade de mecânica do processo. Os retos espaçados, com frouxidão da aponeurose, possuem capacidade limitada de contração. Outra questão esta na propriocepção de mecanorreceptores da parede torácica. O estímulo colinérgico dado por estes mecanorreceptores é que vai informar ao vago a necessidade de iniciar a expiração. A flacidez destas estruturas (aponeurose e músculos) compromete este estímulo. Todo médico ou fisioterapeuta experiente nestas reabilitações percebe a resposta frente às manobras de propriocepção (apoio manual nas últimas costelas ou diretamente sobre os músculos abdominais) e a incapacidade do paciente alcançar a mesma eficiência sozinha. Assim, iniciei, em 2003, a utilização de faixa torácica que servia como limitante para a hiperinsuflação pulmonar e, ao mesmo tempo, orienta o paciente na propriocepção dos exercícios fora da clínica. Posteriormente os exercícios passaram a ser realizados, também, com uma faixa abdominal que tinha por intuito aproximar os retos e reduzir a instabilidade mecânica gerada pela diástase dos mesmos. Sabemos desde tempos imemoriais que a yoga reabilita a musculatura pubococcígea (musculatura infraumbilical e períneo) aliando manobras respiratórias com expiração e frêmito e o objetivo final é manter um tânus permanente nesta musculatura. Assim, a faixa abdominal é mantida diuturnamente, inclusive durante o sono onde mantém a estabilidade muscular a semelhança com a aponeurose integra. Ao longo do uso e dos exercícios executados conseguimos uma recuperação considerável da perimetria da cintura e do abdome (linha do umbigo) assim como redução gradual da diástase.

Em uma segunda etapa, utilizamos a capacidade respiratória adquirida para a capacitação para atividades aeróbicas (respiração diafragmática é executada na bicicleta, andando e até correndo na esteira), ou seja, o padrão respiratório sadio e executado em repouso para dormir, comer e depois e treinado em movimento, para as atividades físicas, que antes pareciam impossíveis para o paciente.

Finalmente, o fisioterapeuta interagindo com o professor de educação física, montará o programa de exercícios que será seguido conforme a realidade de cada paciente. Atingido este estágio, não só o paciente recuperado manterá os exercícios respiratórios regularmente, como também terá conseguido um salto de qualidade em termo de bem-estar pessoal. Tal conquista raramente é abandonada, consolidando a recuperação.

SOBRE A FONOAUDIOLOGIA

O paciente respirador oral, roncador ou simplesmente com HVAS, tem em comum a má respiração nasal com comprometimento da motricidade oral. Mastigação, deglutição e mesmo a fonação dependem de um mesmo equilíbrio funcional, onde a boa respiração é fundamental. A respiração oral aliada às deformidades dentofaciais dificultam as funções estomatognáticas e ao longo do tempo alteram partes moles como língua e véu palatino. O fonoaudiólogo, na medida em que recebe o paciente, com as vias aéreas superiores pérvias (pelo trabalho médico e/ou odontológico), a respiração diafragmática recuperada (pelo fisioterapeuta) encontrará facilidade em trabalhar os binômios mastigação–respiração e respiração–deglutição (melhorando a aerofagia; refluxo laringofaríngeo e insuficiência velofaríngea). Alterações como a macroglossia e a contratura permanente da musculatura supra-hióidea (que mantém o rebaixamento vicioso do assoalho bucal) podem também ser melhorados. No nosso serviço, treinamos a fonoaudióloga para contribuir com a nutricionista, na medida em que recupera a mastigação-respiração. Recentemente, em 2006, sob o nosso estímulo, graduados em fonoaudiologia concluíram monografia com revisão bibliográfica sobre o tema saciedade oral. A boca, como órgão sensitivo que é, informa ao hipotálamo não só qualidades, mas também quantidades. Este mecanismo mediado por estímulos nervosos (impulsos gerados nos proprioceptores dos músculos estriados, da articulação temporomandibular e do periodonto que excitam diretamente o centro da saciedade) e hormonais (via colecistoquinina que é um conhecido sacietógeno) é influenciado enormemente pela velocidade da mastigação; onde a mastigação rápida inibe o estímulo hipotalâmico da saciedade. Assim, o mastigador rápido passa a depender do estímulo vagal do enchimento gastrointestinal para sentir-se saciado. Concluímos que uma mastigação eficiente e bem elaborada está relacionada com a saciedade. A fonoaudiologia, portanto, oferece recursos que colaboram ou complementam no tratamento corretivo e/ou preventivo da obesidade. O inverso pode ser visto com frequência, mas ainda requer maiores estudos; observamos com alguma frequência o mastigador lento, que se obriga a mastigar na velocidade que a pouca respiração lhe permite e, assim, obtém um excesso de estímulo oral, que pode ser acompanhado inclusive por náuseas durante a refeição, o que leva a baixa ingestão de alimentos e baixo peso. Tal situação é observada com mais frequência em pacientes classe H que foram submetidos a extração de pré-molares. A alteração do diâmetro anteroposterior, onde o dorso da língua frequentemente toca o palato mole, aliado a hiper-resistência das vias aérea superiores tornam a mastigação e a deglutição sofríveis.

Fonoaudiólogo é de grande valor na equipe e deve ser treinado, visto que na sua formação acadêmica ele aprende a técnica, mas o seu emprego não é direcionado para estas finalidades. Fica sob sua responsabilidade grande parte das medidas educativas e cuidados gerais, como a higiene nasal; o manuseio do *Stent* nasal (ou Rinos*stent*); os cuidados durante a refeição e o sono (elevação da cabeceira, posição na cama etc.).

SOBRE A ODONTOLOGIA

Não cabe para o âmbito deste livro descrever todas as técnicas odontológicas que nos beneficiariam, mas posso afirmar que inúmeros procedimentos odontológicos e ortodônticos beneficiam a respiração. Até o momento os médicos ligados à área do sono, familiarizam-nos com o avanço de mandíbula feito por aparelho intraoral removível. Mas à medida que tomarmos consciência do universo de recursos a nossa disposição, oferecidos por essa área, poderemos obter resultados fabulosos. Para citar rapidamente medidas de uso regular na ortopedia facial, temos a expansão da maxila (deficiência transversal) feita em crianças e com alguma limitação em adultos. Clinicamente é feita com disjuntor palatino de Haas ou distração palatina cirúrgica previamente e depois se obtém o efeito Llizarov com auxílio do aparelho ortodôntico e/ou ortopédico. Mais recentemente estamos nos familiarizando com o uso crescente de distratores ósseos que estão melhorando e simplificando condutas (Fig. 7-5).

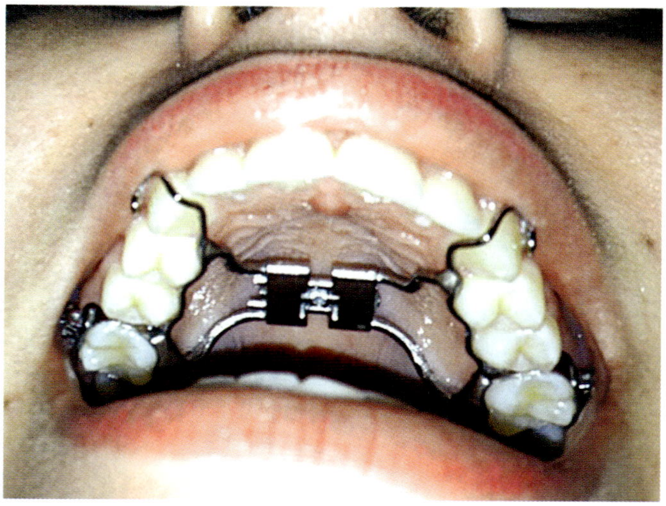

Fig. 7-5. Disjuntor palatino tipo Haas adaptado em paciente adulto.

A elevação do plano de oclusão nas mordidas profundas com melhora do diâmetro a verificar e o reposicionamento de mordidas cruzadas melhoram a acomodação da língua na loja bucal com melhora do espaço retrolingual a guisa do avanço de mandíbula. Por outro lado, tratamentos clássicos que se orientam apenas pelo plano lateral para obter a normo-oclusão concebida por Angle, podem comprometer função respiratória e agravar quadros de UARS vale citar que o tratamento de paciente Classe II com extração de pré-molares para se obter uma oclusão cúspide com cúspide, vai contra este benefício piorando a atresia da maxila e a posição da língua. Tal técnica ainda priva o paciente da oportunidade de melhorar a respiração com a melhora do diâmetro transversal e a abertura da sutura palatina que é a base do cavum.

Com a abertura inferior do cavum e melhora do diâmetro da valva nasal, melhora comprovadamente o fluxo aéreo nasal.

SOBRE A PSICOLOGIA

A psicologia atua como suporte indispensável de intervenção, uma vez que se propõe a detectar os aspectos comportamentais que estejam interferindo no surgimento, manutenção ou evolução da doença. O profissional psicólogo empenha-se na modificação dos comportamentos propostos pela equipe multiprofissional e está sempre atento aos aspectos que possam estar interferindo para o não progresso do paciente, bem como atento no sentindo de valorizar os esforços investidos pelo paciente no alcance das metas estabelecidas, considerando a este aspecto que o mesmo tem, assim como toda a equipe, grande responsabilidade no processo de mudança e evolução no tratamento. Com isso, visa consolidar todo o processo de reeducação e de introdução de hábitos saudáveis propostos pela equipe. Atua através de monitoramento, junto com o paciente, das principais dificuldades encontradas na adesão ao tratamento, bem como prevenção de possíveis recaídas. Este monitoramento também é realizado a distância em paralelo com os atendimentos semanais realizados pelo clínico. É função também do psicólogo, não sob objetivo primário no tratamento, mas complementar e variar de caso para caso, orientar e auxiliar os pacientes com problemas emocionais bem como realizar as intervenções que convém necessárias, sempre pautadas na escuta, compreensão e ajuda cabível a este profissional.

Como já mencionado anteriormente, os DRS são considerados uma das maiores síndromes clínicas da atualidade. Dentro do quadro clínico se enquadram principalmente sonolência diurna, distúrbios de ansiedade e déficits cognitivos que interferem na vida do indivíduo. Sobre este último aspecto, o psicólogo se utiliza de ferramentas cruciais para a mensuração da expressão cognitiva, ou seja, a avaliação neuropsicológica que compreende o exame de diferentes domínios que envolvem a cognição, como o conhecimento, aprendizado, percepção, juízo, lembrança e pensamento, e inclui protocolos fixos como o Mini-Exame do Estado Mental. Bateria do Cerad, Escala de Depressão Geriátrica e Escala de Sonolência de Epworth, bem como outros instrumentos, dependendo de cada caso. Esta avaliação permite a identificação dos diferentes graus de comprometimento das funções cognitivas. e no caso dos DRS é possível a identificação do grau de influência da privação crônica do sono no desempenho cognitivo do indivíduo, uma vez que o desempenho cognitivo é altamente influenciado pela quantidade e qualidade do sono precedente. São realizadas também avaliação do humor com escalas pré-definidas.

Cabe também ao psicólogo acompanhar, durante o tratamento e avaliar, transcorridos uma metodologia desenvolvida para a avaliação da qualidade de vida e da qualidade do tratamento como um todo. Sobre esta avaliação falaremos com maior clareza a seguir.

MONITORAÇÃO SOBRE A QUALIDADE DE VIDA

Calgary SAQLI

O SAQLI foi idealizado como uma ferramenta para avaliação da qualidade de vida em uma série de casos. No nosso serviço, passamos a utilizá-lo permanentemente como instrumento para verificação da qualidade de vida e também da qualidade do tratamento. Acrescentamos ao original, uma observação de próprio punho do paciente sobre a sua opinião global sobre o tratamento.

A avaliação não é jamais ao fim do período de tratamento proposto, mas sim quando transcorridos 2/3 deste. Assim, temos ainda tempo hábil para levantar problemas remanescentes e tratá-los.

Constatamos com muita satisfação que o SAQLI se tomou um ótimo método de avaliação, uma vez que se toma um instrumento de via dupla, em que é utilizado não só para o levantamento parcial das metas cumpridas como é a oportunidade que o paciente tem, de maneira global, de avaliar o tratamento, onde a sua opinião é levada em consideração na avaliação. Para esse fim, o psicólogo lhe proporciona um ambiente seguro e favorável para expor e levantar aspectos positivos, assim como negativos sobre todo o processo realizado até então. E, também, neste momento do tratamento que paralelamente é possível detectar os resultados obtidos sobre a melhora do desempenho cognitivo através da comparação das queixas iniciais, juntamente com a avaliação neuropsicológica realizada inicialmente. O desfecho é dado como satisfatório quando a opinião subjetiva do paciente atinge um mínimo de 70% desde que as metas propostas no início do programa foram atingidas. Este passa a ser considerado um ciclo virtuoso de atividades e o paciente passa para um período de manutenção a médio e longo prazos. (Informações cedidas gentilmente pela Psicóloga Ana Lucia Vieira do Núcleo de Medicina Sistêmica em Vitória/ES.)

Em qualquer momento, um novo conjunto de metas podem ser propostas e uma nova empreitada pode ser lançada. Deixamos aqui de buscar o saneamento de doenças e nos atemos a uma crescente busca de qualidade de vida e bem-estar, que considero a função clínica suprema da medicina do futuro.

Abaixo está um demonstrativo, resultado de uma pesquisa realizada pelo Dr. Levon Mekhitarian Neto e Dr. Samir Tuma Junior, como resultado da avaliação de 95 pacientes com DRS, tratados no período de Janeiro de 2002 a Setembro de 2003, tratados com o Rinos*stent* e equipe multiprofissional. Este trabalho foi apresentado no Congresso Mundial de Otorrinolaringologia, em 2009.[17]

No primeiro gráfico está um demonstrativo do grau de melhora com o tratamento e no segundo, o grau de satisfação do paciente (Fig. 7-6).

RINOS*STENT* E SUAS APLICAÇÕES NA REABILITAÇÃO FUNCIONAL DOS PACIENTES COM DRS (SAOS E UARS)

Definição

O Rinos*stent* é uma ortese metálica (intranasal) que sustenta as aletas nasais e os cornetos de tal maneira que viabiliza imediatamente medidas clínicas como o tratamento da sinusite crônica e a redução do esforço respiratório, sem desprezar a real necessidade de cirurgias quando indicadas.

Indicações

- Deve ser indicado para o tratamento de pacientes com obstrução nasal com outras terapias ou em separado.
- Nos pacientes com ronco primário ou HVAS.
- No tratamento com CPAP, em pacientes com dificuldade de adesão pela necessidade de grandes pressões.
- Em qualquer condição que o médico deseje melhorar a respiração nasal através da sustentação da valva nasal (sono, exercício, reabilitação respiratória).

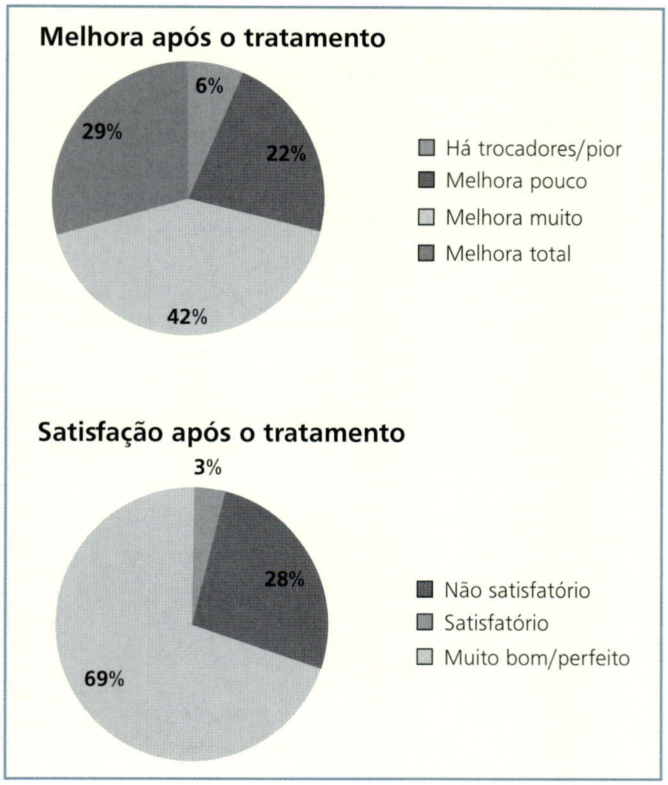

Fig. 7-6. Rinos*stent* apresenta eficácia comprovada nos distúrbios respiratórios do sono e é muito bem aceito pelos pacientes.

Como é feito o tratamento com o Rinos*stent*

A reabilitação respiratória, mastigatória, orientação dietética e tratamento das comorbidades são desencadeados em seguida sob supervisão do otorrinolaringologista (Fig. 7-7).

O Rinos*stent* é adaptado em cada paciente, no consultório médico, onde se escolhe um tamanho adequado a cada um. Em um primeiro momento, podemos simplesmente manter a sustentação da valva nasal e ali o paciente aprende o seu manuseio e higiene.

Iniciado o tratamento é passada a programação com visitas ao consultório para orientações com médico e demais profissionais (normalmente são pré-agendadas no prazo previsto do tratamento ou seja 3 a 6 meses e depois evoluindo para a fase de manutenção).

O Rinos*stent* da margem a trocas e manutenções, onde avançamos com peças mais profundas e podendo alterar o diâmetro transversal e vertical, com aumento da passagem aérea.

No pós-operatório de cirurgias como LAUP e septo, este já é indicado juntamente com a cirurgia, quando se analisa a possibilidade de colapso nasal ou mesmo em desvio do septo residual. Nas cirurgias estéticas do nariz, o velho, conflito entre estética e função nem sempre pode ser vencido. Em alguns casos (principalmente nas reoperações), já podemos indicá-lo como uma solução para manter a boa respiração nasal ou como molde para sustentação da cartilagem alar.

HORIZONTE DA VISÃO SISTÊMICA E DA REABILITAÇÃO FUNCIONAL GLOBAL

A interação entre médicos, dentistas, fisioterapeutas, nutricionistas, fonoaudiólogos e psicólogos é vista com grande entusiasmo e pode ser revolucionária no que concerne a prevenção e ao tratamento desta grande síndrome, ainda sem nome, mas que podemos identificar com síndrome maxilofacial, que se inicia com os distúrbios do desenvolvimento facial e estomatognático e culmina com os DRS e toda a sua implicação clínica. Talvez nenhuma área ligada à saúde prosperasse mais que a odontologia. Enquanto nos médicos travávamos lutas com as doenças infectocontagiosa e as afecções cardiovasculares: No cenário odontológico, as vitórias foram fabulosas. Há apenas três gerações atrás a regra terapêutica era a extração dentária. Há duas gerações, a regra consistia em restaurações, pontes, jaquetas e próteses além da convivência tolerada com cárie dentária e infecções crônicas, na geração atual a erradicação quase que completa da cárie dentária abre espaço para o tratamento ortodôntico e ortopédico na criança que já é responsável por um padrão de saúde na criança e no adolescente nunca antes conhecido. Acostumamos-nos a conviver com a adversidade, com a doença e com a deformidade. Como seria viver sem elas? Como é este ser normal? Aleitado corretamente,

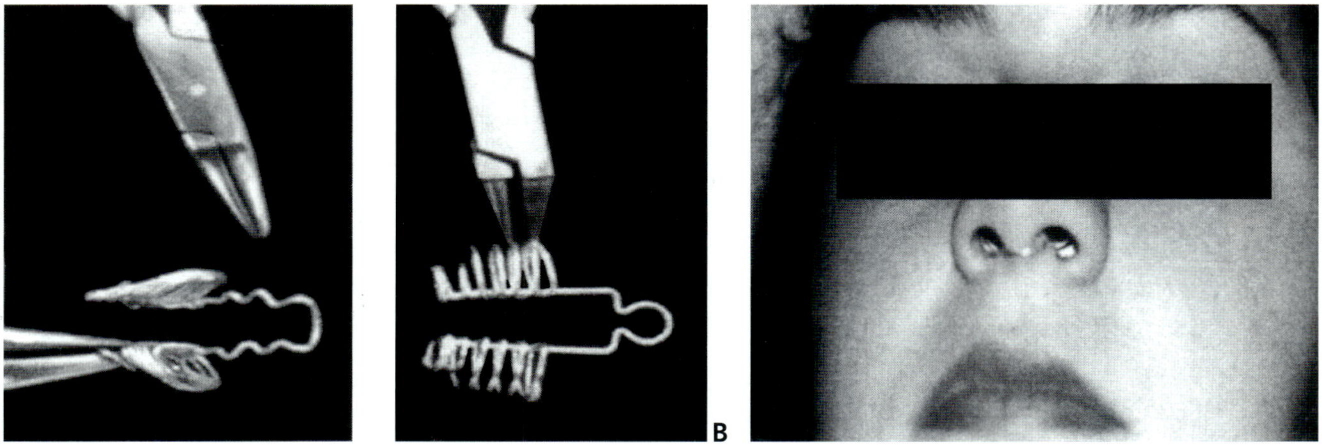

Fig. 7-7. Rinos*stent*. (A) Não moldado pelo médico. (B) Já moldado para uso no paciente. (C) Paciente com Rinos*stent* adaptado.

com infância realmente saudável e desenvolvimento craniofacial adequado? Respira bem, dorme bem, produzem bastante GH nas fases três e quatro sempre presentes em todas as suas noites. Mastiga corretamente, digere bem alimento bem triturado e tem ótimo desenvolvimento ponderoestatural. Na escola este nosso ser perfeito, tem excelente padrão de concentração, é calmo e não se irrita facilmente. Este ser belo, saudável e inteligente não é uma utopia ou uma paranoia eugênica ele é real e nos últimos anos é muito mais comum de se ver que nas gerações anteriores. Este ser, até então, é resultado de medidas isoladas de profissionais que não vislumbra o todo da sua obra. A interação consciente desses profissionais deverá ser responsável por políticas de saúde que realmente farão diferença em um horizonte muito próximo. Acreditamos cada vez mais que a interação entre os profissionais da saúde não só será responsável por esta grande proeza, como também pela erradicação de inúmeras doenças tão comuns nos nossos dias.

REFERÊNCIAS BIBLIOGRÁFICAS

1. Young T, Palta M, Dempsey J *et al.* The occurrence of sleep-disordered breathing among middle-aged adults. *N Engl J Med* 1993;328:1230-35.
2. Martinez D. Prática da medicina do sono. São Paulo: BYK SP, 1999.
3. Silva Filho OG, Freitas SF, Cavassan AO. Prevalência da oclusão normal e maloclusão na dentadura mista em escolares da cidade de Bauru. *Rev Assoe Paul Cirurg Dent* 1989;43:287-90.
4. Ribeiro F, Bianconi CC, Mesquita MCM *et al.* Respiração oral: alterações oclusais e hábitos orais. *Rev CEFAC* 2002;4:187-90.
5. Guilleminault C, Susmita CJ. Upper airway resistance syndrome is a distinct syndrome. *Resp Crit Care Med* 2000;161:1412-13.
6. Gonçalves LPV. Qualidade de vida de crianças com distúrbios respiratórios do sono após expansão rápida da maxila. Tese de Doutorado em Ciências da Saúde, 2012;93(4)f.
7. Friberg D, Ansved T, Borg K *et al.* Histological indications of a progressive snorers disease in an upper airway muscle. *Am J Resp Crit Care Med.* 1998;157:586-93.
8. Series F, Pierre SST, Carrier G. Effects of surgical correction of nasal obstruction in the treatment of obstructive sleep apnea. *Am Rev Respir Dis* 1992;146:1261-65.
9. Desfonds P, Planes C, Fuhrman C *et al.* Nasal resistance in snorers with or without sleep apnea:effect or posture and nasal ventilation with continuous. *Sleep* 1998;21(2):625-32.
10. Mekhitarian L, Fava AS, Lopes HC *et al.* Estudo epidemiolócico das alterações estruturais da cavidade nasal associadas á síndrome da apneia e hipopnéia obstrutiva do sono (SAHOS). *Rev Bras Otorrinolaringol* 2005;71(4):464-66.
11. Bocchi EA. Diretriz Latino-Americana para avaliação e conduta na insuficiência cardíaca descompensada. *Arquivos Brasileiros de Cardiologia* 2005;85(111):36-47.
12. Douglas CR. *Tratado de fisiologia aplicada à saúde.* São Paulo: Robe, 2002. p. 1285.
13. Takebe H *et al.* Gene alterations and from mammalian cells. *Biochemical Biophysical Research Communications* 1966;24:569-76.
14. Javier Nieto F. Johns Hopkins School of Hygiene and public health. *JAMA* 2000;283:1829-36, 1880-81. Latest in Internal Medicine.
15. MRC Working Party. Medical research council trial of hipertension in olders adults. *Br Méd J* 1992;304:405-12.
16. Shimabukuro e Tanaka. Effects of telmisartan on fat distribuition in individual with the metabolic syndrome. *J Hypertension* 2007;25:841-48.
17. Neto LM *et al.* Avaliação do uso de um dilatador intranasal metálico em pacientes com SAOS. Em uso do CPAP. *Arquivos internacionais de ORL* 2009;13(2).

8

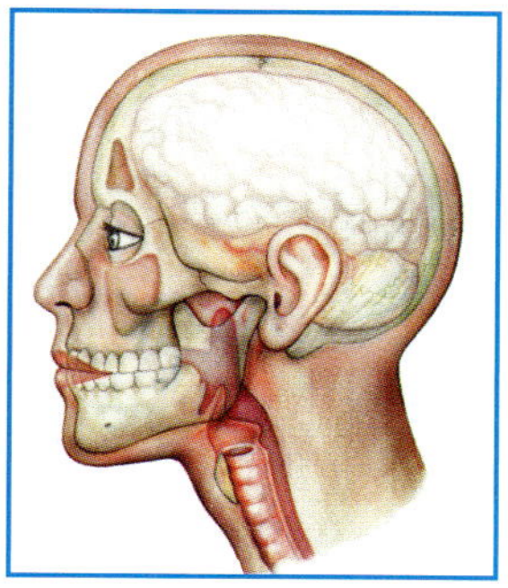

ANESTESIA EM PACIENTES COM SAOS – CUIDADOS PRÉ, INTRA E PÓS-OPERATÓRIOS

Marcelo Ribeiro de Magalhães Queiroz
Roberta Calle Queiroz

INTRODUÇÃO

A Síndrome da Apneia Obstrutiva do Sono (SAOS) tem-se revelado o mais importante e frequente distúrbio respiratório do sono. A American Academy of Sleep Medicine Task Force, em 1999, a definiu como uma alteração anatômica e funcional da via aérea superior (VAS) que conduz a episódios repetidos de obstrução completa (apneia) ou parcial (hipopneia) por mais de 10 segundos durante o sono, provocando quedas da saturação arterial de oxigênio ($SatO_2$) de no mínimo 3 pontos e despertares transitórios, que resultam em sono não reparador. Considera-se apneia leve entre 5 e 15 eventos respiratórios obstrutivos, apneia moderada entre 15 e 30, apneia grave, acima de 30. Tais eventos ocorridos durante o sono são diagnosticados por meio de registros pela polissonografia e com base na intensidade da redução do fluxo respiratório, na repercussão da saturação da oxihemoglobina e na fragmentação do sono. A SAHOS tem incidência durante a vida produtiva de 4% nos homens e 2% nas mulheres e também afeta crianças com uma frequência de 1-3%. O distúrbio ocorre principalmente em homens, obesos e de meia idade, mas atinge todas as faixas etárias e ambos os sexos, bem como os indivíduos de peso normal e os magros. Nas mulheres pós-menopausa, que não fazem reposição hormonal, torna-se tão frequente quanto nos homens. Os riscos para desenvolver distúrbio respiratório do sono aumentam com a idade e com o peso corporal sendo que nos mais velhos (acima de 65 anos) o significado clínico diminui junto com a prevalência. Atualmente é considerado um problema de saúde pública, dado que a apneia do sono está associada à alta morbimortalidade, imprimindo maiores riscos de acidentes (domiciliares, automobilísticos) e desenvolvimento de doenças cardiovasculares e pulmonares.[13] Estudos recentes mostraram a associação entre o número de eventos respiratórios obstrutivos por hora de sono (índice de apneia e hipopneia) e o aumento da comorbidade cardiovascular. Estatísticas atuais revelam que não diagnosticar e, portanto, não tratar os pacientes portadores de apneia do sono, implica em 2 a 3 vezes mais requerimentos de recursos sanitário do que para a população sem esta afecção.

PATOGÊNESE DA OBSTRUÇÃO DAS VIAS AÉREAS SUPERIORES

A região anatômica compreendida entre a faringe posterior até a laringe é desprovida de sustentação óssea ou cartilaginosa e, portanto, suscetível à obstrução. São três os segmentos de colapsibilidade das vias aéreas superiores (VAS): retropalatal, retrolingual e hipofaringe. Os músculos faríngeos dessa região são os responsáveis pela abertura das VAS durante a vigília, entretanto, com o processo do adormecer ou o emprego de agentes depressores do sistema nervoso central (SNC) usados rotineiramente em anestesia geral, há uma menor sensibilidade dos quimiorreceptores do tronco encefálico e diminuição do drive cortical do SNC para musculatura faríngea, favorecendo o colapso das VAS nessa região. A menor ativação da musculatura faríngea tem duas importantes consequências. Primeiro, em virtude do fluxo turbilhonar originado pelo estreitamento das VAS, haverá vibração das estruturas da faringe, gerando o ronco. Segundo, em decorrência do efeito de Bernoulli, há tendência ao colapso das VAS que poderá ser parcial (hipopneia) ou completo (apneia).

A anestesia para pacientes submetidos a cirurgias otorrinolaringológicas e em especial aos pacientes com síndrome de apneia obstrutiva do sono envolve certas particularidades. É necessário o anestesiologista estar familiarizado com a anatomia das vias aéreas e com a fisiopatologia das moléstias concomitantes que acompanham os pacientes com SAOS para melhor escolha e execução da técnica anestésica empregada.

Pequenas doses de sedativos podem levar a quadros de obstrução de vias aéreas com consequências desastrosas para o paciente. Outros fatores de risco para SAOS incluem o uso de álcool e benzodiazepínicos, posição supina, histórico familiar de apneia, acidente vascular encefálico (AVE), tabagismo e histórico de ronco.

A associação entre obesidade e SAOS é comum e devemos saber lidar com esse tipo de paciente e as comorbidades que o acompanham. A obesidade central pode precipitar ou exacerbar a doença por deposição de gordura nas VAS, além da alteração nos volumes pulmonares. Nos obesos mórbidos, a incidência de SAOS é 12 a 15 vezes superior à população em geral. Em virtude do padrão androgênico de gordura associado à ação dos hormônios sexuais masculinos sobre atividade neuromuscular das VAS e musculatura respiratória, o risco de SAOS em homens de meia-idade é 2 a 3 vezes maiores quando comparados com mulheres da mesma faixa etária, segundo levantamento realizado por Strobel e Rosen (Fig. 8-1).

A extubação destes pacientes deve ser feita com critérios rigorosos, quando o paciente recobrar boa parte de seus reflexos e estiver, de preferência, acordado. Muitas vezes a extubação deve ser realizada na UTI e, em alguns casos, traqueostomia pode ser necessária.

A obstrução das vias aéreas de menor ou maior intensidade leva a vários episódios apneicos. O paciente com SAOS acaba desenvolvendo hipóxia e hipercapnia, que associado a uma hiperatividade autônoma, disfunção endotelial e maior agregação plaquetária explicam a patogênese das manifestações cardiovasculares.

Estudos epidemiológicos evidenciaram a SAOS como causa de hipertensão arterial independente da idade, índice de massa corporal (IMC), sexo e consumo alcoólico ou tabagismo e demonstraram relação entre a gravidade do distúrbio respiratório do sono e o aumento da pressão arterial. As recentes recomendações do VII Joint National Committee (JNC) para prevenção, detecção e tratamento de hipertensão arterial, incluem a SAOS como a primeira da lista das possíveis causas identificáveis de hipertensão arterial. Nas manifestações hipóxicas agudas durante o sono há uma ativação rápida do sistema nervoso autônomo, levando a oscilações bruscas da pressão arterial o que pode predispor a isquemia do miocárdio. À medida que a doença se cronifica vai havendo uma ativação endotelial associado a uma resposta inflamatória e liberação de substâncias vasoativas, como a endotelina 1. Esses fatores acabam explicando a gênese da hipertensão arterial. A SAOS é considerada como fator independente para o desenvolvimento de coronariopatia. A maioria dos estudos apresenta limitações importantes pelo fato de muitos fatores de risco para SAOS como obesidade, sexo masculino, idade, dentre outros, serem os mesmos para hipertensão e doença arterial coronária (DAC). Portanto, definir o risco preciso de DAC atribuído a SAOS parece ser difícil, mas observações convergentes identificadas por Cintra *et al.* apontam SAOS como um importante fator associado a DAC.

À medida que a doença vai progredindo há um maior risco para o desenvolvimento de ICC e está correlacionada com aqueles pacientes que tem mais de 11 eventos apneicos por hora.

A hipertensão pulmonar pode existir secundária à hipóxia e à hipercapnia e está associada a maior gravidade de episódios apneicos assim como a policitemia. Nos casos mais graves pode levar à insuficiência cardíaca direita.

Durante os episódios de apneia são comuns arritmias cardíacas, como taquicardia ventriculares, extrassístoles e bradi-

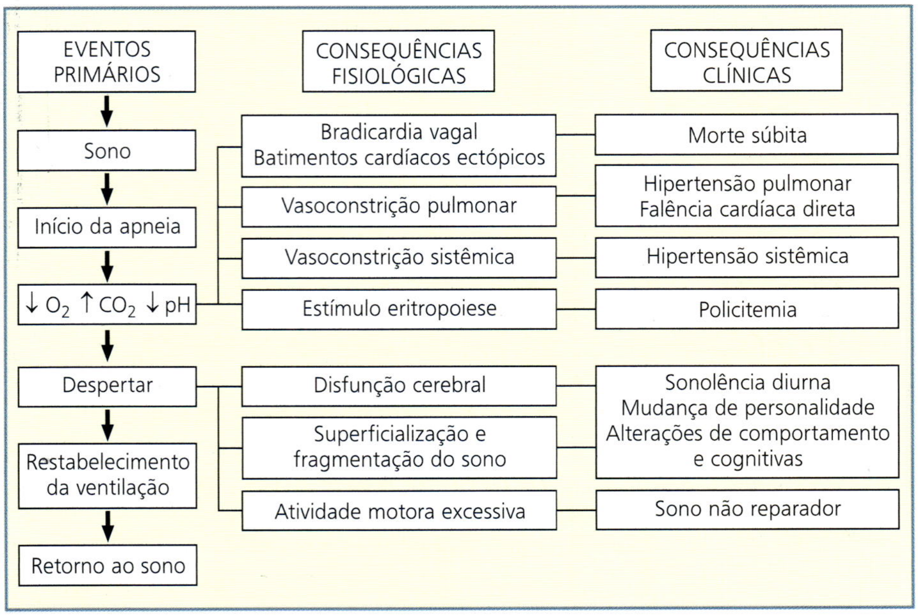

Fig. 8-1. Fisiopatologia da SAOS.

cardia. Os focos de ectopia ventricular serão mais graves quanto maior a dessaturação. Muitas vezes durante o período preparatório para cirurgia é necessário o uso de CPAP para controle das arritmias e melhor estabilização de quadro pressórico. Pacientes portadores da síndrome apresentam arritmia ventricular predominantemente durante o sono, sendo a taquicardia ventricular mais comum em pacientes com SAOS (0-15%) do que na população geral (0-4%). As bradiarritmias são bastante associadas à SAOS. Em 1983, Guilleminault *et al.* observaram a ocorrência de pausa sinusal (> 2,5 segundos), bloqueio atrioventricular de segundo grau e bradicardia sinusal em 11, 8 e 7%, respectivamente. Koehler *et al.* analisaram os fatores envolvidos nos bloqueios cardíacos em pacientes com SAOS, concluindo que na maioria dos casos o bloqueio ocorre durante o estado de sono REM e durante os períodos com queda na saturação de oxigênio em pelo menos 4%. Apesar dos resultados discordantes na literatura, parece que a queda na saturação de oxigênio durante os episódios de apneia é um importante fator desencadeador de arritmias cardíacas nos pacientes portadores da síndrome e a sua frequência associa-se à intensidade da hipóxia.

AVALIAÇÃO PRÉ-ANESTÉSICA

A avaliação inclui uma história clínica e um exame físico detalhado. De preferência realizado em consultório, com antecedência. Após o advento do consultório de anestesia muitas cirurgias deixaram de ser suspensas em decorrência de uma melhor avaliação dos pacientes, seja pela profilaxia de situações de risco seja pelo melhor planejamento da técnica anestésica empregada e pelo conhecimento prévio das patologias associadas. O contato com a família do paciente tem grande importância no alívio da ansiedade e no estreitamento da relação médico-paciente. É na consulta pré-anestésica o melhor momento para que aspectos legais possam ser explicados e onde paciente e seus familiares recebem o consentimento informado. Trata-se de documento de suma importância que dá autorização por escrito para o médico efetuar os tratamentos adequados para a preservação do seu bem-estar. Aqui ainda devemos esclarecer possíveis dúvidas e complicações existentes sejam no intra ou no pós-operatório. Com isso a responsabilidade ética pela omissão das informações é eliminada, porém a responsabilidade civil permanece.

Vários estudos têm mostrado a falta de utilidade de baterias de exames feitos por rotina, pois não constituem um bom instrumento de pesquisa de doenças, envolvem altos custos, acrescentam um novo risco para o paciente. Por essas razões os exames devem ser solicitados com base na anamnese e exame físico cuidadoso, bem como na natureza do procedimento. Após conhecer as condições clínicas do paciente, cabe ao anestesiologista decidir se convém ou não a prática do ato anestésico, de modo soberano e intransferível conforme resolução do CFM. O protocolo adotado pelos autores está representado no Quadro 8-1.

Quadro 8-1. Estratégia simplificada para exames complementares

Condição pré-op	Hb	Leucograma	TP/ TTPA	Plaq/ TS	Eletrólitos	Ur/ Cr	Gli	PFH	Rx	ECG	BHCG
Neonato	X										
Idade > 75 anos	X					X	X		X	X	
Doença cardíaca						X			X	X	
Doença pulmonar									X	X	
Neoplasia	X	X	X						X		
Radioterapia		X							X	X	
Doença hepática			X					X			
Doença renal	X				X	X					
Coagulopatia			X	X							
Diabetes					X	X	X			X	
Tabagismo	X								X		
Possibilidade de gravidez											X
Uso de diuréticos					X	X					
Uso de digoxina					X	X				X	
Uso de esteroides					X		X				
Uso de anticoagulantes	X		X								
Doenças do SNC		X			X	X	X			X	

X = obter; Hb = hemoglobina; TP = tempo de protrombina; TTPA = tempo de tromboplastina parcial ativada; Plaq = plaquetas; TS = tempo de sangramento; Ur = ureia; Cr = creatinina; Gli = glicemia; PFH = provas de função hepática; Rx = radiografia de tórax; ECG = eletrocardiograma; SNC = Sistema nervoso central.

Hemograma completo

Sua indicação tem grau de recomendação I, nível de evidência C para história de anemia, outras doenças hematológicas ou hepáticas; suspeita clínica de anemia; intervenções de médio a grande porte, com previsão de sangramento e necessidade de transfusão. O grau de recomendação III, nível de evidência C é para rotina em indivíduos assintomáticos.

Radiografia de tórax

Sua realização no pré-operatório deve ser baseada na avaliação criteriosa inicial por meio de história clínica e exame físico. Não há indicação rotineira em pacientes assintomáticos. Possui grau de recomendação I, nível C de evidência em pacientes com história e propedêutica de doença cardiorrespiratória.

Eletrocardiograma

Tem grau de recomendação I, nível de evidência C para história e/ou anormalidades ao exame físico sugestivas de doença cardiovascular; episódio recente de dor torácica isquêmica, diabetes melito. O grau de recomendação IIa, evidência C, é para obesos e idade superior a 40 anos.

Creatinina sérica

A indicação de sua dosagem tem grau de recomendação I, nível de evidência C para portadores de nefropatia, diabetes melito, hipertensão arterial sistêmica, insuficiência hepática e insuficiência cardíaca, cirurgias de médio a grande porte.

Testes de coagulação

Sua indicação tem grau de recomendação I, nível de evidência C para pacientes em uso de anticoagulaçao, insuficiência hepática, distúrbios de coagulação e intervenções de médio a grande porte.

Estabelecer o índice de massa corpórea é obrigatório. Em 75% dos casos de SAOS os pacientes encontram-se acima do peso ideal, medidas dietéticas prévias ao procedimento cirúrgico podem melhorar o manuseio anestésico e reduzir a morbimortalidade.

Na avaliação dos pacientes com SAOS a polissonografia é fundamental para quantificar a gravidade da apneia e determinar a necessidade ou não de CPAP como preparo pré-operatório do paciente. Pode ser indicado por 4 a 6 semanas antes do procedimento e tem como finalidade reduzir edema de vias aéreas e as complicações clínicas da doença.

Outro exame necessário para paciente com SAOS é a nasofibrolaringoscopia. Com ela o anestesiologista fica mais bem preparado para qualquer adversidade após a indução anestésica ou até mesmo determina o uso de intubação guiada por broncoscopia.

Para cirurgias minimamente invasivas pode não ser necessário exame algum, para as moderadamente invasivas é importante utilizar sempre julgamento clínico na seleção dos exames.

ANAMNESE

A anamnese nos permite conhecer o paciente, cirurgias pregressas, comorbidades, alergias e suas condições psicológicas. Em alguns casos, o ideal é optar por adiar a cirurgia, preparar melhor o paciente e realizar o procedimento cirúrgico quando houver maior segurança em relação à sua saúde física e mental.

Durante a anamnese é necessário saber sobre patologias atuais e pregressas, o uso ou não de medicações, se o paciente apresenta algum tipo de vício (tabaco, álcool, drogas ilícitas) e histórico anestésico. Devemos pesquisar sobre discrasias sanguíneas, problemas dentários e uso de próteses. Nos homens é importante questionar sobre problemas urinários e na mulher sobre gravidez.

É importante saber as drogas que o paciente usa e as interações medicamentosas com as drogas anestésicas. Muitos medicamentos utilizados rotineiramente pelo paciente permanecem prescritos até mesmo no dia da cirurgia, não devendo ser suspensos. Muitas medicações têm sua ação diminuída e outras, sua ação potencializada. Na avaliação deverá ser feita uma identificação de medicamentos que potencialmente podem interagir durante ou após a anestesia, principalmente naqueles pacientes com estado físico ASA acima de II.

JEJUM PRÉ-OPERATÓRIO

Muito se tem discutido sobre o tempo ideal de jejum para pacientes que serão submetidos a procedimentos cirúrgicos que necessitem de anestesia. Para os casos de anestesia de urgência onde não há a possibilidade de se postergar a cirurgia deve-se considerar o paciente sempre como estômago cheio, com risco de aspiração do conteúdo gástrico e tomar medidas preventivas necessárias para sua segurança. Podemos intubar o paciente acordado, realizar aspiração do estomago previamente, colocar o paciente em céfalo-aclive, intubaçao sequencial rápida, uso de drogas antagonistas de receptores H_2, drogas gastrocinéticas entre outras medidas.

Nos pacientes submetidos a procedimentos eletivos devemos obedecer alguns critérios que são aceitos na maioria dos serviços. Dividiremos os alimentos em dois grupos:

- *Grupo I:* alimentos sólidos de qualquer tipo, leite e derivados.
- *Grupo II:* líquidos claros ou escuros sem resíduos com açúcar ou não (café, chá, refrigerante, água etc.)

Após esta divisão devemos respeitar o seguinte tempo de jejum, especificados no Quadro 8-2.

Quadro 8-2. Tempo de jejum pré-operatório (em horas) em função da idade e do tipo de alimento

Idade	Grupo I	Grupo II
Até os 6 meses	4	2
Dos 6 aos 36 meses	6	3
Após 36 meses	8	3

EXAME FÍSICO

É extremamente importante que seja realizado um exame físico detalhado nos pacientes com SAOS. Diante de um paciente com apneia, não podemos deixar de avaliar o seu peso corporal e o cálculo do índice de massa corpórea (IMC), aferição da circunferência cervical – considerado normal até 43 cm no homem e 38 cm na mulher. O exame da região oronasomaxilofacial, em busca de micrognatia ou retrognatia, oclusão dentária, assim como medições cefalométricas ajudam no estabelecimento do diagnóstico e da causa. Alves e Tavares enfatizam que deve-se fazer exaustiva exploração das cavidades orofaríngea e nasal, para avaliar consistência e tamanho da língua (macroglossia), comprimento da úvula, hipertrofia de adenoides ou de tonsilas, aspecto e consistência do palato mole, presença ou ausência de dentição, obstrução das cavidades nasais, como desvio de septo nasal.

As vias aéreas devem ser bem avaliadas, pois alguns estudos evidenciaram que pacientes com SAOS apresentam intubação difícil em 13 a 24% dos casos, com necessidade de intubação durante a vigília, em 8%. A investigação da história anestésica prévia, a dependência de CPAP noturno, os riscos de dificuldade de adaptação de máscara facial durante indução da anestesia devem ser pesquisados. Comack e Lehane graduam as dificuldades de intubação conforme a visualização da laringe através da laringoscopia. A visualização da epiglote e das cordas vocais caracteriza o grau I, quando são visíveis toda a epiglote e a comissura posterior, grau II, quando somente a epiglote, grau III. Na situação de maior dificuldade, expressa pelo grau IV, tem-se apenas visualização do palato mole (Fig. 8-2).

Outros fatores nos auxiliam a antecipar os achados à laringoscopia como a distância tireomentoniana (menor que 6,5 cm), distância mentoesternal (menor que 12,5 cm), circunferência do pescoço aumentada e alterações esqueléticas craniofaciais são indicadores de intubação difícil.

O teste de Mallampati, (Fig. 8-3) mede a abertura oral e sua visualização. Pode ser classificado em:

- *Classe I:* são visualizados o palato mole, a úvula interna, as fossas e os pilares tonsilares.
- *Classe II:* todos os itens descritos na classe I estão visíveis exceto os pilares tonsilares.
- *Classe III:* apenas o palato mole e a base da úvula estão visíveis.
- *Classe IV:* somente a língua é visualizada.

Quando um paciente é classificado em classe I, 99 a 100% das vezes a visualização da laringe é realizada pela laringoscopia sem problemas. Na classe IV, as manobras de laringoscopia e a intubação costumam ser difíceis e muitas vezes um paciente com esta classificação deve ser intubado acordado com auxilio do broncoscópio. Nas classes II e III, a visualização pode ser boa e dependerá também, da habilidade do anestesista. As classes intermediárias muitas vezes são inconclusivas.

É necessário avaliar os pacientes correlacionando os índices e o exame físico para um melhor resultado na intubação e na manutenção da via aérea. O bom senso e a experiência do anestesista podem ser determinantes para o sucesso do procedimento. Material para intubação difícil deve estar de fácil acesso. O hospital deve ter disponível de preferência um *kit* de intubação difícil contendo: máscara laríngea, cânula nasofaríngea, *fast tracking*, combitube, broncojet, guedel com vários tamanhos, caixas cirúrgicas para realização de cricostomias (Figs. 8-4 e 8-5). A intubação acordada ou levemente sedada com broncofibroscópio deve ser levada em consideração nos casos já diagnosticados de intubaçao difícil.

Outros dados do exame físico são fundamentais, como:

- Exame do tórax com ausculta cardíaca e pulmonar.
- Exame de boca, dentição e orofaringe.
- Pulsos periféricos e pressão arterial nos quatro membros.
- Flexão do pescoço e abertura da boca.
- Articulação temporomandibular.

As vias aéreas são compartilhadas tanto pela equipe anestésica como pela equipe cirúrgica, e a sua manutenção constitui um desafio maior para o êxito do procedimento. A perfeita e constante comunicação entre as duas equipes tornam o manuseio das vias aéreas um procedimento mais seguro.

O risco mais grave nos pacientes com SAOS é a perda do controle da via aérea após a indução da anestesia geral. Os pacientes com SAOS, principalmente aqueles que estão associados a obesidade, possuem uma diminuição do volume pulmonar com diminuição da reserva de oxigênio. Estes pacientes podem não tolerar pequenos períodos de hipoventilação. Nos casos extremos, traqueostomia de emergência pode ser necessária na indução da anestesia. O recente uso de broncoscopia de fibra óptica, em mãos experientes, tem facilitado o controle da via aérea.

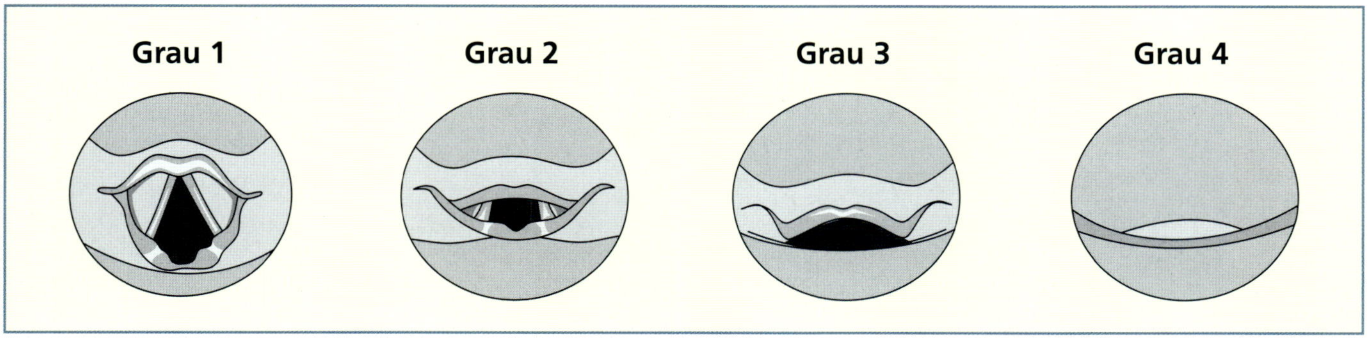

Fig. 8-2. Classificação de Comack Lehane.

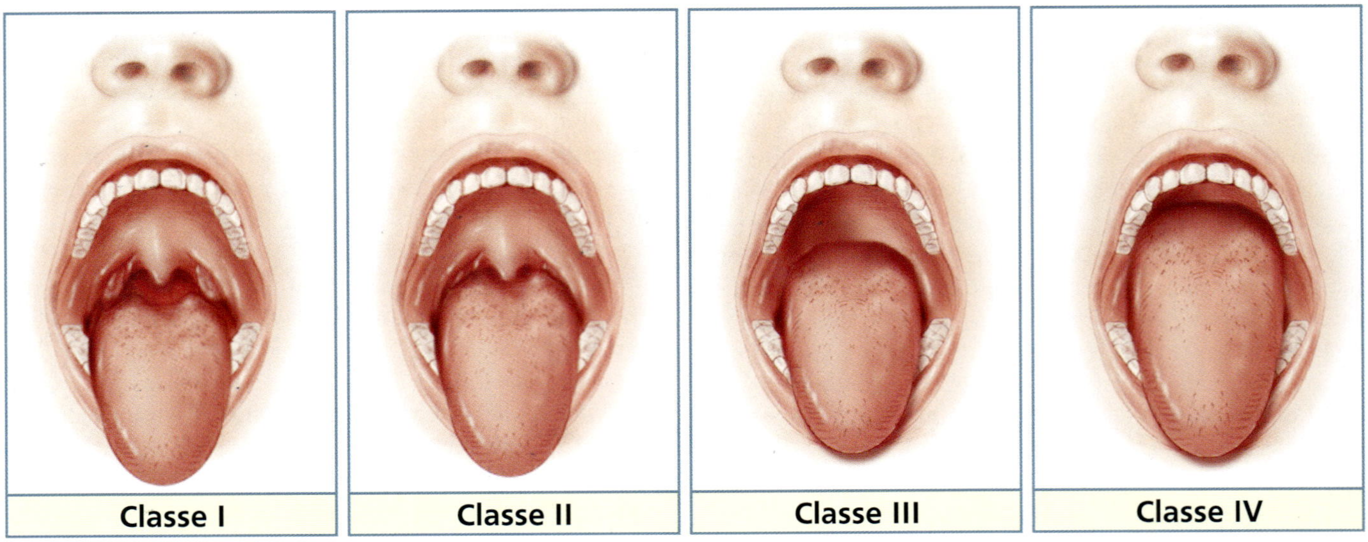

Fig. 8-3. Classificação de Mallampati.

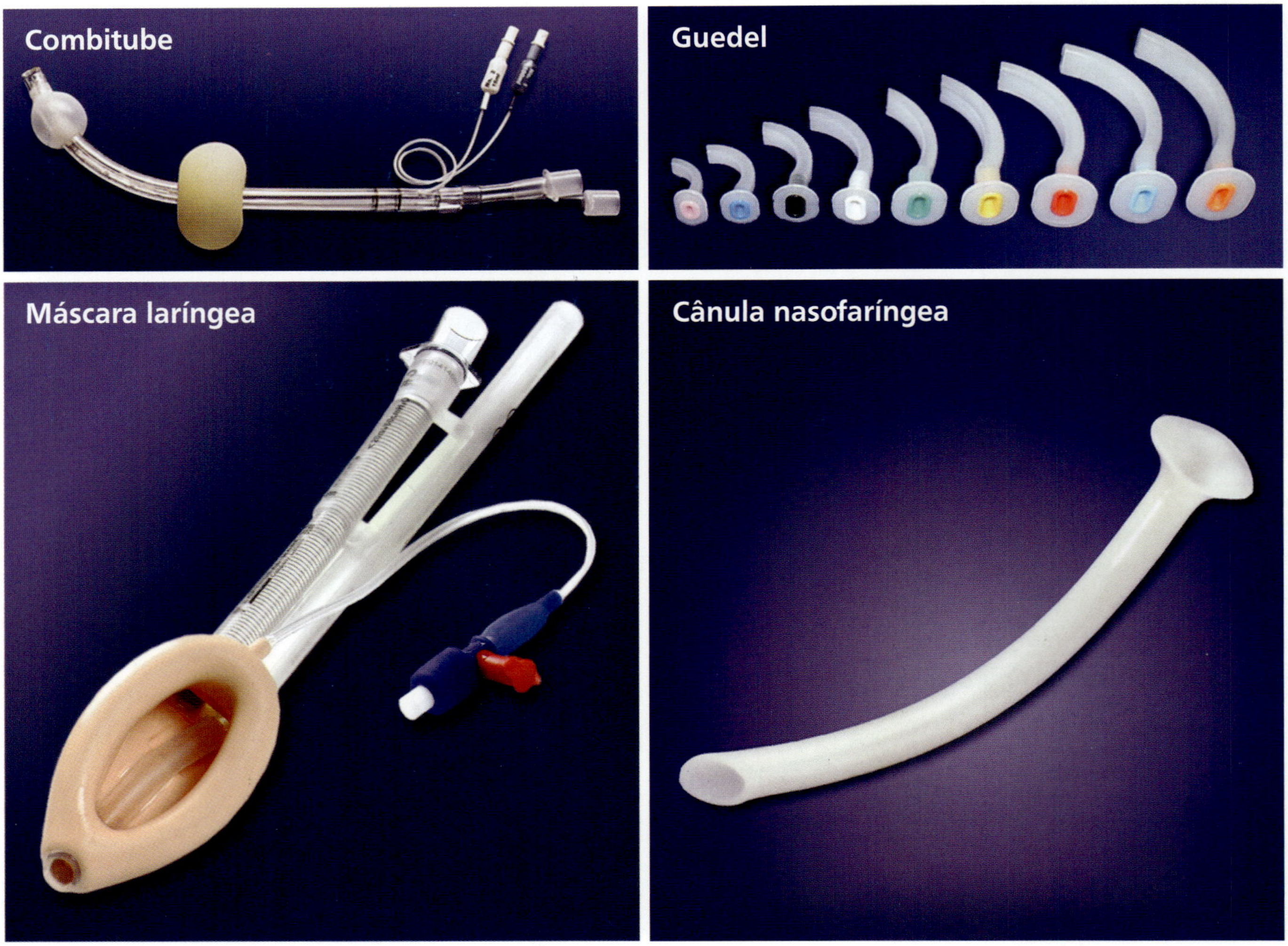

Fig. 8-4. Exemplos de materias disponíveis para intubação difícil.

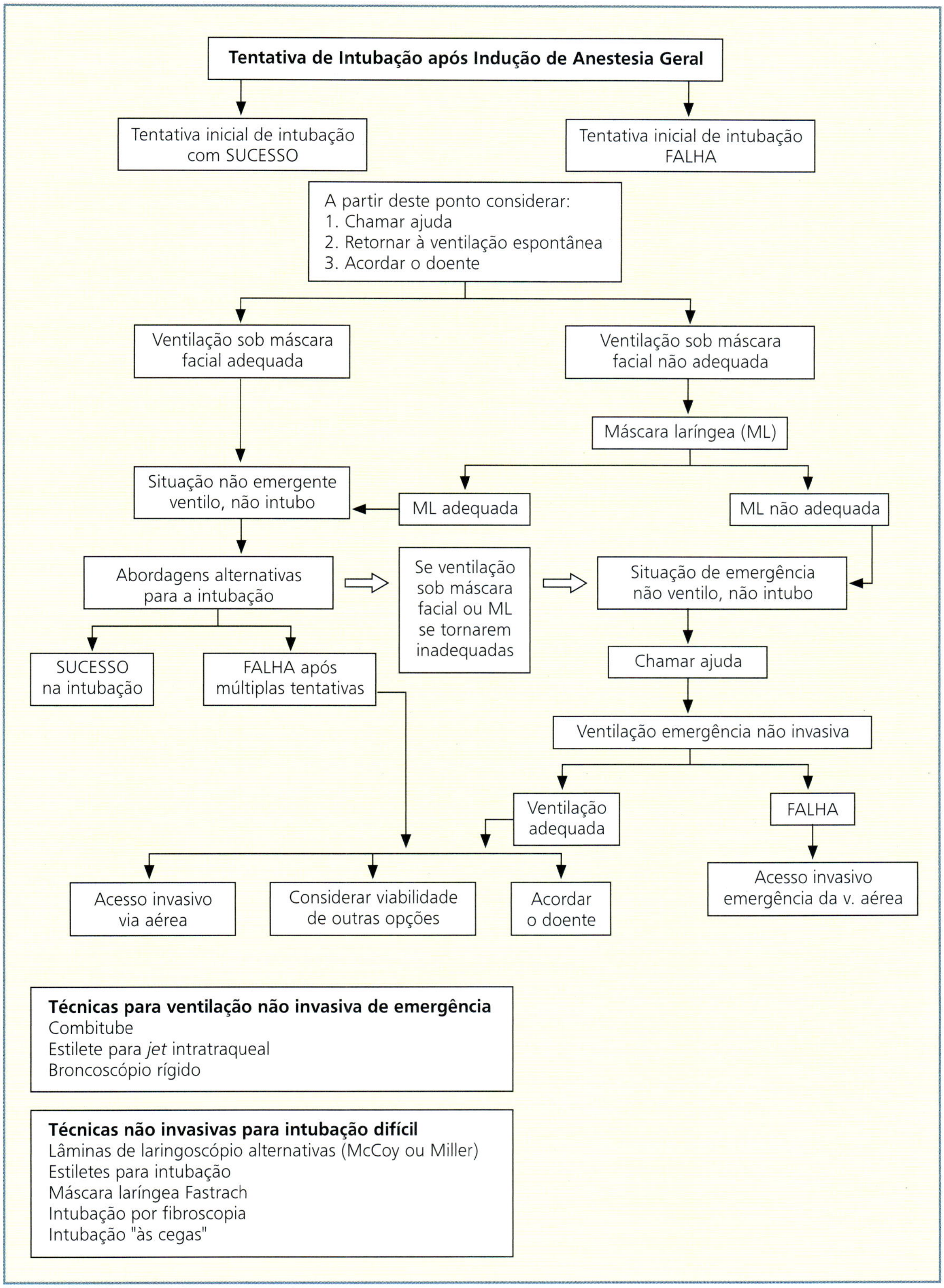

Fig. 8-5. Algoritmo de intubação difícil.

Após avaliação do paciente é importante classificá-lo segundo seu estado físico, conforme Quadro 8-3.

Quadro 8-3. Classificação do risco anestésico

- ASA 1 Paciente sadio
- ASA 2 Paciente com doença sistêmica leve controlada (diabetes, obesidade, hipertensão)
- ASA 3 Paciente com doença sistêmica grave descompensada limitante, porém sem ameaça a vida
- ASA 4 Paciente com doença incapacitante que ameaça constantemente a vida
- ASA 5 Paciente moribundo com morte iminente (aneurisma roto, trauma de crânio)

MEDICAÇÃO PRÉ-ANESTÉSICA

Em decorrência da possibilidade de obstrução respiratória do paciente com SAOS piorar com a medicação pré-anestésica podendo levar à hipóxia com graves consequências, seu uso deve ser criterioso e evitado, sempre que possível. Quando imprescindível, a monitoração da saturação de oxigênio, a administração de oxigênio suplementar e o acesso aos antagonistas benzodiazepínicos tornam-se necessários.

Algumas medicações podem ser usadas como antagonistas de receptores H_2 (cimetidina,ranitidina), inibidores da bomba de prótons (omeprazol), drogas gastrocinéticas (metoclopamida). Estas drogas têm como objetivo diminuir o risco de pneumonites aspirativas.

Em atos cirúrgicos com anestesia geral, a escolha dos agentes de indução e manutenção deve priorizar os de curta duração. Da mesma maneira, deve existir preocupação com a extubação, realizando-a quando o paciente estiver suficientemente acordado e com seu reflexo protetor de VAS presente.

MONITORIZAÇÃO

Atualmente a monitorização tem melhorado muito, e podemos acompanhar passo a passo todos os dados referentes ao paciente e também ao aparelho de anestesia. Acompanhamos pressão arterial sistólica, diastólica e média, frequência cardíaca, nível de oxigenação do sangue, pressão de vias aéreas, análise dos gases anestésicos e capnografia. Todos estes dados acabam por aumentar tanto a segurança como o controle do ato anestésico.

O oxímetro digital de pulso é essencial para as cirurgias que envolvem pacientes com SAOS. Com ele conseguimos monitorar em tempo real a oxigenação do paciente durante todo o tempo cirúrgico e, principalmente, após a extubação traqueal, que é o tempo onde ocorre o maior número de intercorrências.

O cardioscópio tem importância fundamental nas cirurgias para o paciente com SAOS. Nestas cirurgias há uma grande manipulação em áreas ricamente inervadas (pescoço) que pode gerar arritmias. Deve-se ficar atento nas repercussões hemodinâmicas que ocorrem após infiltração de adrenalina, muito comum em cirurgias otorrinolaringológicas.

A capnografia tem grande importância é obrigatória. Muitas vezes há retenção de CO_2 e só com monitoração do CO_2 expirado conseguimos corrigir adequadamente a ventilação para atingirmos normocapnia.

ANESTESIA

É fundamental o seguimento de um protocolo pelo anestesiologista que contemple o diagnóstico prévio ou a identificação dos fatores de risco para a doença, para a escolha do procedimento anestésico mais adequado e de cuidados pós-operatórios individualizados. Loadsman; Benumof; Metha preconizam que o uso do CPAP deve ser estimulado durante os períodos pré- e pós-operatório em pacientes com SAOS por ser efetivo em controlar as complicações relacionadas com doença e, consequentemente, com a anestesia.

Dentre os objetivos para a anestesia de pacientes com SAOS devemos manter boa visibilidade cirúrgica, diminuição dos reflexos laríngeos, ausência de movimento nas cordas vocais, proteger a traqueia, assegurar boa ventilação e oxigenação, reduzir secreções e retorno rápido dos reflexos protetores de vias aéreas. A equipe médica deve sempre estar pronta para eventuais complicações na intubação.

Devemos realizar uma pré-oxigenação generosa sob máscara durante aproximadamente 5 minutos e administrar as drogas endovenosas para a indução. Mesmo para crianças a indução venosa é a mais indicada, porque a indução inalatória pode ser difícil, e a obstrução das vias aéreas pode ocorrer precocemente. Nader determina que a droga mais indicada para a indução venosa é o propofol. Nos pacientes com SAOS deve-se optar por drogas de metabolização rápida e, com isso, despertar o paciente o mais precocemente possível, com menor efeito residual. Priorizar medicações que permitam ao anestesiologista aumentar a profundidade anestésica com rapidez e facilidade. Nos casos em que a intubação é avaliada como difícil (Mallampati acima de II), o uso de relaxantes musculares de ação curta como a succinilcolina é indicado. Caso haja falha na intubação podemos retornar rapidamente para ventilação espontânea, reverter as drogas e optar pela intubação acordado com o uso de broncofibroscópio. Já em pacientes nos quais não se espera uma intubação difícil opta-se por bloqueadores neuromusculares de ação intermediária como cisatracúrio, vecurônio, atracúrio. Estas drogas devem ser readministradas à medida que o procedimento se estende e revertidas pelos anticolinesterásicos ao final da cirurgia.

O uso de analgésicos opioides deve ser de preferência limitado aos de ação curta ou ultracurta. O alfentanil ou o uso de remifentanil através de bombas de infusão consegue otimizar a concentração plasmática da droga, evitando seu uso excessivo e favorecem a pouca ação residual no pós-operatório.

A manutenção da anestesia pode ser feita tanto pelo uso contínuo do propofol (anestesia venosa total), como podem ser usados anestésicos inalatórios. O sevoflurano é o anestésico inalatório ideal pela baixa lipossolubilidade levando a uma pequena difusão para o tecido adiposo com rápidas reversão e despertar. A cetamina pode ser útil pelo seu efeito broncodilatador e sua analgesia residual, porém deve ser usado com cautela por seu potencial arritmogênico. Muitas vezes, o prodedimento cirúrgico é longo e é preciso tomar cuidado com o correto posicionamento do paciente na mesa cirúrgica. Proteção ocular é mandatória, de preferência com pomadas lubrificantes oftálmicas. A hipotermia deve ser evitada tanto no intra quanto no pós-operatório, por ser prejudicial ao aumentar a demanda de oxigênio. Quando o paciente emerge da anestesia as respostas adrenérgicas e metabólicas de regulação térmica são ativadas causando desconforto pós- operatório, tremores, aumento de sangramento, aumento da incidência de infecção e efeitos cardiovasculares. O uso de manta, colchão térmico e o aquecimento de fluidos intravenosos previnem a hipotermia. A tipagem sanguínea e a reserva de hemoderivados deve ser solicitada nos procedimentos maiores nos quais a perda de sangue no intraoperatório é esperada.

Durante toda a cirurgia manter ventilação controlada, evitando pressões de vias aéreas elevadas, atingindo a normocapnia monitorada com o auxílio da capnografia.

A extubação deve ser feita com cautela quando o paciente tiver recobrado suas funções na junção neuromuscular e apresentar reflexos laríngeos. A manutenção de pressões inspiratórias de vias aéreas acima de 45 e a capacidade de manter a cabeça elevada nos auxiliam para uma extubação com mais segurança, segundo Pavlin.

CONSIDERAÇÕES SOBRE O USO DE *LASER*

O uso do *laser* para o auxílio das cirurgias para o tratamento da SAOS está tornando-se cada vez mais frequentes e certas precauções precisam ser tomadas.

Medidas de proteção para os olhos com óculos especiais para os profissionais da sala de cirurgia e vedação dos olhos para o paciente são preconizadas. O paciente deve permanecer imóvel para evitar aplicação inadvertida de raios em áreas onde não há necessidade, com risco de lesões graves. O pior dano, e mais temido, é a combustão da cânula orotraqueal – material geralmente inflamável. Diversos tubos já foram testados, como PVC e metal, mas ambos apresentam vantagens e desvantagens. A sonda metálica é a mais utilizada no nosso meio, tem diâmetro interno variando de 4,0 a 6,0 mm e é bem dispendiosa. Consiste em um tubo de PVC envolto por uma fita espiralada de aço que vai da extremidade proximal (conexão) até a terminal, possuindo dois balonetes (distal e proximal), que devem ser insuflados com água destilada ou soro fisiológico. Portanto, apenas a extremidade distal (balonetes) permanece no interior da traqueia durante o procedimento e a extremidade proximal (conexão) que estará conectada ao aparelho de anestesia ficam passíveis de serem afetadas pelos feixes do *laser*.

Na impossibilidade de utilização das sondas próprias, por custo, tipo de patologia ou tamanho do paciente, pode-se fazer uma adaptação para substituir as sondas metálicas. Envolvem-se tubos comuns com papel alumínio, tomando cuidado para deixar toda a sonda coberta à exceção do balonete (deve ser preenchido com soro fisiológico ou água destilada) e da conexão. Essa medida, apesar de efetiva, diminui a segurança do procedimento.

Na ocorrência de incêndio nas vias aéreas, deve-se proceder:

- Parar a ventilação e desconectar a cânula de intubaçao traqueal, para evitar que o fogo aumente (alimentado pelo O_2).
- Retirar a cânula endotraqueal e apagar o fogo se ainda estiver presente.
- Irrigar traqueia e orofaringe com água destilada ou soro fisiológico.
- Retirar resíduo de material queimado da traqueia e orofaringe.
- Após ter certeza do término do foco de incêndio reiniciar ventilação do paciente sob máscara.
- Reintubação e ventilação com O_2 a 100%.
- Encerrar o procedimento o mais rápido possível e levar o paciente para unidade de terapia intensiva.
- Realizar broncoscopia.
- Umidificar gases inspirados e avaliar traqueostomia.
- Administrar corticoides e antibióticos.
- Monitorar por 24 horas oximetria, gasometria e RX de tórax.

RECUPERAÇÃO PÓS-ANESTÉSICA

O período de recuperação pós-anestésica é o que oferece mais risco para os pacientes com SAOS. Efeito residual de anestésicos e de analgésicos piora a condição da apneia e a vigilância deve ser contínua. A ocorrência de roncos é um fenômeno comum em salas de recuperação, podendo dificultar a observação de apneia. Deve ser lembrada a gênese da SAOS no infarto do miocárdio silencioso, principalmente no pós-operatório, assim como aumento da incidência de disritmias cardíacas. Pacientes sabidamente com SAOS grave devem ser enviados à UTI ou salas de recuperação especializadas, para monitoração contínua da oxigenação, e permanecer sob a vigilância do anestesiologista. O paciente só deve ser extubado quando estiver completamente acordado para diminuir o risco de recorrência da doença. Machado *et al.* indica uso do CPAP logo após a extubação traqueal, já na recuperação pós-anestésica. A hipoxemia nesses pacientes não deve ser tratada com suplementação isolada de oxigênio, uma vez que essa conduta suprime o estímulo para o despertar, aumenta a retenção de dióxido de carbono e mascara eventos obstrutivos. Sendo assim, torna-se necessário, às vezes, o uso de drogas antagonistas, para reversão de efeitos residuais.

Os pacientes portadores de SAOS apresentam maior risco de complicações relacionadas com procedimentos anestésicos. Estão associadas a dificuldades de intubação traqueal, agravamento da obstrução da VAS e aumento do limiar para despertar pelos anestésicos, analgésicos e/ou opioides por serem depressores respiratórios. Dependendo do procedimento realizado para o tratamento da SAOS considera-se usar cânulas nasofaríngeas no pós-operatório imediato, porque facilitam a respiração e impedem a obstrução e o colabamento das vias aéreas superiores.

Analgesia pós-operatória deve ser feita com atenção especial decorrente do pouco efeito residual dos opioides mais comumente utilizados (opioides de ação curta). A associação de dipirona, anti-inflamatórios não hormonais e opioides leves como tramadol ou nalburfina estão indicados. Quando possível, a infiltração local com anestésicos auxiliam na analgesia. O controle de náuseas e vômitos deve ser realizado ainda no ato operatório como profilaxia. O próprio ato de vomitar aumenta a pressão de vias aéreas, a pressão venosa central, o sangramento e o desconforto do paciente. Drogas como decadron, metoclopamida, ondansentron são boas opções.

CONSIDERAÇÕES FINAIS

Os pacientes que serão submetidos à cirurgia para o tratamento da SAOS representam um desafio para o anestesiologista, seja devido às patologias associadas comuns nesses tipos de pacientes (obesidade, hipertensão arterial, coronariopatia), seja devido ao difícil manuseio das vias aéreas e a alta sensibilidade às drogas depressoras centrais. O desafio mesclado com o risco de insucesso nos leva a planejar minuciosamente a anestesia, trabalhar com equipes multidisciplinares para proporcionar as melhores condições de segurança ao paciente durante o ato cirúrgico. O objetivo do anestesiologista é proteger a traqueia, assegurar boa ventilação e oxigenação, reduzir secreções e reflexos e promover despertar precoce com reflexos protetores das vias aéreas presentes.

BIBLIOGRAFIA

Alves Neto O, Tavares P. Síndrome da apnéia obstrutiva do sono – A importância para o anestesiologista. *Rev Bras Anestesiol* 1998;48(4):309-19.

Auler J *et al. Anestesiologia*. Sociedade de Anestesiologia do Estado de São Paulo, 2005.

Auler Jr JOC, Carvalho MJ. Monitorização respiratória. *Rev Bras Anestesiol* 1992;42(1):41-49.

Benumof JL. Obstructive sleep apnea in adult obese patients: implications for airway management. *Anesthesiology Clin N Am* 2002;20:789-811.

Cherniack NS. New mechanisms for the cardiovacular effects of sleep apnea. Am J Med, 2000;109:592-594.

He J, Kriger MZ, Zorick FJ *et al.* Mortality and apnea index in obstructive sleep apnea. *Chest* 1988;94:9-14.

Cintra FD, Poyares D, Guilleminault C *et al.* Alterações cardiovasculares na síndrome da apnéia obstrutiva do sono. *Arquivos Brasileiros de Cardiologia* 2006;86(6):50-59.

Comack RS, Lehane J. Difficult intubation in obstetrics. *Anesthesia* 1984;39:1105-11.

Costa SS *et al. Otorrinolaringologia: princípios e prática*. 2. ed. Porto Alegre: Artmed, 2006.

Cutler MJ, Hamdan AL, Hamdan MH *et al.* Sleep apnea: from nose to the heart. *J Am Board Farm Pract* 2002;15:128-41.

Gregório PB, Athanazio RA, Bitencourt AGV *et al.* Sintomas da síndrome de apnéia-hipopnéia obstrutiva do sono em crianças. *Bras Pneumol* 2008;34(6):356-61.

Guilleminault C, Connolly SJ, Winkle RA. Cardiac arrhythmia and conduction disturbances during sleep in 400 patients with sleep apnea syndrome. *Am J Cardiol* 1983;52:490-94.

Henry Olivi R. Sindrome de apnea hipoapnea obstructiva del sueño. *Rev Med Clin Condes* 2007;18(2)110-19.

Koehler U, Fus E, Grimm W *et al.* Heart block in patients with obstructive sleep apnoea: pathogenetic factors and effects of treatment. *Eur Respr J* 1998;11:434-39.

Lavie P, Herer P, Hoffstein V. Obstructive sleep apnea syndrome as a risk factor for hypertension: population study. *BMJ* 2000;320:479-82.

Loadsman JA, Hillman DR. Anaesthesia and sleep apnea. *Br J Anaesth* 2001;86:254-66.

Machado C, Yamashita AM, Togeiro SMGP *et al.* Anestesia e apnéia obstrutiva do sono. *Rev Bras Anestesiol* 2006;56(6):669-78.

Mallampati SR, Gatt SP, Gugino LD. A clinical sign to predict difficult tracheal intubation, a prospective study. *Can Anaesth Soc J* 1985;32:429-34.

Manica J *et al. Anestesiologia: princípios e técnicas*. 2. ed. Porto Alegre: Artmed, 1997.

Masa JF, Rubio M, Findley L. Habitually sleepy drivers have a high frequency of automobile crashes associated with respiratory disorders during sleep. *Am J Resp Crit Care Med* 2000;162:1407-12.

Metha Y, Manikappa S, Juneja R. Obstructive sleep apnea syndrome: anesthetic implications in the cardiac surgical patient. *J Cardiothorac Vasc Anesth* 2000;14:449-53.

Nader N, Boushra MB. Anaesthetic management of patients with sleep apnoea syndrome. *Can J Anaesth* 1996;43(6):599-616.

Nieto FJ, Young TB, Lind BK. Association of sleep disordered breathing, sleep apnea, and hypertension in a large communitybased study. *JAMA* 2000;283:1829-36.

Pavlin EG, Holle RH, Schoene RB. Recovery of airway protection compared with ventilation in humans after paralysis with curare. *Anesthesiology* 1989;70:381-85.

Peppard PE, Young T, Palta M *et al.* Prospective study of the association between sleep-disordered breathing and hypertension. *N Engl J Med* 2000;342:1378-84.

Pestel GJ, Kurz A. Hypothermia: it's more than a toy. *Curr Opin Anesthesiol* 2005;18:151-56.

Pinto JA. *Ronco e apnéia do sono.* Rio de Janeiro: Revinter, 2000.

Pinto JA, D'Ávila JS. Laser em otorrinolaringologia e cirurgia de cabeça e pescoço. Aracajú, 2006.

Rosenberg-Adamdsen S, Kehlet H, Dodds C *et al.* Postoperative sleep disturbances: mechanisms and clinical implications. *Br J Anaesth* 1996;76:552-59.

Silva GA, Giacon LAT. Síndrome das Apnéias/Hipopnéias Obstrutivas do Sono (SAHOS). *Medicina (Ribeirão Preto)* 2006;39(2):185-94.

Sleep-related breathing disorders in adults: recommendations for syndrome definition and measurement techniques in clinical research. The report of an American academy of sleep medicine task force. *Sleep* 1999;22:667-89.

Strobel RJ, Rosen RC. Obesity and weight loss in obstructive sleep apnea: a critical review. *Sleep* 1996;19:104-11.

The sixth report of the Joint National Committee on prevention, detection, evaluation and treatment of high blood pressure. *Arch Intern Med* 1997;157:2413-46.

Tratado de otorrinolaringologia SBORL. São Paulo: Roca, 2003.

Young T, Palta M, Dempsey J *et al.* The occurrence of sleepdisordered breathing among middle-aged adults. *N Engl J Med* 1993;328:1230-35.

9

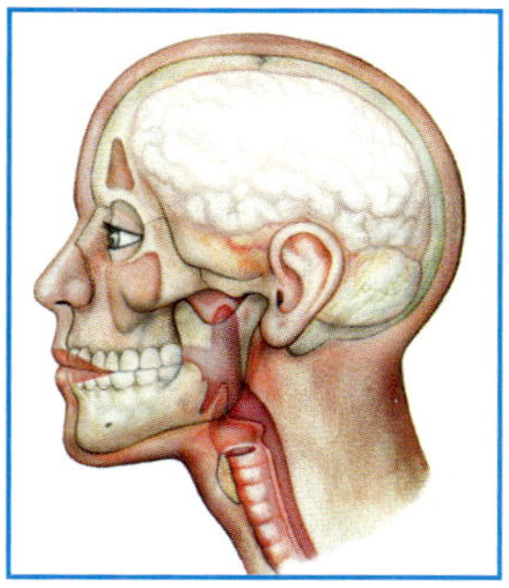

OSTEOTOMIA SAGITAL DO RAMO MANDIBULAR APLICADA AO TRATAMENTO DA SAOS – TÉCNICA BÁSICA

Sandra D. Ribeiro
Nelson E. P. Colombini

INTRODUÇÃO

Dentro do arsenal da cirurgia esquelética no tratamento da SAOS, a Osteotomia Sagital do ramo representa 90% ou mais dos tipos de osteotomias mandibulares utilizada.

Foi desenvolvida por Obwegeser (1974) e aperfeiçoado por Dal Pont, que incluiu o ângulo mandibular no desenho da osteotomia do ramo (Fig. 9-1).

Representa a osteotomia mais versátil e de ampla indicação.

Permite o avanço mandibular no caso da SAOS moderada e grave, bem como correções da altura oclusal para baixo e para cima e ainda obtenção de resultados estáveis nas disgnatias transversais (Fig. 9-2).

TÉCNICA CIRÚRGICA

Decorrente da posição anatômica peculiar do ramo mandibular, que se relaciona importantemente com o espaço parafaríngeo e craniovertebral, afastadores especialmente desenhados permitem um acesso atraumático e visão direta do operador no momento da divisão óssea.

Estes são:

- Afastadores para corpo e ramo modelo Obwegeser.
- Afastadores modificados de langemback.
- Espátulas flexíveis.

O instrumental específico, acessório por nós utilizado se compõe de:

- Brocas e serras oscilantes.
- Cinzéis retos e curvos.

A osteotomia sagital do ramo permite o alongamento esquelético e correção dento alveolar.

Esta última poderá requisitar procedimentos adicionais como as osteotomias segmentares sobre o rebordo a fim de obtermos uma adequada curva de Spee ou, simplesmente, a corticomia alveolar visando facilitar o tratamento ortodôntico (ortodontia imediata).

Em resumo, a osteotomia sagital de ramo permite o alongamento biaxial, isto é, movimento para a frente do corpo mandibular e para baixo do ramo mandibular.

Os pontos cardeais de orientação terapêutica para os casos de retrognatia são:

- Mensuração do grau de alongamento horizontal e vertical, visto que estes pacientes possuem diminuição do terço inferior da face.
- Escolha do método de aumento da dimensão vertical de oclusão, com respeito à posição do côndilo fossa glenoide, clínico ou cirúrgico.
- Reconstrução do ângulo goníaco.
- Correção da extrusão dos dentes anteriores inferiores que determinará inoclusão posterior, quando do avanço esqueleticomandibular.
- Avaliação dos desvios de forma dos côndilos e eminências articulares, diagnóstico de condições artríticas degenerativas e seu tratamento cirúrgico em primeiro ou segundo tempo ou simplesmente assistência gnatológica.
- Obtenção de estabilidade do resultado com compensação muscular à custa de ortopedia pré- e pós-operatória, fixação interna rígida e miotomia digástrica.
- Avaliação de necessidade de mentoplastia e decisão de execução em primeiro ou segundo tempo cirúrgico.

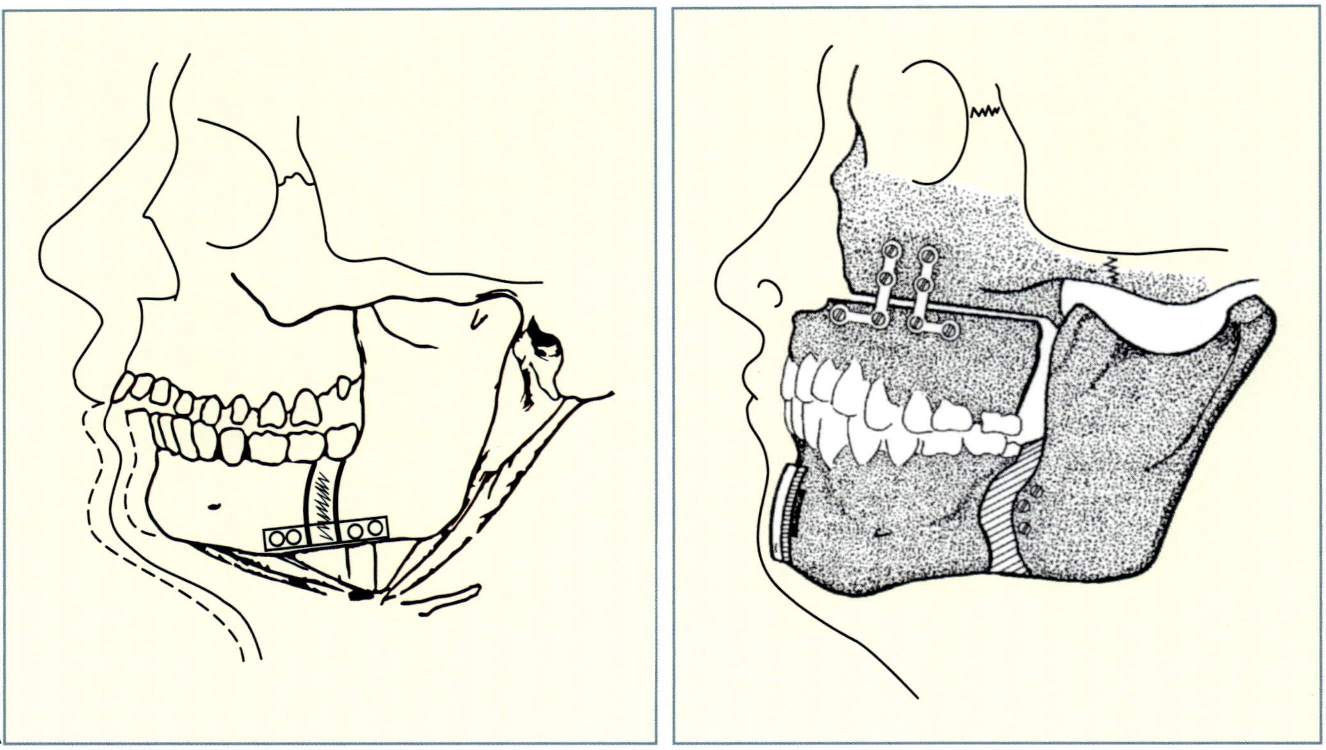

A B

Fig. 9-1. Representação esquemática. (A) Avanço mandibular clássico. (B) Avanço mandibular + osteotomia sagital.

ASPECTOS ANATÔMICOS DA OSTEOTOMIA SAGITAL DE RAMO

Alguns pontos importantes devem ser realçados na prevenção de complicações intra e pós-operatórias, como o respeito ao músculo bucinador na localização da incisão para prevenir o sangramento intraoperatório, anestesia da mucosa bucal por lesão no nervo bucal, bem como retrações cicatrizantes regionais que podem dar origem a uma limitação de abertura de boca pós-operatória.

Outro ponto de relevante importância está na correta localização da espinha de Spix (língula). Nesta manobra, o arco dentomaxilar nos serve de guia para conseguir abordagem supralingular.

Quando o paciente está com sua boca aberta e uma tangente imaginária é traçada ao nível do arco dental maxilar, seguramente abordaremos o espaço pterigomandibular de maneira superior à língula.

A preservação da lâmina interpterigóidea previne quanto à possibilidade de hemorragia importante e lesão nervosa do nervo dentário inferior, lingual e miloióideo.

A lesão do NDI com consequente anestesia e hipoestesia do hemilábio correspondente tem sido apontada como uma das principais desvantagens deste tipo de osteotomia.

Estudos das alterações de sensibilidade decorrentes desta osteotomia, e conclui o achado de uma significante incidência de hipoestesia do NDI no pós-operatório.

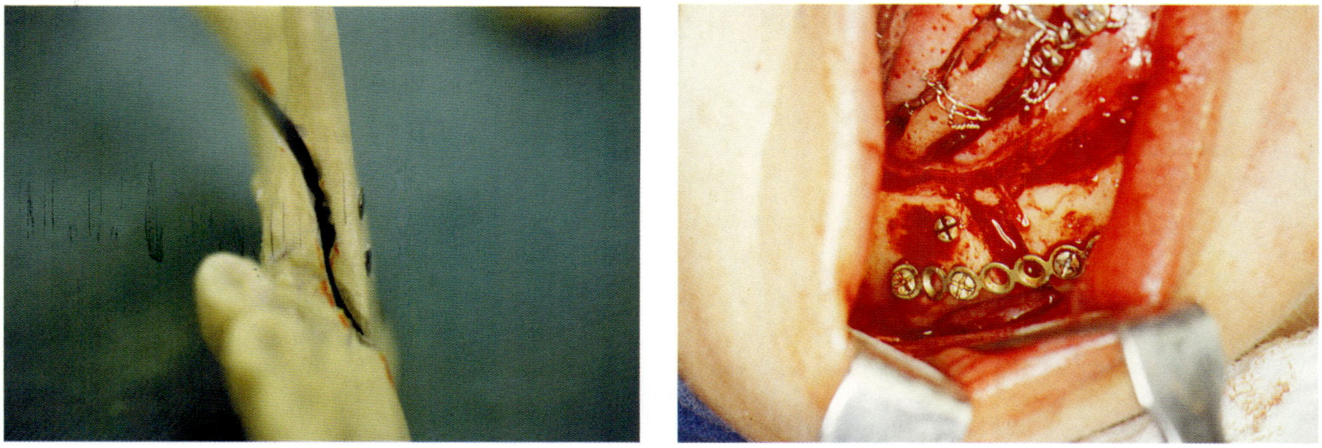

A B

Fig. 9-2. (A, B) Osteotomia sagital de avanço do corpo.

A incisão é realizada de maneira pouco lateral à linha oblíqua externa, devendo compreender desde a região do primeiro andar até a região proximal da apófise coronoide. A mesma geralmente é sangue não requerendo grandes procedimentos de hemostasia.

A osteotomia sagital do ramo que praticamos é aquela preconizada pela modificação de Dal Pont à clássica abordagem de Obwegeser.

O deslocamento periosteal medial é realizado após a colocação de retrator sobre a apófise coronoide ou pinça tipo Kocher curva.

Este deslocamento deve ser cuidadoso e é minimamente necessária a visualização da entrada do feixe vásculo-nervoso na mandíbula. A deflexão do descolador de periósteo geralmente é suficiente ao início da osteotomia horizontal sobre a entrada do nervo.

Em seguida, a osteotomia assume trajeto descendente tendo como guia a linha oblíqua externa, e no nível do primeiro molar esta se torna vertical em direção basal mandibular.

É interessante que delimitemos a retirada cortical vestibular na região do corpo mandibular.

PASSOS TÉCNICOS DOS DESENHOS DA OSTEOTOMIA SAGITAL MANDIBULAR

A serra ou broca de Obewegeser não deve ultrapassar 8 mm a 10 mm em profundidade devido à probabilidade de lesão direta do nervo (Fig. 9-3A-K).

Após o desenho da osteotomia estar completo, continua-se osteotomizando a cinzel para complementação da mesma.

Desta maneira, iniciamos pelo corpo mandibular, onde o nervo apresenta-se mais medial. É importante que o recorte seja completo até a porção basal.

A partir daí, a associação de dois cinzéis tipo Epcker é utilizada alternadamente, um no sentido de báscula delicada e outro no sentido de corte.

A progressão da osteotomia se dá de frente para trás, sempre procurando-se aspirar e descolar com microdescolador as aderências do feixe vasculonervoso à cortical vestibular nas regiões pré-angulares, angulares e pós-angulares.

A visualização do nervo guia a osteotomia até que haja a separação dos cotos proximal e distal.

A utilização de fórceps disjuntor tem sido preconizadas por vários autores. Repete-se o procedimento contralateralmente.

Após a conclusão da osteotomia, direita e esquerda checam-se a integridade do nervo, o côndilo mandibular e seu reposicionamento quanto à oclusão planejada.

O coto proximal é deslocado posterossuperiormente, guardando-se o paralelismo das linhas de osteotomia.

Se a técnica de Luhr ou Setos foi utilizada, então procede-se a recolocação do gabarito, prévia à fixação rígida.

A fixação rígida ou semirrígida pode ser realizada por via bucal ou transcutânea.

Nos casos de cirurgia combinada, as osteotomias mandibulares não são completadas até que se conclua a osteotomia de Le Fort I, interpondo o *splint* intermediário e a fixação maxilar.

Volta-se a liberar o bloqueio maxilomandibular, completando-se a osteotomia mandibular e novamente obtendo-se a relação oclusal no *splint* final ou a própria oclusão do doente.

Procede-se a fixação intermaxilar (BMM), passando-se ao tempo cirúrgico de fixação da Osteotomia Sagital do Ramo Mandibular.

O cuidado na confecção da osteotomia com adequada dissecção do nervo mandibular é nossa conduta atual, minimizando as disfunções de origem no ato cirúrgico propriamente dito (ver DVD).

Em nossa série, os achados de hipoestesia pós-operatória imediata foram de 80% em média.

Destes 90% tiveram o retorno da sensibilidade do lábio no período de 1 ano e 10% não relataram melhora significativa neste período.

A hiperestesia foi queixa de aproximadamente 8% de todos os doentes operadores e esta queixa consistia em odontalgia generalizada no lado comprometido. Um terço destes pacientes ainda possuía a queixa principal após 1 ano.

A ocorrência destas complicações enfatiza a importância de estandardização da técnica pelo cirurgião.

A localização topográfica do canal mandibular nas regiões de ramo, ângulo e corpo são mostradas na Figura 9-4.

Desta maneira, o risco de lesão nervosa decresce significativamente nas regiões pré- e pós-angular superior (Fig. 9-4).

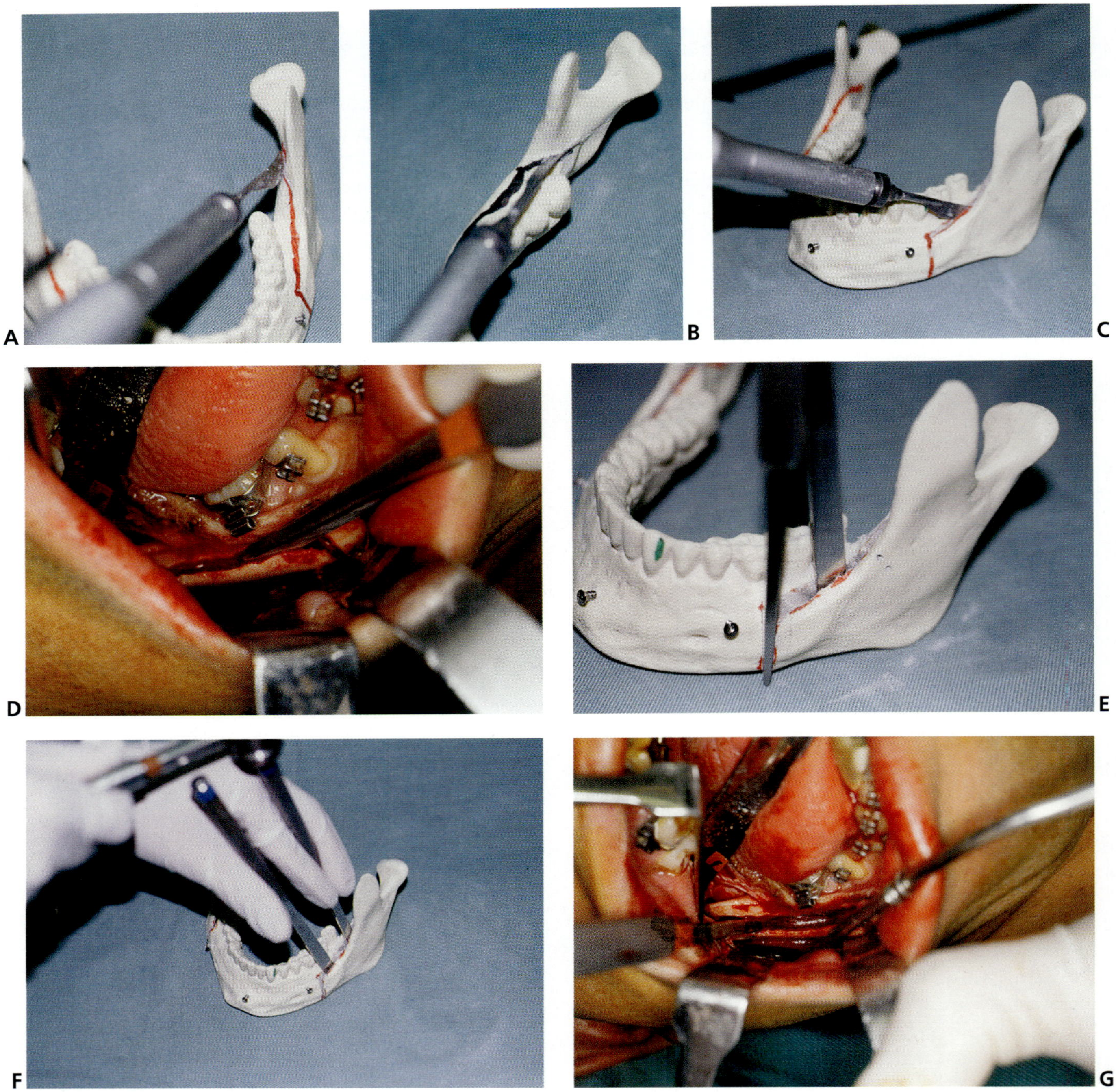

Fig. 9-3. (**A-G**) Passos técnicos dos desenhos da osteotomia sagital.

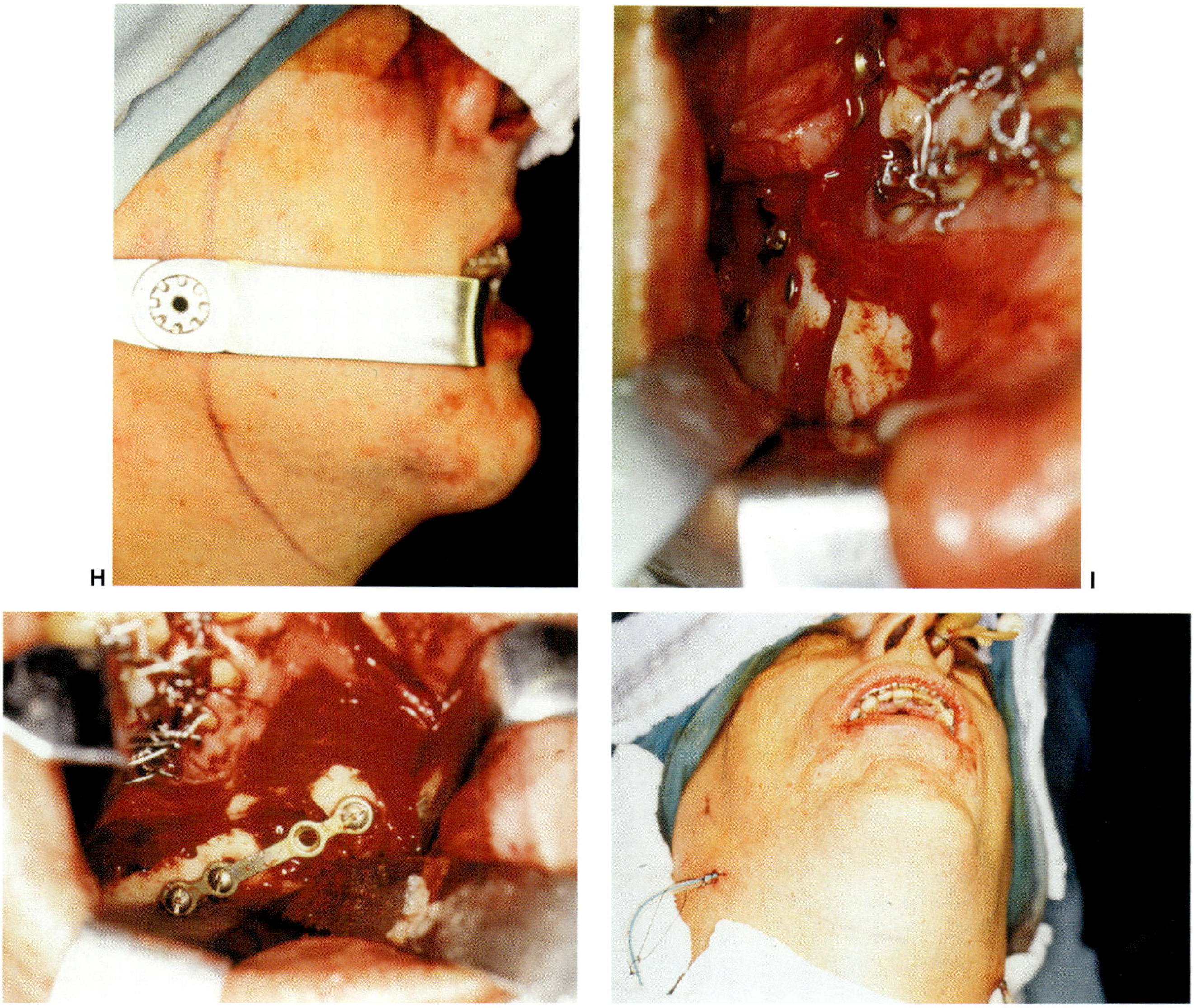

H I J K

Fig. 9-3 *Cont.* (**H-K**)

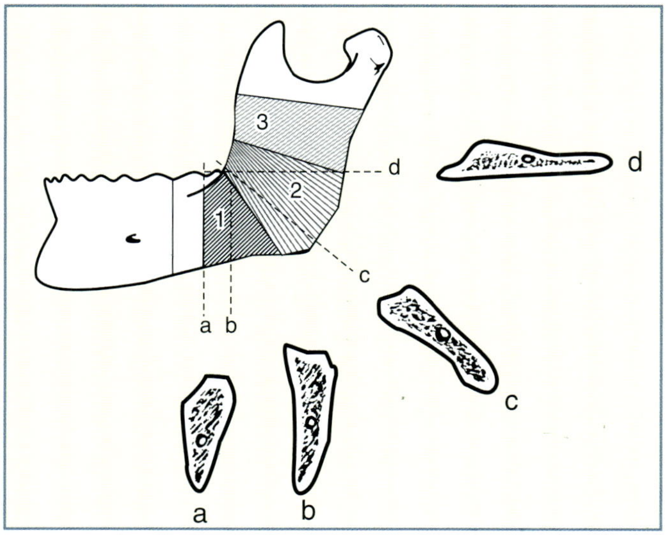

Fig. 9-4. Representação esquemática da localização topográfica do nervo mandibular. 1. Angular. 2. Pós-angular. 3. Ramo. O ponto mais suscetível à lesão é a região pós-angular (2d) seguida pela (2c) (Spiesse).

FIXAÇÃO INTERNA RÍGIDA NA OSTEOTOMIA SAGITAL DE RAMO

A FIR na osteotomia sagital de ramo, devido a sua complexidade, merece algumas considerações especiais.

A estabilidade rígida da nova oclusão através de BMM rígida intraoperatório constitui parte imprescindível à FIR.

Outro aspecto de relevante importância é representado pela diferença de estabilidade observada entre a colocação percutânea e intraoral dos parafusos.

A colocação de parafusos de maneira percutânea merece nossa preferência. Estudos realizados na escola AO enfatizam maior estabilidade do método percutâneo, quando comparado com o método intraoral (parafusos sobre o lado de tração).

Nós temos utilizado exclusivamente parafusos de 2.0 mm. Dispostos na zona de tração (2) e zona de pressão (1).

Os casos de alteração transversal do plano oclusal, que consequentemente determinarão zonas de contato ósseo ao lado de zonas de afastamento dos cotos (diástase), são fixados por via intraoral sobre a linha oblíqua somente.

Nestes casos é preferível sacrificar-se a estabilidade da osteossíntese para que a estabilidade da oclusão obtida seja assegurada. Desta maneira, utilizamos nestas situações o BMM por 10 a 15 dias.

A correta relação cândilo-cavidade-glenoide constitui outro importante ponto de atenção na FIR.

Para nos assegurarmos de sua boa colocação dentro da glenoide, seguimos a orientação de Seto que preconiza a utilização de uma miniplaca ancorada à maxila e à porção anterior do ramo (Fig. 9-5).

Este dispositivo é instalado no intraoperatório antes da osteotomia, marcando assim o ponto de relação de côndilo próprio do paciente. Em seguida é removido, procedendo-se, então, a osteotomia. No momento da fixação, a miniplaca é novamente preestabelecida.

A relação condilocavidade glenoide deverá ser checada no intraoperatório pós-fixação, antes do fechamento das incisões.

O passo técnico seguinte visa o escoamento e a prevenção de formação de espaço morto e consequente infecção.

Em nossa experiência, o edema e o hematoma citados antigamente como desvantagem relacionada com este tipo de osteotomia, tem sido contornados com a colocação de dreno tubular de aspiração contínua, através de contra-abertura cutâneo cervical negativa sobre o coto distal. Esta situação é comumente observada na micrognatia oriunda da ancilose temporomandibular.

A fixação rígida atualmente utilizada por nós é a semirrígida com parafusos de 2 mm através de placa de osteossíntese.

Ao mesmo tempo de mantermos o paralelismo dos cotos osteotomizados, este tipo de fixação provê o controle do posicionamento condilar através da mensuração intraoperatória na quantidade de avanço necessário.

O reposicionamento condilar deve considerar que o côndilo desvia-se medialmente no avanço mandibular, contrariamente ao que ocorre com o recuo mandibular, onde o côndilo desvia-se lateralmente.

A osteossíntese com parafusos autorrosqueantes de posicionamento é preferível nos casos de assimetria mandibular associada.

Em ramos curtos, preferimos utilizar a modificação de Hunsuck (1968), que preconiza o recorte medial logo que o nervo adentra a mandíbula.

Esta conduta salvaguarda as complicações de fratura do coto medial ou oclusão ou inclusão do côndilo no coto medial, sendo esta última mais rara.

Outro ponto de atenção recai sobre os grandes avanços, nos quais realizamos o desgaste da linha oblíqua externa, evitando que esta possa impactar no túber.

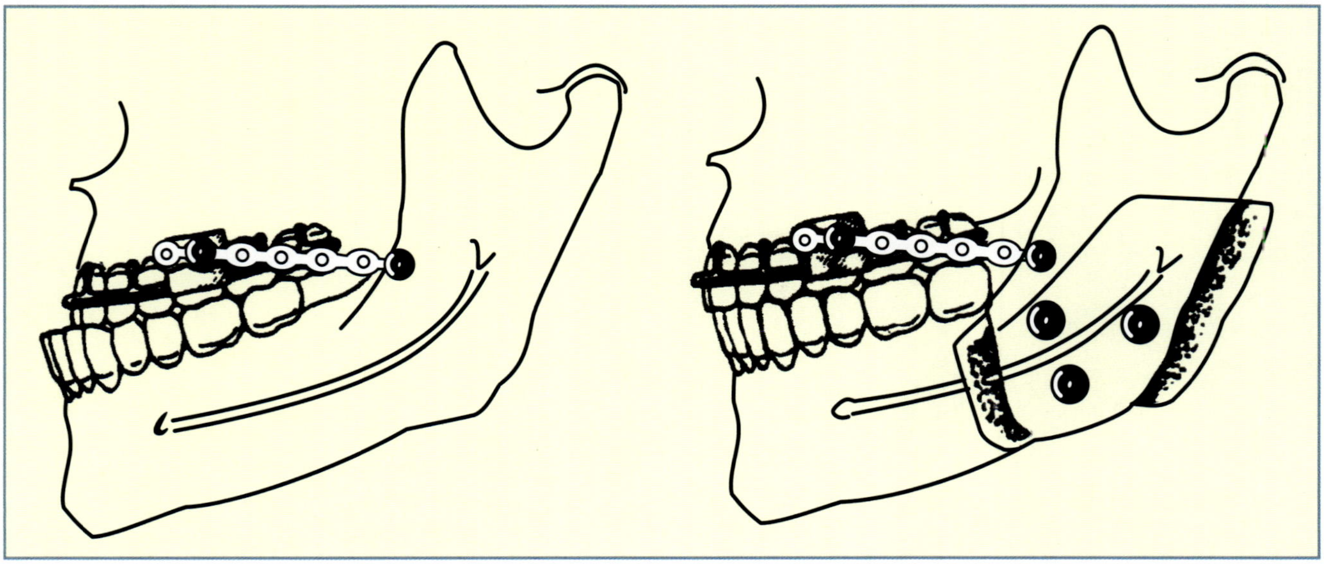

A B

Fig. 9-5. (A, B) Representação esquemática da técnica de Seto.

COMPLICAÇÕES MAIS FREQUENTES DAS OSTEOTOMIAS MANDIBULARES

As fraturas indesejáveis na osteotomia sagital do ramo perfazem uma média de 3% nos serviços norte-americanos.

Representam situação extremamente problemática no intraoperatório, que se não adequadamente contornadas, levarão ao mau posicionamento condilar e oclusal.

A longo termo, problemas articulares e de estabilidade no resultado podem ser observados.

A grande maioria destes problemas pode ser resolvida de maneira intraoral; no entanto, alguns em especial requerem abordagem extraoral.

FRATURA DO COTO PROXIMAL DA REGIÃO DISTAL

Esta fratura é passível de correção intraoral juntando-a novamente ao coto proximal através de miniplacas, tornando novamente o coto proximal confiável à fixação rígida, que poderá ser realizado com parafusos de posição ou, preferivelmente, com placa de osteossíntese maleável.

FRATURA DO COTO PROXIMAL DA REGIÃO PROXIMAL (RAMO MANDIBULAR)

Esta fratura simula a osteotomia horizontal do ramo ou a modificação sagital. É altamente instável.

Seu tratamento pode ser bem-sucedido por via intraoral, com a colocação de placa na região anterior do ramo.

Caso ainda haja instabilidade, a abordagem extraoral e fixação adequada do ramo com reposicionamento condilar pode ser a única solução.

Fratura condilar

Extremamente rara, felizmente obriga a abordagem extraoral ou percutânea na dependência da experiência do cirurgião. A instabilidade resultante é extremamente significativa.

Fratura medial

Uma das fraturas menos frequentes pode ser evitada com a modificação proposta por Hunsuck (1968).

Quando ocorre, a osteossíntese do fragmento lingual a fio, tornando-o novamente um bloco, orienta o cirurgião à fixação rígida que irá complementar a fixação do coto fraturado.

Temos observado tal desastre frente a terceiros molares retidos.

RESPOSTA DOS TECIDOS MOLES ÀS OSTEOTOMIAS SAGITAL E VERTICAL DO RAMO

Avanço por osteotomia sagital

A resposta tecidual ao avanço mandibular pela osteotomia sagital guarda estreita relação com o lábio inferior e o queixo, com sutis alterações do lábio superior.

No avanço mandibular se genioplastia, após o preparo ortodôntico, ou seja, com inclinação incisiva em torno de 90°, o lábio inferior alonga-se e proteja-se na proporção de 0,75:1 e o queixo de 1:1.

No reposicionamento posterior e inferior, o lábio inferior alonga-se.

A relação do tecido mole com o movimento ósseo por Epker é a seguinte:

- Mento – 1:1.
- Labio inferior – 0,8:1.

DISCUSSÃO

A Osteotomia Sagital do Ramo para o Avanço Mandibular é a técnica de eleição utilizada no tratamento da SAOS leve, moderada e grave.

Em relação a SAOS moderada e grave considerando-se o tipo facial, deve ser associado a Osteotomia do tipo Le Fort I de avanço compondo o chamado Avanço Maxilo Mandibular (AMM).

É preciso que o cirurgião reconheça a necessidade de abertura do PAS bem como estiramento das paredes laterais da faringe reconhecidamente condicionados por este tipo de osteotomia.

A Osteotomia Sagital do Ramo de avanço condiciona também estiramento do musculo respiratório, musculo genioglosso, bem como reposicionamento para frente do osso hioide e consequentemente reposicionamento do ligamento glosso-hióideo.

Os procedimentos de tecido ósseo que podem ser associados à este tipo de osteotomia são: osteotomia de Powell para avanço do músculo genioglosso e mentoplastias modificadas para o mesmo fim, descritas em capítulo próprio.

Os procedimentos em tecido mole associados com a intensão de aumento do PAS são representados, principalmente, pela glossectomia de linha média com *laser* de CO_2 e glossectomia mediana com Coblation, que geralmente são realizadas no mesmo tempo cirúrgico.

Mais raramente, a Osteotomia Sagital de Ramo mandibular de avanço pode ser otimizada por osteotomia associada com extração dos primeiros pré-molares inferiores e retração do bloco canino, visando aumentar a dimensão do Avanço Mandibular, esta técnica praticamente não é utilizada por nós devido a alta morbidade somada ao procedimento no tocante a hipoestesia labial observada.

AO LEITOR

Todas as maneiras de se realizar a Osteotomia Sagital de Ramo para avanço mandibular são ilustradas nos DVD's anexos, bem como as formas preferenciais de FIR de cada cirurgião.

À aplicação mais usual da Osteotomia Sagital do Ramo para tratamento da SAOS moderada e grave, implica em avanços de 10 mm a 18 mm conjugados com o avanço maxilar pela Osteotomia de Le Fort I.

Não há mudanças expressivas da técnica cirúrgica, a não ser seu alongamento em direção ao corpo mandibular na dependência da quantidade de avanço mandibular planejada. Estas alterações visam principalmente propiciar condições estáveis de fixação rígida com auxilio de placas na zona de pressão, ou basal, e parafusos interfragmentários na zona de tração ou alveolar.

Os DVD's ilustrarão a técnica dinamicamente ao leitor.

BIBLIOGRAFIA

American Academy of Sleep Medicine. Library of Congress Control number 2005;925456.

Bacon WH, Krieger J, Turlot JC *et al.* Craniofacial characteristics in patients with obstructive sleep apnea pan. *Cleft Palate J* 1988;25:374.

Bacon WH, Turlot JC, Krieger J *et al.* Cephalometric evaluation of pharyngeal obstructive factors in patients with sleep apneas syndrome. *Angle Orthod* 1990;60(2):115-22.

Baker TL. Sleep apnea disorders. Introduction to sleep and sleep disorders. *Med Clin North Am* 1985;69(6):1123-52.

Bear SE, Priest JH. Sleep apnea syndrome: Correction surgical advancement of the mandible. *J Oral Surg* 1980 July;38(7):543-49.

Bell W. *Modern practive in orthognatic and reconstructive surgery.* Philadelphia: WB Saunders, 1992. p. 2022-58.

Bettega G, Pépin JL, Veale D *et al.* Obstructive sleep apnea syndrome. Fifty-one consecutive patients treated by maxillofacial surgery. *Am J Respir Crit Care Med* 2000;162(2 Pt 1):641-49.

Boselli M, Parrino L, Smerieri A *et al.* Effect of age EEG arousals in normal sleep. *Sleep* 1998;21(4):351-57.

Colombini NEP. *Cirurgia da face. Enfoque ORL e maxilo e facial da apnéia obstrutiva do sono.* Rio de Janeiro: Revinter, 2002. 1288p.

Colombini NEP. *Cirurgia do terço inferior da face.* São Paulo: Pancoast, 1991.

Dal Pont G. L'osteotomia retromolare per la correzione della progenia. *Minerva Chir* 1959;18:1138.

Elshaug AG, Moss JR, Southcott AM *et al.* Redefinig success in airway surgery for sleep apnea: a meta analisys and synthesis of evidence. *Sleep* 2007;30(4):461-67.

Fairburn SC, Waite PD, Vilos G *et al.* Three-dimensional changes in upper airways of patients with obstructive sleep apnea following maxillomandibular advancement. *J Oral Maxillofac Surg* 2007;65(1):6-12.

Fujita S, Woodson BT, Clark JL *et al.* Laser Midline glossectomy as a treatment for obstructive sleep apnea. *Laryngoscope* 1991;101(8):805-9.

Guilleminault C, Tilkian A, Dement WC. The sleep apnea syndromes. *Annu Rev Med* 1976;27:465-84.

Hochban W, Conradt R, Brandenburg U *et al.* Surgical maxillofacial treatment of obstructive sleep apnea. *Plast Reconstr Surg* 1997;99(3):619-28.

Hunsuck EE. A modified intraoral sagittal splitting technique for correction of mandibular prognathism. *J Oral Surg* 1968;26:249.

Li KK, Powell NB, Riley RW *et al.* Morbidly obese patients with severe obstructive sleep apnea: is airway reconstructive surgery a viable treatment option? *Laryngoscope* 2000;110(6):982-87.

Li KK, Rilery RW, Powell NB *et al.* Maxillomandibular advancement for persistent obstructive sleep apnea afther phase I surgery in patients without maxillomandibular deficiency. *Laringoscope* 2000;110(10):1684-88.

Li KK, Riley RW, Powell NB *et al.* Overview of phase II surgery for obstructive sleep apnea syndrome. *Ear Nose Throat J* 1999;78(11):851, 854-57.

Li KK, Riley RW, Powell NB *et al.* Patient's perception of the facial appearance after maxillomandibular advancement for obstructive sleep apnea syndrome. *J Oral Maxillofac Surg* 2001;59(4):377-81.

Lin HC, Friedman M, Chang HW *et al.* The efficacy of multilevel surgery of the upper airway in adults with obstructive sleep apnea/hypopnea syndrome. *Laryngoscope* 2008;118(5):902-8.

Lugaresi E, Cirignotta F, Montagna P. Snoring: pathogenic, clinical and therapeutic aspects. In: Kryger MH, Roth WC. (Eds.). *Principles and practice of sleep medicine.* Philadelphia: WB Saunders, 1989. p. 494-500.

Luhr HG. Skelettverlangernde operationen zur Harmoniesierrung des Gesichtsprofils – Problem der stabilen fixation von osteotomiesegmenten. In: *Die asthetick von form und funktion in der plastischen und wiederherstellungschirurgie.* Berlin: Springer-Verlag, 1985. p. 87-92.

Lye KW, Waite PD, Dan WD. Quality of life evaluation of maxillomandibular advancement surgery for treatment of obstructive sleep apnea. *J Oral Maxillofac Surg* 2008;66(5):969-72.

Maniglia AJ. Sleep apnea and snoring, an overview. *Ear Nose Throat J* 1993;72(1):16-19.

Mickelson SA, Rosenthal L. Midline glossectomy and epiglottidectomy for obstructive sleep apnea syndrome. *Laryngoscope* 1997;107(5):614-19.

Obwegeser H. The surgical correction of mandibular prognathism with consideration of genioplasty. *Oral Surg, Oral Med, Oral Pathol* 1957;10:677.

Obwegeser HL. Correction of the skeletal anomalies of otomandibular dysostosis. *J Maxillofac Surg* 1974;2:73.

Powell N, Guilleminault C, Riley R *et al.* Mandibular advancement and obstructive sleep apnea syndrome. *Bull Eur Physiopathol Respir* 1983;19(6):607-10.

Prinsell JR. Maxillomandibular advancement surgery in a site-specific treatment approach for obstructive sleep apnea in 50 consecutive patients. *Chest* 1999;116(6):1519-29.

Reitzik M, Schoorl W. Bone repair in the mandible: a histologic and biometric comparison between rigid and semirigid fixation. *J Oral Maxillofac Surg* 1983;41:215.

Riley R, Guilleminault C, Powell N *et al.* Mandibular and hyoid bone advancement for obstructive sleep apnea case report. *Sleep* 1984;7:79.

Riley R, Li KK, Powell N. Postoperative management of the obstructiove sleep apnea patient. *Oral Maxillorfac Surg Clin North Am* 2002;14(3):401-4.

Riley RW, Powell NB, Guilleminault C *et al.* Maxillary mandibular and hyold advancement. An alternative to tracheostomy in obstructive sleep apnea syndrome Otolaryngol. *Head Neck Surg* 1986;94:584.

Riley RW, Powell NB, Guilleminault C. Obstructive sleep apnea syndrome: a review of 306 consecutively treated surgical patients. *Otolaryngol Head Neck Surg* 1993;108(2):117-25.

Schwab RJ, Kuna ST, Remmers J. Anatomy and physiology of upper airway obstruction. In: Kryger M, Roth T, Dement W. (Eds.). *Principles and practice of sleep medicine.* Philadelphia: Elsevier Saunders, 2005. p. 983-1000.

Sher AE. Obstructive sleep apnea syndrome: a complex disorder of the upper airway. *Otolaryngol Clin North Am* 1990 Aug.; 23(4):593-608.

Sleep related breathing disorders in adults: recommendations for syndrome definition and measurement techniques in clinical research. 2th ed. The International Classification of Sleep Disorders. 2007. p. 54-55.

The Report of and American Academy of Sleep Medicine Task Force. *Sleep* 1999;22(5):667-89.

Verse T. Surgery algorithms for obstructive sleep apnea. In: Kountakis SE, Ornesi M (Eds.). Rhinologic and sleep apnea surgical techniques. Berlin: Springer-Verlag, 2007. p. 283-88.

Waite PD, Wooten V, Lachner J *et al.* Maxillomandibular advancement surgery in 23 patients with obstructive sleep apnea syndrome. *Oral Maxillofac Surg* 1989;47(12):1256-62.

White Jr RP, Peters PB, Costich ER *et al.* Evaluation of sagittal split ramus osteotomy in 17 patients. *J Oral Surg* 1969;27:851.

10

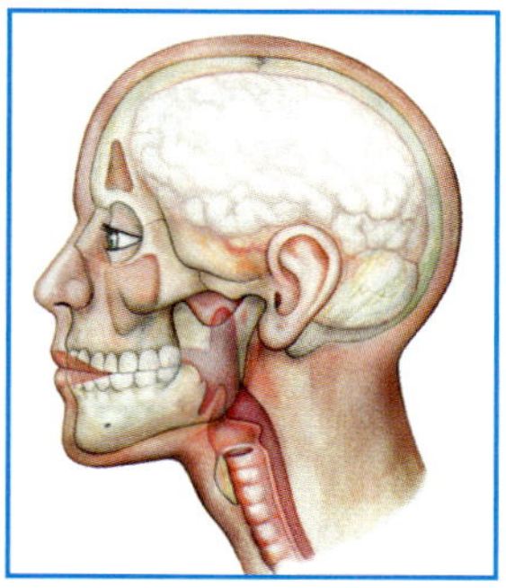

OSTEOTOMIA DE LE FORT I – TÉCNICA BÁSICA

Nelson E. P. Colombini
José Antonio Pinto
Ricardo Alves Sousa
Flávia Mamede

INTRODUÇÃO

A correção cirúrgica maxilar não é muito frequente, provavelmente pela falta de informação por parte dos ortodontistas, dos cirurgiões com medo de causar injúrias e/ou complicações em região de seio maxilar, cavidade nasal e regiões pterigomaxilares.

Devido aos trabalhos de microcirculação óssea, o uso das Le Fort I aumentou muito nas últimas duas décadas, onde foi demonstrado a possibilidade de mobilizar a maxila sem comprometer a vascularização e reparação óssea.

Em alguns casos, as alterações maxilomandibulares apresentam associações a alterações nasais, havendo necessidade de associar a osteotomia, a rinoplastia e a rinoseptoplastia, para que ao final do tratamento seja obtido um melhor resultado estético.

Dentro das indicações para a osteotomia estão:

- Portadores de excesso vertical.
- Pacientes que expõe excessivamente os incisivos superiores e gengiva.
- Incompetência labial.
- Mordida aberta.
- Alongamento do terço inferior da face.
- Pacientes portadores de excesso anteroposterior, apresentando face com perfil convexo e, sempre associado à protrusão dos incisivos.
- Paciente com excesso transversal também tem indicacção para execucção da técnica, possuindo palato ogival, estreitamento do arco e mordida cruzada posterior.
- Classe I de Angle com mordida cruzada posterior, com excesso vertical maxilar e mordida aberta.
- Classe II de Angle com excesso vertical maxilar, com mordida aberta anterior.
- Classe III de Angle com prognatismo mandibular, com deficiência maxilar, com mordida aberta, além de deformidades complexas do terço médio da face.

Esta osteotomia é de muitos anos conhecida do cirurgião maxilofacial de aplicação a cirurgia estético-funcional ortognática, na correção das sequelas traumáticas do terço médio da face e como osteotomia de acesso à base de crânio.

Sua aplicabilidade está comprovada no tratamento da apneia obstrutiva do sono pelos trabalhos de vários autores, dentre eles: George Cisneiro, Normann Triger, Wotten; destacando-se Nelson Powell, Robert Rilley e Peter Waite.

Em SAOS ou SHRVAS, a osteotomia de Le Fort I poderá estar indicada isoladamente nos casos de hipoplastia maxilar e deficiência vertical do terço médio da face (Fig. 10-1).

Sua aplicação ao tratamento do ronco social é rara mas não contraindicada, devendo ser aplicada a casos selecionados de pacientes já portadores de discrepância maxilomandibular.

É um procedimento cirúrgico simples de baixa morbidade, com tempo cirúrgico em nossas mãos não superior a 30 minutos.

Por meio desta osteotomia pode-se tratar o assoalho da fossa nasal e septo, sendo possível realizar-se a turbinoplastia a céu aberto dos cornetos inferiores, com sensível vantagem no controle da hemostasia e mensuração da quantidade de tecido a ser removida, dispensando, em alguns casos, até mesmo o uso de tamponamento nasal.

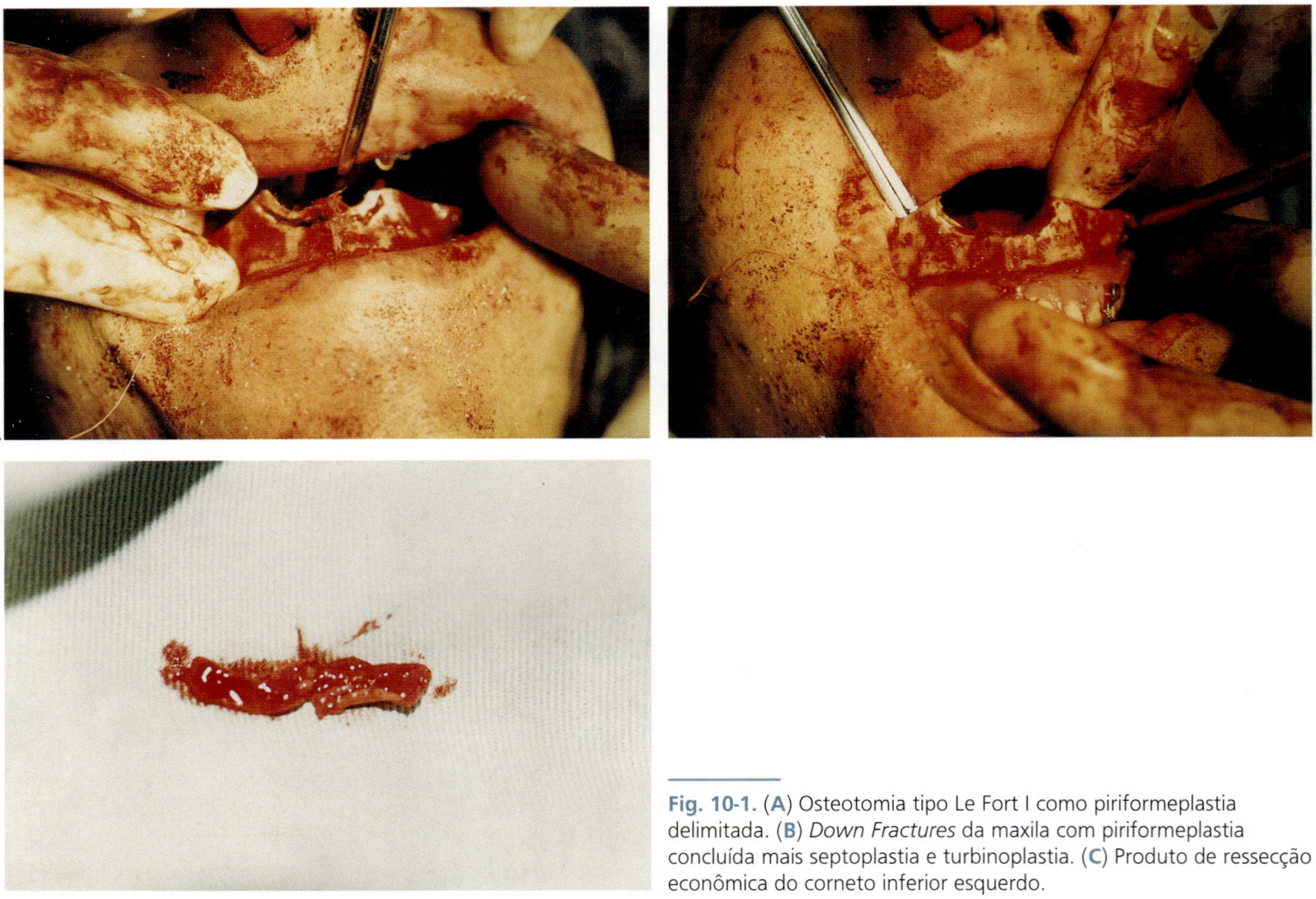

A B C

Fig. 10-1. (**A**) Osteotomia tipo Le Fort I como piriformeplastia delimitada. (**B**) *Down Fractures* da maxila com piriformeplastia concluída mais septoplastia e turbinoplastia. (**C**) Produto de ressecção econômica do corneto inferior esquerdo.

O avanço maxilar, por si, predispõe a abertura da válvula alar que geralmente é incompetente nos pacientes portadores de distúrbios obstrutivos das VAS.

Pode também ser associada a UPFP tradicional como o é em nossa prática, tornando os resultados mais estáveis.

A ocorrência de insuficiência velofaríngea é rara e não tem sido observada nos casos de nossa série.

O refluxo de líquidos pelo nariz pode ocorrer nas primeiras semanas, não persistindo no decorrer do pós-operatório.

A osteotomia de Le Fort I pode ser associada a avanços mandibulares combinados até 12 mm, mostrando resultados altamente satisfatórios nos casos de apneias moderadas e graves.

Este tópico será mais profundamente abordado no decorrer do capítulo.

O melhor conhecimento a respeito dos pedículos de irrigação da maxila permite, hoje, a adição de osteotomia segmentares e disjuncionais sobre a maxila osteotomizada.

Alterações em seu desenho poderão compensar deficiências zigomáticas, genianas e nasogenianas.

Assim, se elevarmos o nível da osteotomia sobre a apófise da maxila, obteremos compensação da rinomegalia.

Por outro lado, poderemos associar a este tipo de osteotomia e rinoplastia que será efetuada pela mesma via de acesso.

A osteotomia do tipo Le Fort I está indicada nos casos de:

- Hipoplasia maxilar.
- Posição recuada da maxila.
- Posição avançada da maxila.
- Correção de face curta.
- Correção de face longa.
- Sequelas de desenvolvimento do terço médio, oriundas de fissura palatina e outras.
- Sequela do trauma facial.
- Discrepâncias maxilomandibulares complexas. E atualmente a SAOS.

Com interesse à fixação interna rígida, Beel propõe a alteração do desempenho original desta osteotomia, passando a realizá-la de maneira mais alta, incorporando a porção inferior do osso zigomático.

Tal desenho divide os pilares zigomaticomaxilares e nasomaxilares em zonas de maior espessura que permitem ótima adaptação dos parafusos dos mini-implantes por nós utilizados (Fig. 10-2).

Esta forma de osteotomia prevê um bom contato ósseo pós-osteotomia de grande importância na estabilidade pós-operatória a longo termo.

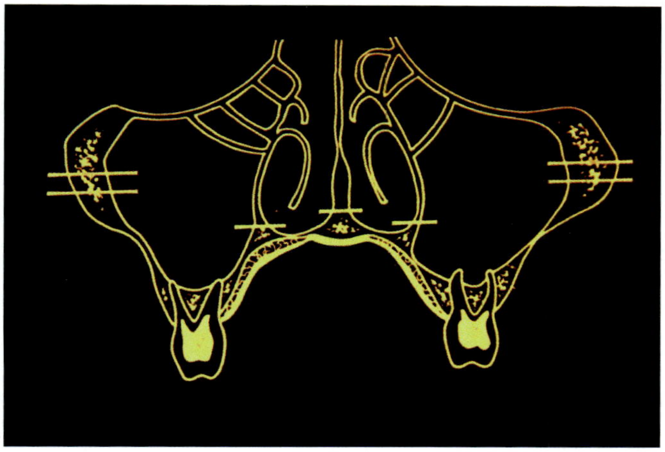

Fig. 10-2. Representação esquemática do nível da osteotomia com interesse a FIR (Bell).

TÉCNICA CIRÚRGICA

A técnica cirúrgica é relativamente simples e seus tempos principais são:

A) Incisão sulcovestibular de maneira a compor dois retalhos musculomucosos que permitem o fechamento da ferida em dois planos.
B) A incisão estende-se até a distal do primeiro molar.
C) A divulsão musculoperióstica deve ser delicada e respeitar o nervo infraorbitário.

Esta estende-se lateralmente e para cima expondo o corpo do osso zigomático D e E, medialmente se prolonga as apófises montantes da maxila.

Posteriormente, deverá expor a fáscia pterigomaxilar com cuidado de não herniar a bola adiposa de Bichat.

Em seguida, a divulsão é realizada sobre a espinha nasal anterior que será exposta; a partir daí incisamos o periósteo por sobre as margens laterais da abertura piriforme e deslocamos o mucoperiósteo do assoalho da fossa nasal. Este deslocamento deverá ser cuidadoso devido a delgadeza do mucoperiósteo nesta região e será estendido até a coana posteriormente e sobre corneto inferior lateralmente.

D) A osteotomia seguirá o desenho planejado; poderá ser realizada com brocas ou serras oscilatórias.
E) A complementação da osteotomia é feita por cinzéis retos anteriormente (septo e vômer, pilar nasomaxilar e zigomaticomaxilar).
F) A disjunção propriamente dita é realizada na junção da tuberosidade maxilar e lâmina pterigóidea, que é palpada pelo operador através do indicador colocado medialmente. Em seguida, o operador orientará a disjunção mencionada.

A atenção à entrada da artéria palatina (pedículo dominante) em direção ao forame palatino posterior, regionalmente situada, torna esta manobra o tempo principal da cirurgia (Fig. 10-3).

G) A maxila é, então, deslocada e basculada inferiormente, dando acesso visual direto à sua face superior, permitindo assim a execução dos ajustes ósseos necessários, bem como das osteotomias segmentares.
H) Em seguida a relação oclusal é obtida no *splint* de acordo com o planejamento em modelos.
I) Quando a osteotomia mandibular está incorporada ao plano de tratamento, sua segmentação será realizada após a fixação da maxila ao *splint*. O bloqueio maxilomandibular rígido é o passo seguinte.

A manobra bimanual do primeiro assistente para o posicionamento condilar é realizada através de rotação ascendente, procurando uma postura superior e posterior do côndilo na cavidade glenoide.

J) A esta manobra segue-se a FIR da maxila e, secundariamente, da mandíbula.
K) Finalmente realizamos a sutura em dois planos, à prova d'agua (Fig. 10-4).

Recentemente, fizemos a modificação da via bucal para via de acesso endonasal com utilização de endoscópios de 0° e

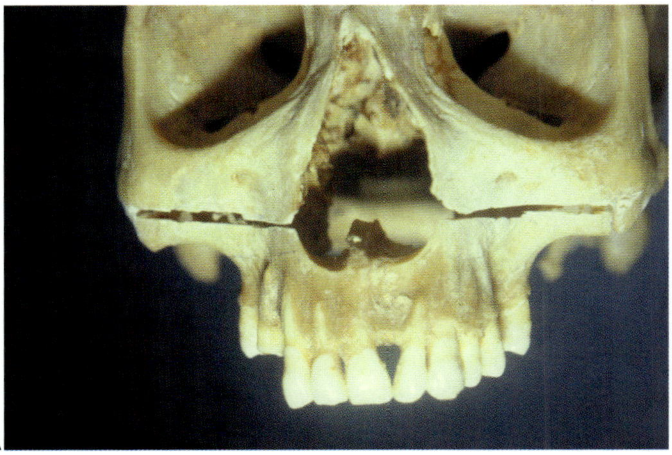

A

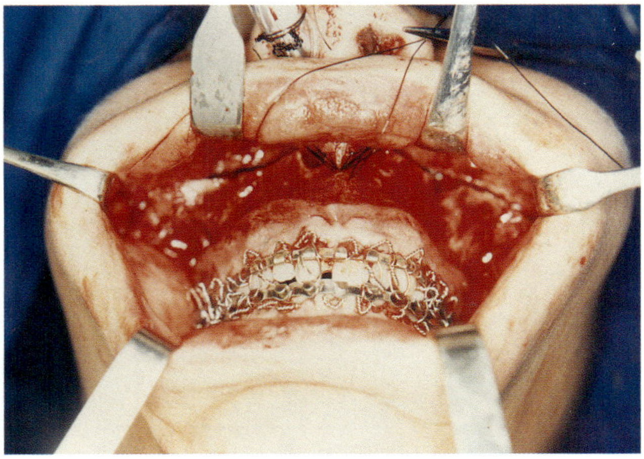

B

Fig. 10-3. (A) Osteotomia de Le Fort I alta. Representação esquemática em crânio seco. (B) Aspecto intraoperatório da Osteotomia de Le Fort I alta.

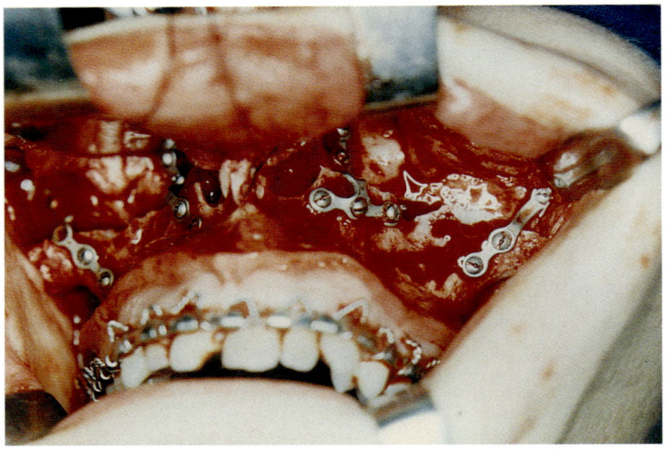

Fig. 10-4. Aspecto intraoperatório com fixação com placas de titânio.

30° de 4 mm de espessura e modificação com microsserras. O método mostrou-se altamente vantajoso com relação à via bucal, permitindo também FRI por dentro do nariz.

Serão descritos os passos cirúrgicos desta nova abordagem, que permite baixa invasibilidade e adequada osteotomia.

A porção septal e piriforme é realizada pela via endonasal, de maneira endoscópica com a confecção de túneis clássicos de Cottle somados à abordagem lateral e superior da cabeça do corneto inferior com perfeita visualização do pilar nasomaxilar e parede anterior da maxila com conservação de todo o revestimento oral mucossensitivo e muscular. Assim, o deslocamento endonasal continua com identificação de forame infraorbital, onde esta descende e se detém pouco antes do pilar zigomaticomaxilar (Fig. 10-5).

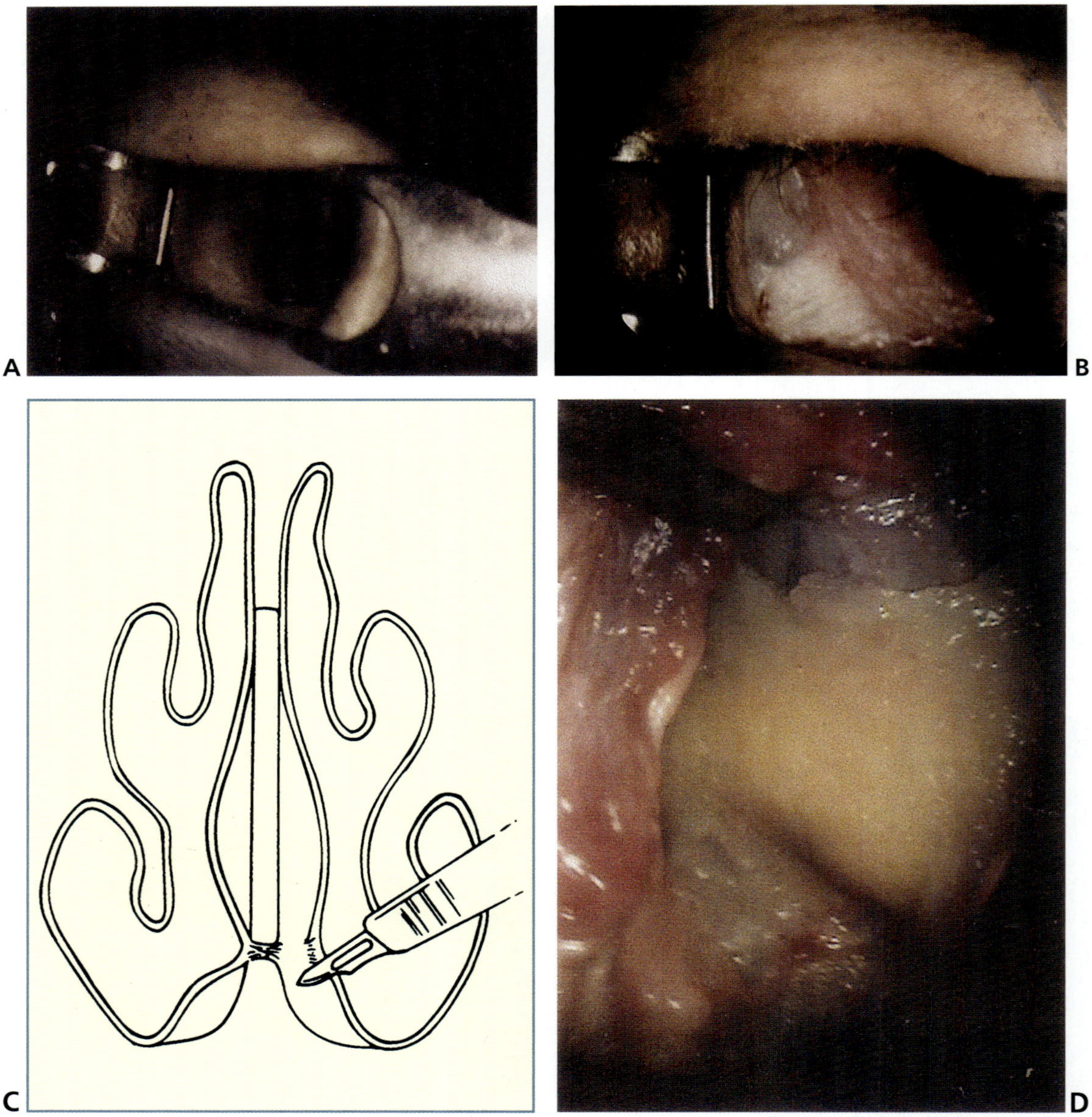

Fig. 10-5. (A) Incisão clássica para septoplastia. (B) Incisão no assoalho da fossa endonasal. (C) Deslocamento do mucopericôndrio e mucoperiósteo. (D) Extensão da incisão para a porção lateral até o limite do corneto inferior.

Complementarmente, é realizado o descolamento vertical ao nível dos primeiro e segundo molares de aproximadamente 1,5 a 2 cm, seguido do deslocamento mucoperióstico sobre o pilar zigomaticomaxilar e posteriormente em direção ao túber da maxila.

Desta maneira, as tunelizações nasais anteroposteriores com relação à cartilagem quadrangular, junção vomeroetmoidal e assoalho da fossa nasal estarão interligadas ao túnel piriforme endonasal e à abordagem do segmento posterior maxilar.

A septoplastia é, então, levada a cabo, atendendo à necessidade de cada caso com a osteotomia vomeriana, completada a escopro com guia lateral.

No passo seguinte, a osteotomia sobre o pilar nasomaxilar é realizada com microsserra estendendo-se a 2/3 da parede anterior do seio maxilar por via endonasal.

Complementando-se por via intranasal e sinusal o pilar zigomaticomaxilar e a parede posterolateral da maxila, com disjunção clássica do pterigoide a escopro.

Após o mesmo procedimento contralateral, é realizado *down fracture*, e a maxila poderá ser avançada, abaixada ou até mesmo intruída.

A fixação rígida do pilar nasomaxilar é realizada por via endonasal e a do pilar zigomaticomaxilar, por via intraoral "permucosa".

Concluindo, pensamos que tal procedimento possa constituir um novo horizonte ao cirurgião maxilofacial com a ressalva de que exigirá do cirurgião treinamento endonasal endoscópico, bem como vantagens de minimizar as complicações da técnica clássica.

Substitutos ósseos em *gaps* formados após movimentações de estruturas nas ortognáticas.

Nas movimentações de estruturas ósseas poderá haver a necessidade de enxertia óssea nas regiões onde existir *gaps*.

O fragmento ósseo pode ser obtido com o próprio paciente (autógeno); através do osso de cadáver de indivíduo da mesma espécie (aloenxerto – a partir de um Banco de Osso) ou de doador de espécie diferente da do receptor (xenógeno). Existe também os substitutos sintéticos, onde destacamos o Ject'os.

O JECT'OS é indicado para preenchimento ou reparação de tecido ósseo. Sua forma de aplicação é em estado pastoso permitindo assim, uma maior mobilidade e flexibilidade, facilitando o ajuste do cimento em superfícies o mais próximo do real. O produto tem a capacidade de ser substituído por osso natural quando colocado diretamente adjacente a uma superfícies óssea, onde exista maior irrigação. O processo de osteointegração ocorre por meio de um compromisso entre a deposição óssea, a irrigação sanguínea e a absorção do cimento (Fig. 10-6).

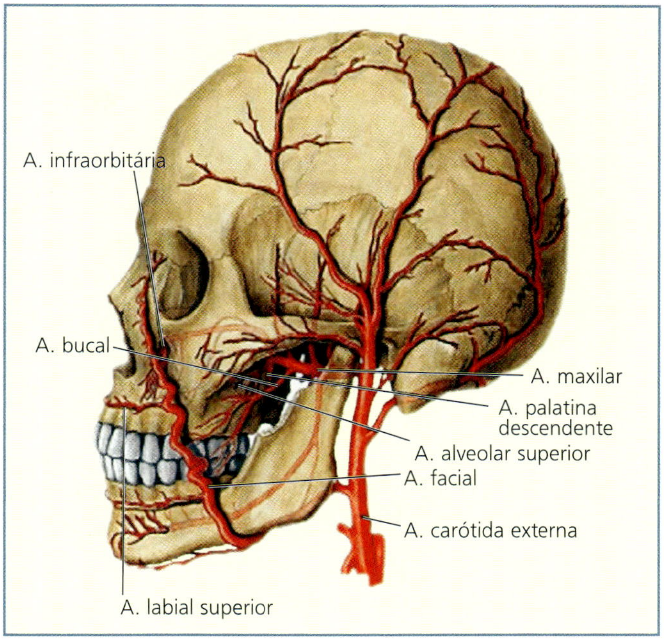

Fig. 10-6.

COMPLICAÇÕES

As complicações relacionadas com a técnica da Le Fort I são, na maioria das vezes, o mal posicionamento da maxila e as hemorragias. Podendo ocorrer também, com menor frequência, fístulas arteriovenosas, oro e nasoantrais, desvios de septo, incompetência velofaríngea, sinusite maxilar, necrose isquêmica, pseudoartroses da maxila, fraturas indesejadas, danos ao sistema nervoso, danos ao sistema nasolacrimal e ocular e disfagia.

As fístulas arteriovenosas está associada à ruptura de uma artéria junto a um plexo venoso, com anastomose espontânea. Podendo o paciente relatar zumbido e sensações pulsáteis na face e nos olhos. Seu tratamento consiste na embolização seletiva dos vasos que alimentam a fístula. A necrose asséptica é estabelecida devido a uma interrupção da vascularização.

O mal posicionamento está relacionado com a técnica. Se no planejamento estiver presente *splints* sem distorções e uma correta cirurgia de modelo, estas complicações podem ser minimizadas. A hemorragia transoperatória é uma das complicações mais frequentemente relatadas na osteotomia de Le Fort I.Consiste na falta de hemostasia transoperatória e, na maioria dos casos, deve-se a uma falha do cirurgião em conhecer a anatomia relevante da área em que está trabalhando.

Os vasos mais comumente associados a hemorragias arteriais são os ramos terminais da artéria maxilar, especialmente a artéria palatina descendente e a esfenopalatina, embora a própria artéria maxilar e a carótida interna possam também estar envolvidas. As anastomoses entre os ramos das artérias carótida interna e externa ou entre ramos correspondentes contralaterais da carótida externa podem perpetuar o sangramento, apesar da ligadura cirúrgica do vaso principal. A artéria maxilar e seus ramos ficam mais vulneráveis às injúrias durante a disjuncção pterigomaxilar ou, ainda, durante a fratura inferior da maxila. A artéria palatina descendente é o vaso mais vulnerável durante esses momentos cirúrgicos, devido ao relacionamento entre os vasos palatinos descendentes e as osteotomias posteriores e medial da Le Fort I. Por isso, a maioria dos estudos relacionados com a região posterior da maxila fala sobre o padrão de separação do processo pterigoide da maxila durante a osteotomia. O sangramento envolve principalmente o plexo venoso pterigoide, que corresponde a uma rede venosa justaposta aos músculos pterigóideos. Este plexo se comunica com o seio cavernoso, de localização intracraniana, drenando o sangue saturado em dióxido de carbono das meninges através do forame oval. Para este plexo converge a drenagem das veias que correspondem aos ramos das duas partes anteriores da artéria maxilar, a meníngea média, a palatina maior, a esfenopalatina, a bucal, a alveolar e a oftálmica inferior. Em muitos casos de hemorragia pode-se fazer necessário a ligadura das artérias carótida interna e externa.

O sangramento pode variar de leve a intenso, podendo chegar até ao choque hipovolêmico e, assim, é muito importante no pré-operatório serem tomadas algumas medidas preventivas em relação à hemorragia, como obtenção de suprimento sanguíneo adequado para uma eventual transfusão e, também, a possibilidade de realizar a cirurgia em hipotensão induzida e controlada.

A hipotensão controlada foi induzida tendo um grande impulso quando houve a introdução do nitroprussiato de sódio (NPS). É importante frisar que o cirurgião promova uma correta ligadura vascular, caso contrário, ao restabelecer a pressão e a frequência cardíaca normal, podem ocorrer sangramentos no pós-operatório.

No caso de desvio de septo, pode ocorrer problemas pela remoção insuficiente da crista septal da maxila e do septo cartilaginoso no transoperatório, ou mesmo durante a colocação de cânulas e/ou aspiracção da cavidade nasal, ou ainda durante a extubacção.

Estudos mostram que podem ocorrer sinais e sintomas no pós-operatório, como as secreções nasais posteriores, congestão nasal, febre e dores de cabeça. Visando evitar estas intercorrências, caso o paciente apresente alguma enfermidade no pré-operatório deve-se usar descongestionantes nasais para promover a rápida saída do sangue do seio maxilar no pós-operatório.

A ocorrência da sinusite maxilar é uma complicacção mais rara na utilização desta técnica, entretanto ocorrendo deve ser administrada terapêutica medicamentosa com o uso de descongestionantes nasais, antibióticos e anti-histamínicos.

Dentre as lesões oftálmicas, podem ser relatadas a xeroftalmia, cegueira com a lesão do II par craniano, oculomotor com o III par craniano, além de lesão dos nervos abducentes com o VI para craniano. A xerose corneana ou xeroftalmia consiste em uma afecção do globo ocular, promovendo desaparecimento da secrecção lacrimal e, desta forma, o globo ocular torna-se seco, áspero, sem brilho e com aspecto de pergaminho.

Adaptações técnicas aplicadas ao tratamento do SHVAS e SAOS: avanços maxilares superiores a 6 a 7 mm requerem enxerto ósseo para aumento da estabilidade e reparação tecidual adequada.

Estes enxertos podem ser tomados da própria mandíbula quando possível, do osso ilíaco, da calota craniana ou de blocos ósseos liofilizados.

Em nossa experiência, a fase I do StanFord (UPFO + avanço genioglosso e genióideo e tireoideopexia) mostra resultados pobres ao redor de 30 a 40% nas apneias moderadas e graves (Quadro 10-1).

Este mesmo protocolo, quando foi incorporada a correção esquelética da discrepância dominante, isto é, da maxila através do Le Fort I ou da mandíbula pela osteotomia sagital do ramo, obteve resultados que alcançaram cifras de cura ao redor de 80% na doença leve à moderada.

Em nossa experiência, os pacientes portadores de apneia moderada e grave com dessaturação da oxiemoglobina ao redor de 80% devem ser tratados integralmente com atenção sobre o nariz, palatofaríngea, base de língua, hioide e reposicionamento dos maxilares.

Com este método chegamos a resultados comparáveis aos de Peter Waite, que cita cura em 90 a 95% dos casos.

O avanço maxilomandibular destes casos variou de 10 a 12 mm.

Quadro 10-1. Estudo da síndrome da apneia obstrutiva do sono

Fator	Padrão	Em oclusão	Obtido	Desvio
SNA	82	8	90,88	8,88
SNB	80	8	83,38	3,38
ANB	2	8	7,50	5,50
GoGn-SN	36	8	30,87	-5,13
NSBa	137	8	123,64	-13,36
N-ANS	57	mm	57,42	0,42
ANS-Gn	68	mm	71,38	3,38
PAS	11	mm	12,52	1,52
PNS-P	37	mm	33,85	-3,15
MP-H	15	mm	27,40	12,40
MP-V		mm	29,08	
Gn-H		mm	38,03	
Go-H		mm	57,20	
Em topo a topo				
SNA	82	8	90,88	8,88
SNB	80	8	84,48	4,48
ANB	2	8	6,39	4,39
GoGn-SN	36	8	28,09	-7,91
NSBa	137	8	123,64	-13,36
N-ANS	57	mm	57,42	0,42
ANS-Gn	68	mm	71,46	3,46
PAS	11	mm	14,44	3,44
PNS-P	37	mm	32,58	-4,42
MP-H	15	mm	31,49	16,49
MP-V		mm	29,96	
Gn-H		mm	47,37	
Go-H		mm	53,71	

OUTRAS OSTEOTOMIAS DO TERÇO MÉDIO DA FACE

As osteotomias maxilozigomática, Le Fort II, Le Fort III e Le Fort IV, bem como as craniofaciais de Tessier, possuem indicação restrita aos erros de desenvolvimento e síndromes craniofaciais, lembrando-se de que estes distúrbios respiratórios estão também relacionados com problemas centrais, além da distorção da anatomia das via aéreas superiores que estes pacientes possuem (Fig. 10-7A-Q).

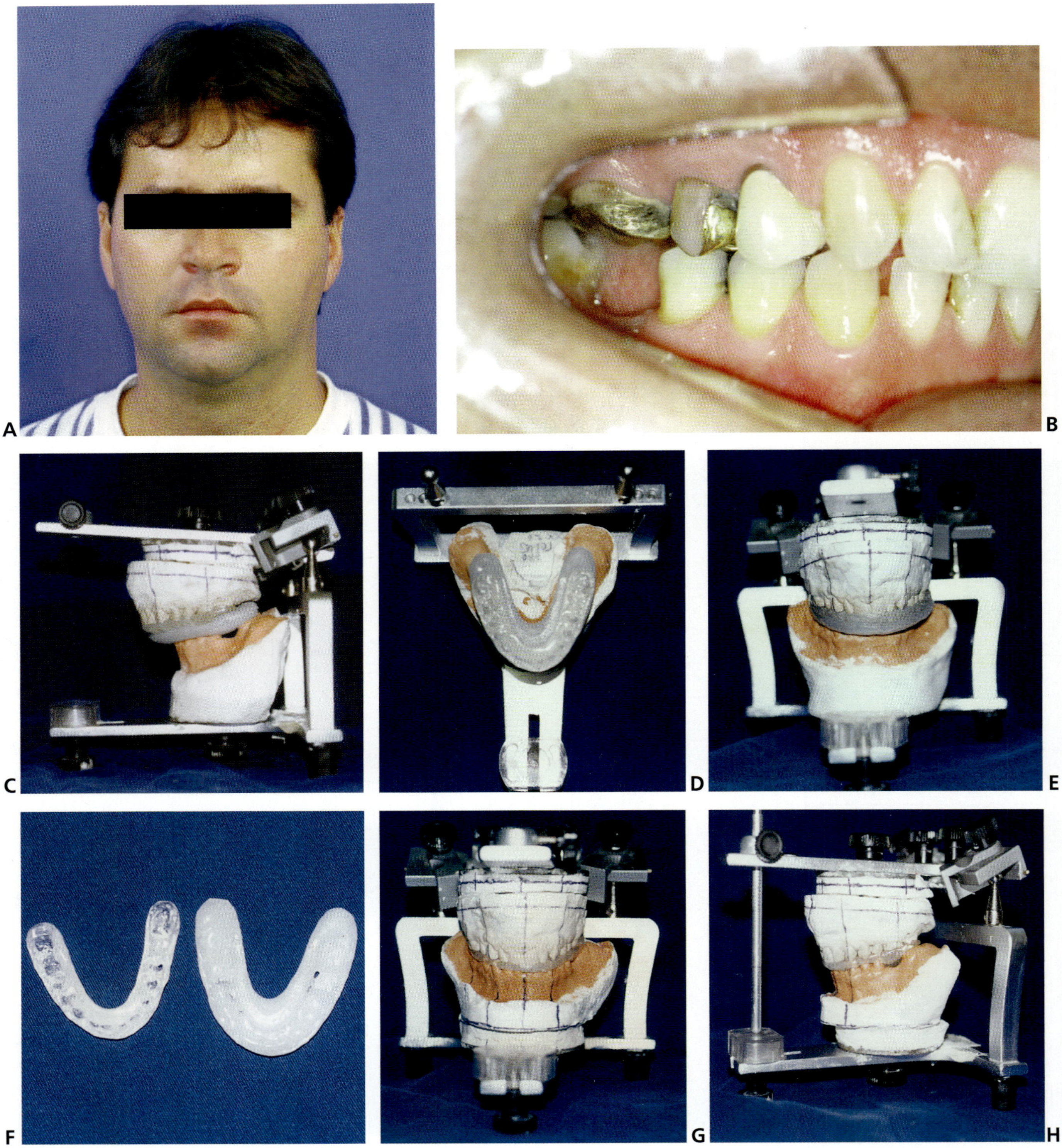

Fig. 10-7. (A) Paciente portador de SAHOS (foto para estudo e preparo cirúrgico). (B) Oclusão atual. (C) Preparo cirúrgico em modelos através de articulador. (D, E) Confecção de guias cirúrgicos. (F) Guias cirúrgicos intraoperatórios. (G, H) Abordagem e afastamento transoperatório da Le Fort I.

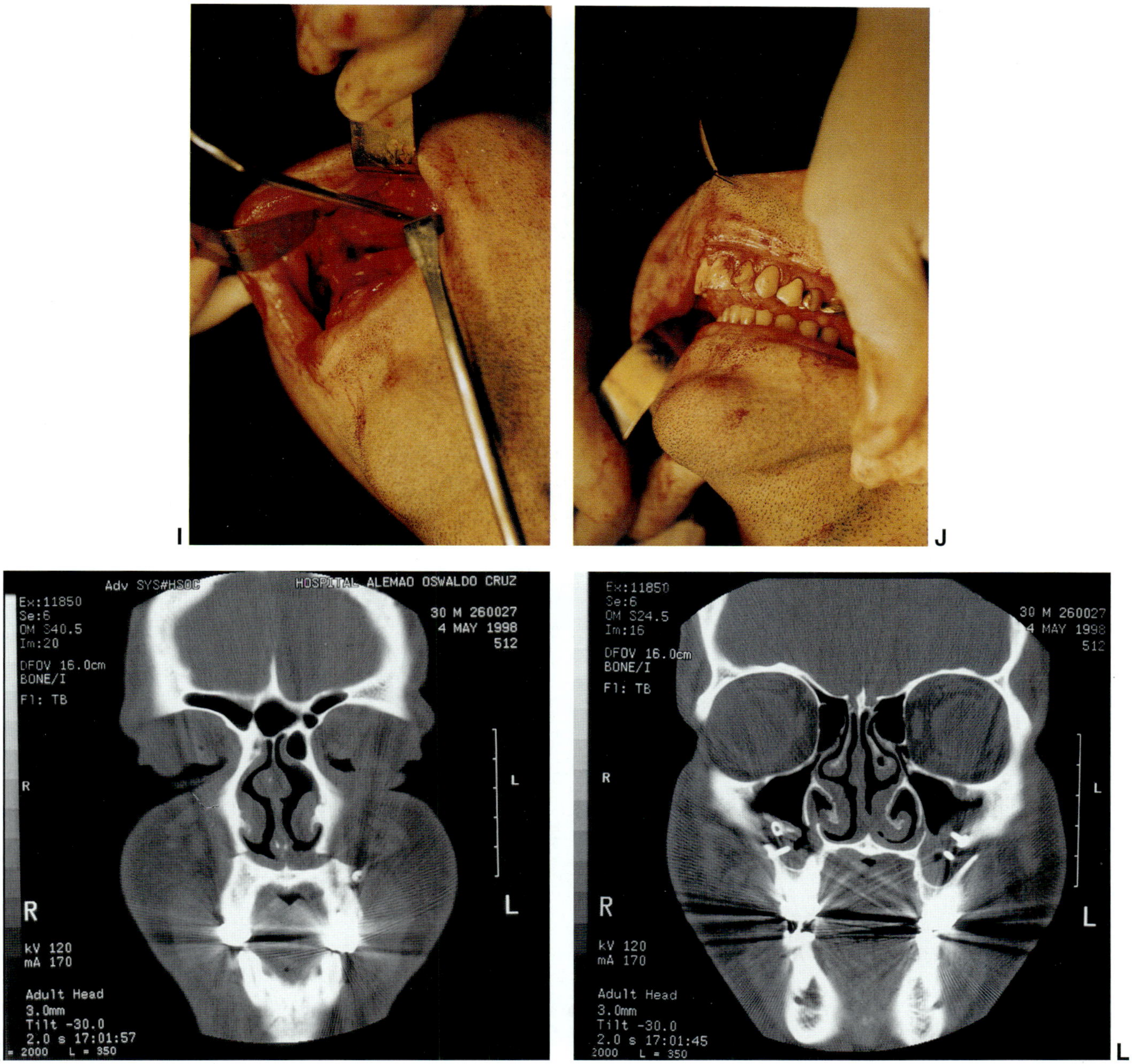

Fig. 10-7 *Cont.* (**I-L**). *(Continua.)*

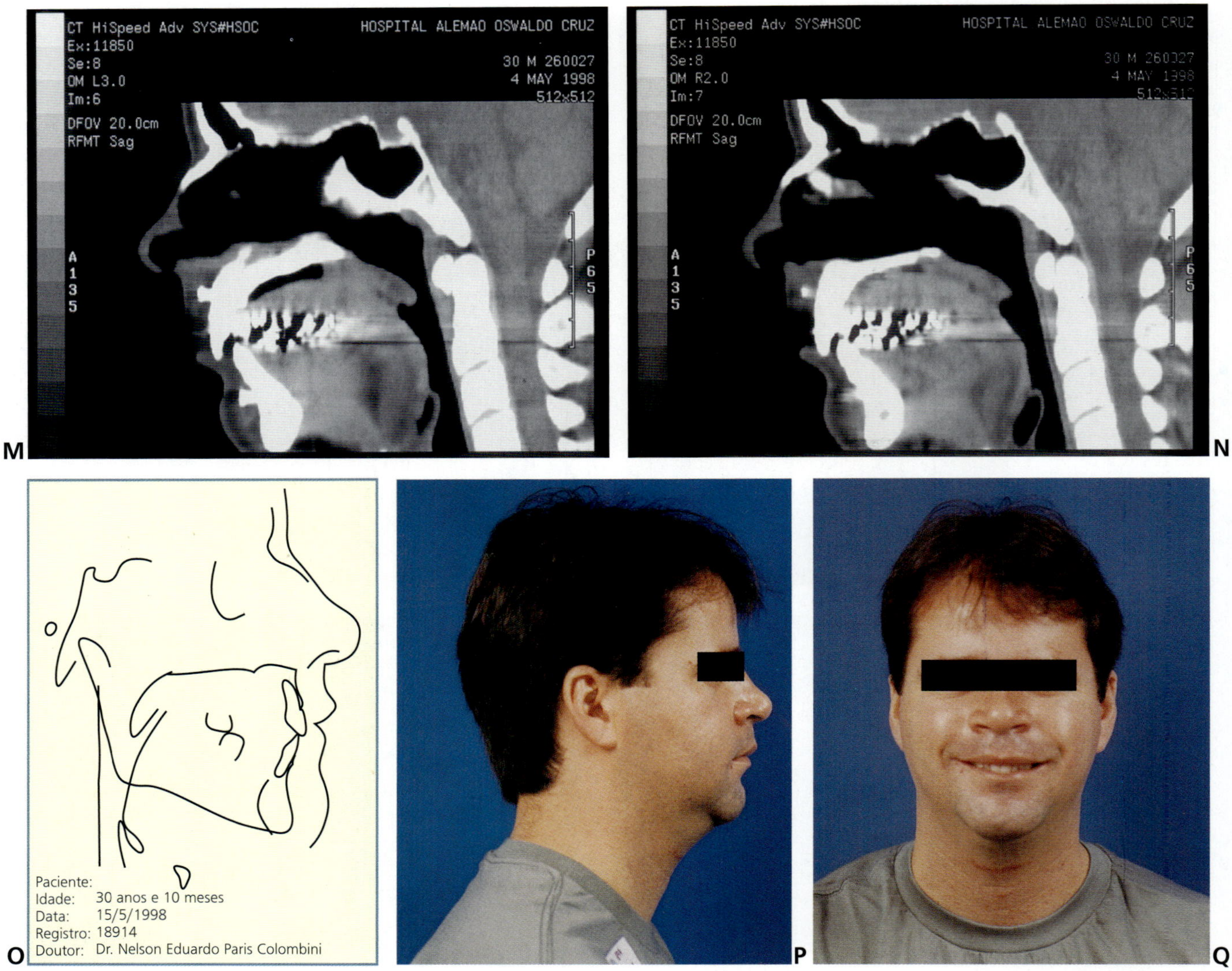

Fig. 10-7 *Cont.* (**M-Q**).

LAUDO DE POLISSONOGRAFIA

Comentários:

- Exame tendo início às 23h27 e término as 05h53, com latência para o sono de 7,5 minutos e latência para o sono REM de 77 minutos. O tempo total de sono foi de 350 minutos, com deficiência de sono (TST/TOT) de 90,6%. A distribuição do sono mostrou 3,7% de estágio 1; 56,9% de estágio 2; 23,3% de estágio 3 e 4; e 161% do sono REM. No período total de sono permaneceu 28,5 minutos em estágio 0, ocorreram 30 despertares e 104 mudanças de estágio durante o sono.
- Houve dois movimentos de membros inferiores/hora.
- O índice de apneia/hipopneia foi de 5,9/hora, sendo 1,7 apneia/hora e 4,2 hipopneia/hora. O número total de eventos respiratórios foi de 38, sendo três obstrutivos, 12 centrais e 23 mistos. A duração média dos eventos foi de 13,8 segundos e a máxima de 21 segundos. A saturação basal da oxiemoglobina foi de 96%, sendo a saturação média de 95% e a mínima de 84%, permanecendo 2% do tempo de registro com saturação abaixo de 92 e 0% do tempo, com saturação menor 85%.

CONCLUSÃO

Polissonografia mostrando:

- Discretíssimo aumento do número de despertares breves e mais raramente pouco prolongados que não chegam a alterar a eficiência do sono.

- Índice de apneia e hipopneias praticamente normal, sem evidências de dessaturação significativa da oxiemoglobina. Sugerimos comparação com dados anteriores (Fig. 10-8A-M).

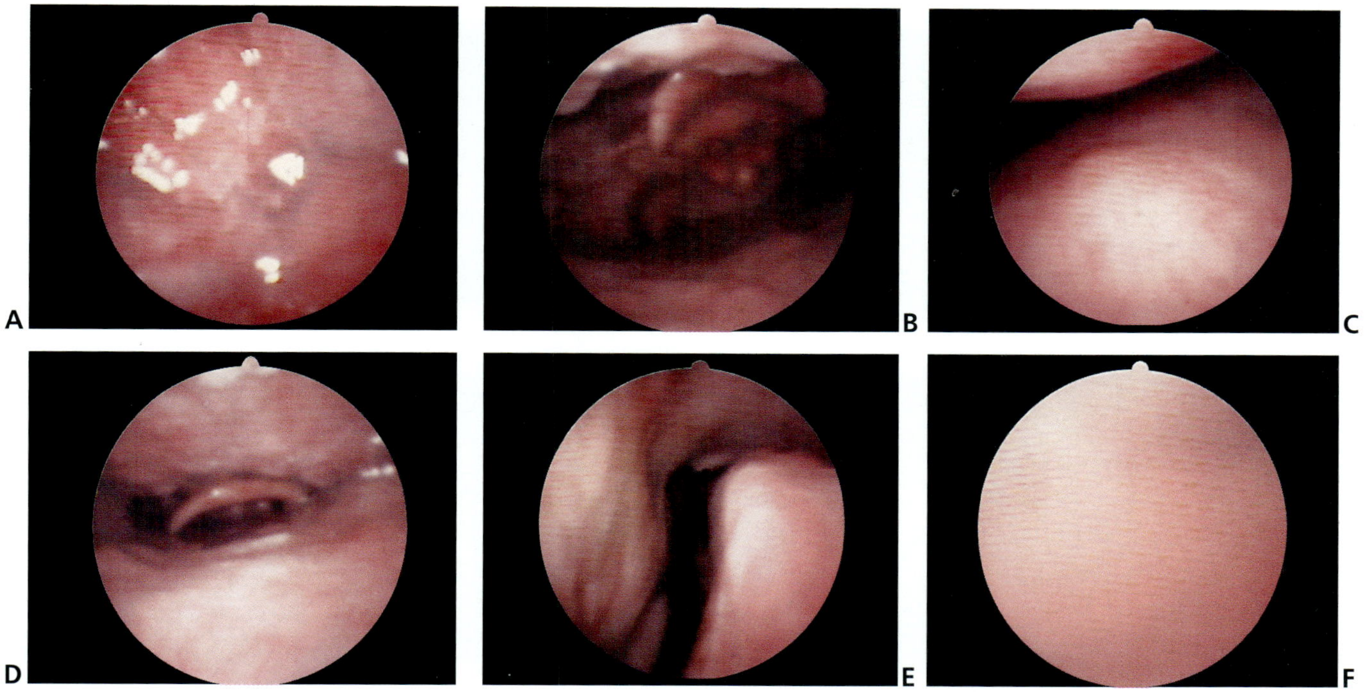

Fig. 10-8. (A-M) Laudos de polissonografia. *(Continua.)*

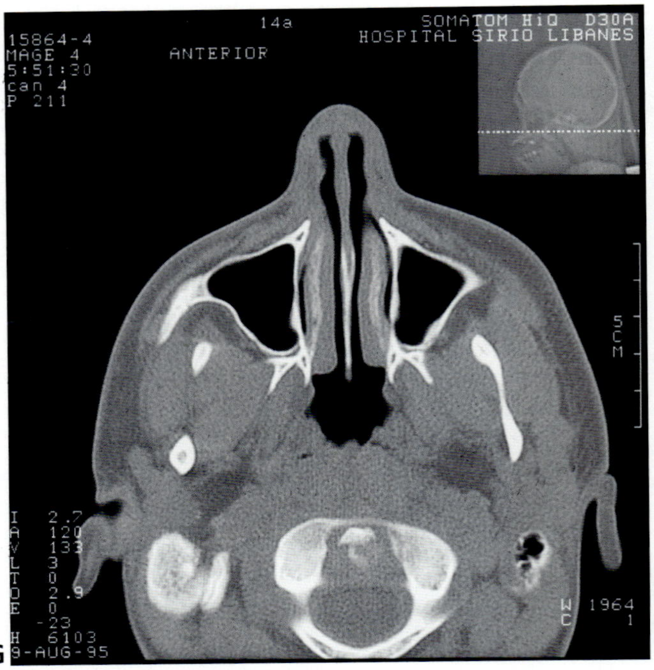

G

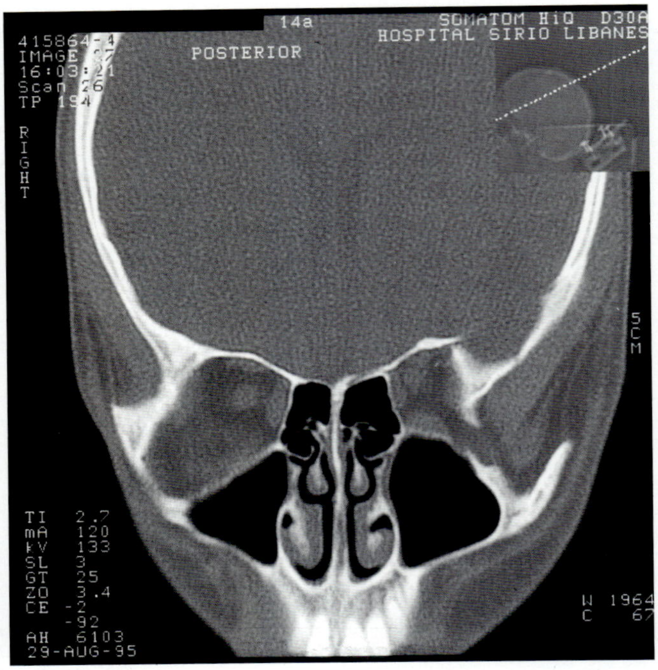

H

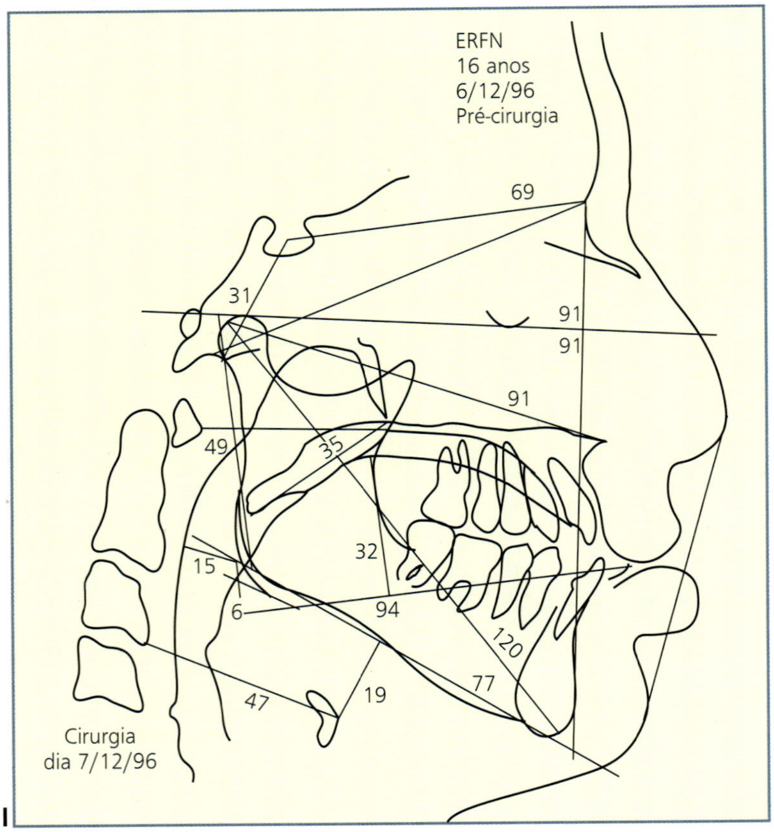

I

Fig. 10-8 *Cont.* (**G-I**).

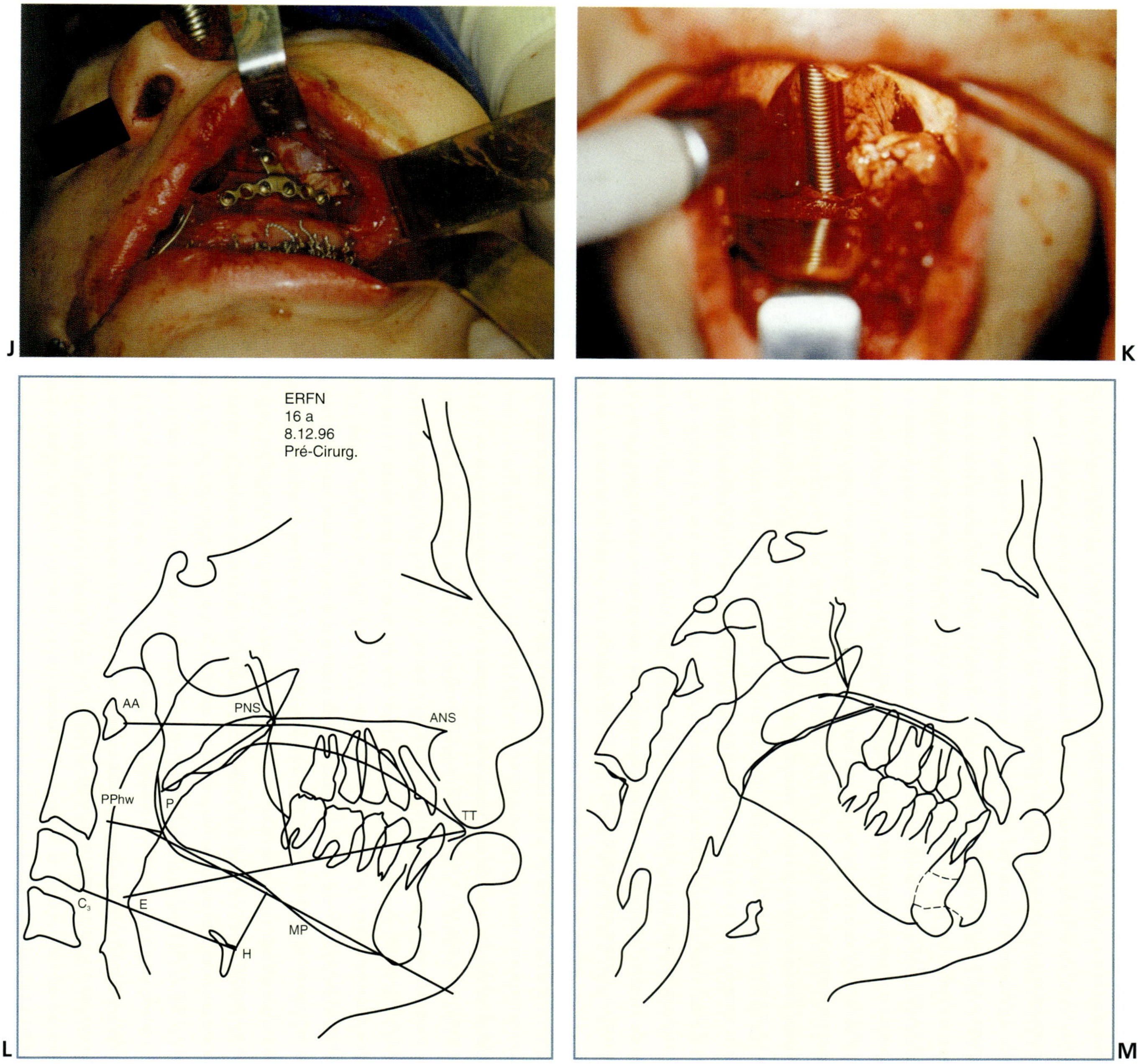

Fig. 10-8 *Cont.* (**J-M**).

BIBLIOGRAFIA

Almeida Jr JC, Cavalcante JR. Osteotomia sagital do ramo mandibular e osteotomia total de maxila: uma revisão de literatura. *Pesq Bras Odontoped Clin Integr* 2004;4(3):249-58.

Araújo A. *Cirurgia ortognaìtica.* São Paulo: Santos, 1999.

Axhausen G. Zur behandlung veralteter disloziert verheite oberkiefer bruche. *Deust Zahn Mund Kief* 1934;1:332-38.

Bacon WH, Krieger J, Turlot JC *et al.* Craniofacial charatcteristics in patients with obstructive sleep panes syndrome. *Cleft Palate J* 1988;25:374.

Baker TL. Introdutction to sleep and sleep disorders. *Med Clin North Am* 1985;69:1123.

Behsnilian V. *Occlusioìn e rehabilitacioìn.* Montevideo: Montevideo Papelera, 1974.

Bell VH. Revascularization and bone healing after anterior maxillary osteotomy: a study using adult rhesus monkeys. *J Oral Surg* 1969;27:249-55.

Bell WH, Alessandra PA, Candit CL. Surgical orthodontic correction of class II malocclusion. *J Oral Surg* 1968. p. 265-72.

Bell WH, Fonseca RJ, Kennedy JW *et al.* Bone healing and revascularization after total maxillary osteotomy. *J Oral Surg* 1975;33(4):253-60.

Bell WH, Scheideman GB. Correction of vertical maxillary deficiency: stability and soft tissue changes. *J Oral Surg* 1981;39:666-70.

Bell WH. Le Fort I osteotomy for correction of maxillary deformities. *J Oral Surg* 1975;33:412-26.

Bell WH. *Modern practice in orthognathic and reconstructive surgery.* Philadelphia: WB Saunders, 1992.

Bennet MA, Wolford LM. The maxillary step osteotomy and Steinmann pin stabilization. *J Oral Maxillofac Surg* 1985;43:307-11.

Bloom LA. Perioral profile changes in orthodontic treatment. *Am J Orthod* 1961;47(5):371-78.

Castro SU. *Anatomia fundamental*. 2. ed. SaÞo Paulo: McGraw-Hill do Brasil, 1976.

Colomini. *Cirurgia do terço inferior da face*. São Paulo: Pancoast, 1991.

Cortezzi W. Cirurgia ortognaìtica e desordens temporomandibulares. *Oral Surg Oral Med Oral Pathol* 1996;83:177-83.

Cunningham SJ, Hunt NP, Feinmann C. Psychological aspects of orthognathic surgery: a review of the literature. *J Adult Orthodon Orthognath Surg* 1995;10(3):159-72.

Dann JJ, Fonseca RJ, Bell WH. Soft tissue changes associated with total maxillary advancement: a preliminary study. *Am J Orthod* 1976;34(1):19-23.

Epker BN. Superior surgical repositioning of the maxilla: long term results. *J Oral Maxillofac Surg* 1981;9:237-46.

Faìvero VH. *Estudos das técnicas cirúrgicas nas osteotomias de maxila*. Dissertação apresentada para obtenção do titulo de Mestre em cirurgia e traumatologia bucomaxilofacial pela Pontifícia Universidade Católica do Rio Grande do Sul da cidade de Porto Alegre, 1986

Fujita S, Woodson BT, Clark J *et al.* Midline glossectomy as a treatment for the obstructive sleep apnea. *Laryngoscope* 1991;101:805-9.

Fujita S, Woodson T, Clark J *et al.*, Laser midline glossectomy as treatment for obstructive sleep apnea. *Laryngoscope* 1991;101:805-9.

Fujita S. Midline laser glossectomy with linguoplasty: a treatment of obstructive sleep apnea syndrome. Operative techniques in otolaryngology. *Head Neck Surg* 1991;2:127-31.

Fujita S. Sleep apnea. The method of Shiro FujitaMd. In: *Current terapy in otorinolaryngology.* Head and Neck Surgery 1984-1985. St Louis: Mosby, 1984. p. 373-81.

Fujitta S, Conway W, Zorick E *et al.* Surgical correction of anatomic abnormalities in obstructive sleep apnea syndrome: Uvulopalatopharingoplasty. *Otolaryngol Head Neck Surg* 1981;89:923.

Guillerminault C, Stoohs R, Clerk A *et al.* A cause of excessive daytime sleepiness. The upper airway resistance syndrome. *Chest* 1993;104:781-87.

Lowe AA, Santamaria JD, Fleetham JA *et al.* Facial morphology and obstructive sleep apnea. *Am J Orthod Dentofacial Orthop* 1986;90:484.

Lugaresi E, Coccagna G, Cirignotta F *et al.* Snoring-some epidemiological data. In: Karacan I. (Ed.). *Physichophisiological. Aspects of sleep. Proceedings of the third international congress of sleep research.* Park Ridge, New Jersey: Noyes Medical, 1981.

Lugaresi E, Coccagna G, Cirignotta F. Snorring and its clinical implications. In: Guilleminault C, Dement W. (Eds.). *Sleep apnea syndromes.* New York: Alan R. Liss 1978. p. 913-20.

Lyberg T, Kogstad O, Ojupesland G. Cephalometric analysis in patients in obstructive sleep apnea syndrome. *J Laryngol Otol* 1989;103:287.

Patton TJ, Tawley SE, Water RC *et al.* Expansion hyoidplasty; a potential surgical procedure designed for the selected patients with obstructive sleep apnea syndrome (experimental canine results). *Laryngoscope* 1983;93:1387-96.

Powell NB, Riley RW *et al.* Radiofrequency volumetric reduction of the tongue. A porcine pilot study for the treatment of obstructive sleep apnea syndrome. *Chest* 1997 May;1111:1348-55.

Powell NB, Rilley RW. A surgical protocol for sleep disordered breathing. Oral and maxillofacial surgery. *Clin North Am* 1995;7(2):345-56.

Riley R, Guilleminault C, Herran J *et al.* Cephalometric analyses and flow-volume loops in obstructive sleep apnea patients. *Sleep* 1983;6:303.

Riley R, Guilleminault C, Powell N *et al.*, Mandibular osteotomy and hyoid bone advancement for obstructive sleep apnea: a case report. *Sleep* 1984;7:79.

Riley RW, Powel NB, Guilleminault C. Inferior sagittal osteotomy of the mandible with hyoid myotomy suspension: a new procedure for obstructive sleep apnea. *Otolarybngol Head Neck Surg* 1989;94:589-93.

Riley RW, Powell NB, Guilleminault C. Inferior mandibular osteotomy and hyoid myotomy suspension for obstructive sleep apnea a review of 55 patients. *J Oral Maxillofac Surg* 1993;108:117-25.

Rilley RW, Powell NB, Guilleminault C *et al.* Maxillarary mandibular and hyoid advancement: and alternative to tracheostomy in obstructive sleep apnea syndrome. *Otolaryngol Head Neck Surg* 1986;94:584.

Rilley RW, Powell NB, Guilleminault C. Inferior mandibular osteotomy and hyoid myotomy suspension of obstructive sleep apnea. A review of 55 patients. *J Oral Maxillofac Surg* 1989;47:159.

Rivlin J, Hoffstein V, Kalbfleisch J *et al.* Upper airway morphology in patients with idiopathic obstructive sleep apnea. *Am Rev Respir Dis* 1984;129:355.

Schimidt HS. Disorders of sleep and arousal. In: Gregory L, Smeltzer DJ. (Eds.). *Psyquiatry essentials of clinical pratice.* Boston: Little, Brown,1983. p. 343.

Simmons FB, Guilleminault C, Silvestri R. Snoring and some obstructive sleep apnea can be cured by oropharyngeal surgery palatopharyngoplasty. *Arch Otolaryngol* 1983;109:503-7.

Van DE, Graaf WB, Gottfried SB *et al.*, Respiratory function of hyoid muscles and hypoid arch. *J Appl Physiol* 1984;57:197-204.

Waite P. Oral and maxillofacial surgery. *Clin North Am* 1995 May.

Waite PD, Wooten V, Lachner J *et al.* Maxillomandibular advancement surgery. *J Oral Maxillofac Surg* 1989;47:1256.

11

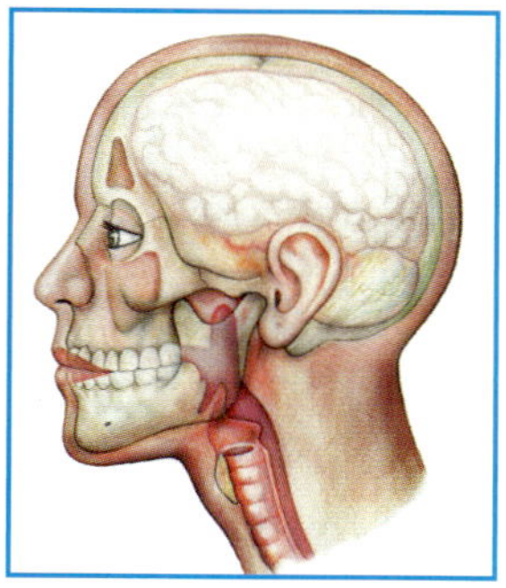

CIRURGIA DE MODELOS EM GESSO – PROCEDIMENTO LABORATORIAL/CLÍNICO PRÉVIO À CIRURGIA ESQUELÉTICA

Mônica Macedo

PREPARO DO PACIENTE CIRÚRGICO

Alcançada a fase final de preparo ortodôntico pré-cirúrgico, aproximadamente 2 semanas antes da intervenção, refinem-se os elementos para o planejamento final, pois a cirurgia ortognática deve ser realizada com precisão. Isto envolve vários procedimentos técnicos que devem seguir um protocolo particular para cada paciente, previamente ao procedimento cirúrgico propriamente dito. Dentre tais procedimentos destacam-se: análise facial precisa, análise radiográfica (radiografias panorâmica, telerradiografia cefalométrica de perfil e telerradiografia frontal), confecção de registros interarcos ou oclusais, confecção de modelos de gesso, planejamento preciso das movimentações ortodônticas, montagem dos modelos em articulador semiajustável e realização da cirurgia de modelos para a confecção dos *splints* ou guias cirúrgicos intermediário e/ou definitivo.[1]

O principal objetivo da cirurgia de modelos é a de simular cuidadosamente as estruturas faciais do paciente de maneira funcional e espacial. Os modelos montados em articulador devem predizer as alterações em tecidos duros em sintonia com o traçado predictivo. As vantagens em se realizar a previsão em modelos é que a proporção é de 1:1 com relação às estruturas faciais e de poder se trabalhar em 3D, já que a radiografia cefalométrica apresenta distorção de 10%.[5]

Para Medeiros & Medeiros,[7] ainda que as projeções por computador sejam úteis para a visualização por parte do paciente, elas não fornecem medidas que possam ser utilizadas no ato cirúrgico. A quantificação dos movimentos maxilomandibulares ainda é rotineiramente feita por meio da cirurgia de modelos e do traçado cefalométrico.

Schroeder R.S. *et al.*, em 2005,[9] verificaram que apesar das limitações da cefalometria que fornece uma avaliação bidimensional do paciente, podemos e devemos confiar no protocolo utilizado e desenvolvido por Bell *et al.*,[3] que preconiza estudo baseado no exame físico, no traçado cefalométrico e na cirurgia de modelos, que somados, nos dão uma visão tridimensional da face.[6]

Alguns autores[7,8] já provaram que a cirurgia de modelos confeccionada com aferição de instrumentos digitais, sem dúvida é mais precisa, proporcionando maior fidelidade aos valores de referência obtidos em laboratório durante a cirurgia ortognática, propiciando um excelente pós-operatório e resultados condizentes com o planejamento inicial de cada paciente.

PLANEJAMENTO

Se o paciente possuir assimetria facial será necessário a análise frontal a partir de uma radiografia cefalómetrica posteroanterior. A radiografia panorâmica (Fig. 11-1) dá informações sobre a resposta periodontal à mecânica ortodôntica, sobre as

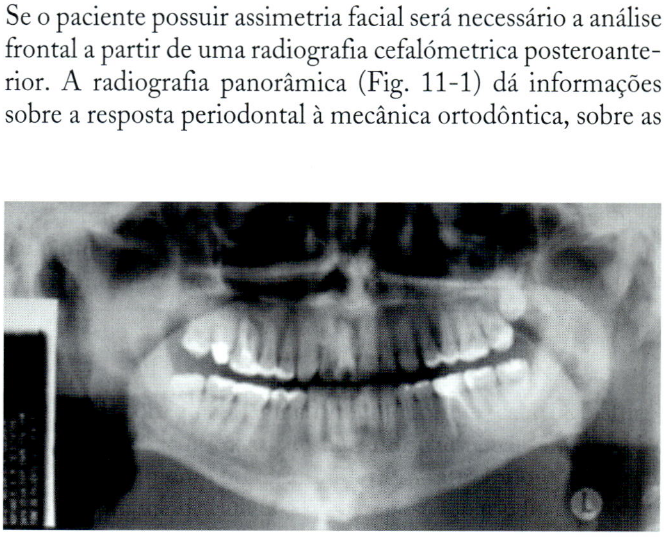

Fig. 11-1. Radiografia panorâmica.

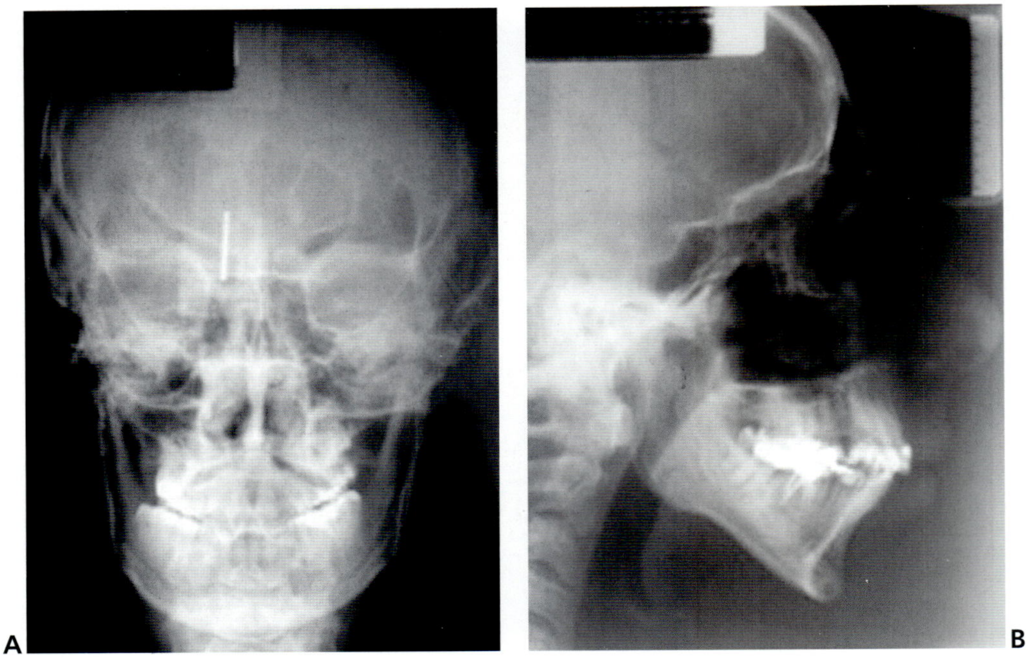

Fig. 11-2. Telerradiografia. (A) Frontal. (B) Lateral.

condições dos seios maxilares e as posições dos côndilos mandibulares, detectando também a presença de lesões de cáries recentes. Também é possível visualizar o formato, a dimensão e as posições das raízes dos dentes envolvidos nas osteotomias interdentárias.

Os exames cefalométricos de frente e de perfil são utilizados para as previsões cirúrgicas e laboratoriais (sobre modelos). A previsão cefalométrica cirúrgica deve ser realizada antes da previsão sobre os modelos, uma vez que é necessário obter informações a partir dela para posicionar os modelos (Fig. 11-2).

A decisão quanto ao procedimento adequado para a correção da deformidade dentofacial do paciente é fundamental na integração da observação clínica com a previsão cirúrgica feita a partir do traçado cefalométrico obtido ao término do preparo ortodôntico. Este preparo deve fornecer as posições ideais dos incisivos superiores e inferiores com suas devidas descompensações, bem como a eliminação de inclinações e rotações dentárias, nivelamento da curva de Spee e redução de diastemas (Fig. 11-3). Note bem, isto é realizado sempre que for possível aguardar esse tempo pré-operatório, caso contrário, se estivermos diante de uma apneia severa, com risco à saúde do paciente, essa fase é eliminada nesse momento, sendo realizada no pós-operatório.

A finalidade da previsão nos modelos é verificar se é possível estabelecer entre eles a relação tridimensional adequada para uma oclusão satisfatória, se possível em Classe I molar e canina com uma relação de protrusão e sobremordida aceitáveis e uma coordenação correta das arcadas, que permita uma finalização ortodôntica sem complicações sendo estável e com harmonia estética e funcional.

A previsão dos modelos irá determinar a magnitude e a direção dos movimentos dentoesqueléticos e a dimensão e o formato das osteotomias/ostectomias, bem como a construção dos guias cirúrgicos usados durante a cirurgia para reproduzir estas novas relações oclusais.

REGISTRO DO ARCO FACIAL/MONTAGEM DOS MODELOS EM ARTICULADOR

O planejamento rigoroso encontra respaldo na previsão laboratorial, a qual recorre habitualmente a articuladores semi-

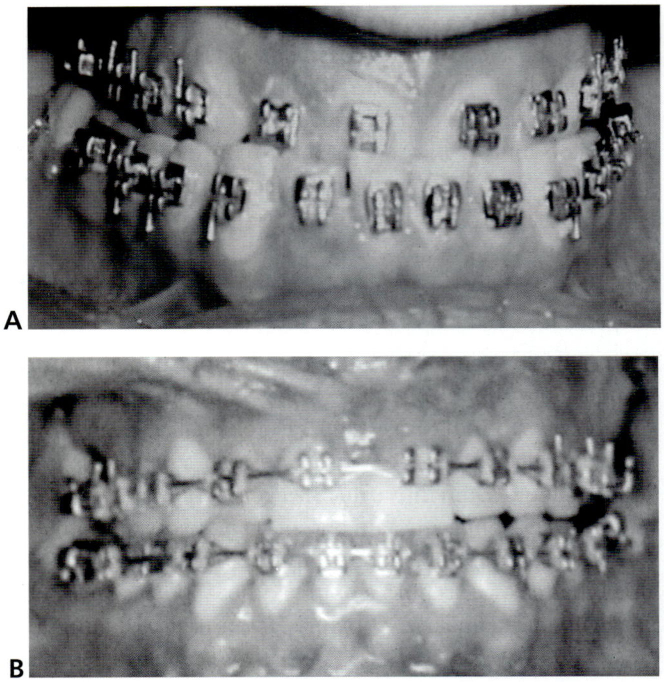

Fig. 11-3. (A) Exemplo de preparo ortodôntico clássico com as descompensações. (B) Pós-operatório (correção da discrepância esquelética).

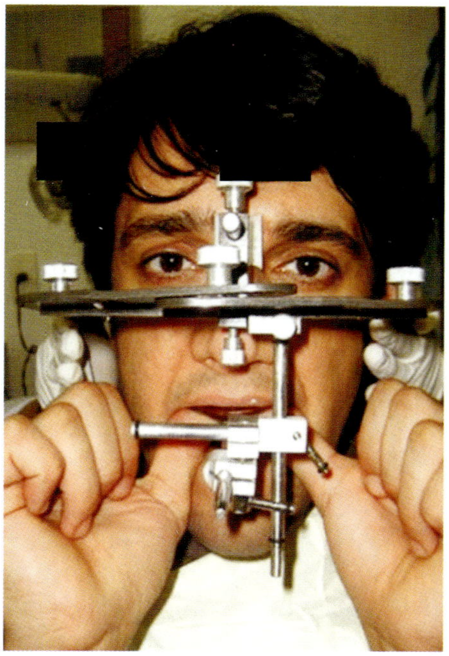
A

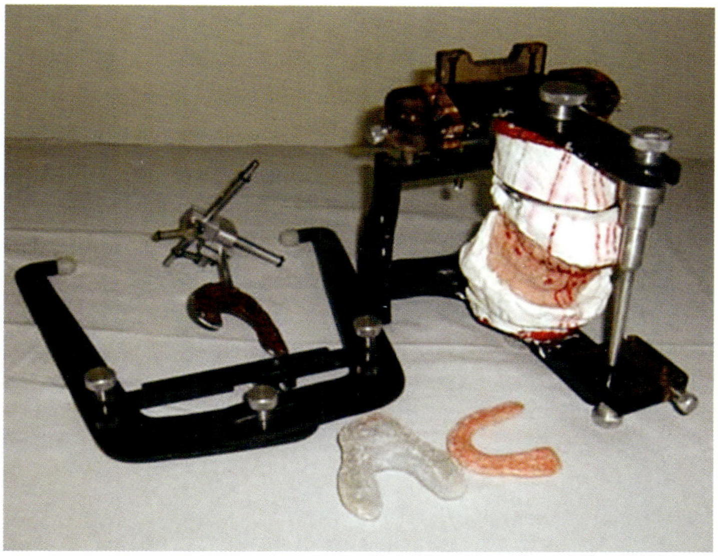
B

Fig. 11-4. (A) Registro do arco facial para montagem em articulador. (B) Articulador totalmente ajustável.

ajustáveis. A fidelidade da cirurgia de modelos dependerá, em grande parte, da montagem adequada dos mesmos.[4] Os registros de mordida, o uso do arco facial, a moldagem do paciente e a montagem dos modelos são semelhantes aos utilizados em clínica geral (Fig. 11-4). O arco facial registra e transfere para o articulador a relação tridimensional dos maxilares com o crânio. Os modelos montados simulam a estrutura facial funcional no espaço.

DEMARCAÇÕES DE LINHAS DE ORIENTAÇÃO

As linhas de orientação são auxiliares para a realização dos cortes da cirurgia de modelos. São realizadas as seguintes:[2]

- Linha média de incisivos centrais superiores e inferiores.
- Duas marcas laterais equidistantes (5 mm) para distal com relação à primeira.
- Distal de bráquetes de caninos superiores e inferiores.
- Mesial dos tubos de molares superiores e inferiores.
- Do bráquete de incisivos superiores à espinha nasal anterior (ENA): buscar na telerradiografia lateral.
- Do pogônio até incisal de incisivos inferiores (buscar na telerradiografia lateral).

Esses registros são transferidos aos modelos montados em articulador (Fig. 11-5).

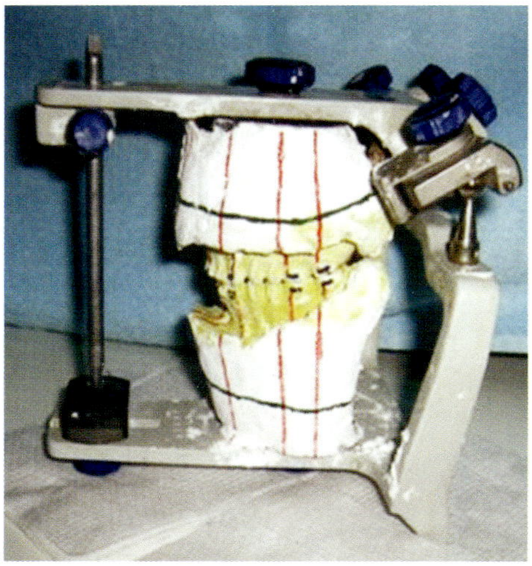
A

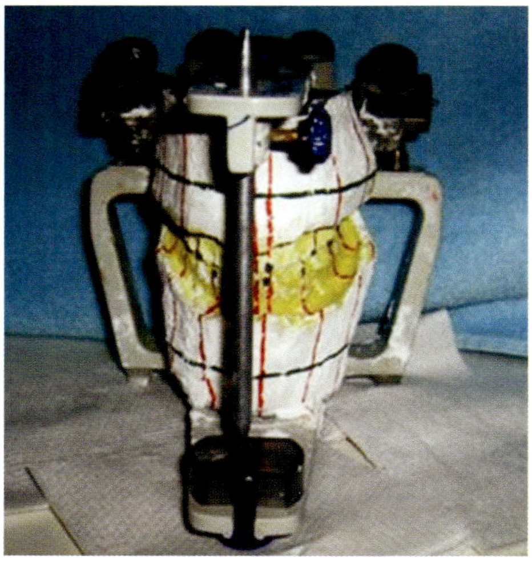
B

Fig. 11-5. (A, B) Demarcação das linhas de orientação.

INSTRUMENTO PARA MENSURAÇÃO DAS MEDIDAS

Com a intenção de minimizar erros inerentes às medidas que devem ser milimétricas, utiliza-se como instrumento de trabalho para a fase laboratorial uma mesa de calibração e um bloco para modelos chamada de plataforma de Erickson (Figs. 11-6 e 11-7).[5] A mesa lisa e plana dispõe de um instrumento de precisão, um calibrador digital, fixado à sua base com uma angulação de 90 graus para o registro das medidas. O ramo fixo do calibrador está representado pela superfície da mesa onde este fica fixado. O ramo móvel se move unicamente no plano vertical e sua ponta aguda é utilizada para marcar os traços de referência no modelo de gesso. As medidas são lidas no visor eletrônico do calibrador. O dispositivo é utilizado levando-se sua ponta móvel até a superfície da plataforma e aciona-se o interruptor do dispositivo eletrônico que coloca o visor em zero. Levanta-se a ponta móvel até o ponto a ser medido e se faz a leitura no visor digital. Quando for necessário marcar um traço de referência no modelo de gesso, eleva-se a ponta até o nível desejado, fixa-se com um parafuso de ajuste e se faz o traçado. Um bloco para modelos permite sua fixação estável e sua manipulação de maneira que as medidas possam ser registradas neste modelo sempre nas mesmas condições. Estes instrumentos permitem a determinação de medidas nos três planos (vertical, anteroposterior e transversal). Para isso é necessária a variação da orientação do modelo fixado ao bloco com relação ao calibrador. Com o bloco apoiado sobre sua base, são anotadas as medidas verticais do modelo; quando apoiado lateralmente, são registradas as medidas transversais. Se apoiado em sua superfície posterior, pode-se obter as medidas anteroposteriores.

Durante a cirurgia não é possível respeitar com absoluta exatidão as medidas obtidas na previsão laboratorial. Contudo, deve-se saber que, quanto mais rigorosa for a previsão e sua aplicação em um ato cirúrgico, mais próximo estará o resultado obtido do objetivo fixado.[6]

AS MEDIDAS DOS MODELOS

Após a montagem dos modelos em articulador, procede-se as medidas nos modelos:

- *Medidas verticais:* são aquelas realizadas a partir da superfície da plataforma até a borda incisal dos incisivos centrais, cúspide de caninos e primeiros molares. Essas medidas são bilaterais e na ausência de algum desses elementos, deve-se escolher o dente mais próximo.
- *Medida anteroposterior:* são aquelas realizadas com o modelo apoiado com sua superfície posterior na plataforma. Mensuram-se os deslocamentos anteroposteriores.
- *Medidas transversais:* são aquelas realizadas com o modelo apoiado lateralmente. Mensura-se o posicionamento da linha mediana.

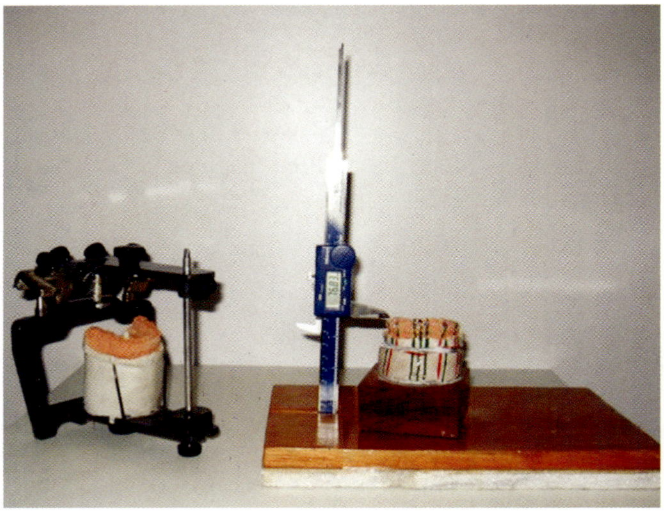

Fig. 11-6. Plataforma de Erickson e articulador.

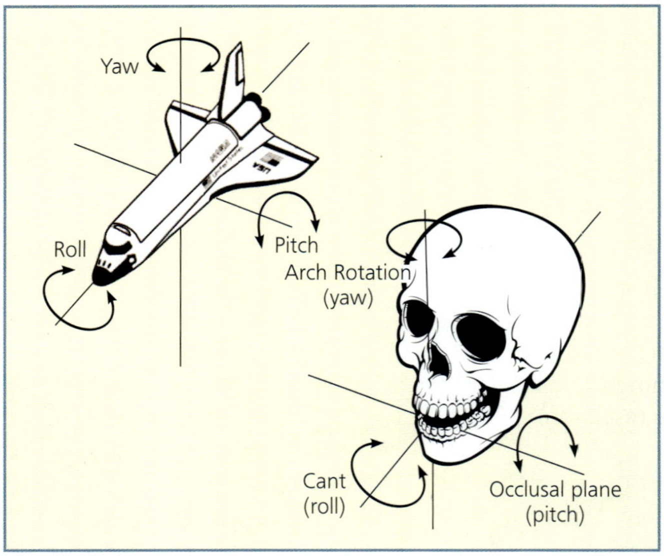

Fig. 11-7. Comparação de uma aeronave com a posição do crânio.[5]

SEQUÊNCIA DAS MEDIDAS PRÉ-OPERATÓRIAS (FIG. 11-8A-E)

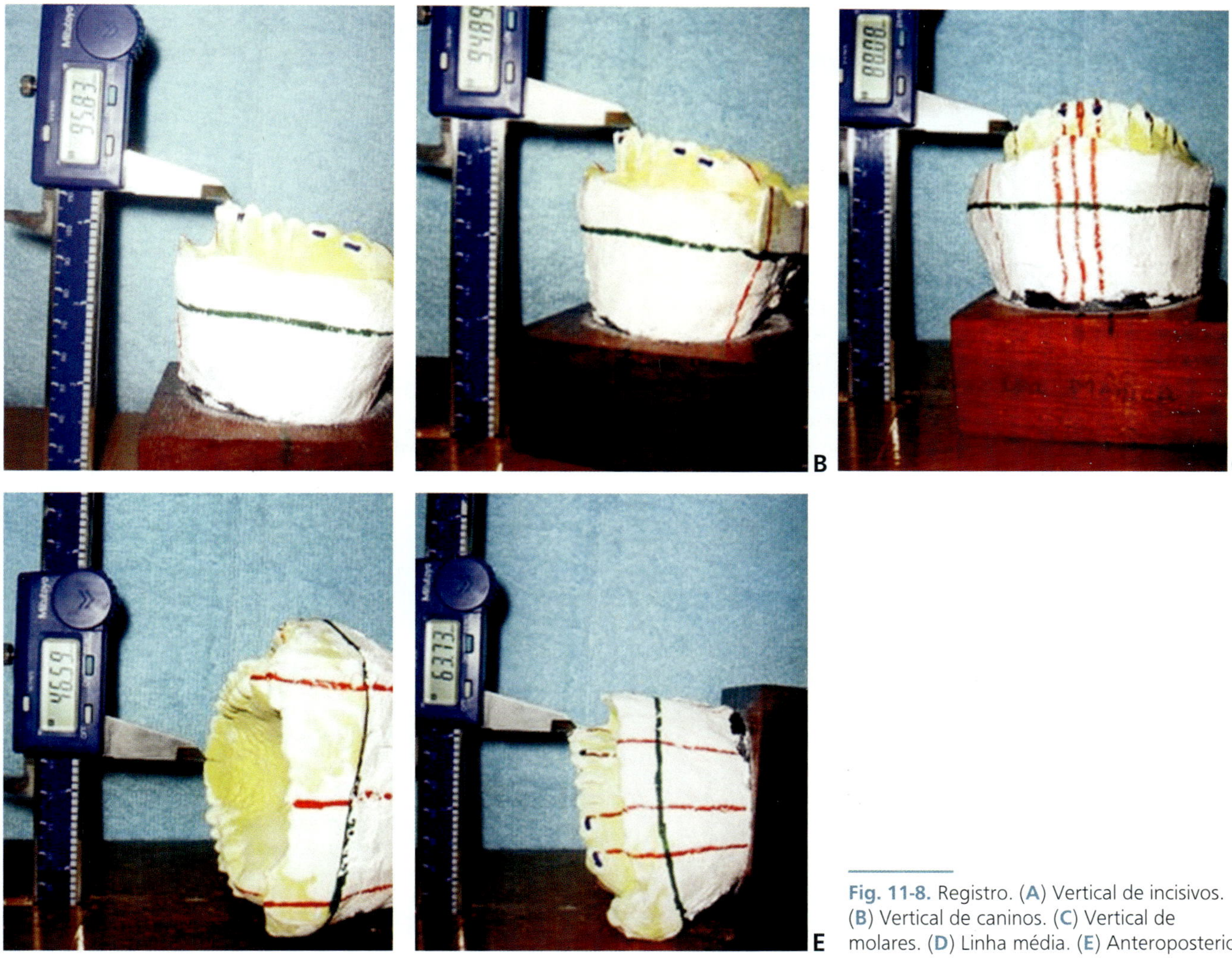

Fig. 11-8. Registro. (A) Vertical de incisivos. (B) Vertical de caninos. (C) Vertical de molares. (D) Linha média. (E) Anteroposterior

CONFECÇÃO DOS GUIAS (*SPLINTS* OU GOTEIRAS) CIRÚRGICOS

Os cortes dos modelos podem ser realizados, iniciando-se em nosso serviço, preferencialmente pela maxila. Esta é reposicionada de acordo com o planejamento e medida novamente com a Plataforma de Erickson para se confirmar o resultado.

Se os deslocamentos estiverem corretos, fixa-se a maxila e procede-se a realização do guia intermediário, isolando-se com vaselina ou similar para que a resina acrílica não fique aderida ao modelo. Em seguida, levar o modelo em oclusão (Fig. 11-9).

Após a realização do guia intermediário, procede-se o corte do modelo inferior (Fig. 11-10).Este é levado a ocluir com o modelo superior de acordo com o planejamento e fixado na posição desejada. Confecciona-se o guia definitivo da mesma maneira que a anterior (Fig. 11-11).

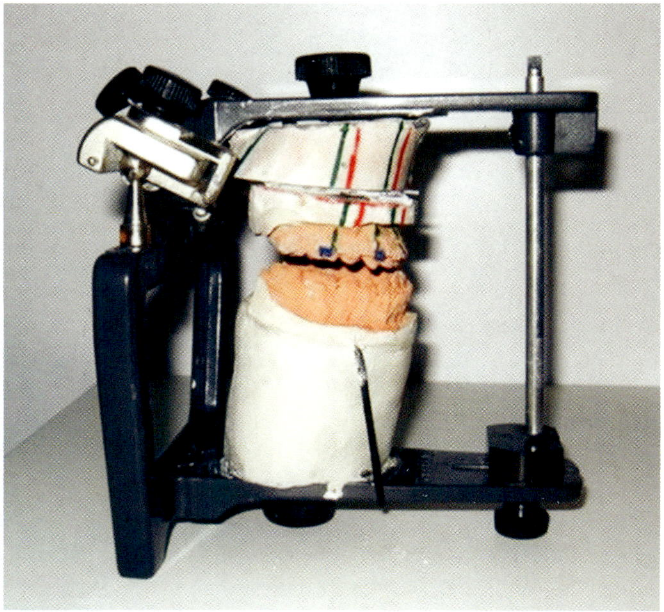

Fig. 11-9. Confecção de guia intermediário.

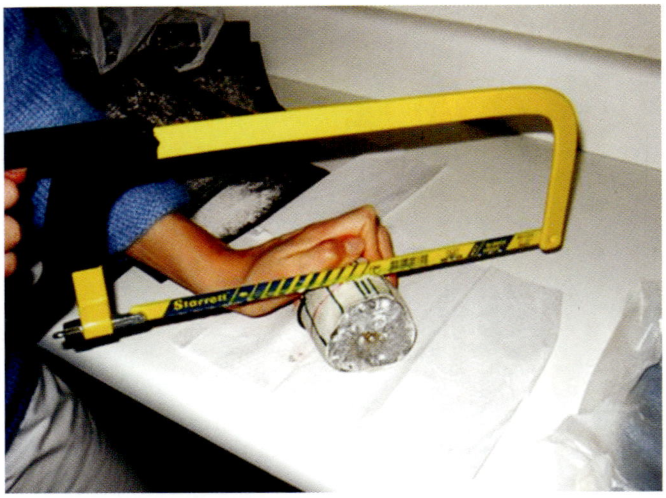

Fig. 11-10. Corte do modelo.

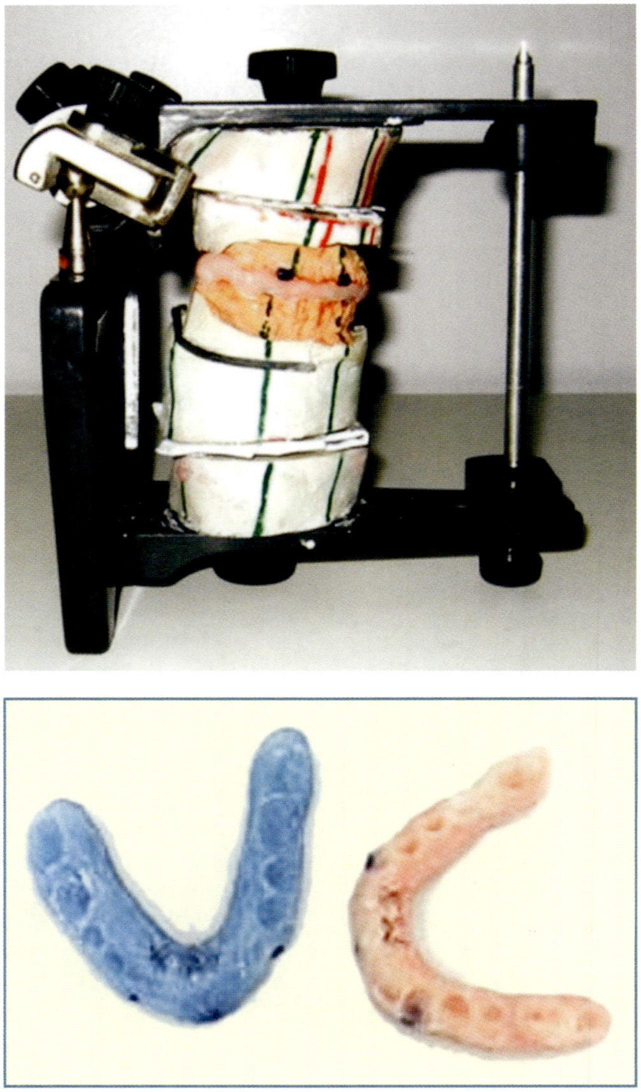

Fig. 11-11. (**A**) Confecção do guia definitivo. (**B**) Guias intermediário e definitivo.

VISÃO CIRÚRGICA DOS GUIAS (FIG. 11-12A, B)

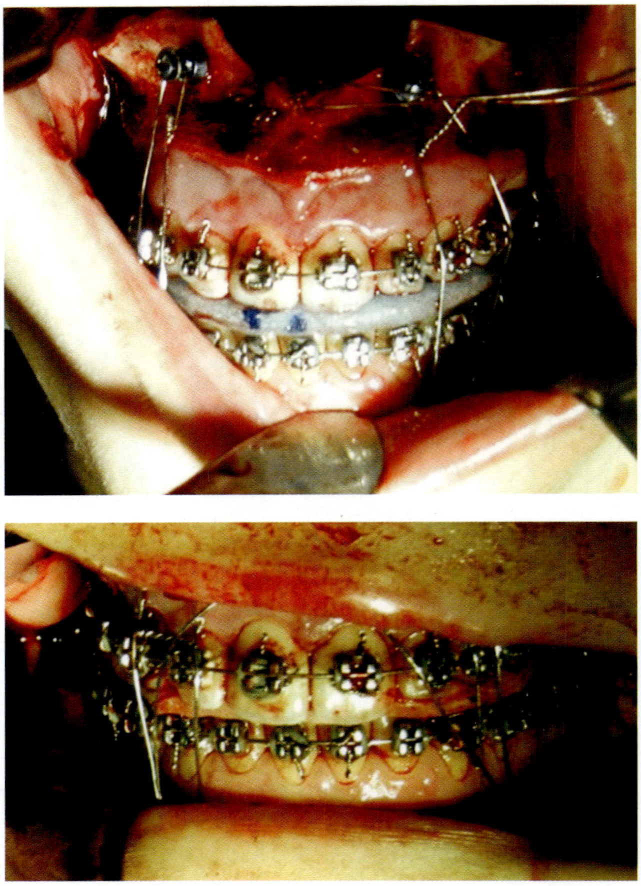

Fig. 11-12. (**A**) Guia intermediário (maxila operada). (**B**) Guia definitivo (mandíbula operada).

REFERÊNCIAS BIBLIOGRÁFICAS

1. Arnett GW *et al.* Cirurgia ortognática de modelo realizada passo a passo. *R Dental Press Ortodon Ortop Facial* 2002;7(1): 93-105.
2. Ayala J *et al.* Manual para construir splint cirúrgico, 2002.
3. Bell W. Modern practice in orthognatic and reconstructive surgery. Philadelphia: WB Saunders, 1992. p. 2022-58.
4. Colombini NEP. *Interpretação e tratamento do ronco e Síndrome da Apneia Obstrutiva do sono: enfoque craniomaxilofacial.* In: Cirurgia da Face interpretação funcional e estética. Rio de Janeiro: Revinter, 2000. p. 597-635, cap. 35.
5. Erickson KL, Bell WH, Goldsmith DH. *Analytical model surgery in modern practice in orthodontics*. Philadelphia: Saunders, 1999.
6. Gregoret J. Previsão tridimensional nos modelos. In: *Ortodontia e cirurgia ortognática*. São Paulo: Santos, 2002.
7. Medeiros PJ, Medeiros PP. Cirurgia ortognática para o ortodontista. São Paulo: Santos, 2001.
8. Medeiros P. Uso da mesa de Erickson na cirurgia simulada de modelos de maxila e mandíbula. In: Colombini NEP. *Cirurgia da face*. Rio de Janeiro: Revinter, 2002.
9. Schroeder RS, Wagner JC, Klein RF. Planejamento em cirurgia ortognática: é possível prever o resulatado? *Revista Brasileira de Cirurgia e Traumatologia Buco-maxilo-facial* 2005;2(1).

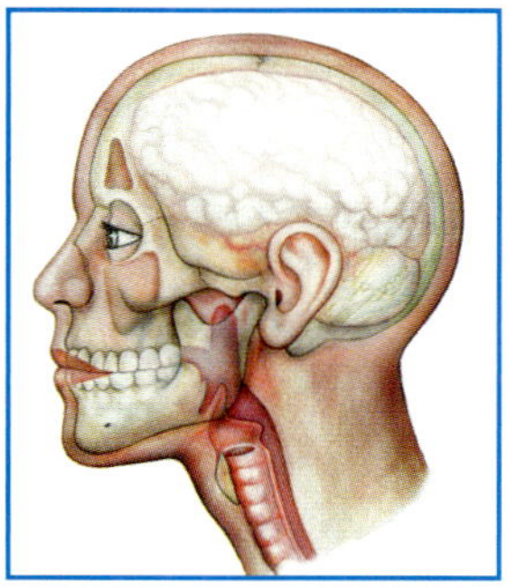

12

ANÁLISE VOLUMÉTRICA DA VIA AÉREA SUPERIOR

Arturo Frick Carpes

Com a evolução dos estudos relativos aos distúrbios respiratórios do sono (DRS) várias técnicas se tornaram complementares na avaliação anatômica e funcional da via aérea superior (VAS) nos pacientes portadores dessa prevalente doença. O exame clínico, a análise facial, a endoscopia com manobra de Müller e a protrusão mandibular, somnoendoscopia, cefalometria, tomografia computadorizada (TC), ressonância magnética (RM) têm sido usados não somente para revelar potenciais alterações estruturais da VAS, mas para o melhor entendimento fisiopatológico da doença, manejo do paciente e avaliação dos resultados terapêuticos.

Inicialmente a avaliação da VAS estava limitada a duas dimensões, avaliando comprimento, espessura e área de estruturas como palato mole, língua e medidas lineares de área da VAS em pacientes com Síndrome da Apneia Obstrutiva do Sono (SAOS), e comparando aos achados em pacientes saudáveis. A chegada do *voxel* (representação tridimensional do *pixel*) marca a evolução dos estudos bidimensionais para o 3D. O voxel acrescenta, além da profundidade, informações relativas ao posicionamento no espaço de determinado ponto. Com isso, tornou-se possível realizar acurada reconstrução tridimensional da VAS e cálculos volumétricos à partir de imagens em cortes finos adquiridas por scâners tomográficos.

A TC apresenta contraste de tecidos moles significativamente superior a outros exames radiográficos. A acurácia da cefalometria por telerradiografia lateral em predizer alterações do espaço aéreo é de 1,5 mm, enquanto as projeções laterais derivadas de TC são até 10 vezes mais precisas (Fig. 12-1).[1]

Esta nova modalidade de avaliação da VAS fornece informação anatômica relevante particularmente importante para cirurgiões que podem, com isso, invidualizar procedimentos cirúrgicos a cada paciente. O estudo tridimensional e medidas da VAS têm-se tornado mais comuns, com o desenvolvimento tecnológico no processo de aquisição de imagem e sua análise computadorizada. Esse conhecimento tem sido especialmente vantajoso no entendimento fisiopatológico, no diagnóstico da SAOS e sua relação com a anatomia craniofacial (Fig. 12-2).[2]

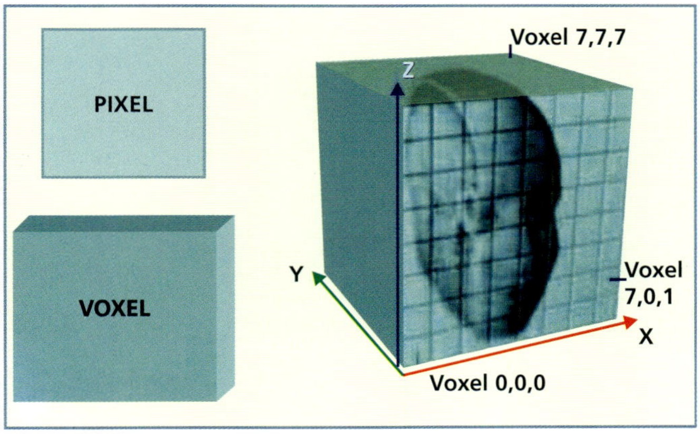

Fig. 12-1. Pixel e sua representação tridimensional voxel. Cada voxel é caracterizado pela altura, largura e profundidade. O tamanho típico de um voxel na TC do complexo maxilomandibular é: (v_x, v_y, v_z) = (0,4 mm; 0,4 mm; 1 mm). Seu arquivamento no formato DICOM reúne informações de sua posição tridimensional no espaço, possibilitando cálculos volumétricos.

Sabe-se que a taxa de sucesso da uvulopalatofaringoplastia, por exemplo, está relacionada com o sítio de obstrução, onde pacientes com obstrução retropalatal exibem melhores resultados quando comparados com aqueles que apresentam obstrução retrolingual. Os procedimentos combinados sequenciais e com base no topodiagnóstico ganharam, assim, espaço nas recomendações cirúrgicas internacionais.[3] Friedman *et al.*, em 2004, já haviam descrito que quando a cirurgia da base de língua é somada à UPFP em seu grupo de pacien-

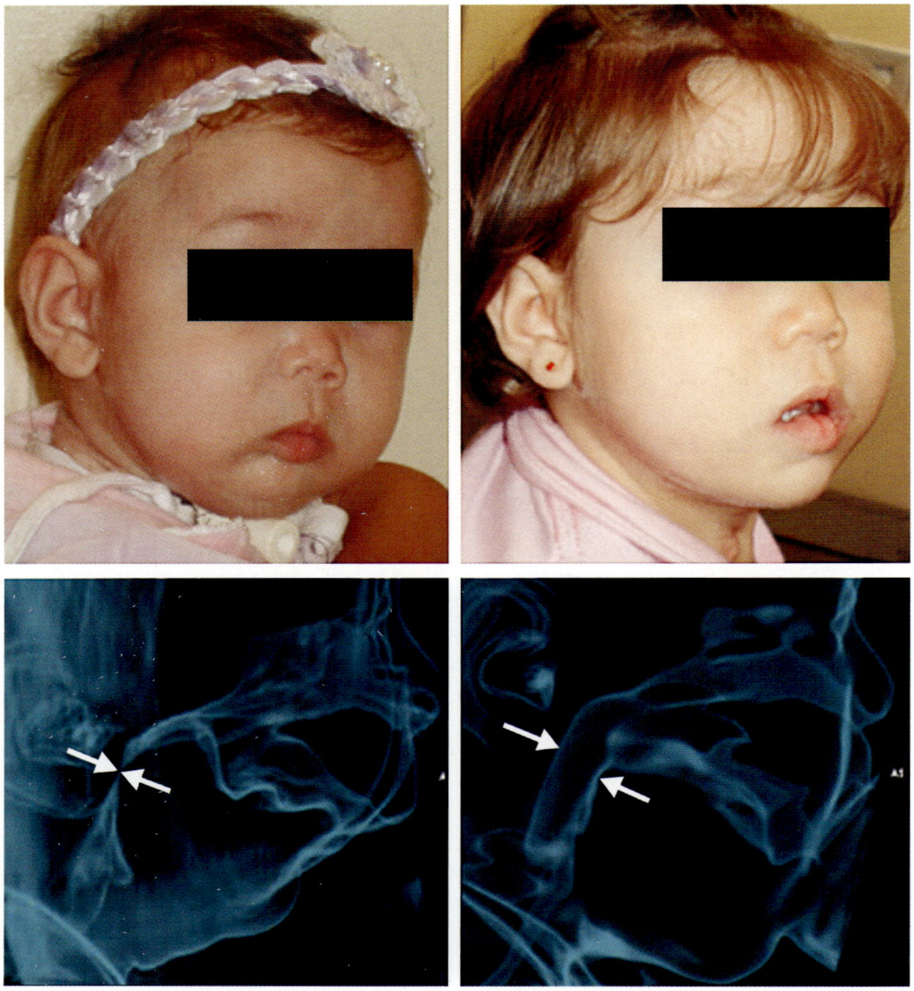

Fig. 12-2. Análise tridimensional do impacto da distração osteogênica na via aérea superior de paciente portador de sequência de Pierre Robin.

tes estágio III, o sucesso terapêutico passa de 8,1 para 43,8%.[4] Para Soares *et al.*, em 2000, a supraglote é responsável por 15% dos sítios obstrutivos de forma isolada.[5] Esse é o tipo de colapso que não irá responder à cirurgia em outros níveis, a procedimentos esqueléticos, ou eventualmente ao CPAP. Não identificar obstruções em hipofaringe ou supraglote e oferecer abordagem específica ao paciente tornou-se algo que beira à imprudência.[6] A reconstrução tridimensional tomográfica, associada ao exame endoscópico, pode demonstrar onde se encontram as áreas de estreitamento (Fig. 12-3).[7]

Além disso, esse procedimento pode ser repetido em pacientes submetidos a tratamento cirúrgico para determinar a condição pós-operatória da VAS, relacionando os resultados ou indicando futuras intervenções (Fig. 12-4).

Apesar de amplamente utilizada na avaliação dos pacientes com DRS nenhum protocolo de aquisição e análise de imagens tomográficas existe para essa indicação. A nomenclatura para as estruturas de tecido mole também não é uniforme. Cada grupo parece aplicar seu próprio protocolo de escaneamento para aquisição das imagens, e sua própria definição das estruturas, áreas e segmentos a serem descritos.

A maior parte dos dados publicados aponta para potenciais diferenças na estrutura e dimensões da VAS entre pacientes com DRS e controles saudáveis ou roncadores.[8,9] Estes estudos apresentam resultados comparáveis. Kim *et al.* publicaram estudo com mais de 400 crianças evidenciando que alterações craniofaciais (como micrognatia, retrognatia, palato ogival e atresia maxilar) são muito mais frequentes que a hipertrofia tonsilar palatina e faríngea em pacientes com DRS.[10] Somando a isso, inúmeros artigos evidenciam aumento da porcentagem de sucesso no manejo dos DRS quando se trata discrepâncias esqueléticas com técnicas craniofaciais.[3,11] Em geral, a VAS é descrita como menor em pacientes apnêicos comparada a controles, especialmente em relação a região retropalatal. A área seccional da VAS é significativamente menor e, inversamente, o palato, o tecido retropalatal e a língua são mais volumosos nos pacientes com DRS.

Via de regra, todas as medidas que caracterizam a área colapsável da VAS mais estreita e longa predispõe ao efeito de Bernoulii, às leis de Starling e Pouseille, e estão relacionadas à SAOS (retrognatia, posicionamento inferior do osso hióide, espaço aéreo posterior estreito, plano oclusal inclinado, altura facial aumentada etc.). Porém, nenhuma medida isolada, seja linear, de partes moles ou óssea, de área seccional ou volume, é fidedigna ao diagnóstico da SAOS. A observação de um número maior de medidas alteradas tem valor preditivo positivo maior do que uma única medida com grande alteração (Fig. 12-5).[12-14]

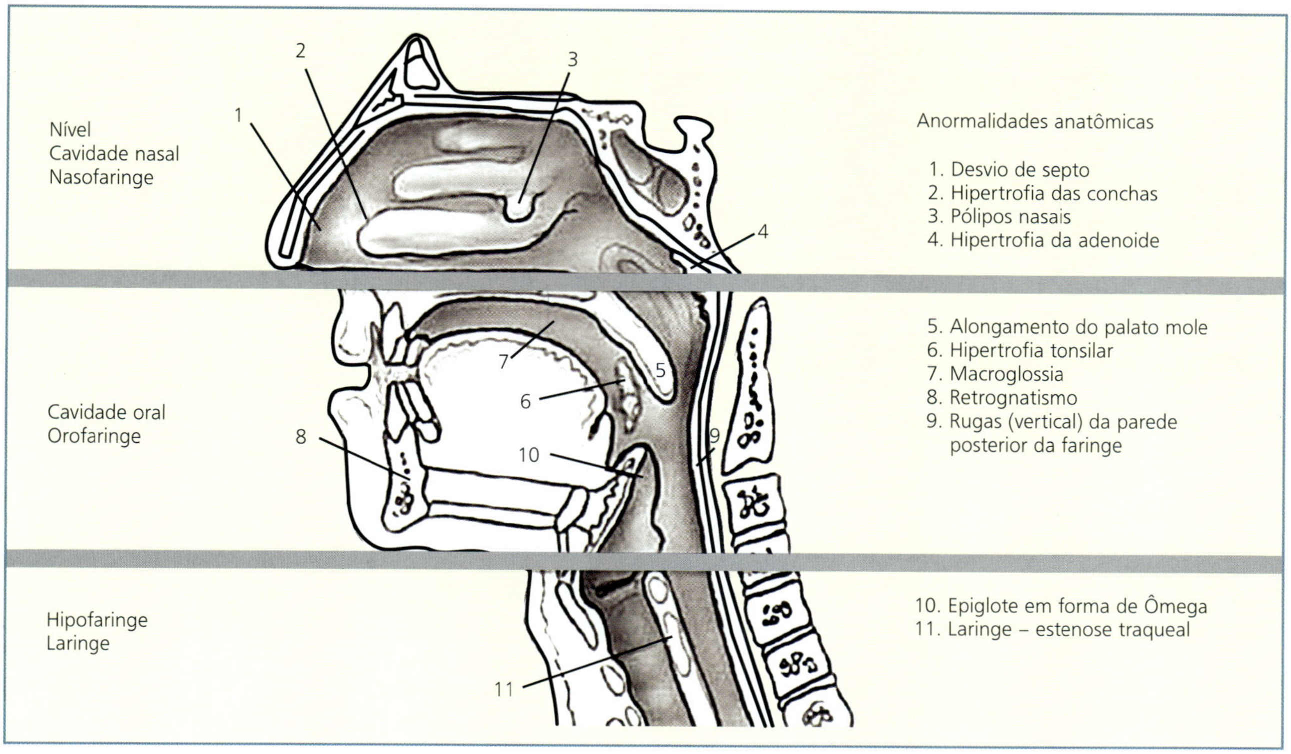

Fig. 12-3. Segmentos da Via Aérea Superior e fatores tipicamente relacionados com os Distúrbios Respiratórios do Sono.

A área colapsável da VAS compreende parte da rinofaringe e toda orofaringe, áreas retropalatal e retrolingual. Tem como limites: *superior* – linha horizontal paralela à posição natural da cabeça que passa pela espinha nasal posterior até a parede posterior da faringe; *inferior* – linha paralela ao limite superior que cruza a margem superior do osso hioide e se estende até a parede posterior da faringe. Acima desses limites estão a rinofaringe e cavidade nasal, áreas sujeitas a obstrução estática, mas não colapsáveis. Inferiormente há a proteção rígida do arcabouço laringotraqueal, não sujeita a colapsos na ausência de laringotraqueomalácias (Fig. 12-6).

Diversos autores têm descrito condições anatômicas que refletem a severidade da doença correlacionando medidas lineares e volumétricas a dados polissonográficos. Lowe *et al.*, em 1995, reportaram que em seu grupo de 80 pacientes com SAOS, um elevado IAH estava associado a um maior volume da língua e do palato mole. Em um estudo com TC 3D, uma correlação significativa do espaço retropalatal e seu diâmetro lateral com o IAH foi documentada em um grupo de 194 pacientes com SAOS.[13] Vos *et al.* usaram a combinação da menor área seccional, a resistência da VAS e o IMC para predizer a severidade da SAOS, porém sem estabelecer algum valor mínimo relacionado com a doença. A distância linear entre o osso hioide e a espinha nasal posterior, maior que 72 mm nos homens e 62 mm nas mulheres, apresenta forte correlação com SAOS (Fig. 12-7).[15]

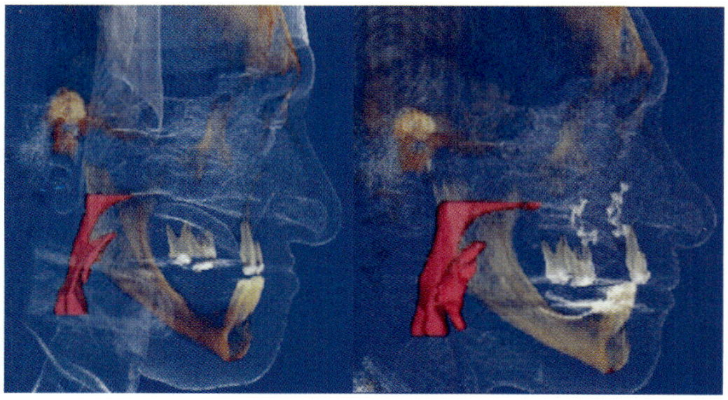

Fig. 12-4. Estudo volumétrico da VAS pré- e pós-operatório de cirurgia mono maxilar utilizando programa Dolphin Imaging (Dolphin Imaging, Chatsworth, CA).

Stanford
- **Posicionamento inferior do hioide**
- **PAS estreito**
- **Úvula longa**
- **Retrognatia**

Rivlin et al.
- **Encurtamento mandibular**
- **Retrognatia**

Lowe
- **Retrusão maxilomandibular**
- **Plano oclusal inclinado, mordida aberta anterior**
- **Altura facial aumentada, lingua longa**

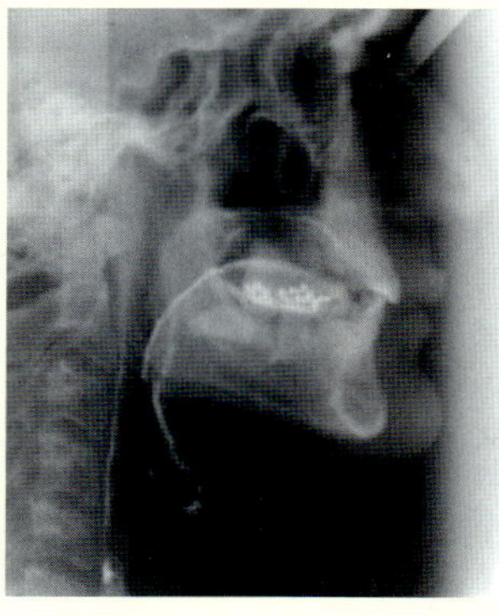

Fig. 12-5. Características craniofaciais relacionadas com os DRS.

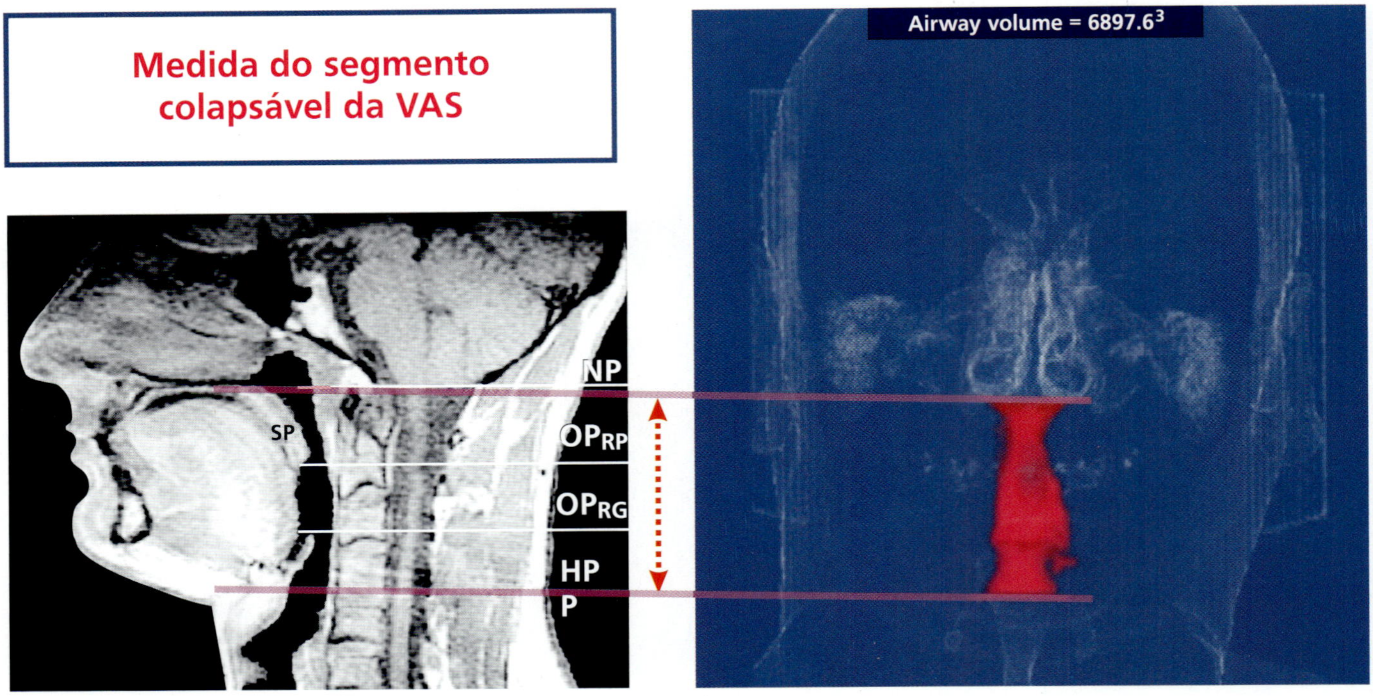

Fig. 12-6. Referência para medida do segmento colapsável da VAS. NP = nasofaringe; OP_{RP} = orofaringe retropalatal; OP_{RG} = orofaringe retrolingual; HP = hipofaringe; SP = palato mole.

Enquanto as técnicas 3D são usadas geralmente para avaliação estrutural estática, as aquisições dinâmicas avaliam mudanças nas dimensões da VAS durante o ciclo respiratório. Rotineiramente os exames são realizados durante a vigília, porém alguns autores apresentam protocolos sob sono induzido. No seu estudo com TC dinâmica, Yucel *et al.* descreveram uma área seccional estreita e um palato mole espesso em pacientes severamente afetados, comparados com pacientes com SAOS leve à moderada.[16] Avrahami *et al.* compararam a área seccional de 24 pacientes adultos com SAOS severa na vigília e no sono. De acordo com os resultados apresentados, a VAS é menor durante o sono do que na vigília.[17] Com o uso na TC ultrarrápida, Galvin *et al.* demonstraram o aumento da colapsabilidade e da instabilidade da VAS em pacientes afetados, quando comparados a controles.[18] Durante o ciclo respiratório de 25 pacientes com SAOS em vigília, alterações substanciais na área seccional foram evidentes: os segmentos orofaríngeo e velofaríngeo se estreitam em todas as dimensões, a língua perde o tônus e o aumento de volume (Fig. 12-8).[18]

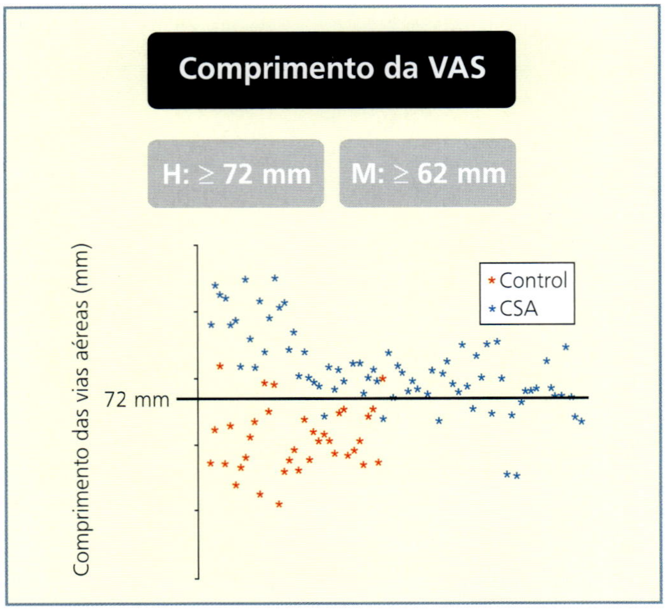

Fig. 12-7. Relação entre a distância linear do osso hioide à espinha nasal posterior e os DRS. (Modificado de Vos *et al.*[15]).

Técnicas cirúrgicas como avanço maxilomandibular, expansão maxilar, avanço genioglosso ou tireoidopexia alteram o formato da VAS a tornado mais curta, com maior diâmetro e consequentemente mais estável (Figs. 12-9 a 12-11).[19]

O uso da TC como ferramenta no diagnóstico e avaliação de resultados terapêuticos sofre alguns vieses significativos que devem ser observados. Devido ao ciclo respiratório, realização do exame durante o sono ou vigília, postura e controle neuromuscular, as medidas dependentes de tecido mole sofrem tamanha variação que se tornam estatisticamente pouco correlacionáveis com diagnóstico dos DRS. Da mesma forma, o uso de medidas volumétricas para avaliação de resultados pós-operatórios pode não apresentar uma relação direta com os achados polissonográficos e subjetivos dos pacientes. O exame é extremamente dependente do posicionamento craniocervical no momento da aquisição da imagem. Muto *et al.* descreveram o efeito da posição cefálica no espaço faríngeo da VAS. Uma variação de 10 graus a mais ou a menos com relação ao plano horizontal ou pequena hiperextensão cervical, faz com que o espaço aéreo posterior mude de 2,5 para 22,5 mm (Fig. 12-12).[20]

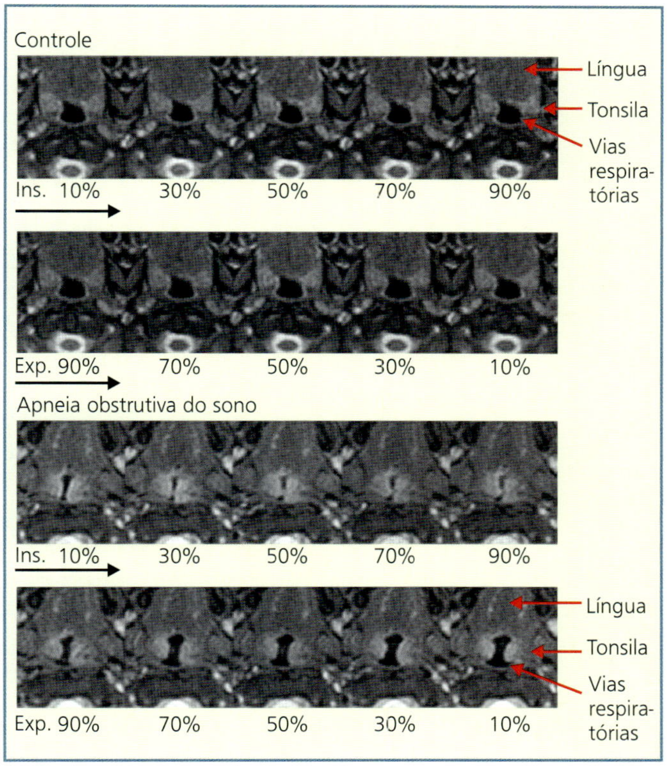

Fig. 12-8. Ressonância magnética dinâmica evidenciando estabilidade inspiratória e expiratória da VAS em pacientes-controle (duas primeiras linhas); e instabilidades inspiratória e expiratória da VAS em pacientes SAOS (duas últimas linhas). (Modificado de Rudolph's Pediatrics, 22nd Edition.)

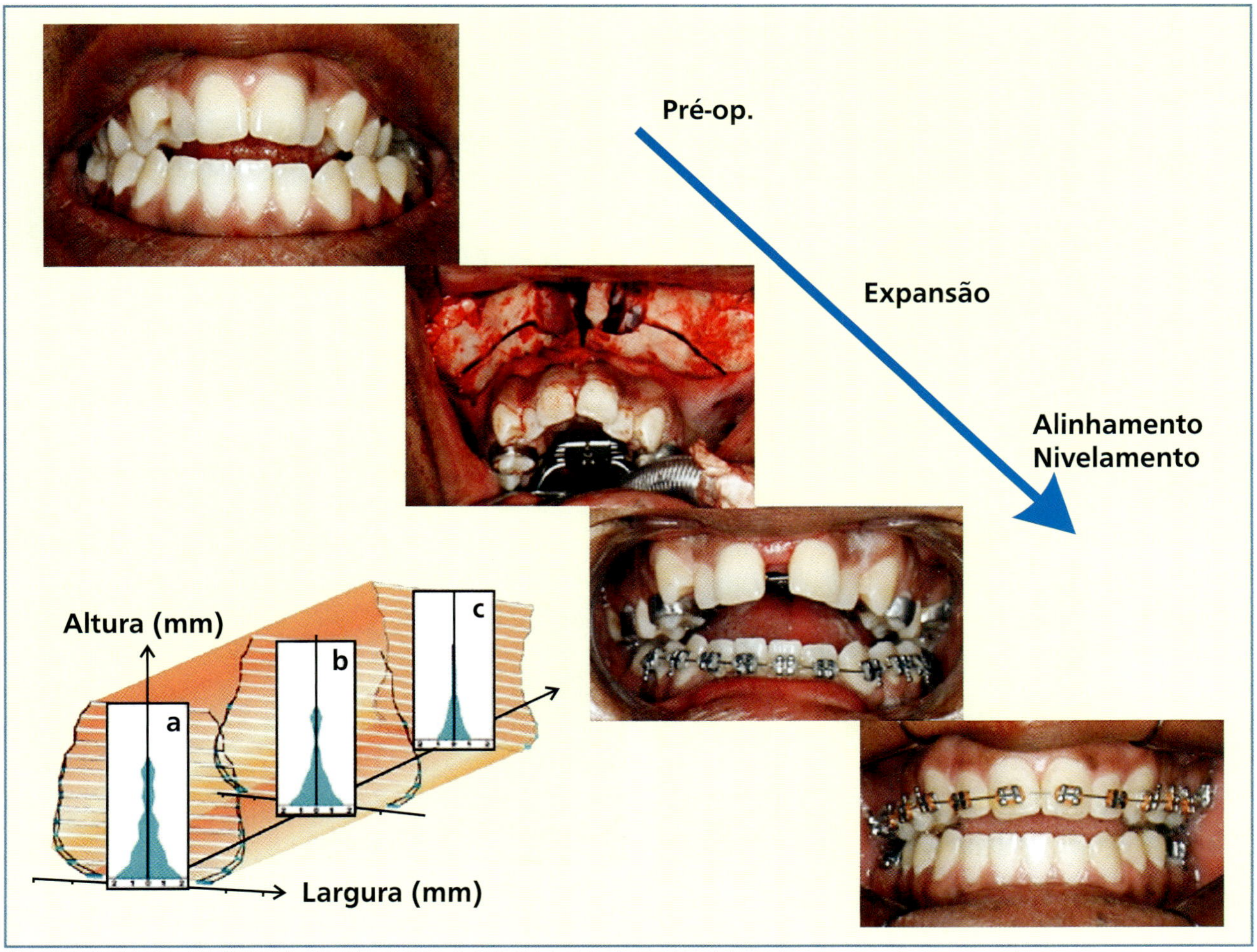

Fig. 12-9. Expansão rápida maxilar cirurgicamente assistida e o ganho em volume da cavidade oral e intranasal de até 23%.

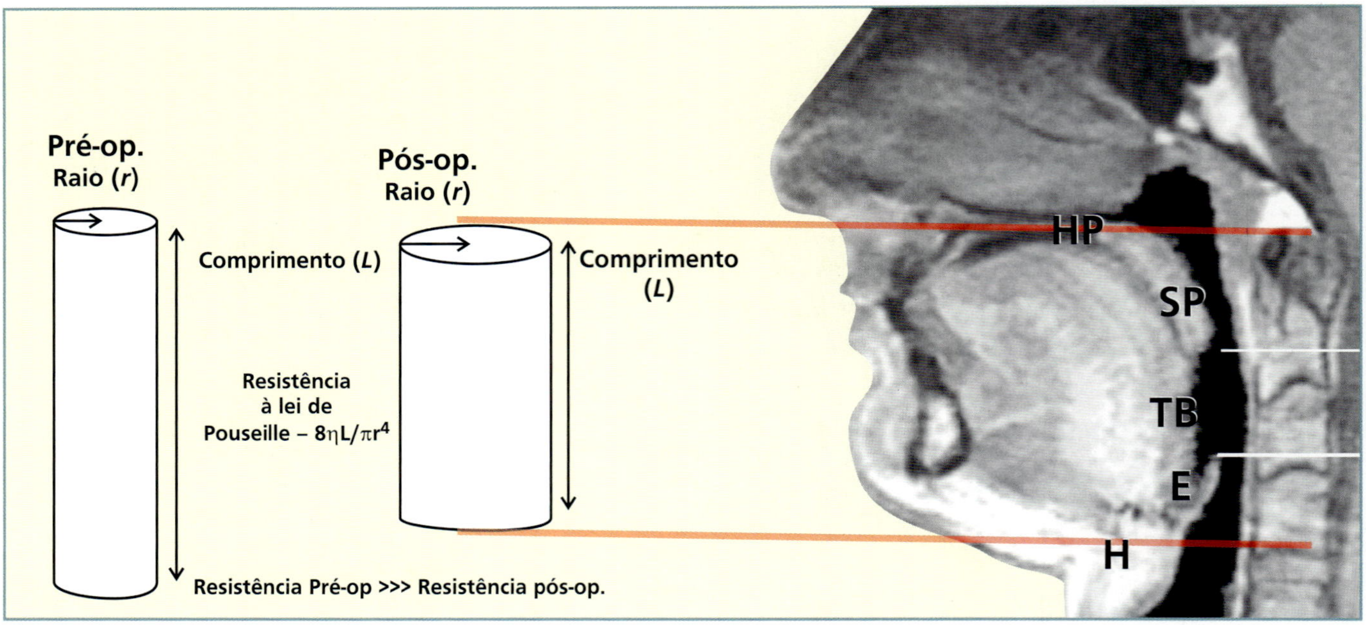

Fig. 12-10. Efeito esperado do avanço maxilomandibular no segmento colapsável da VAS e sua relação com a Lei de Pouseille. HP = Palato duro; SP = palato mole; TB = base de língua; E = epiglote; H = osso hioide.

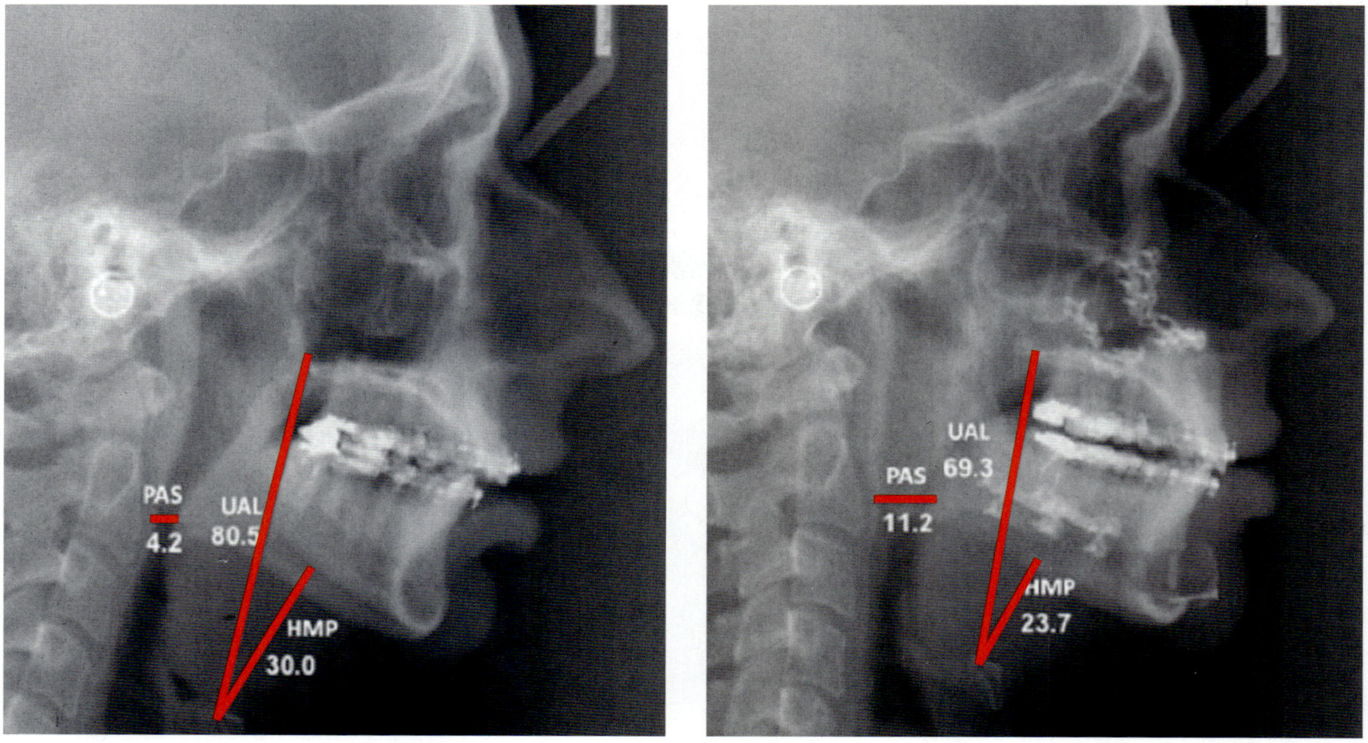

Fig. 12-11. Efeito esperado do avanço maxilomandibular no segmento colapsável da VAS, aumentando o PAS (espaço aéreo posterior), encurtando a VAS. UAL = Comprimento da VAS; HMP = distância do hioide ao plano mandibular. (Modificado de Susarla *et al.*[19])

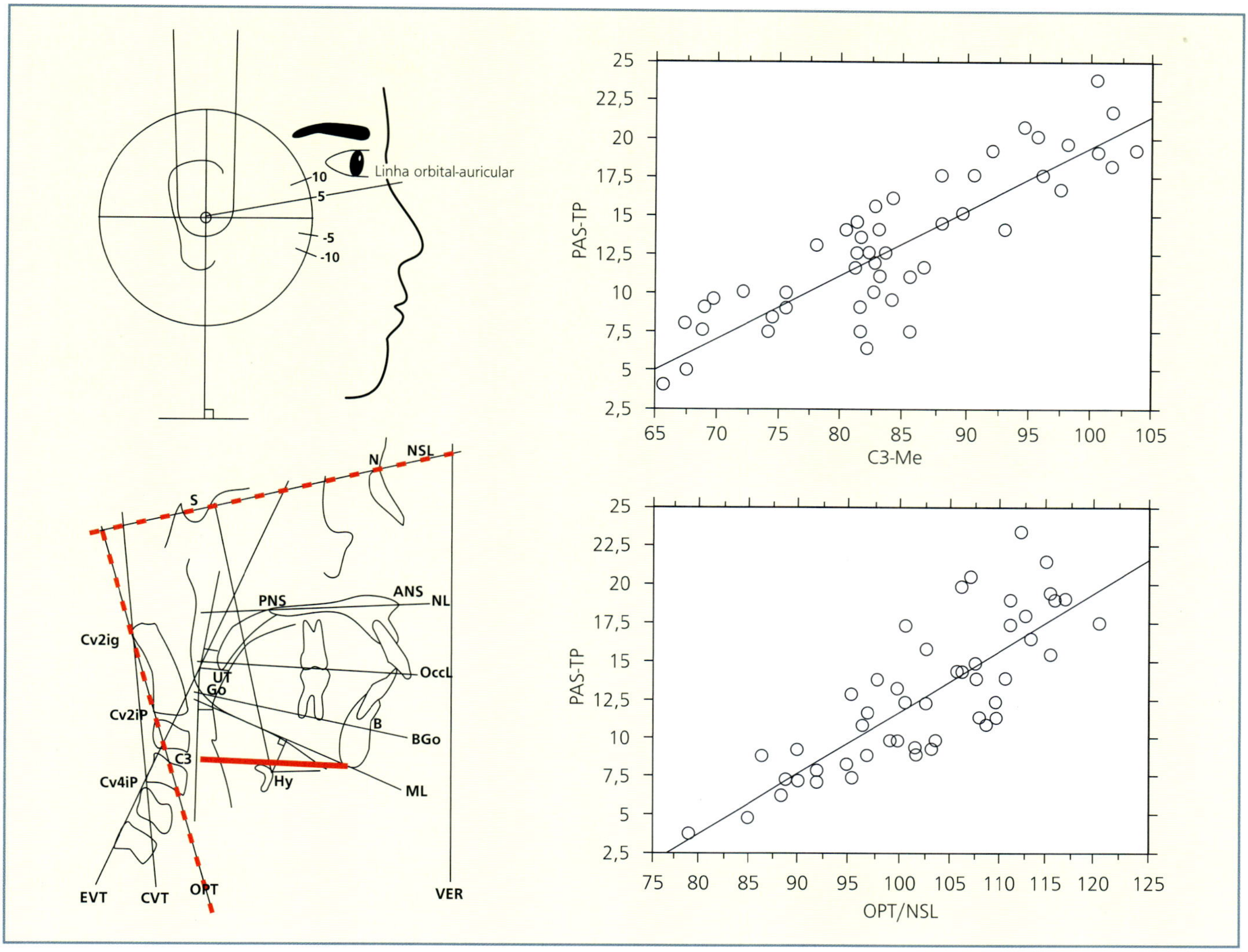

Fig. 12-12. Viés de postura mostrando impacto da angulação cefálica e hiperextensão cervical no PAS-TP (espaço aéreo posterior). OPT/NSL = Ângulo entre linha cervical e cefálica; C3-Me = distância entre terceira vértebra cervical e mento – hiperextensão. (Modificado de Muto *et al.*[20])

Miyamoto *et al.* descreveram através de cefalometrias que (ao contrário do que parece lógico) o volume do segmento colapsável da faringe em pacientes apneicos aumenta significativamente quando em decúbito supino, o que não acontece nos pacientes sem DRS.[21] Tal fato sustenta a hipótese da ação dos mecanorreceptores faríngeos protegendo a VAS em situações de eminente colapso nesses pacientes. Tagaito *et al.* realizaram medidas tridimensionais no segmento colapsável da faringe de pacientes com SAOS em posição sentada e decúbito dorsal. Observaram que após aplicação de anestesia tópica na faringe (bloqueio dos mecanorreceptores) houve redução do volume neste segmento.[22]

Desta linha de evidências partem protocolos de manejo cirúrgico da SAOS que indicam cirurgia esquelética antes de procedimentos em partes moles, mesmo sem discrepâncias maxilomandibulares, evitando lesão da inervação e de receptores faríngeos. Extensa revisão da literatura realizada em 2012 por Prinsell *et al.* evidenciaram que os melhores resultados cirúrgicos estavam no grupo submetido a cirurgia esquelética primária com procedimentos extrafaríngeos associados. Esses paciente evoluíram melhor do que os tratados com CPAP, cirurgia esquelética primária isolada, cirurgia esquelética como fase II de Stanford, cirurgia esquelética primária com procedimentos intrafaríngeos concomitantes, ou procedimentos em partes moles isolados.[23]

O Viés de Postura (ciclo respiratório, abertura oral, relaxamento e posição da língua, decúbito e inclinações crânio cervicais) deve ser levado em consideração tanto no preparo da aquisição quanto na própria avaliação de tomografias, ressonância magnética, endoscopias ou sonoendoscopia e mesmo durante o exame físico de pacientes com DRS. Os pacientes com SAOS possuem caracteristicamente uma grande instabilidade da área colapsável da VAS durante o ciclo respiratório. Fatores anatômicos e neuromusculares contribuem para o

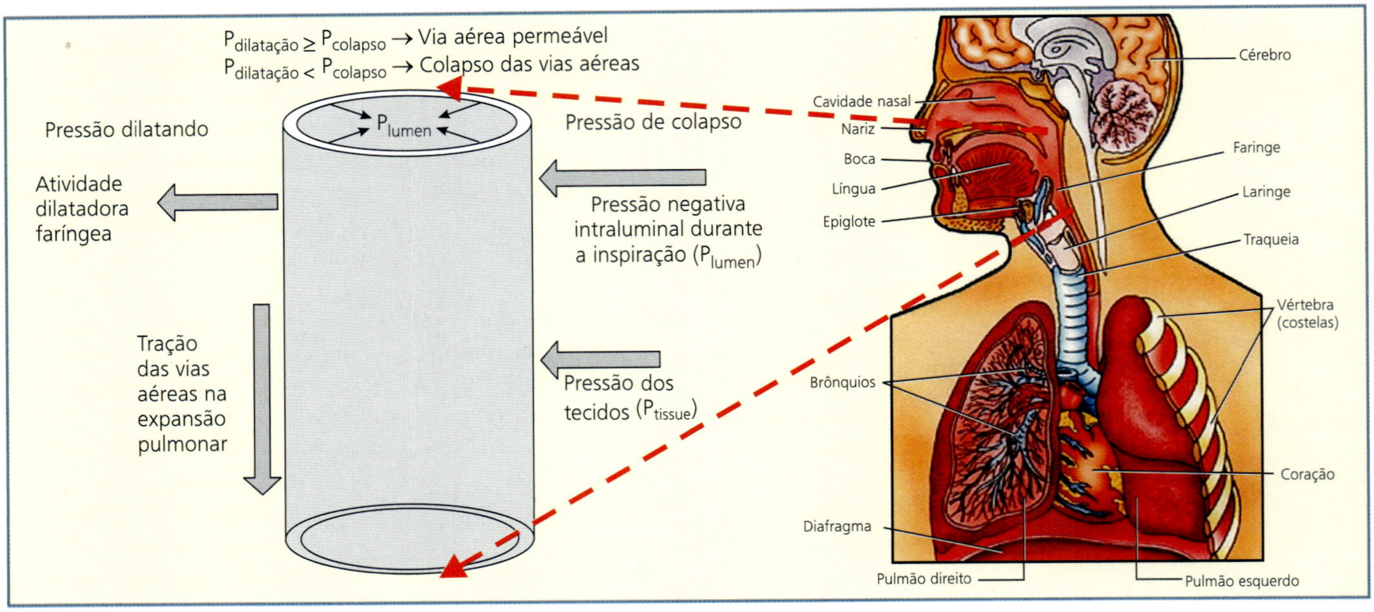

Fig. 12-13. Fatores de colapso e dilatação do segmento colapsável da VAS.

processo (ação neurorregulatória controlada pela pressão de CO_2, as propriedades histológicas da musculatura e tecido conectivo, fase do sono, idade, sexo e medicações). Soma-se a isso a pressão dos tecidos perifaríngeos e a pressão negativa intralumial, opondo-se a atividade dos músculos dilatadores da faringe e tração inferior pela expansão pulmonar (Fig. 12-13).

Li *et al.*, em 2003, analisaram 194 tomografias tentando diferenciar pacientes normais, roncadores e apneicos através do volume do segmento colapsável da VAS. Chegaram aos seguintes valores: *pacientes normais* (9,2-11,56 cm^3); *ronco primário* (3,74-9,91 cm^3); *SAOS* (2,73-16,01 cm^3).[24] Portanto, há sobreposição completa dos valores de volume da VAS, e evidência da instabilidade da VAS nos pacientes com SAOS. Nestes casos, a área colapsável da faringe pode apresentar volume normal ou aumentado na dependência de fatores relativos ao momento de aquisição das imagens (posição, ciclo respiratório, sono ou vigília). Mokoto *et al.*, no mesmo ano, realizaram tomografias em dez diferentes situações em três pacientes (normal, roncador primário e SAOS) chegando surpreendentemente aos mesmos resultados da amostra de 194 pacientes de Li *et al.*

Dessa forma, na dependência de fatores de aquisição, o mesmo paciente pode apresentar volume da área colapsável da VAS extremamente variável. Isto torna o valor diagnóstico de uma TC questionável. Não é preciso correlacionar o volume da VAS com o diagnóstico ou gravidade da SAOS. Extrapolando essa questão para a análise tomográfica pós-operatória, grande parte dos estudos não consegue relacionar o ganho volumétrico da VAS com melhora polissonográfica alcançada.[25] A explicação é que antes de ganhar volume, as técnicas cirúrgicas promovem estabilidade ao fluxo de ar na VAS.[26] Seja por redução dos tecidos redundantes, anulação dos mecanismos construtores musculares, ou alteração da relação conteúdo continente maxilomandibular. O propósito final de todas as opções de tratamento, cirúrgicos ou não, é além de ganhar volume na VAS, torná-la mais estável durante o ciclo respiratório. Protegendo-a do controle central respiratório e neuromuscular alterado em fases da arquitetura do sono, porque ninguém ronca acordado (Fig. 12-14).[27]

Ciente dos inúmeros vieses relacionados, é preciso estabelecer parâmetros para análise dos dados tomográficos.

PROTOCOLO PARA AQUISIÇÃO E MANIPULAÇÃO DE TOMOGRAFIAS PARA ANÁLISE DA VAS

- *Exemplo de pedido do exame:* solicito tomografia computadorizada da face (cortes finos, gravada em CD no formato DICOM, do seio frontal até cartilagem cricoide).

Os demais parâmetros devem ser discutidos no setor de radiologia e estabelecidos conforme abaixo.

Aquisição

- *Escaneamento:* espessura de corte < 1 mm e espaçamento entre cortes < 1 mm.
- *Campo:* 20 cm a 25 cm, do seio frontal até cartilagem cricoide.
- *Algorítimo:* GE Standard (Siemens H30s; Toshiba FC20; Philips B).
- *Inclinação do Gantry:* 0 grau.
- *Arquivo de mídia:* CD ou DVD.
- *Formato do documento:* DICOM.
- *Séries:* original/primária/axial (sem reconstruções, reformatações ou arquivos pós processamento).
- *Posicionamento do paciente:* plano oclusal deve estar paralelo ao Gantry e perpendicular à mesa; mordida com relação cêntrica; musculatura faríngea e língua relaxada, sem deglutir; respiração nasal lenta e superficial (Fig. 12-15).

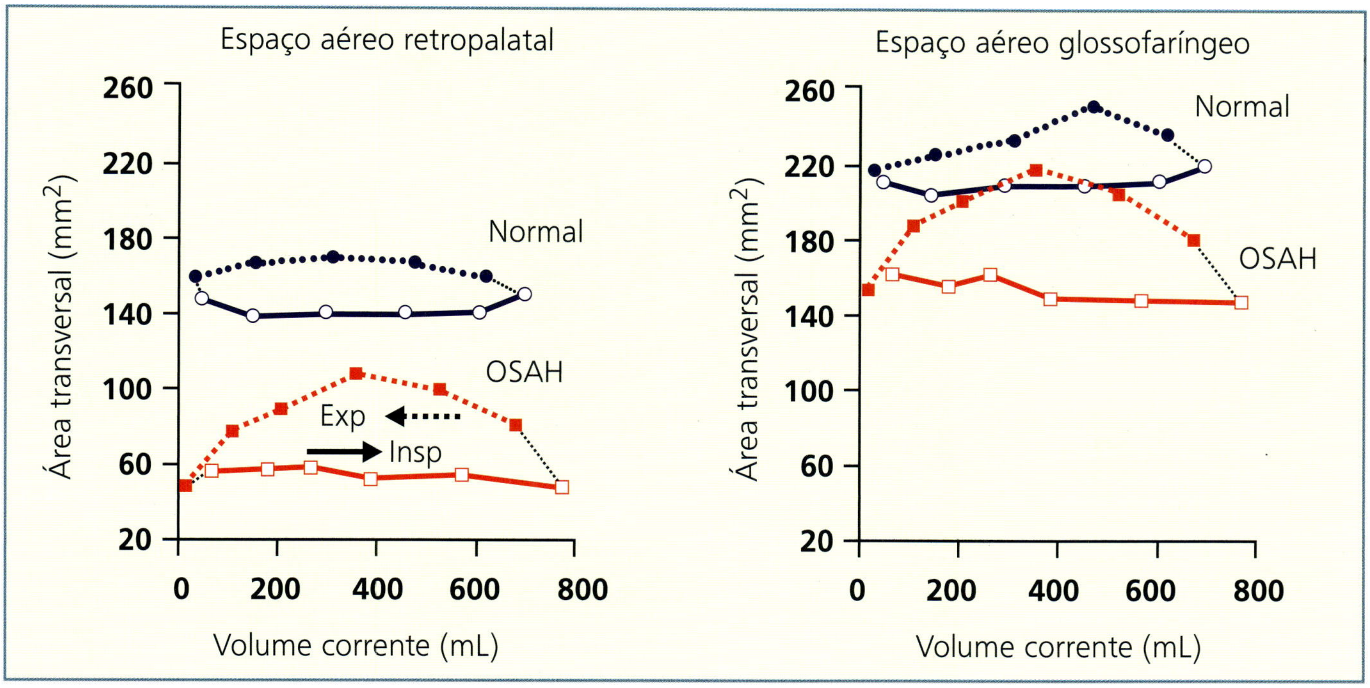

Fig. 12-14. Área do segmento retropalatal (à direita) e retrolingual (à esquerda), em pacientes com controles normais (azul) e pacientes com SAOS (vermelho), e sua modificação conforme o ciclo respiratório (inspiração – linha contínua; expiração – linha tracejada). Note a menor área e maior instabilidade da VAS na SAOS. (Modificado de Horner *et al.*[27])

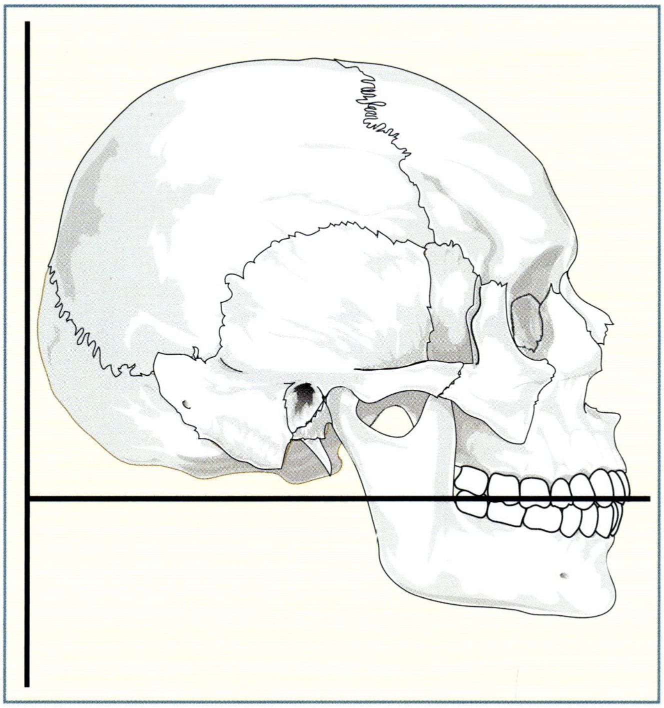

Fig. 12-15. Posicionamento do paciente para aquisição de imagens tomográficas: plano oclusal deve estar paralelo ao Gantry e perpendicular à mesa; mordida em relação cêntrica; musculatura faríngea e língua relaxadas, sem deglutir; respiração nasal lenta e superficial.

Manipulação

- *Segmento colapsável da VAS* de interesse para análise volumétrica tem como limites: *superior* – linha horizontal paralela à posição natural da cabeça que passa pela espinha nasal superior até a parede posterior da faringe; *inferior* – linha paralela ao limite superior que cruza a margem superior do osso ioide e se estende até a parede superior da faringe.
- *Softwares* recomendados: 3dMD – *vultus software* (3dMD, Atlanta, GA); *Dolphin Imaging* (Dolphin Imaging, Chatsworth, CA); InVivoDental (Anatomage, San Jose, CA); Voxbox (Zeusan Ltda.).

A segmentação da VAS nestes programas é realizada pela diferenciação das densidades entre o ar e os tecidos moles adjacentes. Normatizar a densidade de análise para cálculo de volume entre 70 e 75 é importante, uma vez que medidas com densidades diferentes podem não representar o real volume (Fig. 12-16).[28]

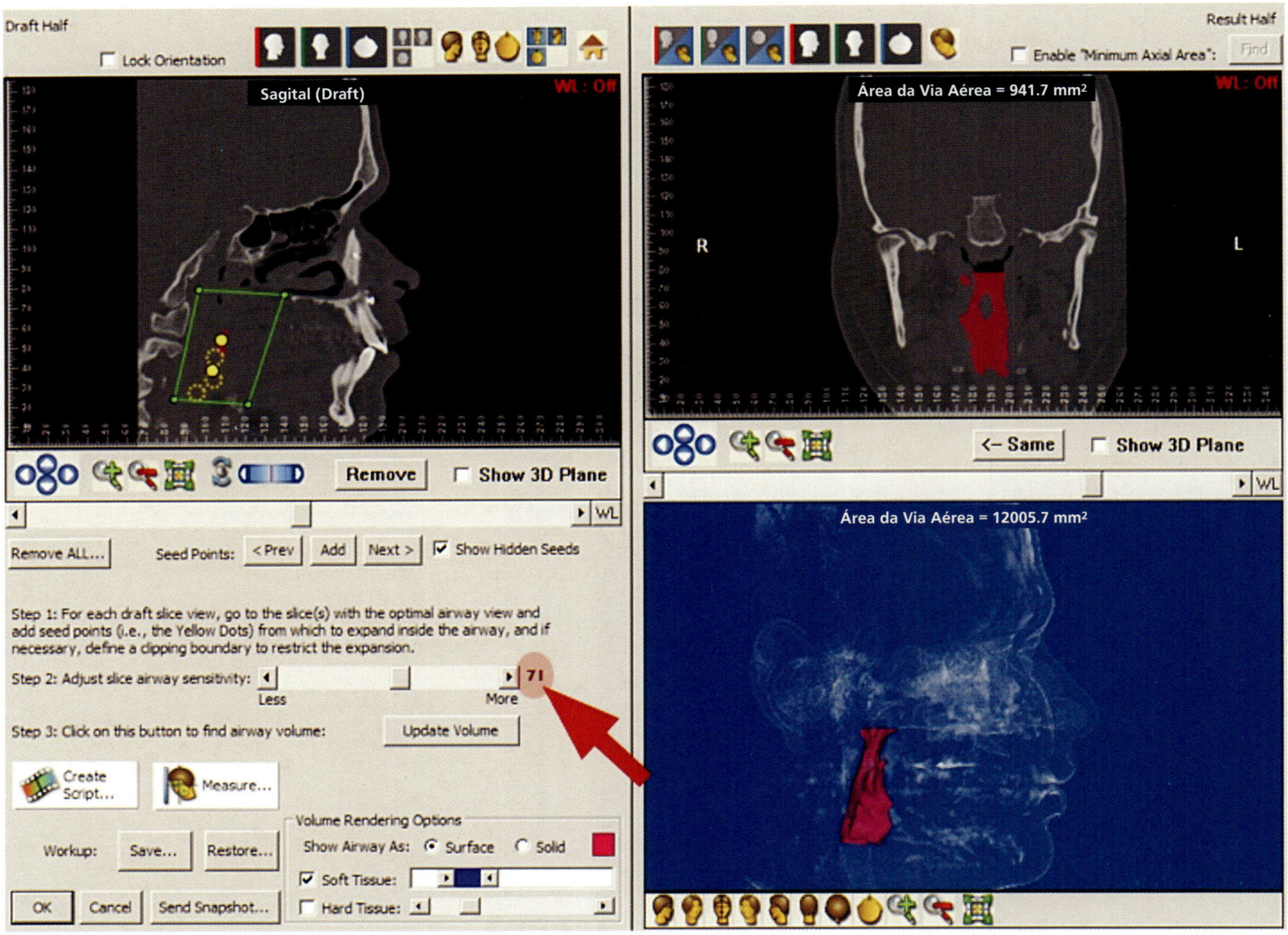

Fig. 12-16. Imagem de tela em uso do programa Dolphin Imaging (Dolphin Imaging, Chatsworth, CA). Sequência para cálculo de volume do segmento colapsável da VAS. Note a marcação dos planos limites (em verde, no canto superior direito) e normatização da densidade de análise entre 70 e 75 (seta vermelha).

REFERÊNCIAS BIBLIOGRÁFICAS

1. Adams GL *et al.* Comparison between traditional 2-dimensional cephalometry and a 3-dimensional approach on human dry skulls. *Am J Orthod Dentofacial Orthop* 2004;126(4):397-409.
2. Swennen GR, Mollemans W, Schutyser F. Three-dimensional treatment planning of orthognathic surgery in the era of virtual imaging. *J Oral Maxillofac Surg* 2009;67(10):2080-92.
3. Aurora RN, Zak RS, Karippot A, Lamm CI, Morgenthaler TI, Auerbach SH, et al. Practice parameters for the respiratory indications for polysomnography in children. *Sleep* Mar.;34(3):379-88.
4. Friedman M, Ibrahim H, Joseph NJ. Staging of obstructive sleep apnea/hypopnea syndrome: a guide to appropriate treatment. *Laryngoscope* 2004;114(3):454-59.
5. Soares D *et al.* Lateral oropharyngeal wall and supraglottic airway collapse associated with failure in sleep apnea surgery. *Laryngoscope* 2012;122(2):473-79.
6. Kezirian EJ, Hussey HM, Brietzke SE, Cohen SM, Davis GE, Shin JJ, et al. Hypopharyngeal surgery in obstructive sleep apnea: practice patterns, perceptions, and attitudes. *Otolaryngol Head Neck Surg* Nov.;147(5):964-71.
7. Fricke BL, Donnelly LF, Shott SR, Kalra M, Poe SA, Chini BA, et al. Comparison of lingual tonsil size as depicted on MR imaging between children with obstructive sleep apnea despite previous tonsillectomy and adenoidectomy and normal controls. *Pediatr Radiol* 2006 Jun.;36(6):518-23.
8. Katsantonis GP, Moss K, Miyazaki S, Walsh J. Determining the site of airway collapse in obstructive sleep apnea with airway pressure monitoring. *Laryngoscope* 1993 Oct.;103(10):1126-31.
9. Hatcher DC. Cone beam computed tomography: craniofacial and airway analysis. *Dent Clin North Am* 2012;56(2):343-57.
10. Kim JH, Guilleminault C. The nasomaxillary complex, the mandible, and sleep-disordered breathing. *Sleep Breath* 2011;15(2):185-93.
11. Guilleminault C, Riley R, Powell N. Obstructive sleep apnea and abnormal cephalometric measurements. Implications for treatment. *Chest* 1984;86(5):793-94.
12. Rivlin J *et al.* Upper airway morphology in patients with idiopathic obstructive sleep apnea. *Am Rev Respir Dis* 1984;129(3):355-60.
13. Lowe AA *et al.* Cephalometric and computed tomographic predictors of obstructive sleep apnea severity. *Am J Orthod Dentofacial Orthop* 1995;107(6):589-95.

14. Stanford W, Galvin J. Cine CT in obstructive sleep apnea. *AJR Am J Roentgenol* 1988 Feb.;150(2):468.
15. Vos W *et al.* Correlation between severity of sleep apnea and upper airway morphology based on advanced anatomical and functional imaging. *J Biomech* 2007;40(10):2207-13.
16. Yucel A *et al.* Evaluation of the upper airway cross-sectional area changes in different degrees of severity of obstructive sleep apnea syndrome: cephalometric and dynamic CT study. *AJNR Am J Neuroradiol* 2005;26(10):2624-29.
17. Avrahami E, Solomonovich A, Englender M. Axial CT measurements of the cross-sectional area of the oropharynx in adults with obstructive sleep apnea syndrome. *AJNR Am J Neuroradiol* 1996;17(6):1107-11.
18. Galvin JR, Rooholamini SA, Stanford W. Obstructive sleep apnea: diagnosis with ultrafast CT. *Radiology* 1989;171(3):775-78.
19. Susarla SM *et al.* Upper airway length decreases after maxillomandibular advancement in patients with obstructive sleep apnea. *J Oral Maxillofac Surg* 2011;69(11):2872-78.
20. Muto T, Yamazaki A, Takeda S, Kawakami J, Tsuji Y, Shibata T, et al. Relationship between the pharyngeal airway space and craniofacial morphology, taking into account head posture. *Int J Oral Maxillofac Surg* 2006 Feb.;35(2):132-6.
21. Miyamoto K *et al.* Effect of body position on tongue posture in awake patients with obstructive sleep apnoea. *Thorax* 1997;52(3):255-59.
22. Tagaito Y *et al.* Sitting posture decreases collapsibility of the passive pharynx in anesthetized paralyzed patients with obstructive sleep apnea. *Anesthesiology* 2010;113(4):812-18.
23. Prinsell JR. Primary and secondary telegnathic maxillomandibular advancement, with or without adjunctive procedures, for obstructive sleep apnea in adults: a literature review and treatment recommendations. *J Oral Maxillofac Surg* 2012;70(7):1659-77.
24. Li HY *et al.* Use of 3-dimensional computed tomography scan to evaluate upper airway patency for patients undergoing sleep-disordered breathing surgery. *Otolaryngol Head Neck Surg* 2003;129(4):336-42.
25. Zinser MJ, Zachow S, Sailer HF. Bimaxillary 'rotation advancement' procedures in patients with obstructive sleep apnea: a 3-dimensional airway analysis of morphological changes. *Int J Oral Maxillofac Surg* 2013 May;42(5):569-78.
26. Sittitavornwong S, Waite PD. Imaging the upper airway in patients with sleep disordered breathing. *Oral Maxillofac Surg Clin North Am* 2009;21(4):389-402.
27. Horner RL. Neural control of the upper airway: integrative physiological mechanisms and relevance for sleep disordered breathing. *Compr Physiol.* 2012;2(1):479-535.
28. Goncalves MT, Sato J, Avelino MA, Pizarro GU, Moreira GA, Hallinan MP, et al. Polisomnographic findings on children with laryngopathies. *Braz J Otorhinolaryngol* 2006 Mar.-Apr.;72(2):187-92.

13

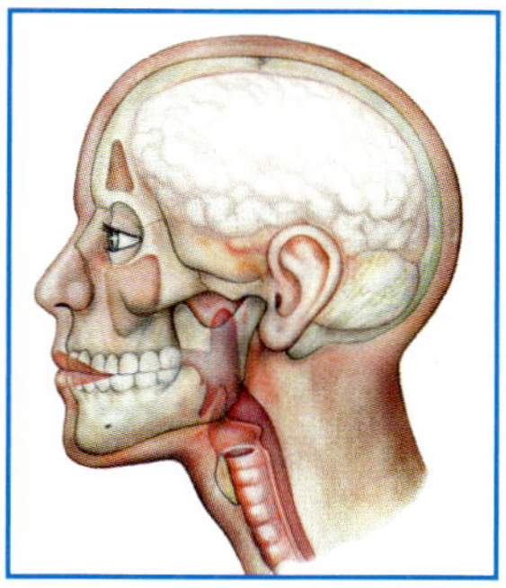

DEFORMIDADES TRANSVERSAIS DA MAXILA E SAOS – VERDADE OU MENTIRA

Eduardo Serantes Curto
Sandra D. Ribeiro
Elizabeth Aparecida Tavares
José Antonio Patrocínio
Thiago Patrocínio
Perboyre Lacerda Sampaio
Nelson E. P. Colombini

INTRODUÇÃO

As deformidades transversais da maxila, ou atresia maxilar, são comumente observadas e na literatura são relacionadas com a SAOS e seu tratamento por ser curativo.

Em nossa opinião, isto não é totalmente uma verdade e a questão necessita ser revisada do ponto de vista maxilofacial para podermos separar os casos associados à SAOS que podem ser unicamente tratadas pela disjunção palatal seja por distração ortopédica ou ortodonticamente assistida.

Estas discrepâncias podem ser isoladas e associadas a outras, como: um doente com atresia maxilar, hipoplasia maxilar, rotação de mandíbula no sentido horário com abertura do ângulo goníaco, mordida aberta e posteriorização do complexo glossoepiglótico. Este mesmo paciente se portador de SAOS moderada ou grave, não pode ser tratado como um Fujita I.

Isto é, tratando-se somente a atresia maxilar, pois este é um Fujita I o qual tem que receber tratamento para atresia maxilar, reposicionamento maxilar com impactação posterior, avanço maxilar para permitir a rotação mandibular para frente o suficiente para haver abertura do PAS (espaço retrolingual).

Como procedimentos acessórios poderão estar associados à osteotomia de Powell para avanço genioglosso, mentoplastia modificada para avanço genioglosso, glossectomia de linha média ou até mesmo a uvulopalatofaringoplastia conservadora.

Na verdade, se não compreendermos a amplitude do problema não compreenderemos como a simples disjunção palatina poderá ser tratamento definitivo.

Desta maneira, o leitor deverá saber as razões deste tipo de disgnatia e suas associações para melhor optar pela conduta terapêutica.

Tópicos a serem relembrados sobre respirador bucal e crescimento craniofacial.

A remodelação que define os modelos de aposição e reabsorção óssea ocorre tanto em ossos de formação endocondral, como naqueles que se formam a partir do tecido conectivo.

A regulação do crescimento craniofacial é realizada por meio de vários mecanismos, a saber:

- Fatores genéticos intrínsecos.
- Fatores epigenéticos.
- Fatores de distúrbios do crescimento (Fig. 13-1).

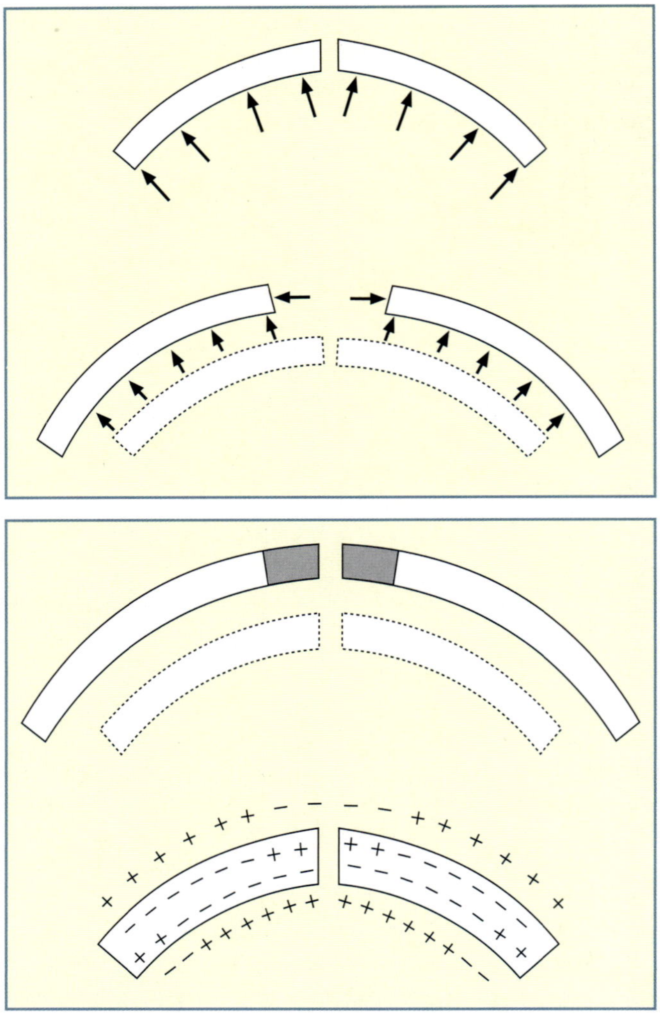

Fig. 13-1. De Enlow – Crescimento Facial – Artes Médicas – 1993.

A formação do seio frontal se dá por flutuação, com remodelação da porção extrema do frontal e crescimento nasomaxilar concomitante.

No alongamento vertical do complexo nasomaxilar estão envolvidos a função nasal e o padrão de reabsorção predominante nas paredes laterais e assoalho da fossa nasal, que dão origem à expansão lateral e anterior das cavidades nasais, com consequente movimento para baixo do palato e compensação com deposição óssea na porção bucal desta região (Fig. 13-2).

Na fossa cribriforme ou teto da fossa nasal, ocorrem aposição e, em sua posição craniana, reabsorção.

O etmoide, mais propriamente o ectoetmoide (concha média e superior), a deposição óssea nas faces laterais e inferiores e a reabsorção nas faces superiores com consequente deslocamento para baixo e lateralmente destas estruturas acompanham o crescimento nasal.

No seio maxilar normal observa-se reabsorção em todas as paredes, com exceção da medial que é de deposição e sofre deslocamento lateral com a expansão nasal.

Ao mesmo tempo no osso malar são observadas deposição na face posterior e reabsorção na face anterior. Isto faz com que a região malar cresça e coloque-se posteriormente, acompanhando o crescimento posterior da maxila e o anterior da região nasal (Figs. 13-3 a 13-5).

Este osso também é deslocado anterior e inferiormente nas mesmas quantidades de direção do deslocamento primário da maxila.

O septo ósseo, constituído pelo vômer e pela lâmina perpendicular do osso etmoide, alonga-se verticalmente, podendo ocorrer o mecanismo de flutuação, anteriormente descrito, na vigência de desvio septal.

Colaboram, também, no deslocamento anterior e inferior da maxila forças na cartilagem do septo nasal, provocando

A 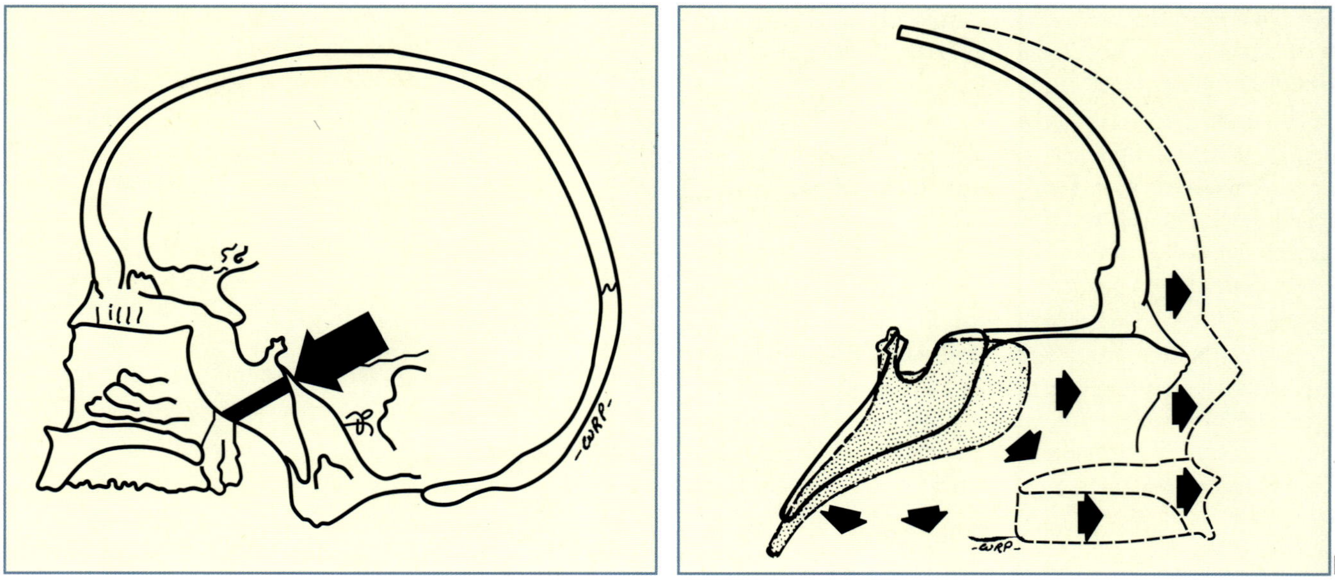 B

Fig. 13-2. (A, B) Ver texto, segundo Enlow.

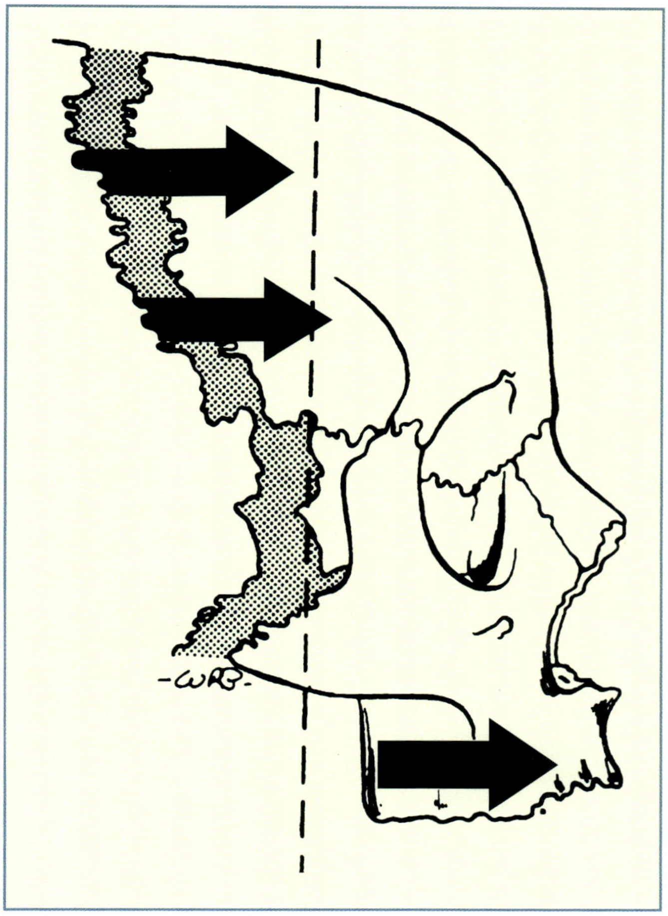

Fig. 13-3. Ver texto, segundo Enlow.

expansão desta cartilagem e campos de tensão nas suturas maxilares com consequente crescimento.

Este mecanismo é secundário, não podendo ser apontado como mecanismo principal.

O curso e a extensão do crescimento ósseo, em geral, dependem secundariamente da função e do crescimento dos tecidos moles reguladores, como expressa a teoria da matriz funcional de Moss.

O osso lacrimal participa ativamente da formação orbital e do deslocamento inferior da maxila.

Na órbita, observa-se deposição nas lâminas do teto da órbita, e em seu crescimento observamos o princípio do V que é assim definido:

"Nos ossos com configuração em V, observam-se deposição óssea na face interna do V e a reabsorção na face externa do V, gerando o movimento de crescimento".

Este mecanismo faz com que a órbita cresça e se desloque no sentido de sua abertura anterior.

Concomitante, o assoalho orbitário desloca-se para baixo e para frente juntamente com o resto do complexo nasomaxilar.

O crescimento lateral do assoalho orbital se dá por superfície de reabsorção lateral intraorbital e deposição lateral extraorbital.

A combinação do remodelamento anterior da região nasal e da borda orbitária superior e do remodelamento posterior da borda orbitária inferior e área malar produz uma rotação no alinhamento topográfico das regiões médias e superiores da face.

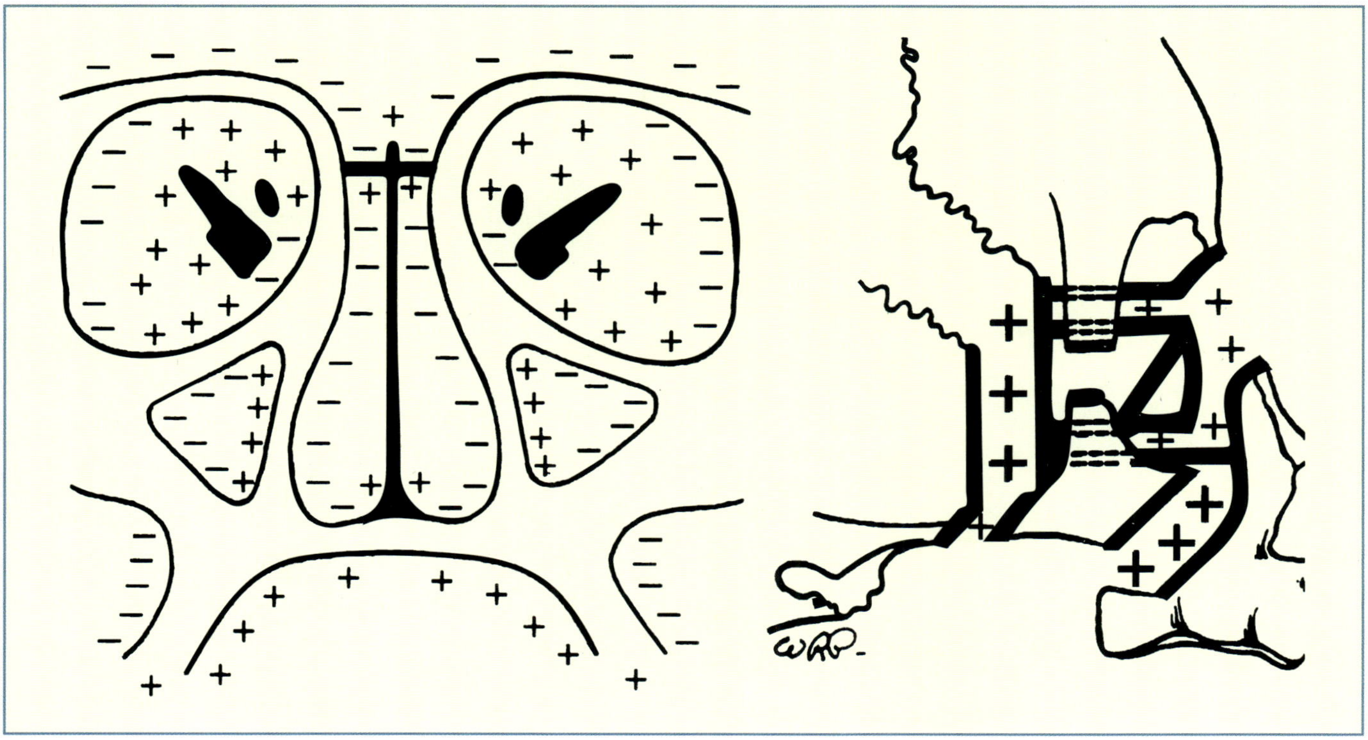

Fig. 13-4. Ver texto, segundo Enlow.

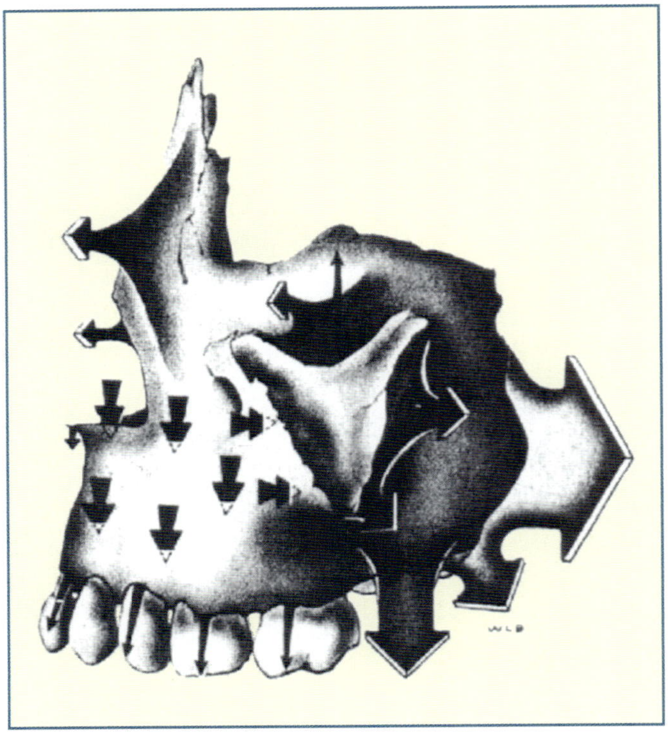

Fig. 13-5. De Enlow, DH. The Human Face. Nova York, Harper & Row, 1968, p. 164.

No crescimento do arco maxilar destacam-se:

- Alongamento posterior por deposição na porção posterior da tuberosidade.
- Crescimento lateral por deposição na superfície bucal.
- Crescimento para baixo por deposição óssea ao longo das bordas alveolares e também na face lateral.

O movimento vertical dos dentes ocorre por mecanismos de flutuação e está relacionado com o desenvolvimento maxilar, acompanhando as superfícies de reabsorção e aposição.

Embora a face externa (labial) de toda parte anterior do arco maxilar seja de reabsorção e adição na parte interna do arco, o movimento do crescimento se dá antes do princípio do V.

Conceitualmente, estima-se que o crescimento sutural vertical da maxila seja predominante com relação com o crescimento anterior, isto produz rotação por deslocamento de toda maxila, com o objetivo de manutenção do posicionamento vertical com relação ao plano PM e ao eixo orbitário neutro.

Para muitos ortodontistas as atresias maxilares podem ter várias etiologias a saber:

ATRESIAS MAXILARES

As atresias maxilares podem ser causadas por problemas internos ou externos. Por problemas internos, consideramos:

A) Falta de desenvolvimento na sutura palatina mediana.
B) Falta de pressionamento normal da língua para o desenvolvimento lateral dos ossos palatinos.
C) Erupção ectópica de dente causando cruzamento dental com travamento do crescimento transversal.
D) Assimetria maxilar ou mandibular, causando mordida cruzada postural ou morfofuncional.

Por problemas externos, consideramos:

A) Respiração bucal.
B) Hipertrofia dos músculos bucinadores.
C) Mastigação unilateral.
D) Hábitos de postura e limitação.

Considerações anatômicas básicas do nariz.

A anatomia nasal é descrita no capítulo específico oferecendo suporte à cirurgia ortognática do terço médio da face.

Neste tópico, a abordaremos de maneira básica para compreensão da fisiologia nasal e sua importância na etiologia da face longa, bem como oferecendo subsídios para interpretação das principais patologias nasais da infância, que serão abordadas em capítulos próprios.

O nariz é a estrutura piramidal que se projeta anteriormente na linha mediana da face. É uma pirâmide de base triangular que apresenta duas paredes laterais e uma posteroinferior, essas paredes laterais irão se unir anteriormente formando o dorso nasal.

Podemos dividir o nariz em duas partes, pirâmide nasal e cavidade nasal:

1. **Pirâmide nasal**: suas paredes laterais apresentam uma porção óssea constituída pelos ossos nasais, parte nasal do osso frontal e processos frontais da maxila; e uma porção cartilaginosa composta pelo septo, cartilagem triangular e cartilagem alar (Fig. 13-6).
2. **Cavidade nasal**: é a cavidade delimitada pelas paredes da pirâmide nasal, estendendo-se anteroposteriormente das narinas às coanas e à fossa média do crânio.

Inferiormente relaciona-se com a porção palatal do osso maxilar e osso palatino e lateralmente com os seios maxilares, etmoidais, fossas pterigopalatinas e pterigoide.

Superior e anteriormente, relaciona-se com a pirâmide nasal que é seu teto e posteriormente limita-se com a base anterior do crânio e corpo do esfenoide.

Podemos distinguir em cada fossa nasal uma parede medial ou septo nasal e uma parede lateral de grande importância, pelas relações que mantém com os seios da face homolaterais (Fig. 13-7).

O septo nasal ou parede medial da cavidade nasal é formada por uma porção cartilaginosa e outra óssea.

A porção cartilaginosa é representada pela cartilagem quadrangular em contribuição com as cartilagens triangulares.

A porção óssea consiste na lâmina perpendicular do etmoide e no vômer.

A união da cartilagem quadrangular com o etmoide e o vômer frequentemente origina um processo esfenoidal entre os dois ossos, o qual é aparente na criança e pode ser o local de formação de esporões com consequente obstrução nasal.

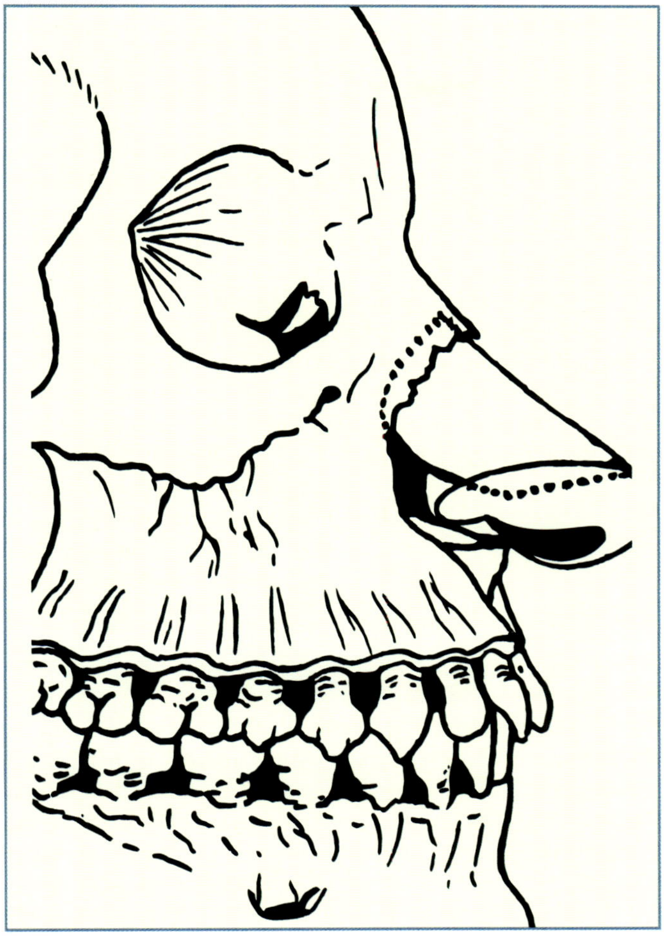

Fig. 13-6. Cartilagem triangular e alar.

Podemos assim sintetizar alguns dos defeitos anatômicos mais comuns do septo nasal:

- Cristas ou esporões no assoalho da fossa como consequência do deslizamento da cartilagem ao nível do sulco vomeriano.
- Deslocamento da borda ventro caudal do septo nasal com comprometimento respiratório de ambas as fossas nasais.

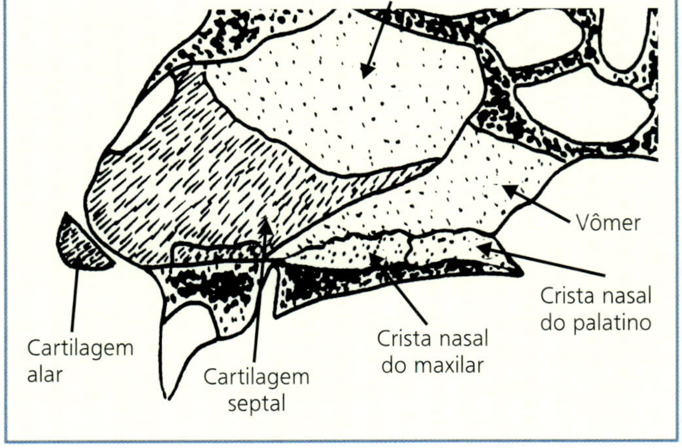

Fig. 13-7. Face homolateral do seio maxilar.

- Projeção excessiva do bordo ventrocaudal do septo, provocando o chamado "nariz tenso", acompanhada de pobreza de estrutura das paredes laterais do nariz.
- Ausência do extremo ventro caudal do septo por hematoma abscesso ou cirurgia prévia.
- Engrossamento do extremo ventro caudal do septo por superposição cartilaginosa com estreitamento parcial ao nível da válvula nasal.
- Na espinha nasal anterior pode existir aumento do tamanho com projeção acentuada, ausência ou desvio da mesma.
- Desvio do septo em sua porção média, com a união do septo quadrangular com a lâmina perpendicular do etmoide.

O septo nasal, com relação à sua exploração semiológica pode ser dividido em área como propõe Cottle:

- *Área 1 ou vestibular:* situa-se entre a narina e o óstio interno, podendo estar alterada por processos estruturais mediais ou laterais.
- *Área 2 ou valvular:* representada pelo óstio interno.
- *Área 3 ou atical:* situada por baixo da abóbada cartilaginosa entre a zona valvular e o corneto médio.
- *Área 4 ou turbinal anterior:* é a área dos cornetos e meato médio, cujo bloqueio pode ocasionar sintomas de obstrução e drenagem, aumentando a incidência de resfriados, secreções, sinusites etc.
- *Área 5 ou turbinal posterior:* constituídas pelas coanas, que pode estar comprometida por problemas posteriores do septo e impactação com o corneto, com problemas associados de grande variedade clínica como: disfunção tubária, cefaleia, lacrimejamento etc.

A parede lateral é formada por partes dos ossos nasais, maxilar lacrimal, etmoide, concha nasal inferior, palatino e esfenoide. É caracterizada pela projeção dos cornetos para dentro da fossa nasal e pela presença de espaços ou meatos a saber (Fig. 13-8):

- Inferior do corneto inferior.
- Médio do corneto médio.
- Superior do corneto superior.

O corneto inferior é um osso único e individualizado localizado ao longo da porção inferior da parede lateral da cavidade nasal.

Articula-se em sua origem com os ossos maxilar, lacrimal, etmoide e palatino.

Compõe em seu espaço inferior, o meato inferior que recebe a terminação do ducto nasolacrimal, cuja entrada é frequentemente oblíqua e coberta por uma prega lacrimal da túnica mucosa. Este óstio situa-se quase sempre a 1,5 cm da ponta da concha nasal inferior.

O corneto médio é parte integrante do etmoide com origem relacionada com o osso lacrimal, porção etmoidal orbital e lâmina cribiforme, que dividem quase que naturalmente o etmoide em anterior e posterior.

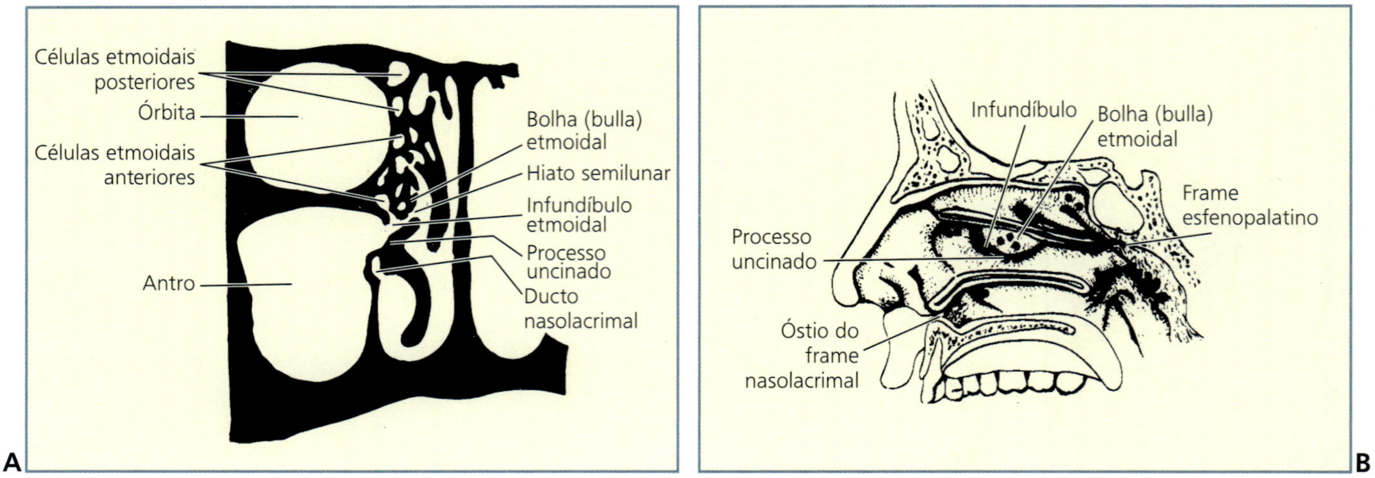

Fig. 13-8. (A, B) Projeção dos cornetos dentro da fossa nasal e a presença dos meatos.

O meato médio, representado pelo espaço inferior coberto pelo corneto médio, constitui um dos sítios mais importantes do nariz.

A área do meato médio somada ao etmoide anterior, forma o complexo osteomeatal, importante na origem das patologias nasossinusais, segundo a descrição de Navarro.

Rebatendo-se superiormente a concha nasal média, evidencia-se junto à união de sua cabeça com a parede lateral da cavidade do nariz uma acentuada concavidade, oblíqua para cima e anteriormente o infundíbulo etmoidal que conduz ao recesso frontoetmoidal onde habitualmente encontra-se o óstio do seio frontal.

O infundíbulo continua para baixo e para trás em uma concavidade superior em meia-lua, o hiato semilunar cuja saliência é o processo unciforme.

Acima do hiato semilunar encontramos a bolha etmoidal projetada para o nariz, contornada por diversos óstios de células etmoidais.

Entre as extremidades posteriores da bolha etmoidal e do processo unciforme, geralmente encontra-se ao óstio principal do seio maxilar.

Além dos elementos referidos até agora, na parte central do meato médio encontram-se comumente aberturas acessórias do seio maxilar ou forames de Geraldes.

A concha nasal superior é pequena e situa-se pouco acima da cauda do corneto médio, próximo ao recesso esfenoetmoidal e, consequentemente, do óstio do seio esfenoidal.

Acima e abaixo desta concha, encontram-se as aberturas das células etmoidais posteriores.

A concha nasal suprema possui ocorrência variável, sendo considerada como região olfatória, juntamente com o teto nasal e a porção equivalente do septo nasal.

Dentre as alterações anatômicas da parede lateral do nariz destacam-se as hipertrofias císticas do corneto médio, a concha bolhosa, as formas hiperostóticas e a degeneração polipóidea, hipertróficas etc.

Fisiologia básica do nariz quanto ao fluxo e à direção.

O nariz está destinado a cumprir uma grande diversidade de funções.

Basicamente estas podem ser assim resumidas:

A) Função respiratória.
B) Condicionamento do ar.
C) Filtração.
D) Olfação.
E) Fonação.
F) Reflexos nasais.

Cottle relata a possível existência de quase 100 funções para o nariz, desde o olfato, o aquecimento, a filtragem do ar, relacionados com as rápidas mudanças desde o aporte arterial, como o venoso dos cornetos, que preparam o ar, adequando-o às trocas gasosas ao nível do alvéolo pulmonar.

Assim, em um corte transversal do nariz podemos observar que a sua menor área situa-se ao nível da válvula nasal interna, alargando-se progressivamente ao nível das conchas, possuindo sua maior dimensão ao nível das coanas.

Durante a inspiração a corrente de ar é direcionada para cima, medialmente à concha media e depois para baixo e para trás em direção à coana, descrevendo uma curva parabólica. A corrente principal passa junto ao septo nasal, e um pequeno fluxo passa através do meato inferior e outro ainda menor através da zona olfatória.

Na expiração a rota se dá no sentido contrário e anteriormente. Ao chocar-se com a válvula nasal interna, ela se divide em duas partes: uma passa através da narina, e a outra volta através do meato inferior juntando-se com a corrente aérea que vem da rinofaringe, formando assim uma corrente turbulenta que penetra no meato médio (Fig. 13-9).

Durante a expiração um maior fluxo de ar passa pela zona olfatória.

Em seu trânsito nas fossas nasais, a corrente de ar encontra reparos que atuarão como reguladores.

Estes são:

- Ângulo nasolabial.
- Septo.

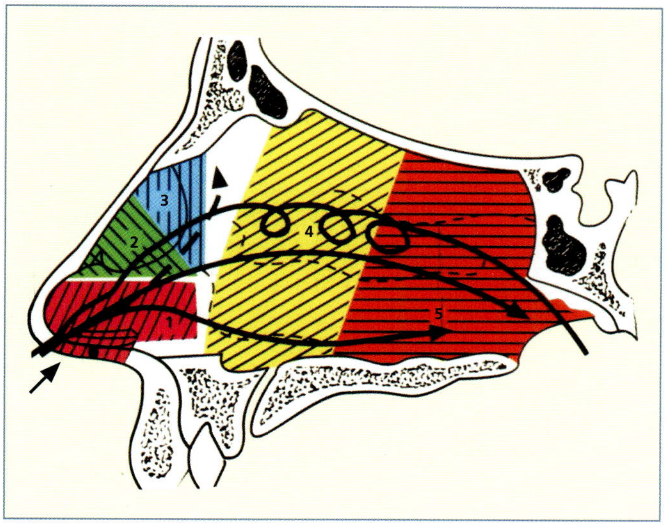

Fig. 13-9. Área de Cottle. Inspiração e expiração.

- Prega muco cutânea da cartilagem lateral superior.
- Fundo de saco.
- Ângulo da válvula nasal interna.
- Pregas mucosas dos cornetos.

FORMAS DE AVALIAÇÃO DA CRIANÇA E DO JOVEM RESPIRADOR BUCAL

Existem várias alterações clínicas nas crianças que respiram pela boca.

Suas faces são mais longas e retrognáticas. Com relação à mandíbula o ângulo goníaco é obtuso.

O arco palatal é atrésico podendo haver cruzamento da mordida posteriormente.

Tanto o odontopediatra, como o médico-pediatra, são os primeiros profissionais a se defrontarem com tais anormalidades, cabendo a estes, o reconhecimento inicial e encaminhamento aos profissionais envolvidos no tratamento destas afecções.

Sabemos que atitudes ortopédicas isoladas, quando aplicadas a tais casos, não serão suficientes para conter o processo de disfunção de crescimento, assim como as atitudes foniátricas.

Pensamos que a avaliação racional destas crianças é o primeiro passo para a obtenção de êxito terapêutico.

Assim, elaboramos um simples protocolo que procuramos aplicar a tais casos.

Avaliação do desenvolvimento ponderoestatural

Esta avaliação é obtida com a requisição dos dados de desenvolvimento da criança pelo médico-pediatra.

Ela nos orienta quanto ao desenvolvimento e maturação de várias estruturas orgânicas que podem ser relacionadas com o crescimento do complexo craniofacial. (Ver Capítulo Crescimento Craniofacial.)

Observar que o crescimento da mandíbula é intermediária entre as curvas de crescimento neural e orgânico geral, com a mandíbula segundo a curva geral do corpo, com mais precisão do que o maxilar.

A aceleração do crescimento geral do corpo na puberdade, que afeta os maxilares, acompanha o aumento significativo no desenvolvimento dos órgãos sexuais. A involução linfoide também ocorre nesta época.

Avaliação rinofaríngea

Nesta avaliação, que pessoalmente achamos ser um dos tópicos mais importantes da base do tratamento profilático das faces longas, enfatizam-se:

A) História colhida junto aos pais.
B) Exame clínico da criança.
C) Rinomanometria.
D) Endoscopia nasal rígida.
E) Endoscopia nasofaríngea flexível.

A história colhida junto aos pais é fundamental, no entanto, muitas vezes, os próprios pais não têm consciência da respiração oral, até que lhes seja enfatizado por algum profissional de saúde que observa a criança periodicamente, como o odontopediatra, o medico-pediatra, o otorrino etc.

Assim, sempre orientamos os pais a respeito dos sintomas de obstrução das vias respiratórias superiores e pedimos que observem a situação por 2 ou 3 semanas e depois retornem ao consultório.

O resultado desta observação quase sempre é positivo, com relatos significativos como:

- "Vive com a boca aberta."
- "Dorme com a boca aberta."
- "Ele ronca."
- "Ele para de respirar à noite."
- "Acorda sempre irritado."
- "Parece que nunca dorme bem."
- "Desatento na escola." etc.

O exame clínico da criança respiradora bucal deve ser o mais completo possível, isto é, deve abranger desde a avaliação médica-pediátrica até avaliações especializadas dos ortodontistas, otorrinolaringologistas, fonoaudiólogos e outras especialidades quem no decorrer da avaliação, sejam requisitadas.

Clinicamente, podemos explorar a criança, portadora de obstrução nasal através do exame de cavidade orofaríngea e nasal.

Na cavidade oral, constituem pontos de atenção no achado clínico:

A) Incisivos inclinados para frente.
B) Mordida aberta anterior.
C) Relação esquelética Classe II.
D) Rebaixamento da língua.
E) Incompetência labial.
F) Tonsilas aumentadas de volume.

No exame nasal, distingue-se a utilização de endoscopia nasal rígida e flexível, muitas vezes realizadas sob sedação ou anestesia geral, procurando avaliar o septo, cornetos e parede posterior da nasofaringe à procura de vegetações adenoideanas.

A avaliação do ouvido possui valor propedêutico na obstrução nasal, pelas possíveis alterações de areação da tuba derivadas na hipertrofia adenoideana.

A avaliação cefalométrica clínica deverá ser complementada por rinomanometria e tomografia computadorizada nos casos mais importantes.

A avaliação, bem como o tratamento da obstrução nasal na infância, estão pormenorizadamente descritos no capítulo específico.

Complementando a avaliação clínica, a cefalometria apresenta valor inestimável quanto à mensuração das dimensões do naso e orofaringe, bem como das alterações esqueléticos oclusais e ainda na direção do crescimento mandibular e posicionamento vertical maxilar (Fig. 13-10).

Diante da conclusão a respeito da obstrução nasal na fase de crescimento, esta deve ser tratada clinicamente ou clínico-cirurgicamente.

Em nosso serviço temos realizado a cirurgia nasal o mais breve possível e, se possível, ainda antes da puberdade, período em que o crescimento maxilar é mais marcante.

Esta conduta somada à ortopedia maxilar e foniatria tem mostrado resultados benéficos em vários serviços do mundo e pessoalmente a temos como "conduta profilática" das síndromes da face longa (Fig. 13-11).

Na adolescência, geralmente nos confrontamos com os dois problemas associados, isto é, a obstrução nasal ao lado das discrepâncias esqueléticas características da face longa já enumeradas no princípio do capítulo.

Sabemos que a maior parte do crescimento anteroposterior da maxila ocorre na puberdade e a cartilagem septal apresenta-se quase inativa nesta época da vida.

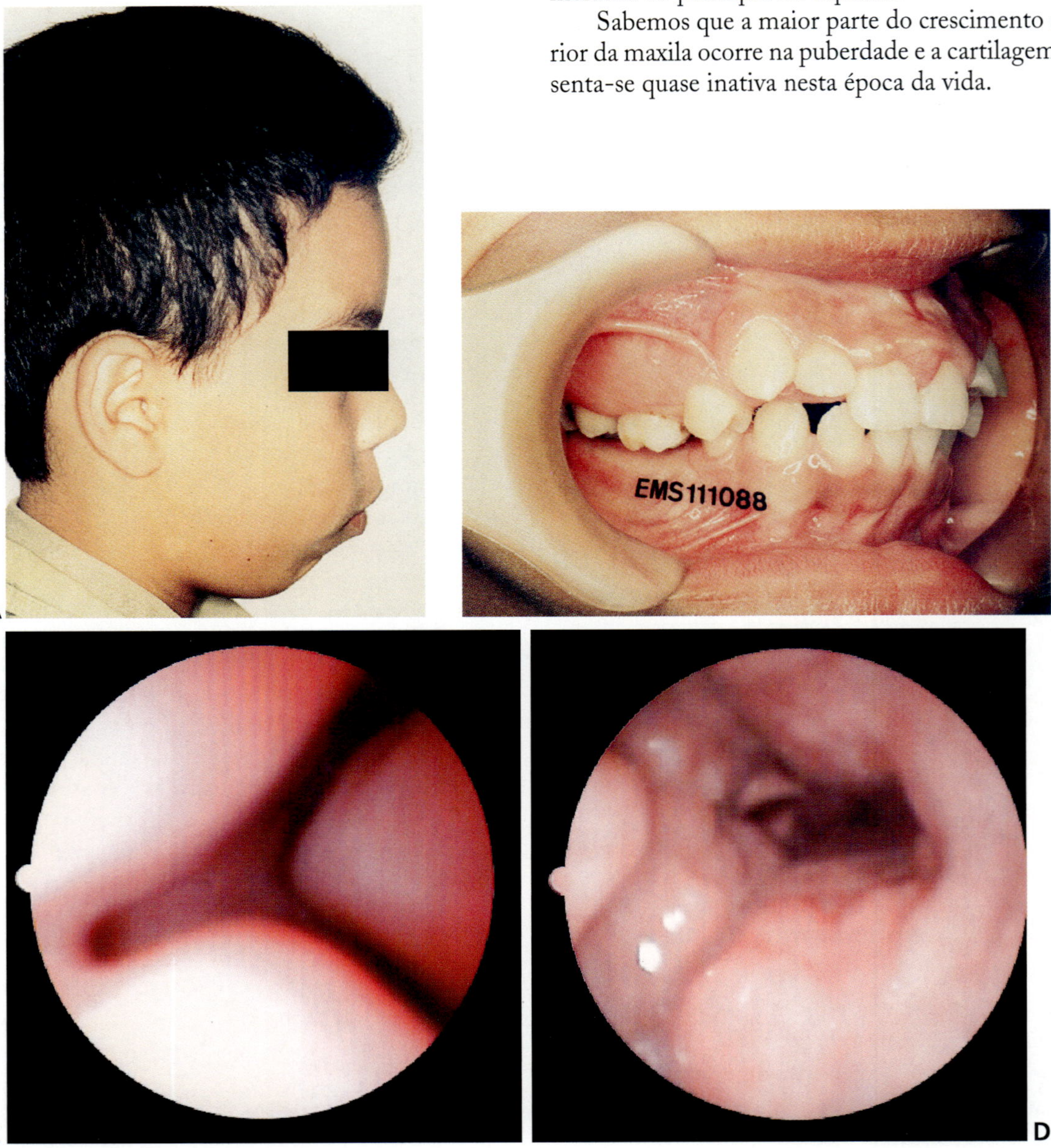

A B C D

Fig. 13-10. (**A**, **B**) Paciente de 9 anos e 7 meses, respirador bucal, onde se vê o crescimento vertical maxilar já instalado; retrusão esquelética mandibular com apinhamento grave e mordida cruzada total posterior. (**C**, **D**) Nasofibrocospia com desvio septal, hipertrofia adentonsiliana importante.

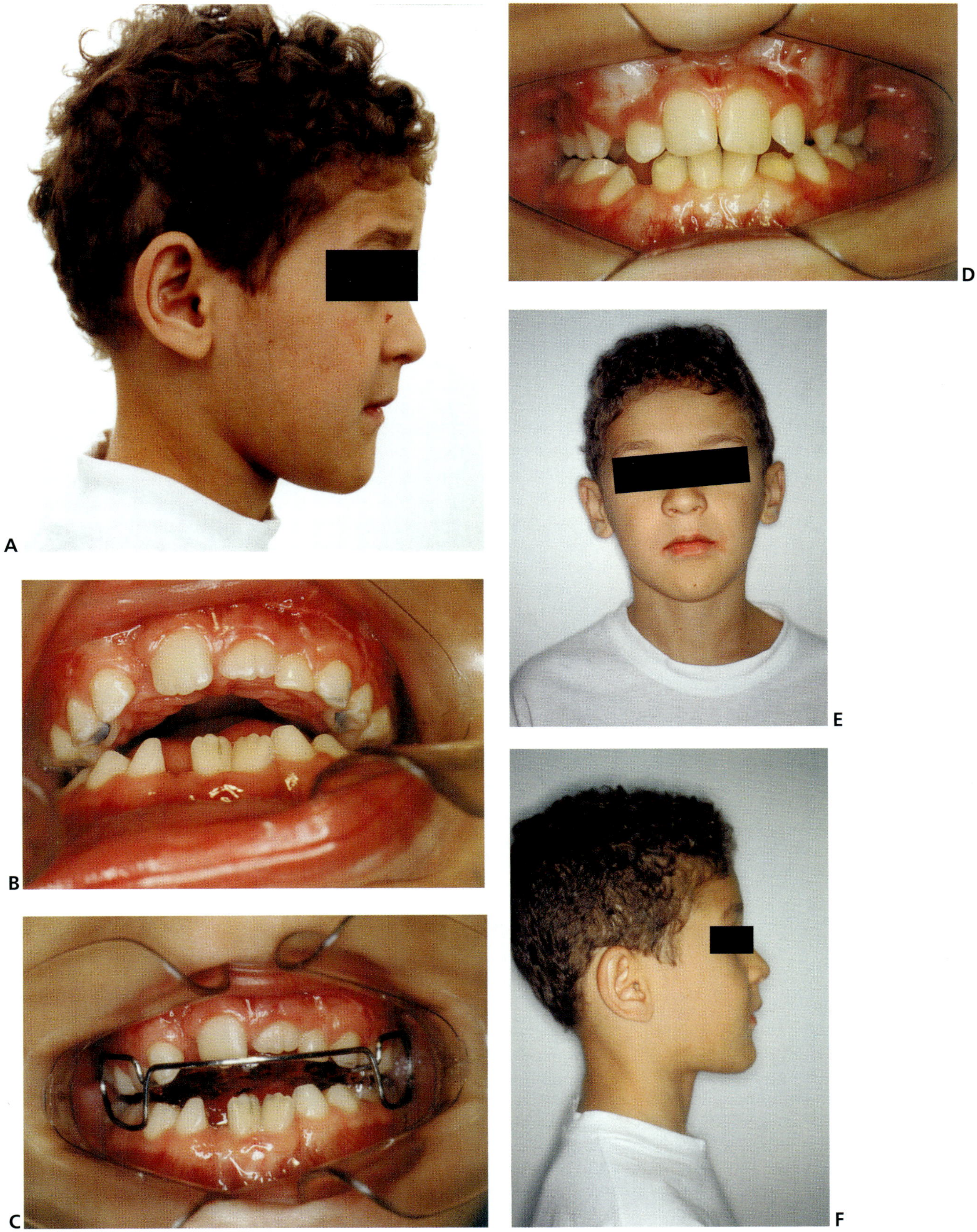

Fig. 13-11. (**A**, **B**) Paciente de 7 anos, portador de mordida aberta, com grave obstrução nasal e face vertical. Tratado com septoplastia conservadora, adenotonsilectomia e osteotomia Le Fort I. Observa-se regularização da mordida aberta com forças restritivas posteriores. (**C**, **D**) Resultado pós-tratamento (1ª fase) com mudança do eixo de crescimento. (**E**, **F**) A ortopedia é continuada até a fase de crescimento pós-puberdade, quando a criança é reavaliada e a decisão cirúrgica é ponderada, se ainda houver excesso maxilar vertical ativo.

Após os 7 anos de idade assistimos ao fechamento da sutura esfenoetmoidal e o crescimento do cérebro e da órbita já é pouco significativo nesta fase.

Após este período etário, a cartilagem do septo nasal vai cessando o seu crescimento e, por conseguinte, sua importância no desenvolvimento do segmento médio da face.

A partir deste período, o crescimento maxilar é atribuído à aposição óssea com predomínio do crescimento vertical, não menos dependente da função nasal, dentre outros fatores.

O crescimento vertical excessivo da maxila é o fator principal da rotação horária da mandíbula, que caracteriza a face longa de Classe II de Angle.

Assim, quando recebemos pacientes no início da adolescência, defrontamos-nos com algumas que achamos importante discutir:

O tratamento ortodôntico isolado poderá trazer algum benefício?

Em nossa opinião, o tratamento ortodôntico como forma isolada de tratamento mostra-se insuficiente para atender à complexidade requerida no caso, julgando-se o excesso maxilar vertical, a retrusão mandibular imposta pela maxila que se expressa com oclusão de Classe II, mordida aberta e um ramo mandibular quase sempre curto.

A estabilidade de qualquer mecânica ortodôntica será duvidosa, bem como a resolução dos problemas estéticos associados, que a nosso ver nesta faixa etária um dos fatores de degradação da autoestima e, consequentemente, da personalidade.

Nesta faixa etária é factível realizar-se tratamento ortodôntico cirúrgico sem prejuízo do crescimento maxilar?

Algumas experiências de colegas estrangeiros apontam que não há problema significativo com relação ao crescimento maxilar e à osteotomia de Le Fort I.

Epker, 1982; Washburn, 1982; Turvey, 1989; e Mogavero, 1992 estudaram tal problemática.

Parte destes estudos se prendeu ao fator crescimento e foram realizados na época da fixação a fios de aço e bloqueio maxilomandibular

Mogavero estudou no mesmo critério o efeito da osteotomia de Le Fort I em adolescentes com a utilização de fixação rígida a placas.

Existe a ideia de que a cirurgia de Le Fort I em maxilar de adolescentes poderia atrasar o crescimento maxilar, mas estes estudos apontam que a deficiência de crescimento maxilar já era existente antes do procedimento, se considerarmos as patologias como fissurados e pacientes portadores de síndromes craniofaciais, que requisitam, a despeito da osteotomia de Le Fort III, procedimentos de reposicionamento maxilar, tipo Le Fort I após o crescimento.

Observamos que a participação do nariz na respiração bucal é importante, juntamente com a hiperplasia adenoideana e tonsiliana descrita no capítulo de Clauser e Maniglia.

No entanto a cirurgia nasal na criança respiradora bucal, difere daquela realizada no adulto.

No tratamento dos distúrbios respiratórios do sono realizamos as duas.

Inicialmente, José Antônio Patrocínio, Lucas e Thomas Patrocínio nos evidenciam a técnica que usam em crianças como abaixo descrito.

SEPTOPLASTIA NA CRIANÇA

O primeiro tratamento para correção do desvio de septo nasal no adulto foi descrito por Quelmatz, em 1757, que a advogava a compreensão digital diária contralateral para corrigir o desvio. Adams (1875) indicava fratura do septo nasal mais tamponamento; Ingals (1882) removia uma pequena peça triangular do septo; Krieger (1889) fazia alteração da mola com incisões; Freer (1902) e Killiam (1904) descreveram a ressecção submucosa; Metzembaum (1929), a cirurgia da correção do septo caudal e Cottle (1947) as desvantagens da ressecção submucosa e as vantagens da septoplastia. A partir daí vários trabalhos foram publicados com variações destas técnicas. Já em 1939, Cottle, preocupado com o desvio septal na criança, apresentou um trabalho demonstrando como corrigi-lo. Mas, na verdade, até a década de 1970, o conceito da maioria dos otorrinolaringologistas era que se deveria intervir nos desvios de septo nasal, somente a partir do crescimento do nariz, isto é, após os 16-18 anos de idade. Isto aconteceu, porque as tentativas cirúrgicas feitas, até então, resultaram em retardo do crescimento do nariz e de todo o complexo do terço médio da face.

A partir de vários trabalhos experimentais em animais ficou demonstrada a importância do septo nasal para o desenvolvimento do nariz, indicando que o crescimento do complexo nasomaxilar pode ser alterado por trauma, cirurgia ou má função. A má função leva a sérios distúrbios no desenvolvimento físico e intelectual da criança. Conclui-se, então, que o desvio septal, desde que comprometa a função nasal provocando sintomas e sinais da síndrome de obstrução das vias aéreas superiores, deve ser corrigido, não importando a idade do paciente.

A maioria dos desvios septais é de causa traumática: no desenvolvimento intrauterino, no parto ou na infância.

Segundo Hinderer (1971), o septo nasal, passa por três períodos de crescimento: os primeiros 5 anos que é a fase de crescimento rápido, os segundos 5 anos são de aquiescência e os terceiros 5 anos, de aceleração. O trauma durante as fases de crescimento tem influência maior a longo prazo.

Vetter *et al.* (1984) demonstraram que a região caudal da cartilagem septal possui uma alta densidade de células e uma excelente capacidade proliferativa. A área central apresenta um alto índice de crescimento na infância, aumentando a densidade celular da infância para a puberdade, sendo importante esta área central no crescimento muito rápido, justificando também a puberal, onde o desenvolvimento é muito rápido, justificando também as recorrências dos desvios septais, quando corrigidos na infância. Isto explica o contínuo crescimento da cartilagem septal, mesmo em adultos, o crescimento da ponta nasal, o potencial de regeneração da cartilagem septal e a importância da área central no crescimento e na cirurgia do septo nasal. Este estudo conclui que nenhuma ou mínima ressecção deve ser feita na área suprapré-maxilar e no bordo anterior da cartilagem septal da criança. O bordo anterior livre do septo possui um baixo grau de regeneração, portanto deve ser cuidadosamente manipulado durante a septoplastia na criança.

Desde que tenhamos sintomas de obstrução nasal e exame físico demonstrando desvio do septo nasal, a indicação da cirurgia pode ser necessária independente da idade do paciente. A concomitância da hipertrofia adenoideana e/ou rinite alérgica colaborando com a alteração da função deve ser avaliada. A rinite alérgica deve ser tratada para que consigamos determinar de quem é a responsabilidade maior da obstrução. Quando temos uma boa resposta ao tratamento de rinite alérgica com melhora de obstrução aguardamos e acompanhamos o paciente sem indicar cirurgia para o momento.

Nos casos de hipertrofia das conchas nasais que não melhoram com o tratamento clínico, executamos a turbinectomia parcial junto com a septoplastia e adenoidectomia associada, se necessário. O importante é que a respiração nasal seja restabelecida para que ocorra um desenvolvimento normal tanto do nariz como de toda a face, além do intelectual.

Quando a septoplastia na criança devemos adotar uma técnica conservadora, preservando as áreas de crescimento da cartilagem septal. Somente crianças com clínica de respiração oral devem ser consideradas como candidatas à cirurgia.

Devemos, após a cirurgia, explicar sempre aos pais que esta criança deverá ser seguida até aos 18 anos e que poderá ser necessária uma segunda cirurgia quando cessado o crescimento do nariz isto é, após a puberdade.

Segundo Hungria (1995), a septoplastia na infância só deve ser indicada nos casos de obstrução nasal total; o cirurgião será o mais conservador possível e, geralmente, deve limitar-se à cartilagem.

Portanto, concluímos que a septoplastia deve ser feita na criança, desde que observemos dois importantes pré-requisitos:

1. A indicação da cirurgia deve ser muito conservadora. A obstrução nasal pode estar sendo causada por hipertrofia adenoideana, infecção ou alergia e não pelo desvio.
2. A cirurgia deve ser indicada após um exaustivo exame e tratamento clínico e/ou quando procedimentos cirúrgicos menos agressivos foram executados sem resultados satisfatórios. Porque o pior que pode acontecer à criança é a cirurgia não resolver o problema e ainda causar uma alteração no crescimento do nariz.

Gibson e Davis (1967), Fry (1973) e Murakami (1982) demonstraram que o estresse da cartilagem se faz ao nível celular ou molecular, e que as incisões, profundamente celular. Portanto, para se corrigir o desvio, devemos retirar fitas da cartilagem septal para destruir a sua memória.

A rinoplastia externa com reconstrução total do septo, advogada por Jugo (1987) para corrigir as deformidades severas septais ventrocranianas ou ventrocaudais é uma opção que deve ser considerada, não como primeira escolha, sabendo que Bejar *et al.* (1996) concluíram que a septoplastia externa, apesar de não afetar a maioria dos aspectos do nariz e do crescimento facial, pode influenciar negativamente no desenvolvimento do dorso nasal.

Para correção do desvio septal nas crianças utilizamos a técnica de Metzembaum (1929) e Fomo *et al.* (1948) com algumas modificações próprias.

TÉCNICA CIRÚRGICA

Nas crianças, a cirurgia de septoplastia é executada sempre sob anestesia geral. Antes da assepsia fazemos a infiltração de bupivacaína a 0,5% com adrenalina 1:80.000 com seringa de 5 mL. E agulha de insulina na região da columela e submucopericondral do lado côncavo do desvio. Após este procedimento, aguardamos de 7 a 10 minutos para que aconteça o efetivo vasoconstritor satisfatório provocado pela adrenalina, que é mais ou menos o tempo que levamos para lavar, paramentar, fazer assepsia e colocar os campos cirúrgicos. Utilizamos, em média, 5 mL de infiltração.

Iniciamos com incisão hemitransfixante, com bisturi com lâmina 15, na porção caudal do septo nasal, sempre do lado côncavo do desvio, por ser mais fácil de executar o deslocamento submucopericondral do etmoide e, inferiormente, até o assoalho ósseo do nariz; isto é, de maneira que possamos visualizar todas as uniões da cartilagem com o osso. A dissecção submucopericondral tem direção de anterior para posterior e do dorso para a crista maxilar.

Retiramos quatro fitas com aproximadamente 2 mm de cartilagem, a primeira no ângulo máximo do desvio, no sentido vertical, do dorso ao assoalho. Retiramos mais duas fitas separando o osso da cartilagem quadrangular com a lâmina perpendicular do etmoide. A quarta fita de cartilagem é extirpada horizontal e superiormente 2 cm abaixo do dorso, unindo os espaços deixados pela retirada das duas fitas verticais. Com isso, a imagem formada pelos espaços sem cartolagem se parece com um "A" maiúsculo de cabeça para baixo, como demonstra a Figura 13-12.

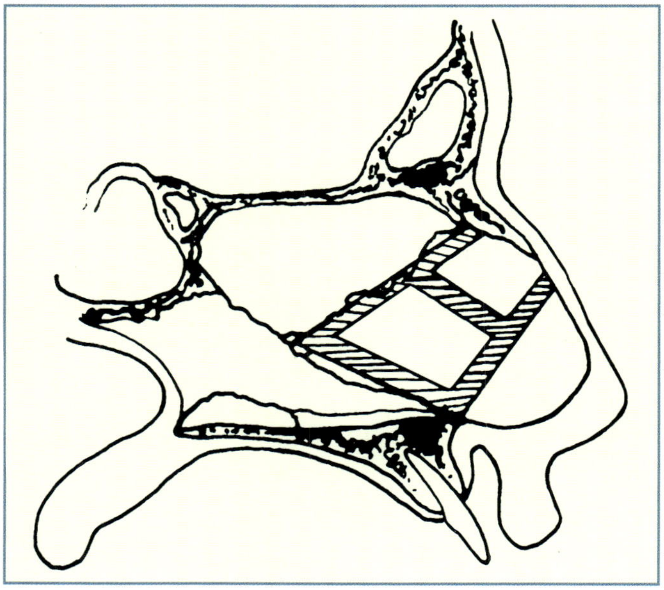

Fig. 13-12. Técnica cirúrgica de septoplastia em crianças. Observar a retirada das cintas de cartilagem em forma de A maiusculo.

Executamos, então, o deslocamento submucopericondral contralateral da cartilagem remanescente central, deixando-a presa apenas em uma pequena porção de mucosa superiormente. Devemos traumatizar o pericôndrio igualmente de ambos os lados, pois senão os condrócitos terão estímulos diferentes para o crescimento e essa cartilagem com o desenvolvimento pode-se encurvar novamente.

Os esporões ósseos são ressecados, parcimoniosamente com cinzel.

Como as crianças normalmente são difíceis de manipular, suturamos a incisão com categute 3-0 para que não haja a necessidade de retirada dos pontos. O tamponamento nasal anterior bilateral com gaze embebida em pomada antibiótica é mantido por 24-48 horas.

A revisão é feita com 7, 15, 30, 60, 90 dias, 6 meses e anualmente até os 18 anos.

Antibioticoterapia profilática por 24 horas e analgésicos são ministrados durante as 12 horas de internação e receitados para tomar em casa. Exercícios e exposição ao sol são suspensos por 1 semana (Fig. 13-13).

SEPTOPLASTIA NO ADULTO

Como é de nosso hábito realizamos quase sempre a septoplastia e turbinectomia no adulto, segundo os conceitos clássicos apresentados por Perboeire e Caropresso, como descrito a seguir.

Quando a ponta nasal já é bem conformada esta técnica é desvantajosa, pois desmonta-se algo bonito com risco de não se conseguir refazê-lo melhor. Nestes casos a via retrógrada oferece vantagens.

Indicação cirúrgica

Os péssimos resultados dessa cirurgia, por muitos anos, comprometeram a própria confiabilidade dos otorrinos. A indicação cirúrgica era baseada na queixa clínica de obstrução nasal e na constatação de desvio de septo à rinoscopia anterior (Fig. 13-14).

Não havia um questionamento se este desvio era realmente a causa da obstrução, o que ocorre em um percentual pequeno de casos.

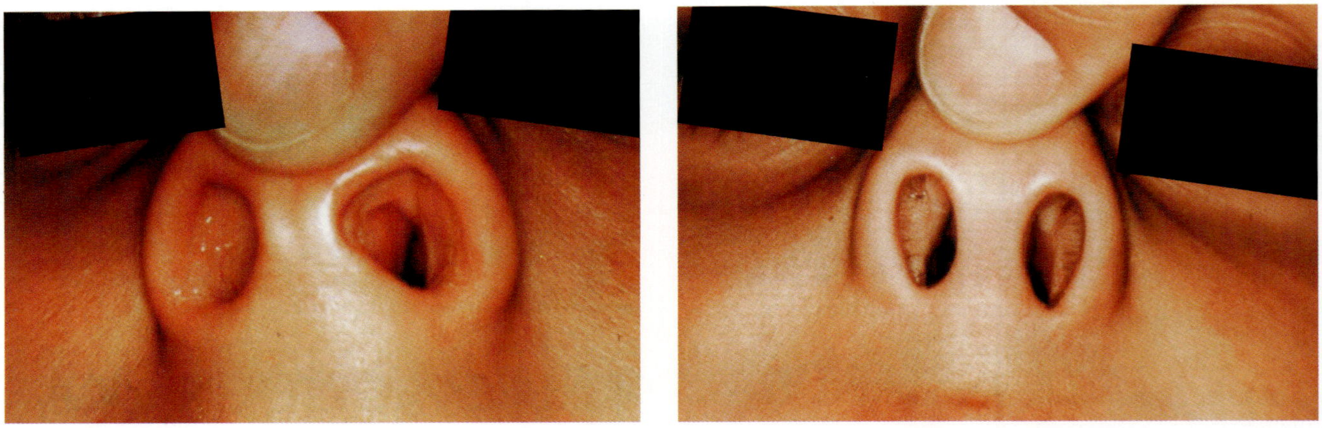

A B

Fig. 13-13. (A, B) Pré- e pós-operatório de criança com desvio de septo nasal em que foram feitas ressecções mínimas de cartilagem, respeitando as zonas de crescimento da cartilagem septal.

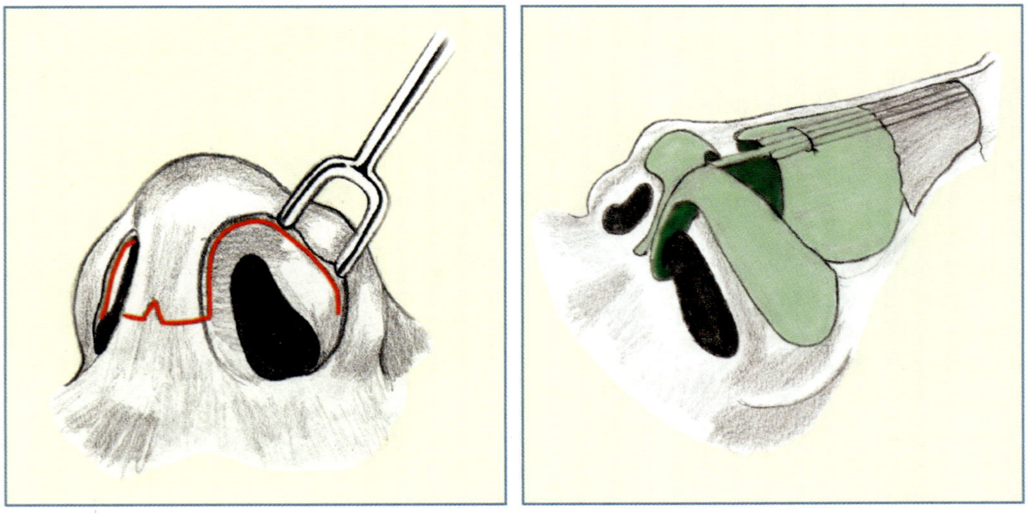

A B

Fig. 13-14. (A, B) Rinoscopia anterior, anatomia do dorso e ponta nasal.

O desvio encontrado no exame físico deve ser a causa da obstrução referida, quando a obstrução é unilateral e do mesmo lado, quando se instalou após trauma, quando está presente desde as 2 primeiras décadas da vida e quando o paciente não apresenta estigmas alérgicos.

A obstrução é decorrente da parede lateral quando apresenta obstrução em báscula, sinais de hipertrofia e palidez de cornetos, sinais de alergia como espirros, coriza e prurido, relação com mudanças ambientais.

Os aparelhos para medidas do fluxo nasal não trouxeram a ajuda esperada, e a decisão cirúrgica continua fundamentada na avaliação clínica.

A obstrução nasal, na grande maioria das vezes, não está afeita apenas a uma das causas e tanto o septo quanto os cornetos devem ser questionados.

Áreas mais desviadas

Os desvios traumáticos se situam mais frequentemente na cartilagem do septo (CQS) na sua porção anterior (Fig. 13-15A). Os desvios não traumáticos são mais frequentes na junção da CQS com o vômer e a lâmina perpendicular do etmoide (LPE), onde ocorre um "choque de crescimento" importante (Fig. 13-15B). Os desvios situados na região da válvula nasal – área 2 de Cottle – mesmo pouco intensos causam obstrução importante, enquanto grandes desvios em outras áreas podem ser.

Técnicas de septoplastia

A técnica proposta inicialmente pelo professor Killian consistia em fazer uma incisão no septo 1 cm para dentro do rebordo caudal do septo, descolando-se um lado, transfixando-se a cartilagem e descolando-se o lado oposto. Retirava-se grande parte do septo cartilaginoso com faca de Ballenger e o septo ósseo com escopros e pinças.

Duas críticas são feitas a esta cirurgia: a retirada ampla do septo com possibilidade de retrações e rebaixamento do dorso e a limitação de se abordar a parte inferior do septo, túnel inferior. Não deve ser praticada.

Com os estudos de Cottle, surgiram os túneis inferiores, facilitando todo o descolamento septal e a possibilidade de se abordar qualquer área desviada.

Com os instrumentos cirúrgicos delicados de que se dispõe, não é mais necessário que se descolem os túneis superiores e inferiores pela espinha nasal anterior e depois se efetue sua união. Atualmente, pode-se passar do túnel superior para o inferior através da canaleta vomeriana, sem lacerar a mucosa. É necessário que se conheça a técnica de Cottle, mas as táticas favoráveis hoje oferecem mais efetividade e rapidez.

Outra via de abordagem do septo, principalmente com rinoplastia associada, é pelo dorso do mesmo. A disjunção das cartilagens laterais superiores deixa o dorso septal totalmente livre desde a área de K até o ponto médio do bordo caudal assintomáticas (Fig. 13-15C). Esta via é mais ampla que as outras e aborda todo o septo.

O que deve ser preservado ou retirado

O cuidado básico que se deve ter com a área K é não separar a CQS da LPE, pois não é fácil refazer esta junção, e a perda deste apoio pode deslocar a CQS para dentro, principalmente se o apoio do vômer for comprometido pela retirada de algum desvio da base, o que é muito frequente (Fig. 13-15C, D).

A junção da CQS da espinha nasal anterior pode ser desfeita, retirados os excessos e reposicionada com facilidade. A odeia de se fazer incisões riscando a cartilagem em paliçadas, na maioria dos casos, é totalmente inútil. Deve-se procurar incisar a cartilagem ou retirar pequenas fitas, compartimentalizando a cartilagem de tal modo que uma parte não exerça nenhuma ação sobre a outra (Fig. 13-15E).

Preservando-se uma faixa de cartilagem ligando a espinha nasal anterior à zona K, em forma de bumerangue (Fig. 13-15F), a estabilidade do nariz está assegurada, e todo o resto do septo pode ser retirado; no entanto, deve-se retirar apenas o que estiver desviado.

CUIDADOS ESSENCIAIS

Descolamento subpericondral e subperiostal

Este tempo deve ser feito com cautela e paciência, pois um descolamento por sobre o pericôndrio e periósteo leva à lesão da vascularização submucosa e grande risco de perfuração septal. Devido à importância deste descolamento, é prudente que após se ter iniciado um pequeno descolamento no suposto plano subpericondral, realiza-se um corte com bisturi bem superficialmente na cartilagem, pois se ainda houver pericôndrio este deverá ser descolado (Fig. 13-16A).

- Não desarticular a CQS completamente da LPE (até a área K).
- Incisão horizontal na mucosa do assoalho do septo nasal de um dos lados.

Caso não tenha havido laceração da mucosa, deve-se realizar tal incisão para drenagem, evitando-se, assim, um possível hematoma septal pós-operatório (Fig. 13-16B).

Complicações das septoplastias

Como segue:

A) Hemorragias.
B) Hematomas e abscesso septal.
C) Perfuração septal.
D) Sinéquias.
E) Fístula liquórica.
F) Complicações intracranianas (meningite, abscesso etc).
G) Amaurose.
H) Depressão do dorso (sela).
I) Assimetrias.
J) Laterorrinias.
K) Necrose de columela (nos casos de incisão externa na columela).
L) Sobra de goba.

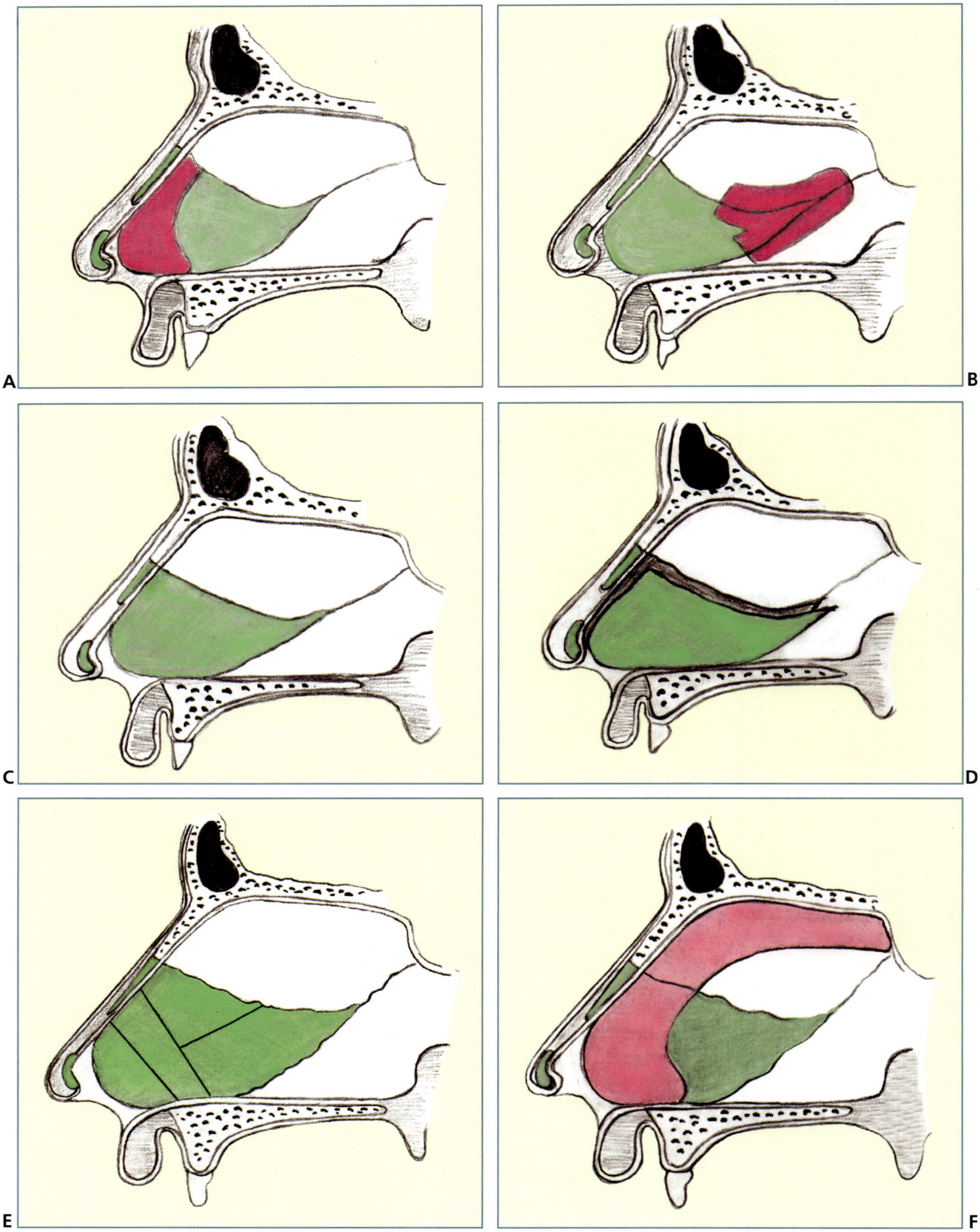

Fig. 13-15. (A-D) Abordagem septonasal associada a rinoplastia. (E) Técnica de incisões da cartilagem nasal. (F) Preservação da cartilagem ligando a espinha nasal anterior à zona K.

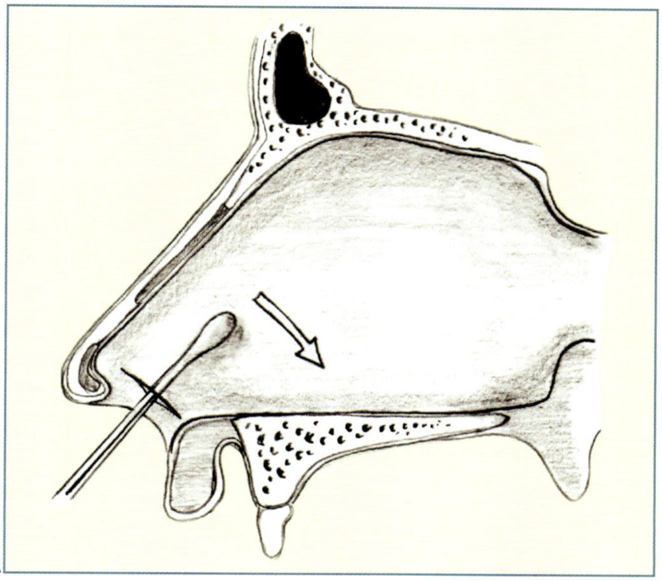

A

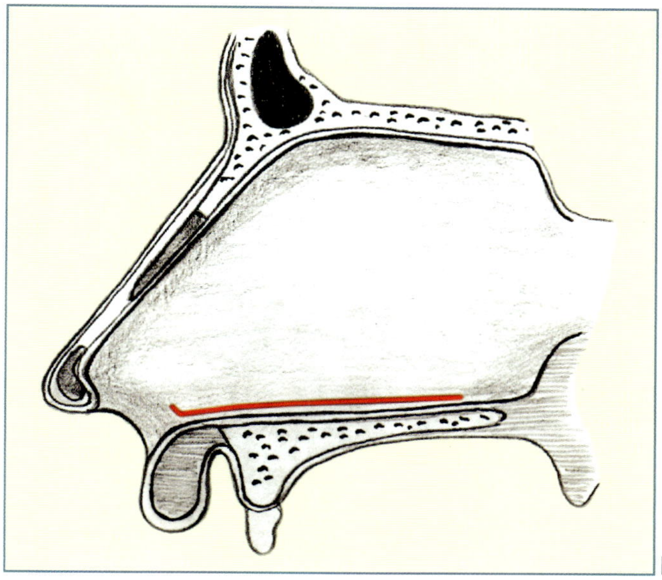

B

Fig. 13-16. (A) Descolamento da cartilagem nasal. (B) Incisão para drenagem.

TURBINECTOMIAS

Durante muitas décadas a septoplastia exclusiva foi realizada no intuito de desobstruir as fossas nasais, para melhorar a respiração por este órgão, porém os resultados sempre foram muito pobres. Isto gerou uma descrença grande com relação a este tipo de cirurgia e aos otorrinolaringologistas. A introdução da turbinectomia no arsenal terapêutico veio mudar totalmente o quadro anteriormente descrito, atingindo índices de sucesso próximos aos 100%.

Breve histórico

Há relatos de realização de turbinectomia já no final do século XIX. Em 1900, Holmes relata a realização de turbinectomias em 500 pacientes. Em 1908, Escat sistematiza a turbinectomia em dois tempos. Desde então, vários foram os cirurgiões que se preocuparam com a parede lateral: Citelli em 1920, Odeneal em 1930, Ziegelman 1932, Dutow 1935, Labayale 1949, House 1951, Tremble 1960, Missaka 1972, entre outros.

Indicação cirúrgica

A indicação cirúrgica é clínica, levando-se em conta:

1. Obstrução nasal decorrente de hipertrofia de cornetos.
2. Falha de todos os tratamentos clínicos realizados.

As duas condições deverão estar presentes para que se indique a turbinectomia.

Exames radiológicos ou rinodebitomanométricos podem ser utilizados, embora encareçam o ato médico e não nos tragam mais informações.

Para que se compreenda os procedimentos cirúrgicos existentes torna-se necessários o conhecimento da anatomia dos cornetos existentes.

Tipos de cornetos inferiores (Fig. 13-17):

A) Porção óssea e mucosa normais.
B) Porção óssea e mucosa exuberantes.
C) Parte óssea exuberante e horizontalizada com mucosa normal.
D) Parte óssea pequena e mucosa exuberante.

Tipos de cornetos médios (Fig. 13-18):

A) Lâmina óssea sem ar no interior.
B) Lâmina óssea com ar no interior (corneto bolhoso).

Visto isso, podemos entender e indicar melhor os procedimentos nos cornetos. Estes poderão ser realizados com ou sem o auxílio de instrumentos ópticos (endoscópios e microscópios) e ainda com instrumentos convencionais ou com *laser*.

Tipos de procedimentos sobre os cornetos inferiores

Antes de realizar qualquer procedimento nos cornetos é importante uma infiltração em cada corneto com aproximadamente 3 mL da solução já descrita.

Iremos discorrer um pouco sobre cada procedimento mencionado:

Fratura

É realizada com qualquer instrumento rombo (cabo de bisturi, lâmina do espéculo nasal, tesoura, Rochester etc.). Posiciona-se o instrumento no meato inferior, fraturando-o em direção ao septo nasal, para, a seguir, reposicionar o instrumento entre o septo e a face septal do corneto e fraturá-lo para a parede lateral. Pode-se, também, fraturá-lo apenas em direção à parede lateral sem a fratura para o septo.

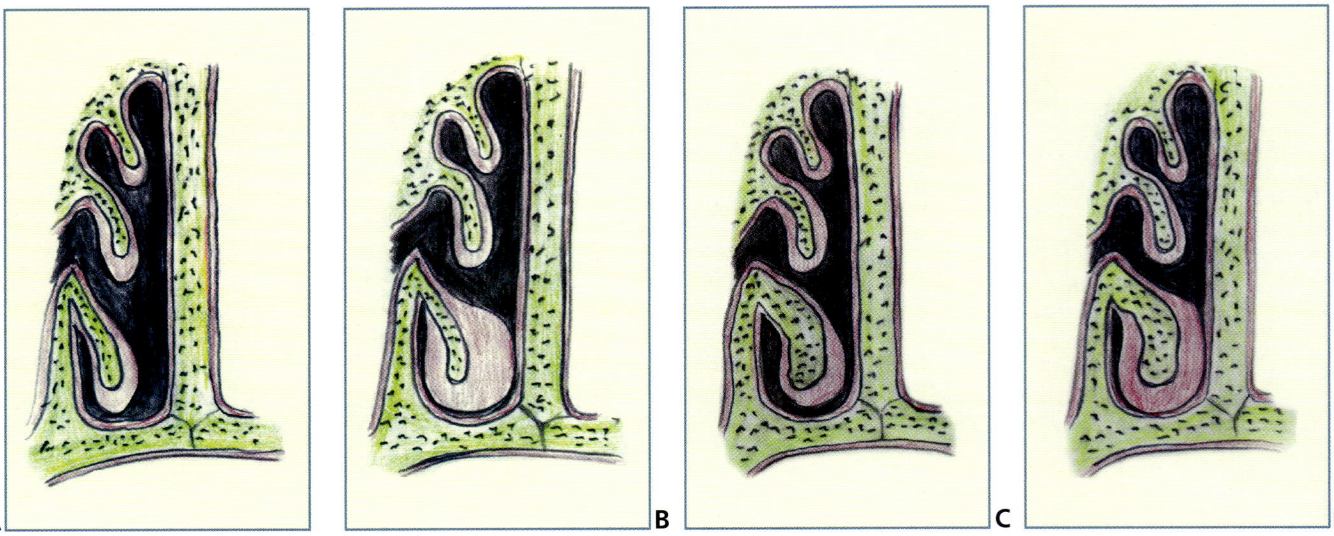

A B C D

Fig. 13-17. (A-D) Tipos de cornetos inferiores.

Devem ser realizadas várias fraturas desde a cauda até a cabeça do corneto.

Pode dar resultado satisfatório em cornetos com parte óssea exuberante e com mucosa normal. Questiona-se a validade deste procedimento em cornetos com mucosa exuberante.

Cauterização

A térmica é realizada queimando-se faixas paralelas de tecido (epitélio e estroma) ao longo do corneto. A elétrica pode ser realizada da mesma forma ou preferentemente introduzindo-se a ponta do cautério no estroma do corneto, que deverá ser tipo agulha de raqui número 8 revestida com algum isolante elétrico, como a mangueira do *butterfly*, deixando-se apenas sua extremidade livre. Pode dar resultado satisfatório em cornetos com parte óssea pequena. Questiona-se a validade deste procedimento em cornetos com parte óssea exuberante.

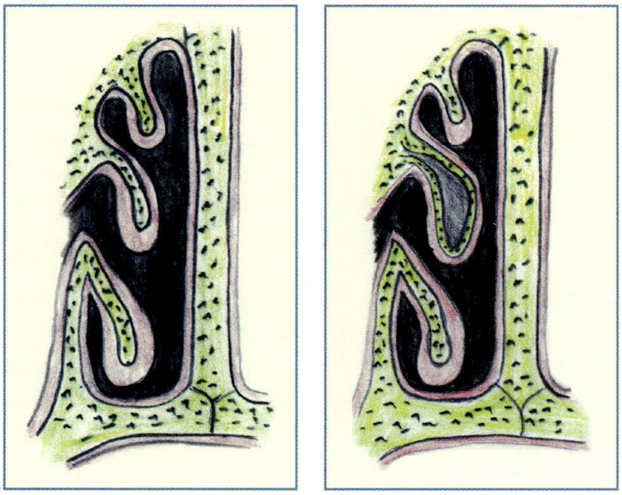

A B

Fig. 13-18. (A, B) Tipos de cornetos médios.

Turbinectomias parciais

Óssea

Através de incisão de aproximadamente 1 cm na cabeça do corneto inferior no sentido do seu maior eixo, realiza-se um descolamento das superfícies medial e lateral do osso, removendo, assim, somente a porção óssea. Não é necessário sutura. Resultados pobres em cornetos com mucosa exuberante (Fig. 13-19).

Osteomucosa do folheto lateral

Realiza-se incisão semelhante à anterior, porém descola-se apenas a mucosa da face medial do corneto. Incisa-se a mucosa descolada na região da borda livre do osso e outra incisão é feita abrangendo o osso e a mucosa aderida (lateral) na altura da implantação do corneto desde a cabeça até a cauda do mesmo. Resultados excelentes para quaisquer tipos de cornetos (Fig. 13-20).

Da borda livre

É a que temos utilizado com maior frequência. Após realizar fratura medial do corneto inferior, aplica-se uma pinça Rochester no mesmo desde a cabeça até a porção mais posterior no limite calculado para a ressecção. Remove-se a pinça e observa-se a área deprimida onde estava o Rochester, realizando uma cauterização neste sulco com pinça bipolar ou cautérico encapados, para não queimar áreas indesejáveis. Com tesoura angulada faz-se a incisão na área cauterizada desde a cabeça até a cauda, completando a cauterização à medida que o fragmento vai saindo. Resultados excelentes para quaisquer tipos de cornetos (Fig. 13-21).

Turbinectomia total

Realizada apenas em casos de tumores.

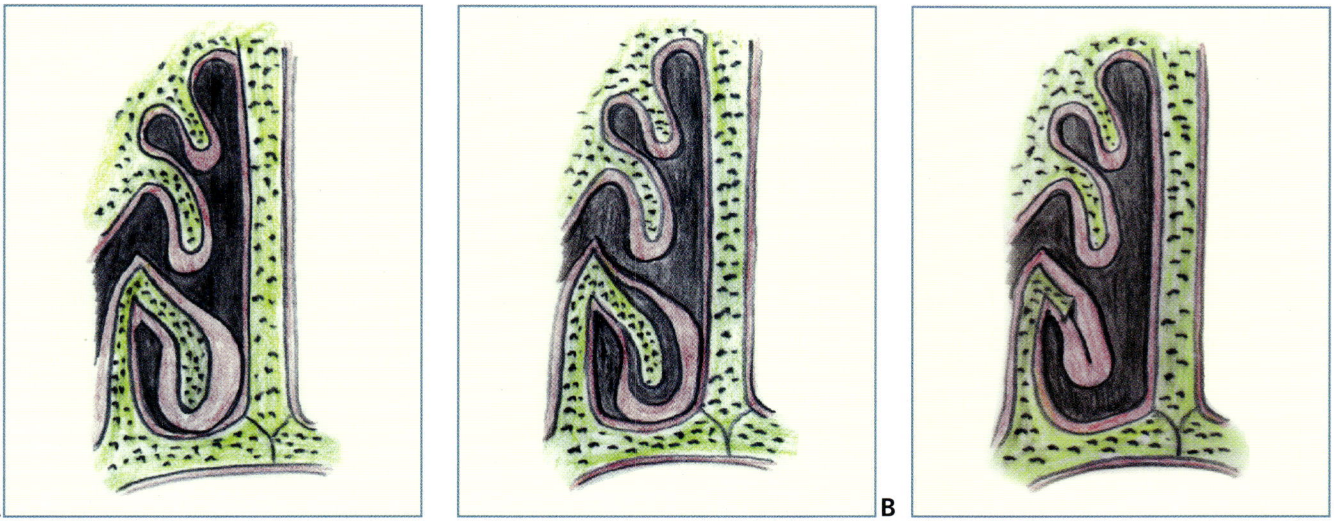

A B C

Fig. 13-19. (A-C) Deslocamento lateral e medial do osso do corneto inferior para remoção da parte óssea.

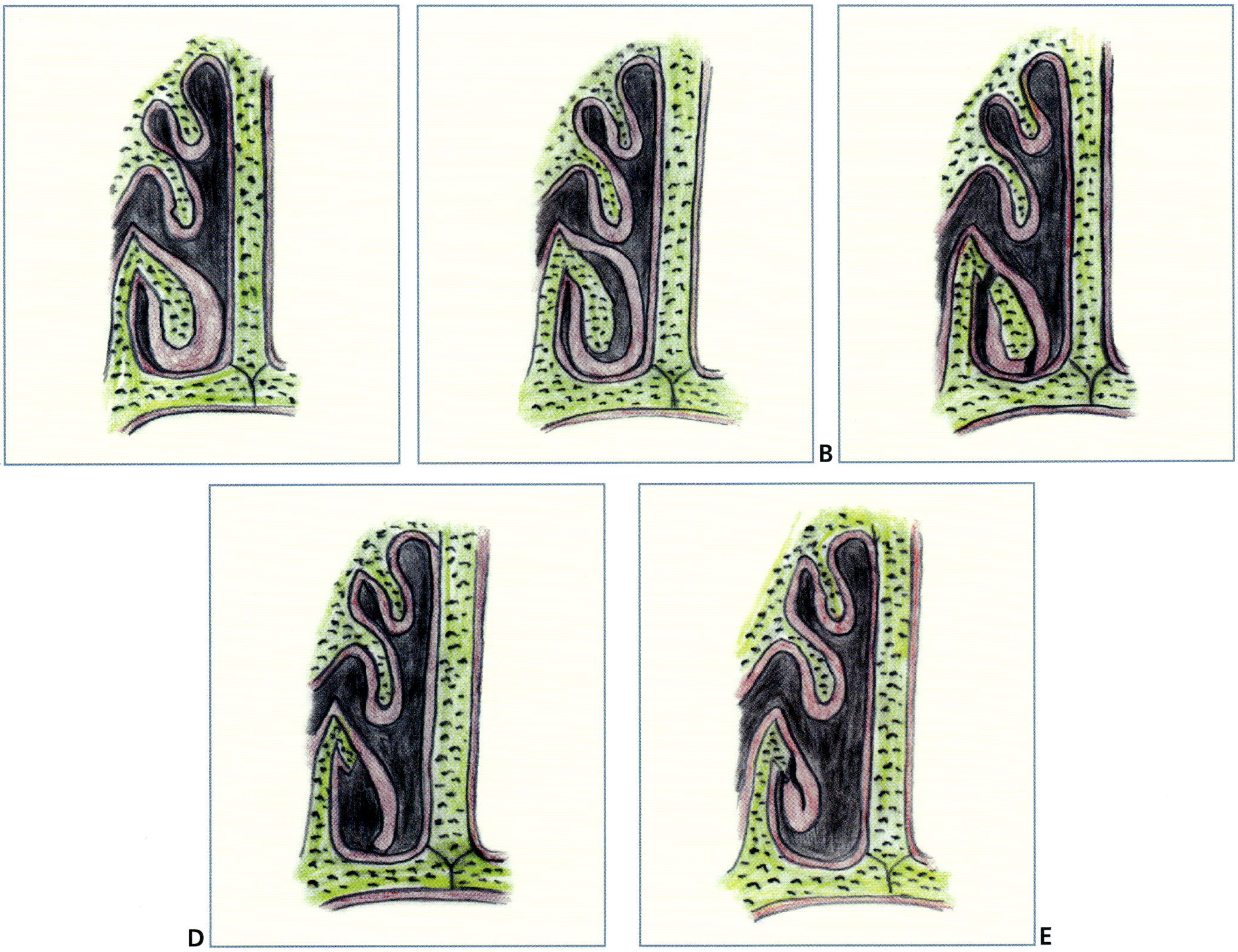

A B C D E

Fig. 13-20. (A-E) Técnica osteomucosa do corneto.

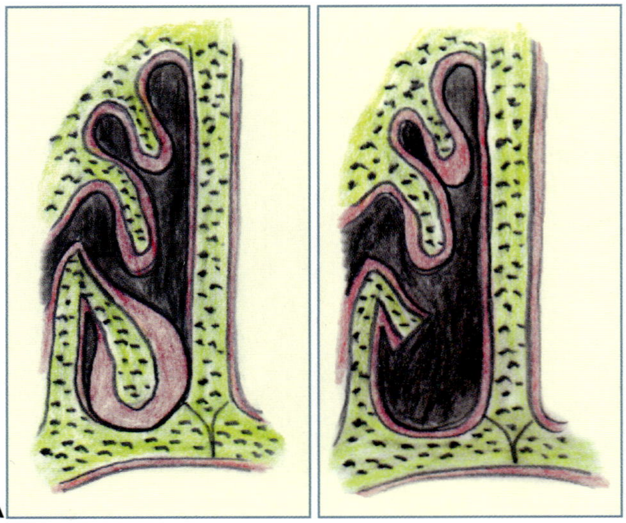

Fig. 13-21. (A, B) Técnica borda livre.

Tipos de procedimentos sobre os cornetos médios

Quanto aos cornetos médios, temos dois. Discorremos agora um pouco sobre estes procedimentos.

Remoção do folheto lateral

Realizada nos casos de cornetos bolhosos, nos quais se realiza incisão na mucosa da cabeça do corneto e com o próprio bisturi ou, com descolador, fratura-se a porção mais anterior, adentrando o espaço bolhoso. Completa-se a incisão da borda inferior e da porção lateral mais próxima da implantação do corneto com tesoura e retira-se este fragmento (lateral).

Remoção da borda livre do corneto

Tal qual a turbinectomia da borda livre do corneto inferior. É importante não remover o corneto todo, pois este é uma referência importante para as cirurgias micro e endoscópicas do nariz.

As fraturas em direção à parede lateral não devem ser realizadas nos casos em que não se fez uma etmoidectomia devido ao grande risco de empurrar todo o complexo etmoidal lateralmente para dentro da órbita com possíveis complicações intraorbitárias.

As cauterizações exclusivas não resolvem o problema obstrutivo ao nível do corneto médio, pois o aumento destes se deve fundamentalmente à parte óssea.

Complicações das turbinectomias

- Sangramentos: é a complicação mais temida. Pode ocorrer no intra, no pós-operatório imediato (ainda na recuperação) ou no pós-operatório tardio. Já tivemos casos de hemorragia no 7º dia pós-operatório, provavelmente devido à queda de crosta. O tratamento é o retamponamento com tampão adequado ou revisão para tentar localizar o ponto sangrante e cauterizá-lo. Até hoje não foi preciso nenhuma ligadura. Em casos rebeldes aos tratamentos anteriores, pode-se lançar mão da embolização, porém este é um procedimento caro e disponível apenas em alguns grandes centros.
- Faringite seca.
- Sinéquias: principalmente se houve laceração da mucosa septal em área coincidente com a do corneto operado e as superfícies ficarem em contato. Mesmo nestas condições, os curativos pós-operatórios frequentes com estilete porta-algodão vaselinado podem evitar tal complicação.
- Algias faciais: em casos de turbinectomia total.
- Lesão de torus *tubareo*.

Nenhum caso de ozena foi relatado até hoje em decorrência de turbinectomias parciais.

A crítica de que haveria diminuição de IgA secretora e consequentes problemas nasais não procede, visto que toda a mucosa nasal produz este tipo de imunoglobulina e a cirurgia consiste em realizar exérese de pequena fração da mucosa, enquanto o restante da pituitária continua a sua produção normal. Faríamos ainda a seguinte pergunta: caso a raciocínio da diminuição da IgA secretora fosse procedente, porque então realizamos tonsilectomia se esta é grande produtora de IgA secretora?

Ainda, a crítica de que estamos transformando o epitélio do corneto em fibrose também não justifica atuarmos nos cornetos, pois somente iremos tratar cirurgicamente os cornetos que não melhoraram clinicamente e que a obstrução nasal está levando a problemas mais importantes do que a falta de pequena faixa de epitélio pseudoestratificado cilíndrico ciliado sobre o corneto.

Além do mais, não observamos nenhuma consequência danosa a curto, médio ou longo prazos após este tipo de cirurgia.

Apesar de constituírem exceção, as atresias ou deficiências transversais podem ser posteriores, ou seja, a porção anterior é normal e pós-caninos ou primeiros pré-molares é atrésica.

Não constituem casos de etiologia principal da SAOS, mas devem ser descritos, porque o leitor fatalmente se deparará com eles.

Exemplificando a conduta nestes casos ilustramos um caso (Fig. 13-22):

Uma vez determinada a causa e a localidade da atresia, devemos iniciar a correção antes do procedimento cirúrgico, pois será de grande importância para o planejamento cirúrgico termos a maxila já na largura normal.

Os procedimentos vão variar de acordo com a localização da atresia. Quando a atresia é de origem dental, a terapia a ser empregada é a expansão do arco dental, que poderá ser feito com o uso de algum aparelho removível, tipo expansor, ou de uso de aparelho fixo com arco de fio leve expansivo.

Quando a atresia é de origem dentoalveolar, precisaremos usar como recurso terapêutico de algum aparelho que tenha ação também sobre o osso alveolar, como Quad Helix.

Quando a atresia é de base óssea maxilar, optaremos pela disjunção rápida palatina com distratores ósseos.

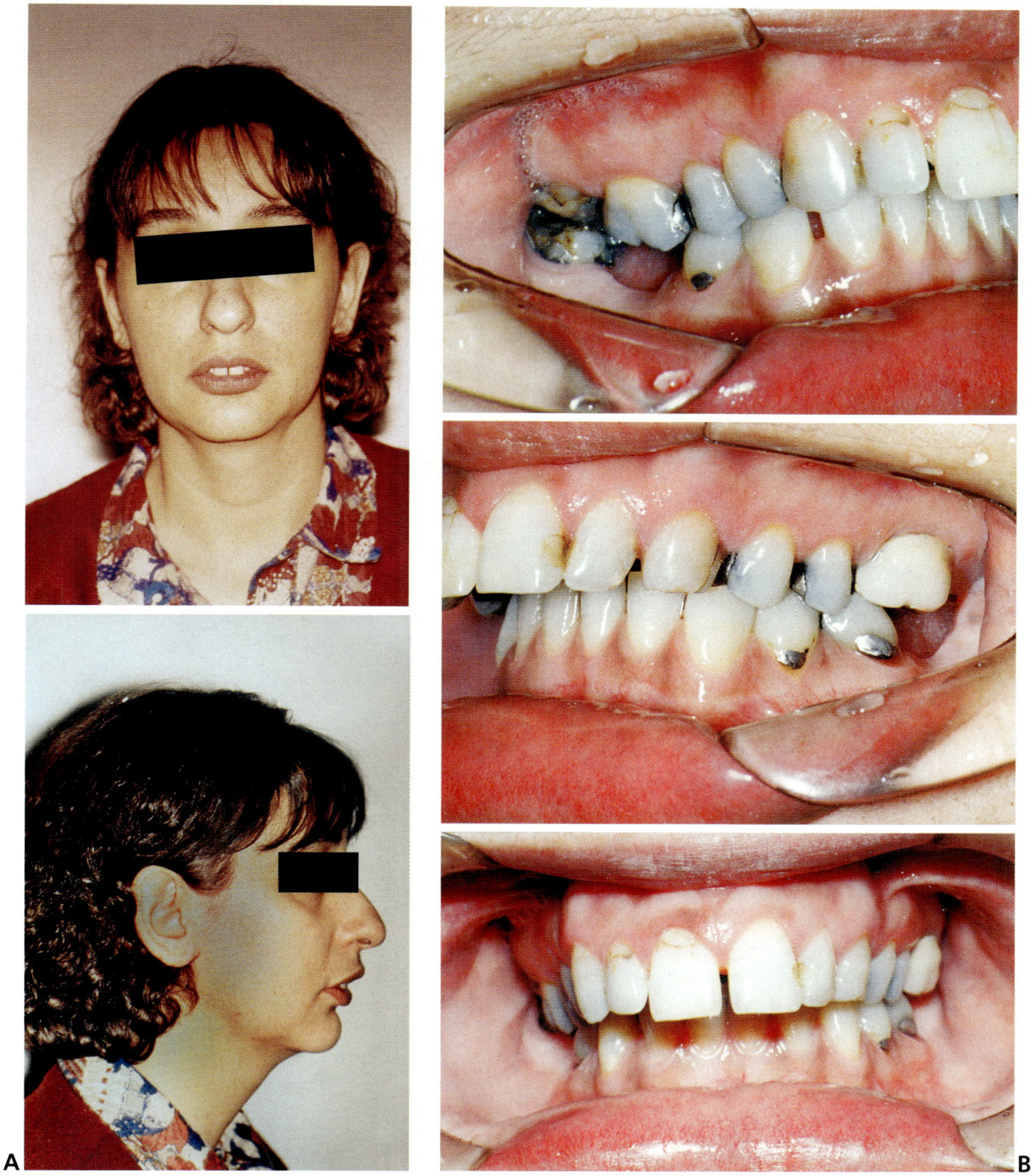

Fig. 13-22. (**A**) Face frente e perfil inicial. (**B**) Oclusão inicial. *(Continua.)*

No caso de expansão rápida do palato, indicamos o disjuntor, pois teremos maior controle de inclinação vestibular dos dentes.

O método de confecção do disjuntor é o seguinte:

- Ativar 1/4 de volta pela manhã e 1/4 de volta à noite durante 7 dias.
- Após 7 dias ativar 1 volta ou 1 1/2 voltas até o paciente sentir desconforto.

As deformidades transversas anteroposteriores da maxila apresentam impacto na síndrome apneia do sono (SAHOS).

A atresia maxilar está intimamente relacionada com a qualidade respiração nasal, e geralmente seu portador respirador bucal apresenta características comuns a hipoplasia maxilar transversal, desvio septal, diminuição largura piriforme, hipertrofia das conchas inferiores (também relacionado e associado à quadros alérgicos), ocasionando a obstrução das partes anterior e superior do corredor respiratório além de sua relação direta com a articulação temporomandibular (ATM), posicionamento e tamanho lingual e relação, conteúdo continente. Podem coexistir alterações do tecido do palato mole e hipertrofia de tonsilas.

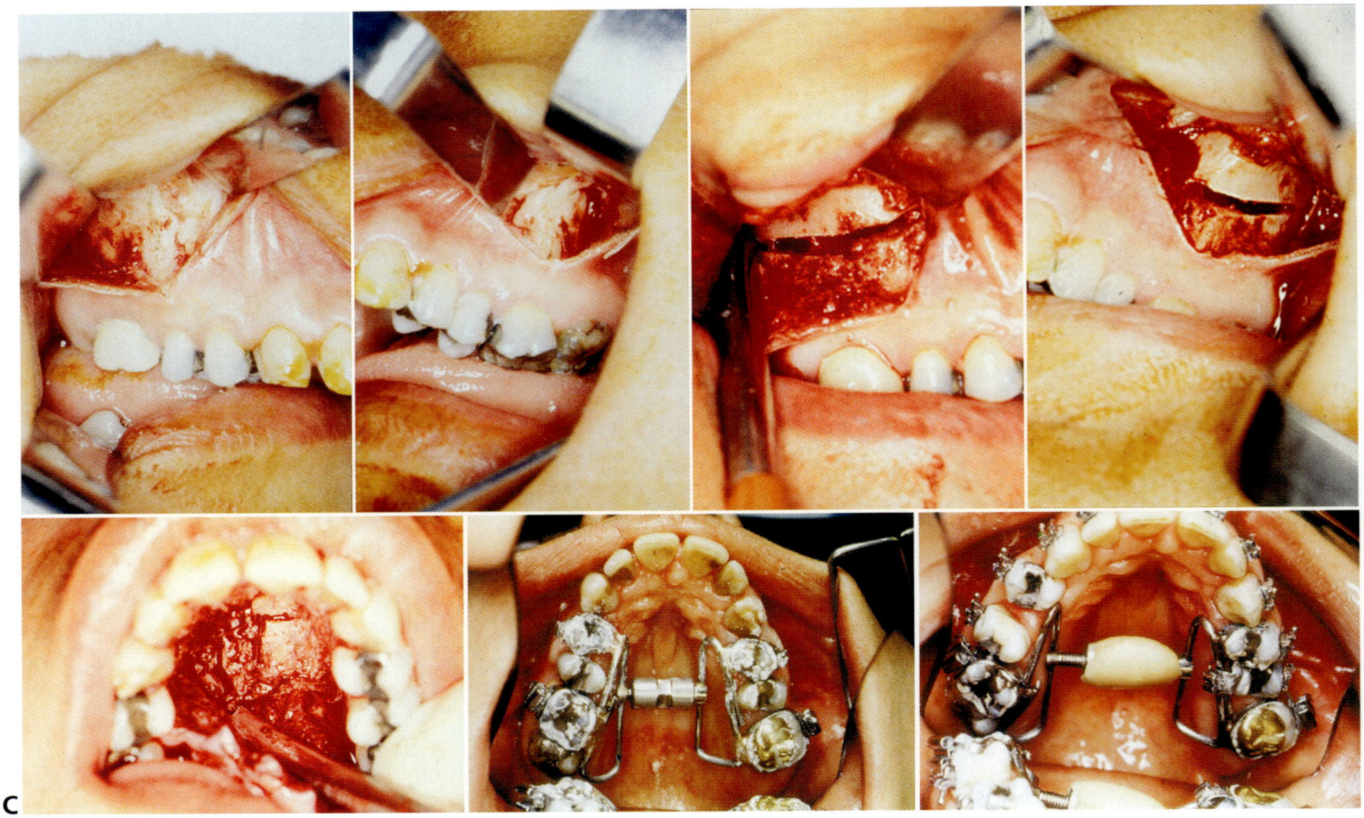

C

Fig. 13-22 *Cont.* (**C**) Disjunção maxilar ortopédica, assistida cirurgicamente, visando otimizar a coordenação dos arcos superior e inferior.

A avaliação inicial do paciente portador da SAHOS deve-se dar ao estudo completo do sítio obstruído do corredor aéreo faríngeo *(airway)* e relações esqueléticas com tecidos moles e a volumetria da via aérea para se estabelecer cirurgicamente a estratégia da reconstrução completa da *airway*.

Os portadores de deficiência transversas anteroposteriores maxilares são avaliadas conjuntamente com exame clínico (classificação Malampatti, Fugita), exames de imagens (TC Face 3D, Nasofibrolaringoscopia, cefalometria, análise craniofacial computadorizada 3D Dolphin, Polissonografia estabelecendo o critério cirúrgico esquelético, podendo ser associada a cirurgia de tecidos moles no mesmo tempo cirúrgico.

Os tratamentos associados da SAHOS em pacientes com discrepâncias transversais anteroposteriores maxilares são classificados de acordo com o tipo esquelético, estágio atual da SAHOS (IAH, dessaturação tempo total sono abaixo de 90% O_2.

As discrepâncias esqueléticas podem ser:

- Transversais maxilares e mandibulares com déficit transversais e horizontais.
- Conjugados com birretrusão maxilomandibular.
- Atresia maxilar associado déficit acentuado micrognatia.
- Déficit dos maxilares com mordida cruzada anterior, posterior e ambas conjugadas.
- Associadas a disfunções das ATM (hipoplasia e hiperplasias condilares, patologias dos meniscos, artrose degenerativa, reabsorção e tumores).
- Faces assimétricas.

Esta avaliação esquelética deve ser minuciosa, multifatorial e precisa, uma vez que a cirurgia esquelética pode se dar em um ou mais tempos cirúrgicos e associados ou não a procedimentos em tecidos moles.

Casos de déficit anteroposterior maxilar, apenas deve-se ser traçada a estratégia cirúrgica da disjunção maxilar palatal com a realização da fase I: septoplastia, turbinectomia, adenoidectomia, piriformeplastia, UPFP e glossectomia mediana se assim for necessário (Fujita I).

Ressalta-se nessa situação apenas discrepância transversal maxilar com obstrução anterior e nível médio (palato e tonsilas), não sendo necessário, além de tratamento ortodôntico e fisioterápico posterior. Nenhuma outra intervenção cirúrgica. A via aérea foi restabelecida em seu sítio obstrutivo anterossuperior e médio das vias aéreas superiores. Déficit anteroposterior maxilar associado a birretrusão maxilomandibular com diminuição esquelética corredor aéreo faríngeo completo (Fugita II).

A estratégia cirúrgica nestes casos com relação a tecidos moles, o tratamento septal e cornetos deve ser realizada efici-

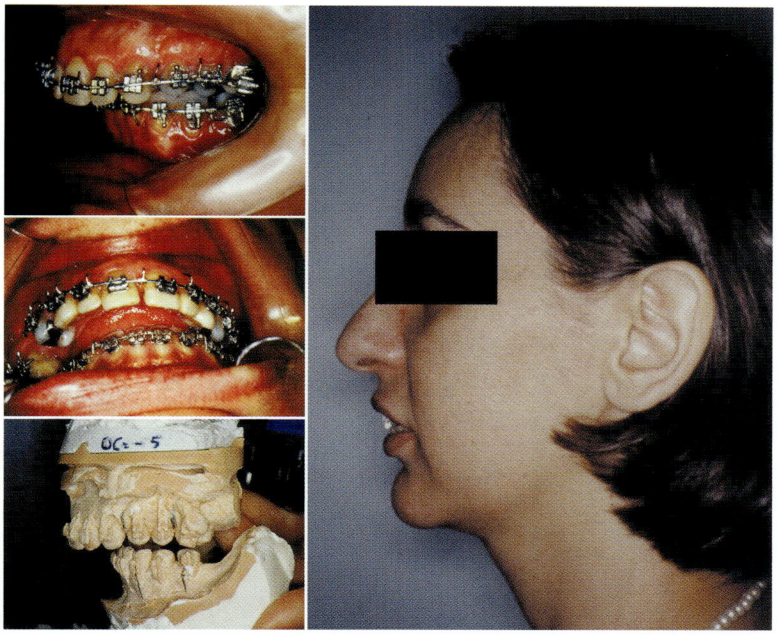

D

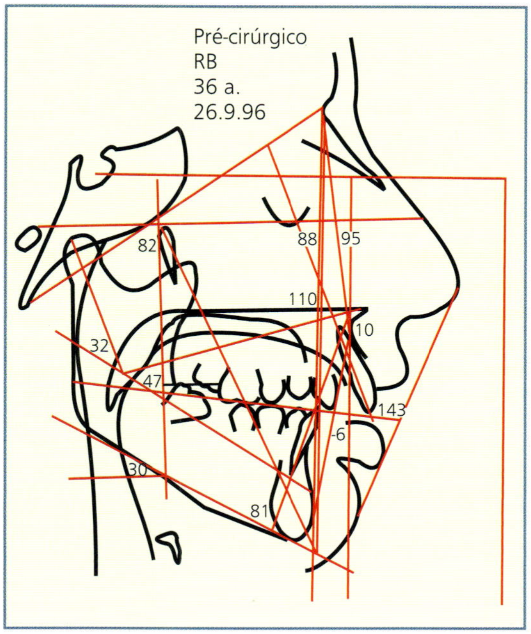

E

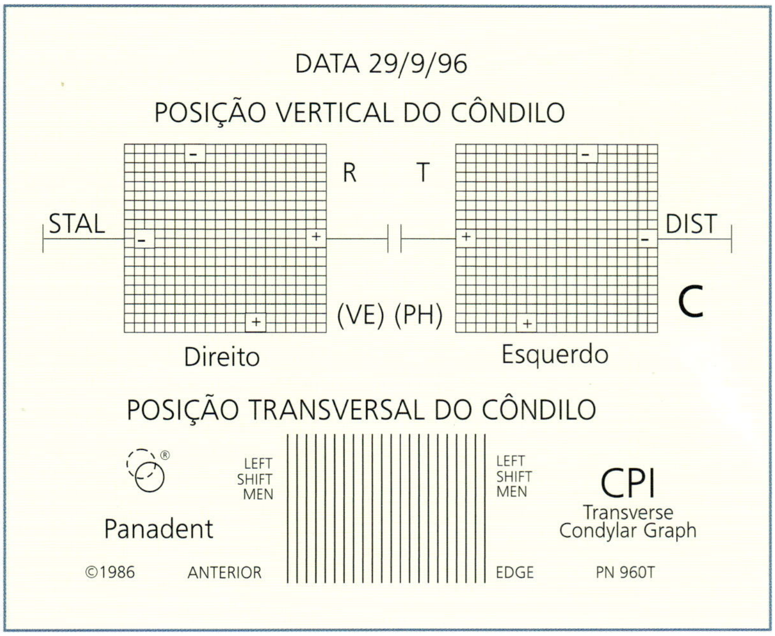

F

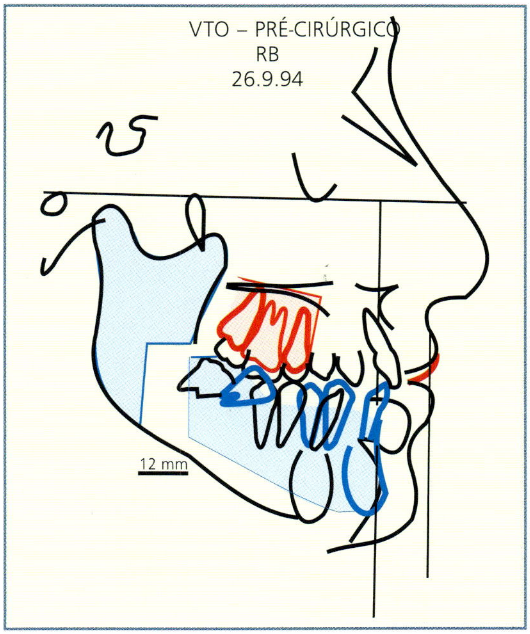

G

Fig. 13-22. *Cont.* (**D**) Oclusão pré-cirurgia. Descompensação dentária. Observa-se grande *overjet* após preparo ortodôntico. Observe montagem em articulador. Face pré-cirurgia–perfil. (**E**) Traçado cefalométrico pré-cirúrgico. (**F**) API pré-cirúrgico onde se observa grande distração condilar na posição cêntrica. (**G**) Traçado preditivo evidenciando o avanço da mandíbula. *(Continua.)*

entemente, porém a UPFP deve ser criteriosamente avaliada e planejada para não haver insuficiência velofaríngea, pois nesses casos de dois tempos cirúrgicos, o avanço maxilomandibular AMM estende e tenciona os tecidos palatais, assim como o tencionamento lateral dos tecidos palatinos pela ação do disjuntor palatal, em sua posição final de ativação.

Déficit transversal horizontal maxilar associado à micrognatia e posteriorização genioglosso, causando diminuição do PAS e PP^{2}-$PP^{2'}$ (Fugita II).

Nestes casos, a correção transversal maxilar de um tempo cirúrgico deve também ter atenção especial na avaliação das ATMs, que se tiverem indicação de correção cirúrgica deve ser realizada neste mesmo tempo cirúrgico, assim como, glossectomia mediana (nos casos de aumento de volume posterior do genioglosso).

Cirurgia de expansão palatina (distração palatina)

A correção cirúrgica de deficiências transversais anteroposteriores da maxila, expansão rápida da maxila constitui de uma mecânica ortopédica estando indicada para movimentação

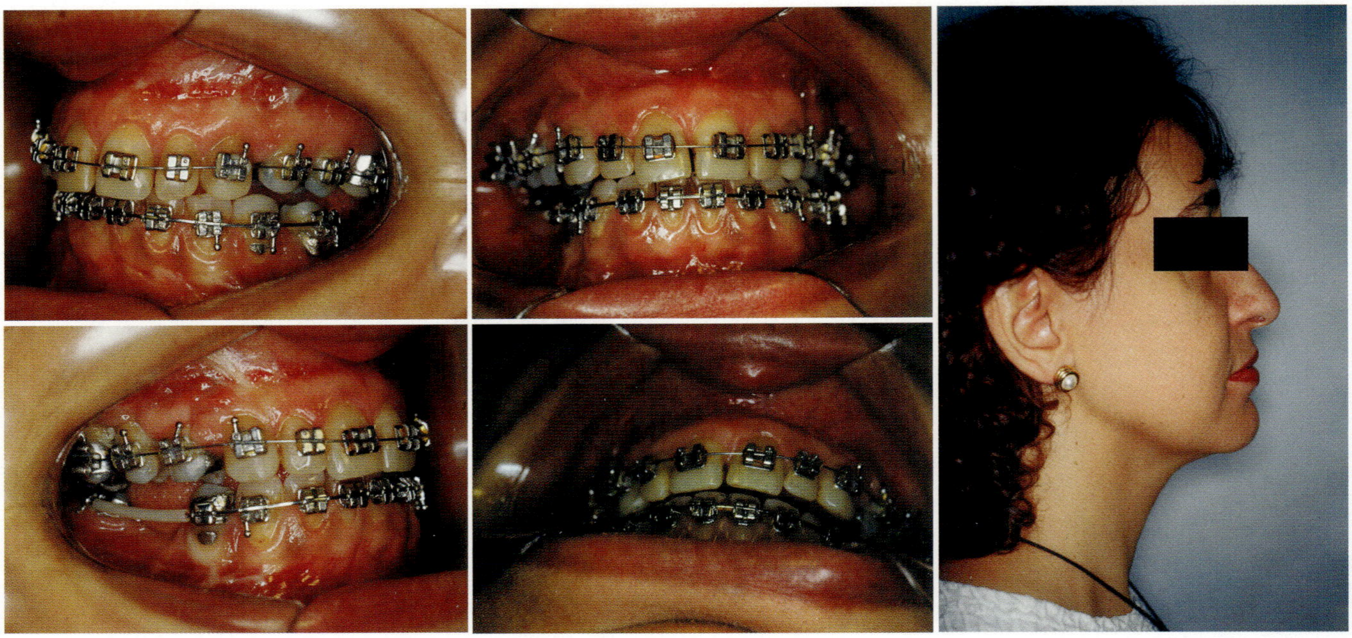

H

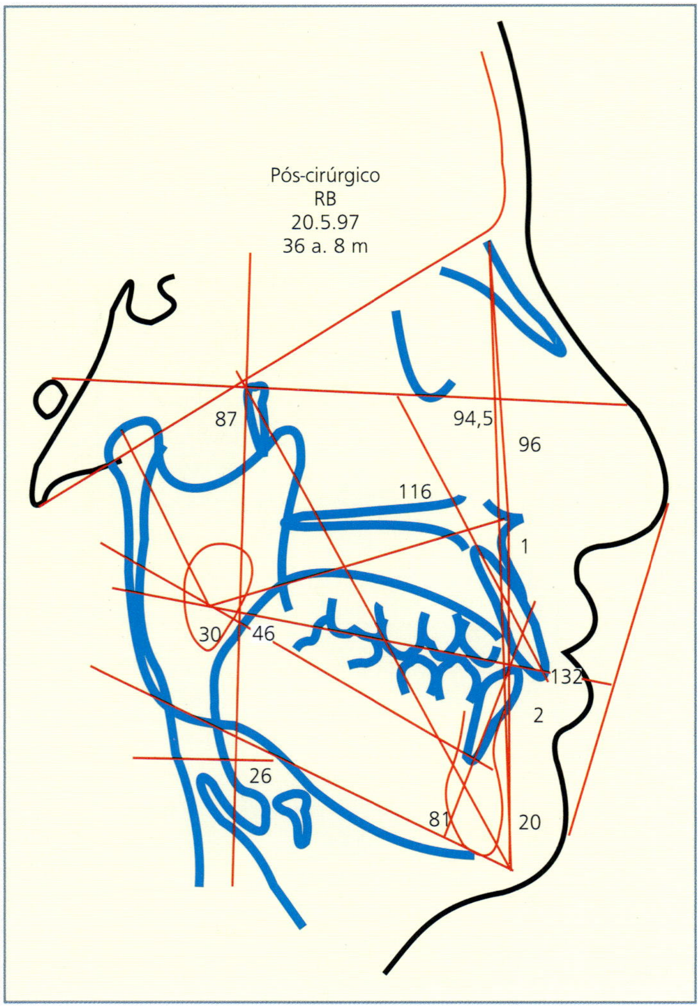

I

Fig. 13-22 *Cont.* (**H**) Pós-cirúrgico imediato evidenciando a oclusão. *Overjet* e perfil. (**I**) Traçado pós-cirúrgico.

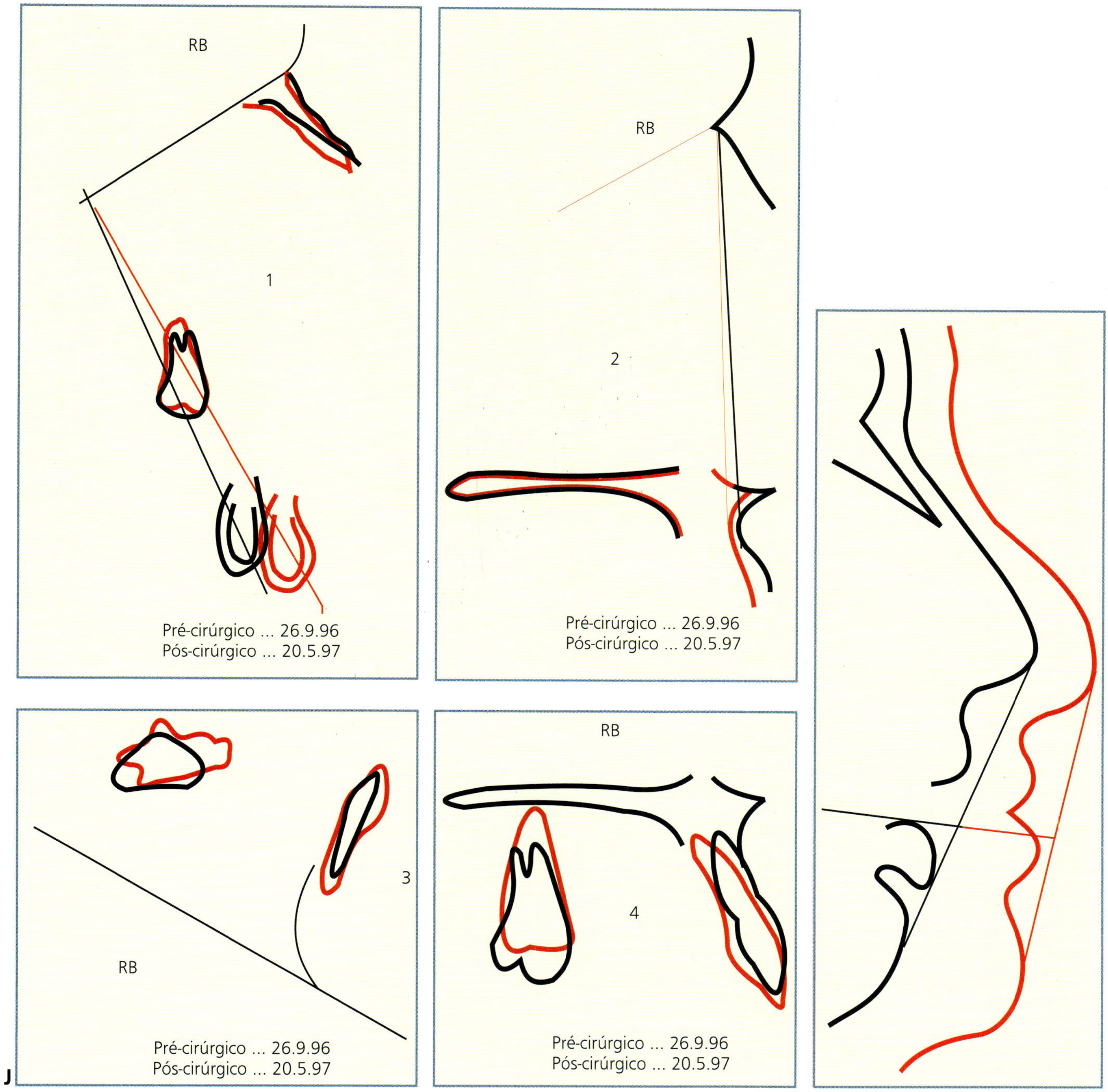

Fig. 13-22 *Cont.* (J) Sobreposição do traçado inicial e pós-cirúrgico nas cinco áreas de avaliação de Ricketts. *(Continua.)*

segmentar maxilar, seja ela anteroposterior, laterolateral para aumentar a largura da arcada ou comprimento maxilar.

A cirurgia se da sob anestesia geral e realizada prévia infiltração de uma solução de 1:100.000 (cloridrato de ropivacaína 2 mg/mL, 7,5 mg/mL adrenalina 1 mL e soro fisiológico), em todo tecido vestíbulo-palatal, intrasseptal aguardando-se cerca de 20 minutos. É realizada incisão no vestíbulo-bucal a 3 mm acima da gengiva inserida a fim de propiciar uma boa e efetiva sutura sem deficiências após o término da ativação do disjuntor palatal. A incisão com bisturi elétrico se dá desde a região de dois pré-molares superiores de ambos lados da maxila, até o periósteo, seguindo-se o descolamento criterioso e expondo-se os nervos infraorbitários, pilares piriformes, fossa nasal, espinha nasal anterior.

Ressalta-se que o movimento de descolamento da região posterior maxilar se dá por tunelização atingindo a porção superior e anterior do osso zigomático e deve-se ter especial atenção na inclinação do descolador para região da tuberosidade maxilar. Esta inclinação deve estar voltada para o plano oclusal sobre a fáscia de zencker.

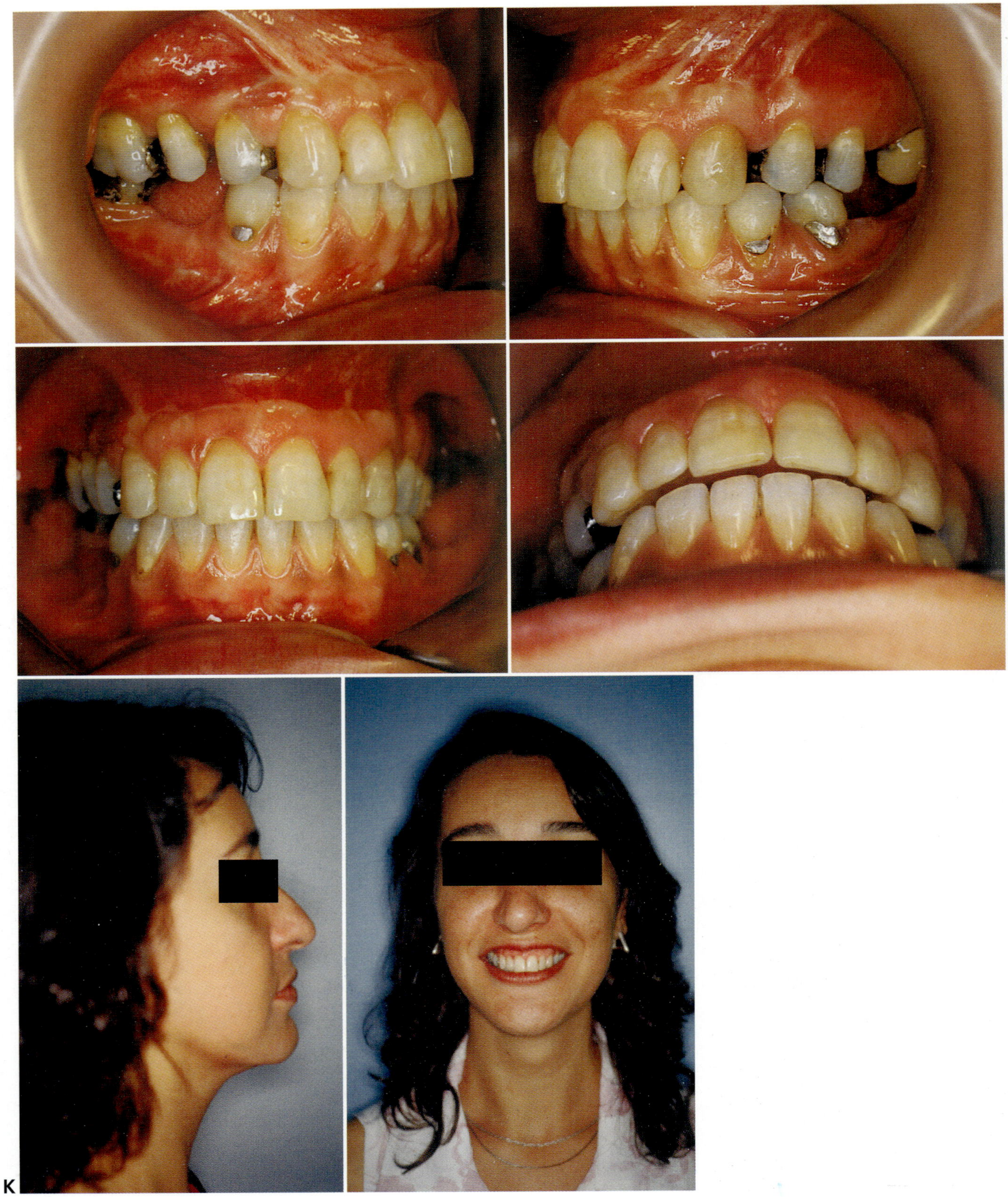

Fig. 13-22 *Cont.* (K) Oclusão final e face final.

Seguindo o descolamento, realiza-se na porção fossa nasal até 1/3 de sua porção total mantendo-se toda integridade do forro nasal e corneto inferior, segue-se para descolamento mucoso da parede anterior do seio maxilar, que utilizamos como manobra de descolamento, afastamento, hemostasia e proteção dos tecidos na osteotomia, uma gaze embebida em solução de infiltração. Em seguida, realiza-se o descolamento da porção maxilar do septo nasal.

A osteotomia segmentar da maxila deve ser realizada criteriosamente afim de preservar a integridade total dos tecidos adjacentes, mucosa palatina, forro nasal, cornetos inferiores, com principal atenção à mucosa palatal, essencial para a nutrição e irrigação maxilar.

Começamos a realizar a osteotomia transversal da maxila com serra reciprocante sob irrigação constante sob a sutura ou rafe palatina de posterior para anterior com especial cautela na maior curvatura ogival palatal sempre com o dedo indicador sob a região palatal para monitorar a preservação da integridade de tecidos moles, segue-se para a parede anterior maxilar, onde o palato e a sutura palatina apresentam maior resistência e está localizado à espinha nasal anterior e próximo às raízes dos incisivos centrais superiores e região do forame e do nervo palatino, a osteotomia deve terminar aquém da gengiva inserida evitando problemas com a nutrição e lesão do nervo palatino.

Realiza-se a piriformeplastia com brocas ogivais na porção anterior e lateral da fossa nasal, esta manobra amplia consideravelmente o volume da fossa nasal em pacientes com atresia maxilar, associada à septoplastia e turbinoplastia que sempre realizamos neste tempo cirúrgico, caso tenha necessidade segue-se para osteotomia transversal maxilar ou Le Fort I, que será incompleta, realizada de forma clássica iniciada de 45 mm de altura da fossa maxilar seguindo a osteotomia pelo pilar piriforme, parede anterior. Seio maxilar até a curvatura da tuberosidade da maxila, onde retiramos a serra e realizamos a osteotomia de fora para dentro, evitando lesão do espaço esfenopalatino e plexo pterigóideo. A seguir, realizamos uma oteotomia triângular de 3 mm em forma de cunha sob osso zigomático, esta manobra visa facilitar a movimentação transversal maxilar na ativação do disjuntor palatal com o termino das osteotomias, inicia-se a soltura dos cotos ósseos com cinzéis.

Inicia-se a soltura com cinzel reto sob a osteotomia.

Com os cotos mobilizados, instala-se o distrator palatal (NIVAA) previamente selecionado e ativa-se o mesmo até conseguir estabilidade.

Nos casos de Fugita I, o procedimento está concluído.

Nos casos de Fugita II, o paciente voltará ao CPAP e completará o procedimento ortodôntico, visando o avanço maxilomandibular associado a outros procedimentos ósseos ou de tecido mole.

Desta forma sim, estaremos tratando efetivamente a doença moderada e grave.

Ressalta-se que somente a disjunção palatina distratora, altera o posicionamento da língua, otimizando a relação conteúdo continente entre boca e língua.

BIBLIOGRAFIA

Adams JC, Hamblen DL. *Manual de ortopedia.* 11. ed. Porto Alegre: Artes Médicas, 1994.

Beeson WH. The nasal septum. *Otolaryngol Clin North Am* 1987;20:743-67.

Bejar I, Farkas LG *et al.* Nasal Growth after external septoplasty in children. *Arch Otolaringol Head Neck Surg* 1996;122:816-21.

Cottle MH, Loring RM. Corrective surgery of the external nasal piramid and the nasal septum for restoration of normal physiology. *Eye Ear Nose Throat Monthly* 1947;26(4):207-12.

Cottle MH. Nasal surgery in children. *Rev Illinois Med* J 1939;161-163.

De Enlow DH. *The human face.* Nova York, Harper & Row, 1968. p. 164.

De Enlow. *Crescimento facial.* São Paulo: Artes Médicas, 1993.

Denecke HJ, Meyer R. *Plastic surgery of the head and neck; corrective and reconstructive rhinoplasty.* New York: Springer-Verlag, 1967.

Epker BN. The relation between nasorespiratory function and dentofacial morphology: a review. *Am J Orthod* 1982 Nov.;82(5):403-10.

Fomon S. Reimplantation of the septal cartilage. *Arch Otolaryngol* 1948;47:7-20.

Freer OT. The correction of deflections of the nasal septum with minimum of traumatism. *J Amer Med Ass* 1902;36:636-42.

Fry H. *The distorted residual cartilage strut after submucous resection of the nasal.* St Louis: Mosby, 1973.

Gibson T, Davis WB. The distortion of autogenous cartilage grafts: its cause and prevention. *Brit J Plast Surg* 1957;4:105.

Gunter JP, Rohrich RJ. Management of the deviated nose: the importance of septal reconstruction. *Clin Plastic Surg* 1988;5:43-56.

Hinderer KH. *Fundamentals of anatomy and surgery of the nose. History of septoplasty.* Birmingham, AL: Aesculapis, 1971.

Holmes CR. Hypertrophy of the turbinated bodies. *NY Med J* 1900;72:529.

House HP. Submucous resection of the inferior turbinal bone. *Laryngoscope* 1951;61:637.

Hungria H. Malformações do septo nasal. Septoplastia, ronco e síndrome de apneia do sono. In: Hungria H. *Otorrinolaringologia.* 7. ed. Rio de Janeiro: Guanabara-Koogan, 1995. p. 86-92, cap. 11.

Ingalls EP. Deflettion of the septum narium. *Arch Otolaryng* 1882;3:291.

Jugo S. Septal surgery in children. *Symp Otorhinol Ing* 1986;21:129-42.

Killian G. Die submocose tensterresektion der nasenscheideward. *Arch Laryng Rhinol* 1904;16:362-87.

Krieg R. Uber die fensterresektion der septum naruin zur heilung der skoliosis septi. *Arch Laryng* 1900;10:477-88.

Metzenbaum M. Replacement of the lower end to the deslocated septal cartilage versus submucous of the deslocated end of septal cartilage. *Arch Otolaryng* 1929;9:283-96.

Missaka L. *Da hipertrofia mucosa nasal predominante ao nível do corneto inferior: contribuição ao tratamento cirúrgico.* Tese de Doutorado em Otorrinolaringologia. Faculdade de Medicina, Universidade de São Paulo. São Paulo, 1972.

Mocellin M, Maniglia JJ, Chemi I. Septoplastia em criança. *Rev Bras Otorrinolaringol* 1986;52:38-44.

Mocellin M, Patrocínio JA. Septoplastia – Tecnica de Metzembaum. *Rev Bras Otorrinolaringol* 1990;56:105-10.

Mogavero FJ, Wolford LM, Buschang PH. Orthognathic surgery effects on maxillary growth in patients with vertical maxillary excess. *Am J Oral Dentofac Orthop* 1997;111:288.

Murakami W *et al.* Application of the biomedial beharion, of cartilage to nasal septóplastic surgery. *Laryngoscope* 1982;12:300.

Nonato SG, Patrocínio JA. Anestesia local em rinosseptoplastia. Rev Bras Med IL 1995;325-29.

Odeneal TH. Submucous turbinectomy. *Arch Otolaryngol* 1930;11(2):215-216.

Otacílio e Campos. Tratado de Otorrinolaringologia. São Paulo: Roca, 1994.

Rees TD. Correction of the deviated nose. In: Rees TD. *Aesthetic plastic surgery*. Philadelphia: WB Saunders, 1980. p. 284-319, cap. 11.

Serrano E, Percodani J. Efficacy of partial inferior turbinectomy in the treatment of nasal obstruction. Retrospective study apropos of 71 patients. *Ann Otolaryngol Chir Cervicofac* 1996;117(3):175-78.

Sessions RB, Werning BL. The nasal septum. In: Cummigs CW. *Otolaryngology head and neeck surgery*. St Louis: Mosby, 1986. p. 673, cap. 38.

Tremble GE. Methods of shrinking the inferior turbinates to improve the airway. *Laryngoscope* 1960;70:175.

Turvey TA, Warren DW. Impact of maxillary osteotomies on nasal breathing. *Oral Maxillofac Surg Clin North Am* 1990;2:831-41.

Vetter U, Heit W *et al.* Growth of the Human septal cartilage: cell density and colony formation of septal chrondocytes. *Laryngoscope* 1984;94:1226-29.

Washburn MC, Schendel SA, Epker BN. Superior reposiotioning of the maxilla during growth. *Am Assoc Oral Maxillofac Surg* 1982;3:142-49.

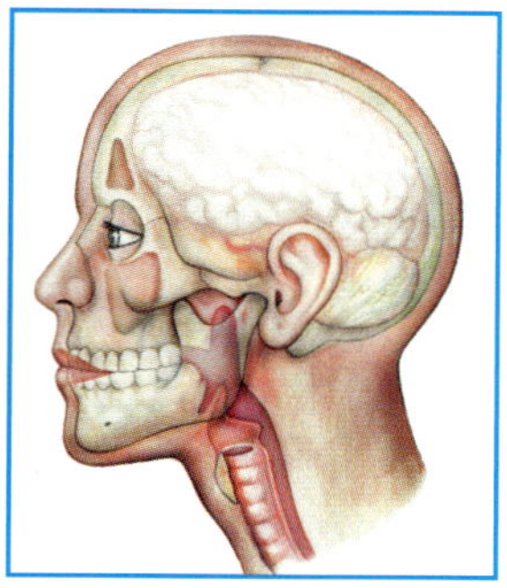

14

AVANÇO GENIOGLOSSO

Thiago Bittencourt Ottoni de Carvalho
Avelino Macedo Ottoni de Carvalho
Felipe Bittencourt Ottoni de Carvalho

INTRODUÇÃO

A síndrome da apneia obstrutiva do sono (SAOS) está associada a uma obstrução das vias aéreas, devido, frequentemente, à diminuição do tônus muscular dessas estruturas durante o sono.

Existem três níveis anatômicos das vias aéreas superiores que devem ser avaliados: cavidade nasal, orofaringe e hipofaringe. Cada um deles pode ser parcial ou totalmente obstruído em pacientes com SAOS.

O objetivo do cirurgião é ampliar as vias aéreas através do reposicionamento ou remoção das estruturas que causam a obstrução nos respectivos níveis, sem criar uma complicação. É mais difícil de tratar os níveis mais distais das vias respiratórias, do nariz a laringe, pois, em parte, há um aumento da quantidade de tecido mole encontrado (nariz *vs.* língua). Uma vez que o músculo genioglosso é o principal dilatador da faringe, ele desempenha um importante papel na fisiopatologia da síndrome.

A mentoplastia funcional para reconstrução cirúrgica da via aérea superior, como técnica para tratamento da SAOS, foi descrita pela primeira vez por Riley, em 1986. Nesta técnica, o hioide foi suspenso e fixado na borda inferior da mandíbula como um complemento para o avanço genioglosso, sendo referida como avanço genioglosso com miotomia do hioide. Em um estudo posterior, a suspensão do hioide foi modificada pela sutura do osso hioide à cartilagem tireoide.

A mentoplastia funcional foi modificada por Powell e Riley, em 1991, decorrente de um alto número de fraturas mandibulares na linha média. Esta osteotomia e todas as outras modificações da técnica, mantiveram o mesmo objetivo: o avanço do tubérculo geniano e do músculo genioglosso, aumentando a tensão dessa musculatura, restringindo assim o colapso da língua por hipotonia, durante o sono.

Também, em 1991, Rilley propôs uma técnica conhecida como osteotomia mandibular anterior que manteve a continuidade da borda inferior da mandíbula, limitando a osteotomia a uma janela retangular, incluindo o tubérculo geniano.

Uma nova alteração deste procedimento foi descrita por Lee e Woodson, em 2000, como uma osteotomia circular do tubérculo geniano.

Todos os procedimentos têm como objetivo final promover a estabilização das vias aéreas ao nível da hipofaringe durante o sono, através do avanço do músculo genioglosso.

ANATOMIA

O músculo genioglosso origina-se a partir do tubérculo geniano e se insere no corpo do osso hioide. As fibras superiores retraem a ponta da língua, ao passo que as fibras de médias deprimem o dorso da língua. As fibras inferiores avançam o hioide anterossuperiormente. A distância média do tubérculo geniano para a borda inferior da mandíbula é de 14,2 mm (variando de 12-18 mm). A distância média do ápice dos incisivos ao tubérculo geniano é de 11,8 mm (variando de 9-15 mm). A largura do próprio músculo genioglosso é de 13,8 mm (variando de 13-15 mm). O músculo é inervado pelo décimo segundo par craniano e recebe seu principal suprimento vascular das artérias linguais, bilateralmente.

EXAMES COMPLEMENTARES

O estudo cefalométrico deve ser realizado previamente no sentido de avaliar o posicionamento do mento para definição da osteotomia a ser realizada.

Com o advento das tomografias *multislice* e *cone beam*, é possível conhecer a tamanho das raízes dentárias, sua distância até a borda inferior da mandíbula, a espessura da mandíbula, o posicionamento do tubérculo geniano, que entre outras medidas, possibilita uma melhor programação cirúrgica e minimiza o risco de complicações (Fig. 14-1).

INDICAÇÃO

O avanço genioglosso está indicado para pacientes que possuem obstrução na região da hipofaringe por colapso lingual. Segundo o protocolo de Stanford proposto por Riley e Powell, o avanço genioglosso faz parte da Fase 1, assim como a uvulopalatofaringoplastia, cirurgia nasal, cirurgia da base da língua e a suspensão do hioide.

Em 2011, Schendel e Powell publicaram que a indicação do avanço genioglosso seria apenas para pacientes que apresentassem via aérea retrolingual medindo aproximadamente 100 mm^2, comprovado através da tomografia computadorizada do tipo *cone beam*.

TÉCNICAS CIRÚRGICAS

Mentoplastia funcional – osteotomia sagital inferior

Esta técnica está indicada para pacientes cujo estudo cefalométrico revelou hipoplasia de mento ou retrognatia, mesmo que discreta.

Inicia-se com a inflitração da mucosa gengivolabial inferior com uma solução de xilocaína a 2% com adrenalina 1:100.000. A incisão é realizada no sulco gengivolabial inferior entre os dentes caninos (Fig. 14-2A). O descolamento mucoperiostal é feito da região mentoniana até o corpo da mandíbula, identificando e evitando lesão do nervo mentoniano bilateralmente (Fig. 14-2B). A inserção muscular da cortical interna da mandíbula é preservada para manter a vascularização do segmento osteotomizado e, desta forma, manter a tração efetiva do músculo genioglosso. Após a adequada exposição da sínfise mandibular, três linhas verticais, uma mediana e duas laterais, são realizadas para estabelecer a referência durante o avanço do mento, impedindo assimetrias durante a osteossíntese (Fig. 14-2C). Realiza-se uma osteotomia horizontal 5 mm abaixo dos ápices dentários, entre os dentes caninos. A osteotomia estende-se posteriormente, inclinando-se inferiormente, passando 5 mm abaixo do forame mentoniano, para evitar lesão do nervo (Fig. 14-2D). Após completar a osteotomia bicortical, realiza-se a mobilização do segmento distal no sentido inferior e anterior. Nesse momento, não deve-se realizar a desinserção dos músculos genioglosso, genio-hióideos e digástrico visando tração dos mesmos, com o reposicionamento anterior do mento (Fig. 14-2E). Após a mobilização anterior do segmento distal, realizamos a fixação deste segmento no sentido horizontal com o maior avanço possível, permitindo que a cortical interna do segmento distal fique em contato com a cortical externa do segmento proximal, permitindo desta maneira a consolidação óssea e avanço efetivo do músculo genioglosso. A fixação da osteoto-

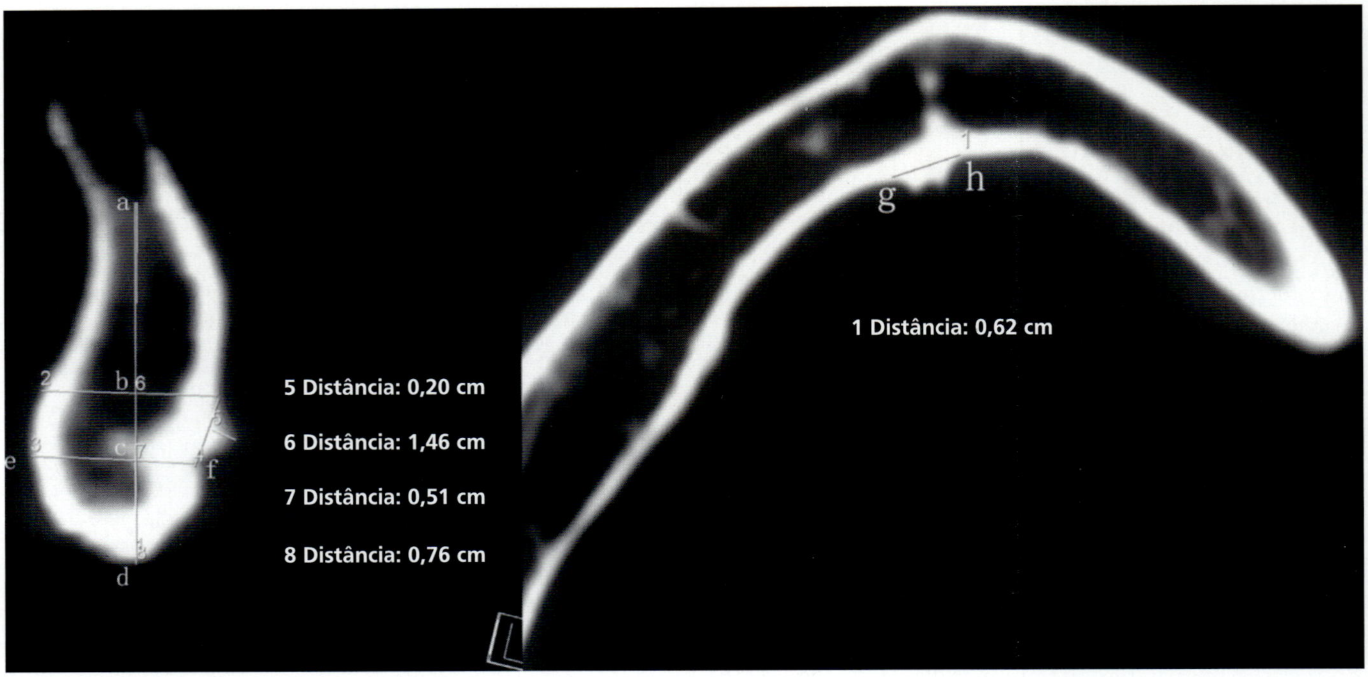

Fig. 14-1. Resumo das medidas possibilitadas pela tomografia computadorizada: *a*, ápice do incisivo central inferior; *b*, interseção da perpendicular traçada a partir da margem superior do tubérculo geniano superior ao cruzar a linha a-d; *c*, interseção da perpendicular traçada a partir da margem inferior do tubérculo geniano ao cruzar linha a-d; *d*, ponto extremo da borda inferior da mandíbula; *e*, projeção da margem inferior do tubérculo geniano na cortical externa da mandíbula; *f*, apófise geni; *g*, *h*, largura do tubérculo geniano.

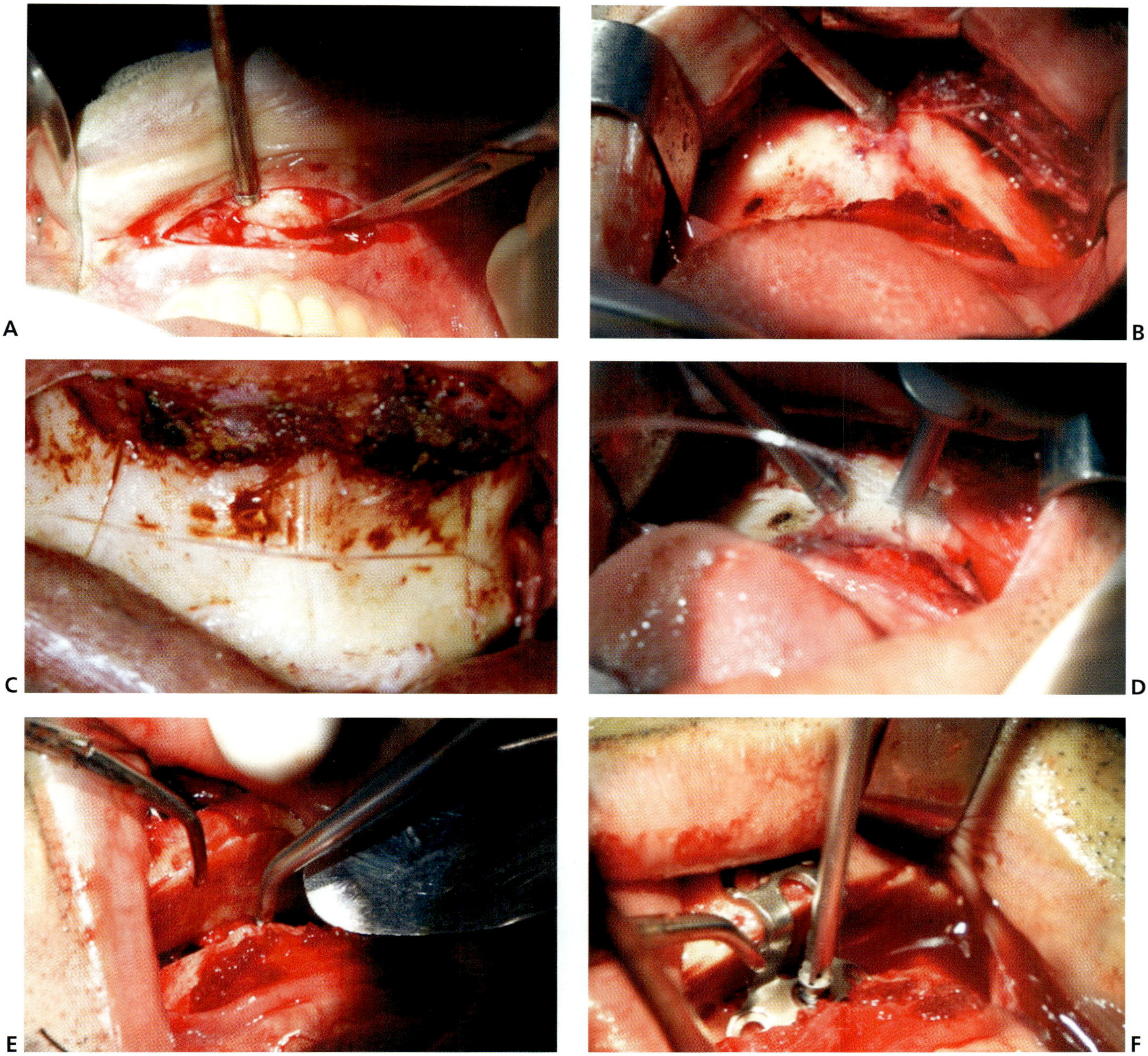

Fig. 14-2. (A) Incisão no sulco gengivojugal. (B) Descolamento e exposição da sínfise mandibular. (C) Linhas verticais como referência para avanço do mento. (D) Osteotomia com serra reciprocante. (E) Mobilização anterior do mento com enfâse na tração do músculo genioglosso. (F) Fixação do fragmento avançado com placa de Paulus.

mia é feita por meio de fixação interna rígida com placa e parafusos de titânio, que permitem estabilidade e consolidação óssea do segmento distal. O material de osteossíntese indicado é a Placa de Paulus em forma de "duplo L", com dois ou três furos em cada um dos segmentos horizontais e utilizados quatro a seis parafusos de 2 mm de diâmetro (Fig. 14-2F). A sutura da incisão é realizada em dois planos (muscular e mucosa) com fios absorvíveis. Posiciona-se curativo compressivo no mento com *micropore* por 14 dias.

Osteotomia mandibular anterior – Osteotomia retangular

Esta técnica está indicada em pacientes que não apresentam alteração quanto ao posicionamento do mento, confirmado pelo estudo cefalométrico.

A incisão e a infiltração do mento e corpo da mandíbula são as mesmas descritas na técnica anterior. A exposição óssea é significativamente reduzida posteriormente. Os nervos mentonianos não requerem exposição e o risco de déficit neurossensorial é mínimo. Realiza-se a palpação do assoalho bucal identificando o tubérculo geniano. A osteotomia retangular deve medir em média 9 × 20 mm, entretanto, se o estudo tomográfico for realizado previamente, essa osteotomia pode ser reduzida (Fig. 14-3A). Ela deve ser realizada com serra sagital e oscilante. Superiormente a osteotomia passa no mínimo 5 mm abaixo das raízes dentárias dos incisivos inferiores, e inferiormente a 8 mm da borda inferior da mandíbula para evitar fraturas. Um parafuso bicortical de 2 mm de diâmetro é colocado no ponto médio da osteotomia retangular (Fig. 14-3B). Deve-se ficar atento para não encurtar a placa lingual por angulação excessiva da serra durante a osteotomia. O parafuso bicortical garante mobilização anterior de ambas as placas corticais (Fig. 14-3C). Se o segmento não mobilizar, a osteotomia lingual pode não estar completa sendo recomendável sua revisão. Não se deve colocar força excessiva na tração, pois a placa cortical externa pode fraturar junto com o osso medular, deixando a placa lingual intacta. A colocação do parafuso bicortical também ajuda a evitar esta complicação. Após a mobilização do fragmento realiza-se uma torção de 90 graus. A cortical externa e a medular do fragmento devem ser removidas com serra sagital, preservando apenas a cortical interna, local da inserção da musculatura (Fig. 14-3D). A fixação pode ser realizada com um ou dois parafusos (Fig. 14-3E). O parafuso superior deve atravessar o fragmento e a cortical externa da mandíbula. O parafuso inferior deve ser bicortical. A sutura da incisão deve ser realizada como descrito na técnica anterior.

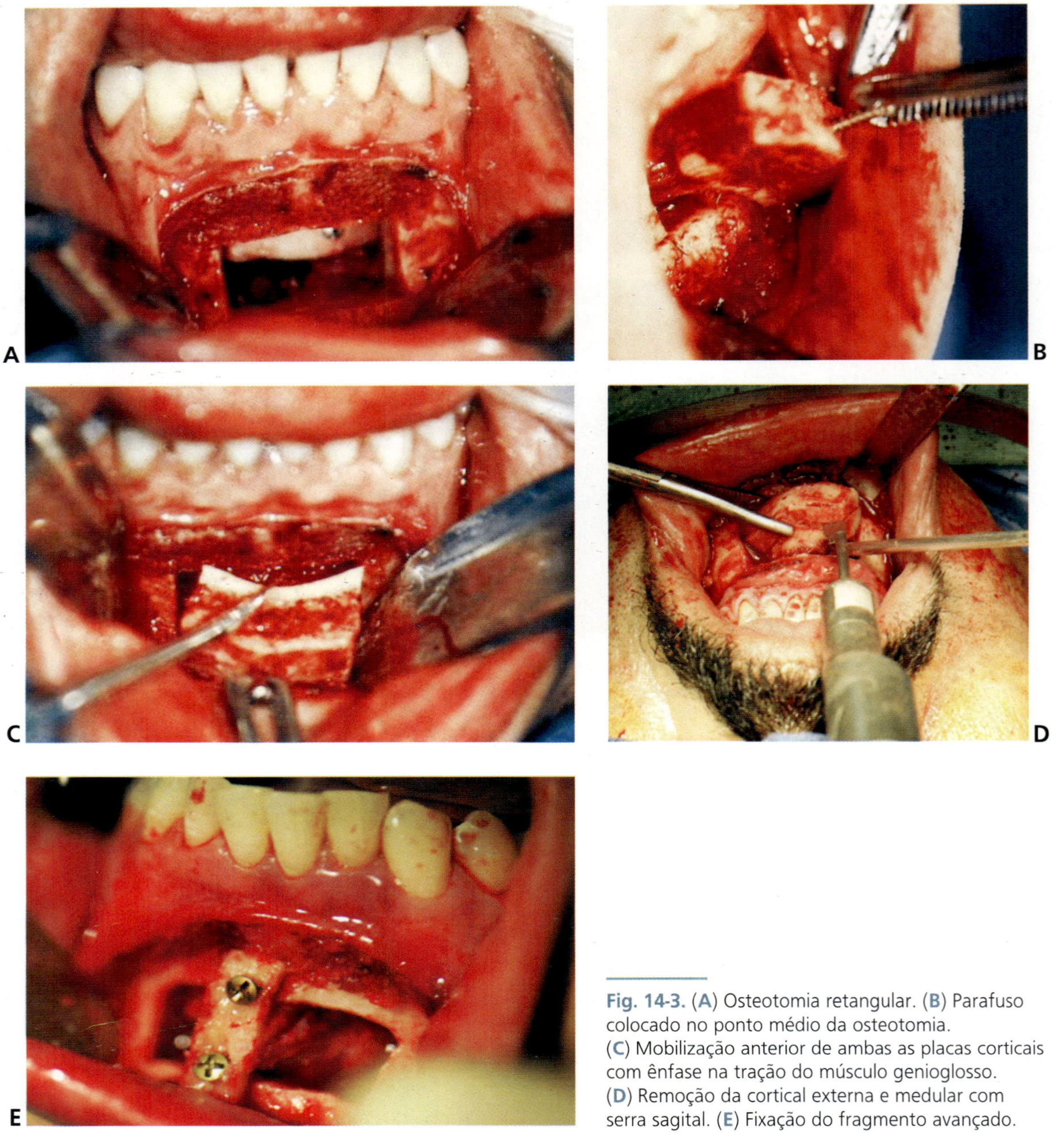

Fig. 14-3. (**A**) Osteotomia retangular. (**B**) Parafuso colocado no ponto médio da osteotomia. (**C**) Mobilização anterior de ambas as placas corticais com ênfase na tração do músculo genioglosso. (**D**) Remoção da cortical externa e medular com serra sagital. (**E**) Fixação do fragmento avançado.

Taxa de sucesso

Segundo a literatura a taxa de sucesso do procedimento varia de 22 a 77,8%. A grande amplitude dessa variação pode ser explicada pela complexidade relacionada com a etiologia da SAOS, a procedimentos associados, à seleção de pacientes e aos critérios de sucesso adotados.

Complicações

As principais complicações relatadas, decorrentes do procedimento podem ser: parestesia dentária, fratura de raiz dentária, fratura de mandíbula, necrose do fragmento avançado e o avanço parcial do músculo genioglosso. Um planejamento cirúrgico adequado, uma osteotomia precisa e uma osteossíntese adequada podem reduzir o risco de tais complicações.

CONCLUSÃO

O avanço genioglosso é mais um recurso cirúrgico que se coloca à disposição dos profissionais que se propõem a tratar dos pacientes com a síndrome da apneia obstrutiva do sono. Idealizada com o objetivo de abordar os casos com obstrução ao nível da hipofaringe, apresenta melhores resultados quando associados a outras técnicas como a uvulopalatofaringoplatia, em concordância com os últimos trabalhos publicados. As diferentes técnicas descritas buscam eliminar o colabamento lingual da hipofaringe durante o sono, pela via da tração do músculo genioglosso.

BIBLIOGRAFIA

Adachi S, Lowe AA, Tsuchiya M *et al.* Genioglossus muscle activity and inspiratory timing in obstructive sleep apnea. *Am J Orthod Dentofacial Orthop* 1993;104:139-45.

Hendler BH, Costello BJ, Silverstein K *et al.* A protocol for uvulopalatopharyngoplasty, mortised genioplasty, and maxillomandibular advancement in patients with obstructive sleep apnea: analysis of 40 cases. *J Oral Maxillofac Surg* 2001;59:892-97.

Johnson NT, Chinn J. Uvulopharyngoplasty and inferior sagittal mandibular osteotomy with genioglossus advancement for treatment of obstructive sleep apnea. *Chest* 1994;105:278-83.

Lee NR, Wilson J, Given Jr CD *et al.* Staged surgical treatment of obstructive sleep apnea syndrome: a review of 35 patients. *J Oral Maxillofac Surg* 1999;57:382-85.

Lee NR, Woodson T. Genioglossus muscle advancement via a trephine osteotomy approach. Operative tech- niques. *Otolaryngol Head Neck Surg* 2000;11:50-54.

Li KK, Riley RW, Powell NB *et al.* Obstructive sleep apnea surgery: genioglossus advancement revisited. *J Oral Maxillofac Surg* 2001;59:1181-84.

Powell NB, Riley RW, Guilleminault C. Maxillofacial surgical techniques for hypopharyngeal obstruction in obstructive sleep apnea. Operative techniques. *Otolaryngol Head Neck Surg* 1991;2:112-19.

Remmers JE, Degroot WJ, Sauerland EK *et al.* Pathogensis of upper airway occlusion during sleep. *J Appl Physiol* 1978;44:931.

Riley R, Guilleminault C, Powell N *et al.* Mandibular osteotomy and hyoid bone advancement for obstructive sleep apnea: a case report. *Sleep* 1984;7:79.

Riley RN, Powell NB, Guilleminault C. Inferior sagittal osteotomy of the mandible with hyoid suspension: a new procedure for obstructive sleep apnea. *Otolaryngol Head Neck Surg* 1986;94:589.

Riley RN, Powell NB, Guilleminault C. Maxillary, mandibular, and hyoid advancement for treatment of obstructive sleep apnea: a review of 40 patients. *J Oral Maxillofac Surg* 1990;48:20-26.

Riley RW, Powell NB, Guillaminault C. Obstructive sleep apnea and the hyoid: a revised surgical procedure. *Otolaryngol Head Neck Surg* 1994;111:717-21.

Riley RW, Powell NB, Guilleminault C. Obstructive sleep apnea syndrome: A review of 306 consecutively treated surgical patients. *Otolaryngol Head Neck Surg* 1993;108:117.

Schendel S, Powell N, Jacobson R. Maxillary, mandibular, and chin advancement: treatment planning based on airway anatomy in obstructive sleep apnea. *J Oral Maxillofac Surg* 2011 Mar.;69(3):663-76.

Silverstein K, Costello B, Giannakpoulos H *et al.* Genioglossus attachments: An anatomic analysis and the implications for genioglossus advancement. *Oral Surg Oral Med Oral Pathol Oral Radiol Endod* 2000;90:686.

15

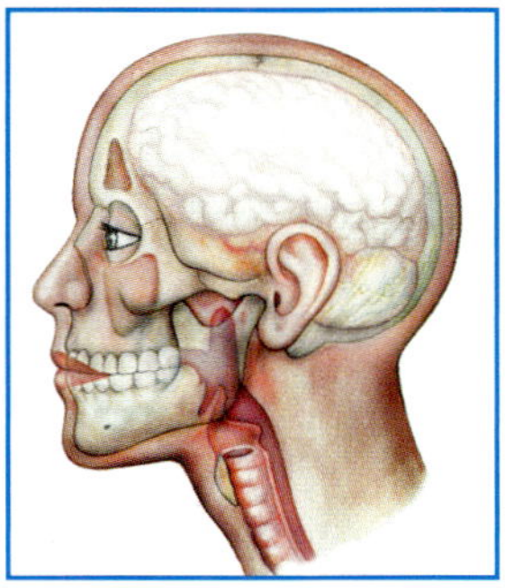

REPERCUSSÕES ANATÔMICAS DO AVANÇO MAXILOMANDIBULAR EM SAOS

Anderson Castelo Branco de Castro

INTRODUÇÃO

A cirurgia ortognática compreende diversos procedimentos cirúrgicos que permitem o reposicionamento da maxila, mandíbula e dos segmentos dentoalveolares, e há muito tem sido utilizada para o tratamento de deformidades dentofaciais.[1] Além dos benefícios estético e funcional (oclusal), nas últimas 2 décadas um considerável número de trabalhos vem confirmando as evidências do impacto positivo da cirurgia ortognática para o tratamento da síndrome da apneia obstrutiva do sono (SAOS).[2] Um aspecto de grande importância do avanço maxilomandibular é justamente o efeito que os movimentos esqueléticos exercem sobre o osso hioide, base da língua, palato mole e músculos relacionados, o que ocasiona uma ampliação do espaço da via aérea faríngea (EVAF).[3] Alterações craniofaciais como comprimento da base de crânio reduzido, retrognatismo maxilar e/ou mandibular, altura do terço inferior da face aumentada, palato mole redundante, língua grande, corpo mandibular curto, plano oclusal muito inclinado e posicionamento inferior do osso hioide estão comprovadamente relacionadas com a SAOS, por causarem diminuição do volume da via aérea superior.[1,4] Nestes casos, além de mais estreita, a via aérea faríngea também é mais longa, o que, de acordo com as leis da física aplicadas ao fluxo em cilindros (Lei de Pouseille), culmina com um aumento da resistência da via aérea faríngea (VAF) ao fluxo de ar durante a inspiração. Em consequência disto, a pressão negativa intratorácica tende a aumentar para que o fluxo aéreo seja mantido, o que, por sua vez, provoca um maior estreitamento e alongamento da VAF.[5] Fecha-se assim o "ciclo vicioso", cujo evento final é o colabamento da VAF, substrato anatômico da apneia obstrutiva do sono.

O procedimento deve ser executado de forma adequada, não só tecnicamente, no intraoperatório, mas principalmente durante seu planejamento. Os movimentos maxilomandibulares devem ser realizados de forma individualizada após meticulosa análise do caso, já que cada paciente pode apresentar diferentes locais de estreitamento, podendo ser retropalatal, retrolingual ou ambos, o que é mais comum (Fig. 15-1).[6] O avanço maxilomandibular (AMM) é um procedimento cirúrgico que promove tratamento multinível da SAOS por projetar anteriormente os tecidos inseridos na maxila e na mandíbula, e anterosuperiormente o osso hioide, alargando assim toda a via aérea faríngea (rino, oro e hipofaringe). Também já foi demonstrado um aumento no tônus muscular provocado pelo tracionamento das aponeuroses e músculos da parede lateral da faringe, o que contribui para a ampliação da dimensão laterolateral, promovendo um aumento significativo e estável da resistência da via aérea faríngea durante a inspiração. Estes fenômenos são os que contribuem para uma modificação no formato axial da VAF, que é arredondado em pacientes com SAOS, e passa a ser elíptico (sentido mediolateral), fazendo com que fique mais próximo do normal e com menor tendência ao colabamento.[7] O objetivo do procedimento é o de transformar um cilindro longo e estreito, como é a VAF do paciente com SAOS, em um mais curto e largo e, portanto, com menor resistência ao fluxo de ar durante a inspiração (Fig. 15-1).

A cirurgia ortognática para avanço maxilomandibular pode de fato promover tratamento definitivo da SAOS eliminando os inconvenientes das terapias conservadoras. Apesar de sua alta taxa de sucesso, não há ainda nenhuma correlação matemática entre o quanto foi avançado e à mudança nas

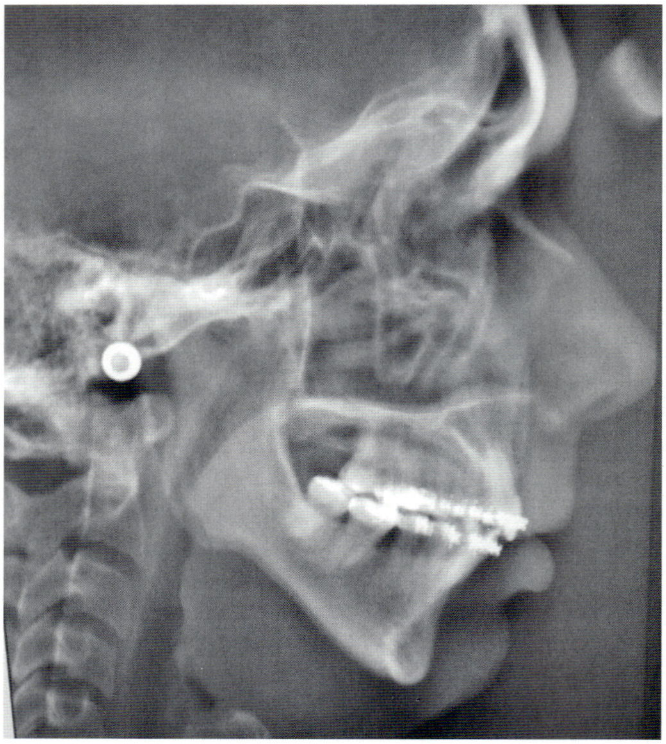

Fig. 15-1. Via aérea faríngea estreitada em paciente com Síndrome da Apneia Obstrutiva do Sono.

dimensões da VAF.[8] A maioria dos autores concorda que os melhores resultados são obtidos quanto maior a magnitude do avanço, desde que se mantenha um bom resultado estético e funcional. Assim, o limite do que se pode avançar é representado por aquele a partir do qual uma deformidade inaceitável seria criada.[9]

Com exceção da traqueostomia, o AMM é o procedimento cirúrgico de maior eficácia para tratamento da SAOS, com resultados polissonográficos similares ao CPAP *(Continuous positive airway pressure)*.[4,10] Para que o procedimento cirúrgico seja suficiente para o tratamento da SAOS, um avanço de no mínimo 10 mm deve ser realizado; e esta é a magnitude mínima de movimento utilizada na maioria dos trabalhos que analisam as mudanças anatômicas obtidas com o AMM para tratamento desta síndrome. O sucesso do tratamento ocorre entre 82 a 95% dos pacientes, considerando uma melhora de 50% do valor basal, estando ele abaixo de 20 eventos por hora, e a cura em 43,2%, quando o índice de apneia/hipopneia (IAH) torna-se menor do que cinco.[6,10-12] Já existem também evidências de sua manutenção a longo prazo, conforme descrito por Li *et al.*[13] que mostraram taxa de sucesso de 90% em um grupo de 40 pacientes com acompanhamento por um período de, em média, 50 meses.

ESPAÇO DA VIA AÉREA FARÍNGEA (EVAF)

Exames por imagem da via aérea e de tecidos moles da faringe têm sido utilizados para a identificação dos locais de obstrução mecânica. Um EVAF de dimensões reduzidas é frequentemente observado em indivíduos com apneia do sono, independente da técnica de avaliação utilizada. Entretanto, o local exato (ou locais) de estreitamento ou obstrução, como dito anteriormente, é variável.[14]

Grande parte dos trabalhos publicados sobre o impacto do AMM no EVAF utilizaram dados cefalométricos obtidos por meio de telerradiografia lateral de face, geralmente com medidas lineares anteroposteriores, paralelas ao plano de Frankfurt ou perpendiculares à linha vertical verdadeira. Mais recentemente, avanços na geração de imagens tridimensionais têm gerado um maior interesse na análise por meio da tomografia computadorizada, principalmente por feixe cônico, tendo sido frequentemente utilizada para estudo de área e volume da via aérea. Riley e Powell[15] já comprovaram uma relação com significância estatística entre as medidas do EVAF obtidas por radiografia cefalométrica (bidimensional) e o volume da via aérea hipofaríngea obtido por tomografia computadorizada (tridimensional). As medidas mais utilizadas nos estudos publicados até então foram da espinha nasal posterior à parede posterior da faringe (PPF); do palato mole (úvula) à PPF; da base da língua à PPF; da valécula à PPF; e área axial mínima (esta com auxílio de tomografia computadorizada). Dentre os trabalhos que utilizam a análise cefalométrica de partes moles de Arnett, as dimensões lineares anteroposteriores utilizadas têm como base uma linha perpendicular à linha vertical verdadeira, passando pelos pontos A, ponta do incisivo superior, ponto B e pogônio (Fig. 15-2).[16,17] Entre os objetivos do AMM, estão a normalização da dimensão anteroposterior da VAF (vista pela telerradiografia lateral da face),

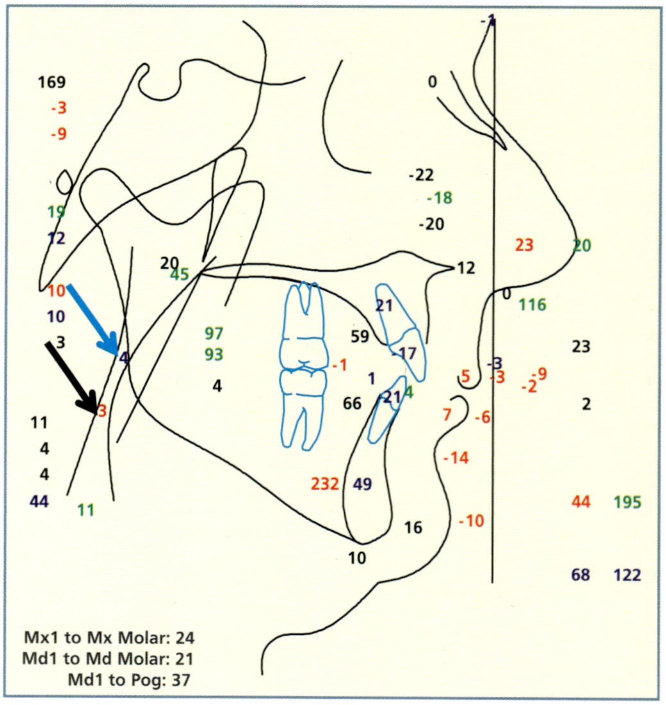

Fig. 15-2. Avaliação do espaço da via aérea faríngea pela análise cefalométrica de partes moles de Arnett. Observar as setas demonstrando estreitamento anteroposterior de 4 mm ao nível da borda oclusal do incisivo maxilar (seta azul) e de três milímetros ao nível do ponto B (seta preta).

ou seja, acima de 15 mm ao nível do ponto A, 9 mm ao nível da borda oclusal do incisivo superior, 10,4 mm ao nível do ponto B e 11,6 mm ao nível do pogônio. Outras medidas obtidas pela telerradiografia lateral também têm relação com significância estatística com a incidência de SAOS. A distância entre o plano mandibular e o osso hioide maior do que 15,4 a 24 mm já foi relacionada com a SAOS. Pacientes com EVAF ao nível da base da língua menor do que 5 mm também foram relacionados com a SAOS.[18,19] Já com o uso da tomografia computadorizada, é possível a realização das medidas de área da superfície e volume da VAF, além de medidas laterolaterais da via aérea.[20]

Fairburn *et al.*[21] estudaram 20 pacientes por tomografia computadorizada para avaliação do EVAF antes e após AMM e demonstraram aumento significativo das dimensões anteroposterior e laterolateral em todos os níveis. O aumento máximo ocorreu na base da língua, alcançando 179% anteroposteriormente e 37% laterolateralmente. Em um estudo com dez pacientes submetidos a AMM com avanço entre 10 e 18 mm (mandíbula) Raffaini e Pisani também observaram um aumento do EVAF nestas duas dimensões, com alargamento de toda a faringe pela elevação dos tecidos inseridos na maxila, mandíbula e hioide, além de aumento da tensão de toda a musculatura supra-hióidea e velofaríngea. Com a utilização de reconstruções tridimensionais obtidas por meio de tomografia computadorizada por feixe cônico *(cone beam)*, os autores demonstraram um aumento médio de 34% da área do EVAF, 56% do volume do EVAF e 112% da área mínima axial do EVAF. Também com o uso da tomografia computadorizada por feixe cônico (TCFC), Hernandes-Alfaro *et al.*[22] compararam o volume da via aérea antes e após avanço de mandíbula, avanço de maxila e avanço maxilomandibular. Observaram aumento significativo nas três modalidades cirúrgicas, sendo em média 78,3, 37,7 e 68,4%, respectivamente.

Abramson *et al.*[23]avaliaram as repercussões anatômicas após avanço maxilomandibular associado à genioplastia para avanço dos tubérculos genianos (GATG) em 11 pacientes. A VAF, que antes da operação era mais longa, estreita e irregular, tornou-se mais curta, ampla e regular, contribuindo para a redução da resistência faríngea ao fluxo aéreo e melhora dos índices polissonográficos. Comparados com pacientes normais, controle do estudo, os pacientes com SAOS submetidos ao AMM com GATG, passaram a apresentar área da superfície da VAF, volume da VAF, área axial média, dimensão lateral retrolingual e distância entre tubérculos genianos e osso hioide dentro da normalidade. O comprimento da VAF, apesar de ter diminuído, não chegou aos níveis normais.

Quanto ao osso hioide, vários autores demonstraram mudança no sentido anterossuperior, contribuindo assim para o encurtamento da VAF e diminuição da distância entre o plano mandibular e o osso hioide (medida por uma linha perpendicular ao plano mandibular).

Além do EVAF, Prado *et al.*[24] também estudaram as repercussões do AMM nos seios frontal e esfenoidal por meio de cefalometria realizada a partir de telerradiografias laterais obtidas de 48 pacientes. Os autores avaliaram a distância linear do EVAF ao nível do palato mole e da base da língua e observaram um aumento nestas dimensões de, em média, 2,41 mm (8,8%) e 1,74 mm (8,7%). Notaram também uma diminuição das dimensões dos seios frontal e esfenoidal, o que, segundo os autores, pode ser atribuída ao remodelamento das estruturas ósseas do crânio. Após o procedimento, uma nova relação maxilomandibular, geralmente com um maior número de contatos oclusais, favoreceria a transmissão do estresse mecânico originado durante a mastigação.

Com o advento e maior popularização das reconstruções tridimensionais, alguns trabalhos vêm demonstrando as alterações da área, volume, área axial mínima, dimensão laterolateral e formato da VAF após cirurgia ortognática (Figs. 15-3 e 15-4). Já foi demonstrado que o recuo da mandíbula diminuiu o volume da VAF, a avanço mandibular aumenta o volume da VAF e o avanço maxilomandibular o aumenta ainda mais.[20]

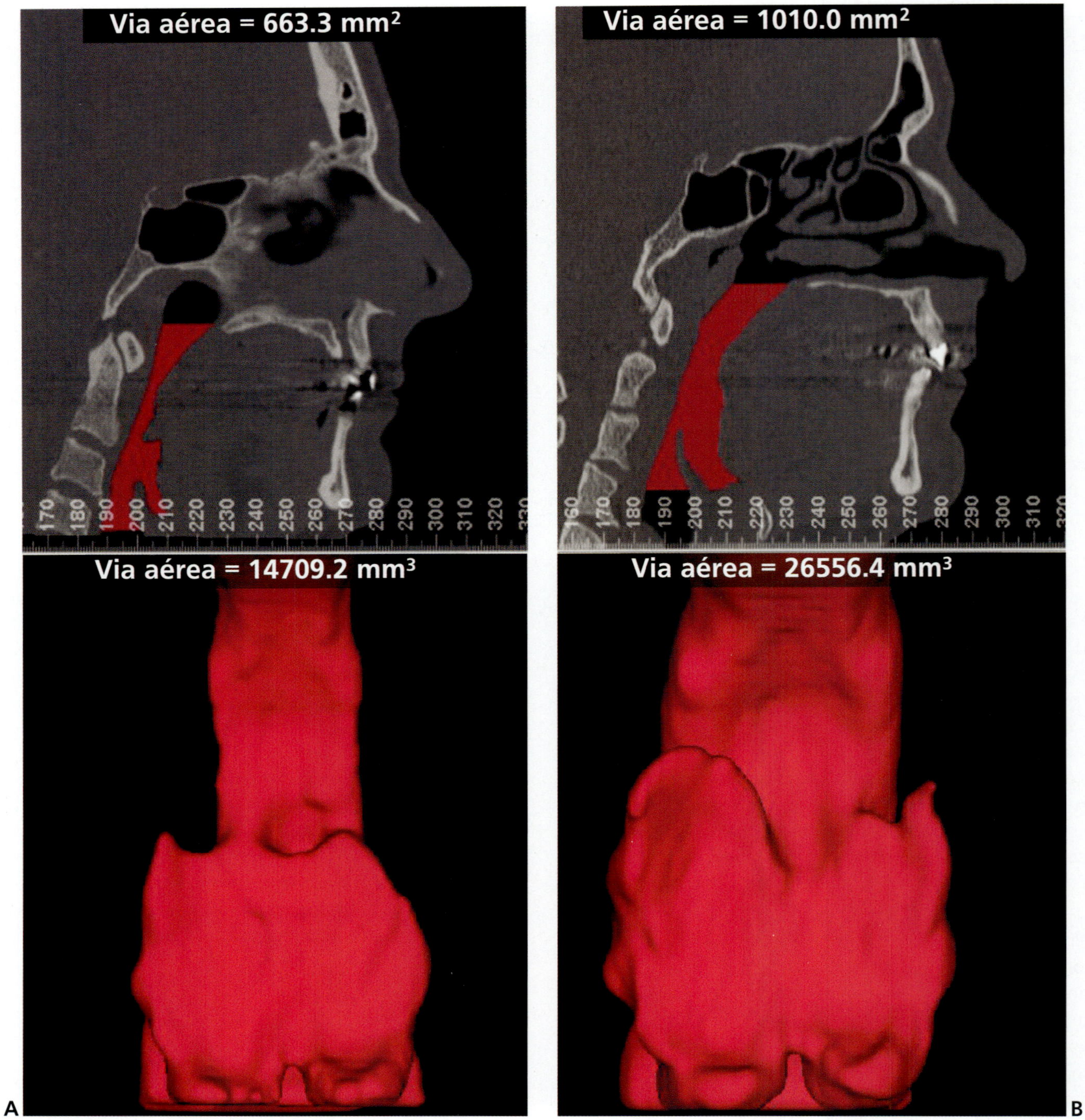

Fig. 15-3. Imagens obtidas por tomografia computadorizada por feixe cônico com reconstrução tridimensional da via aérea faríngea comparando o aumento da área e do volume, além da regularização do formato geral da via aérea faríngea entre: (**A**) antes; (**B**) após avanço maxilomandibular.

IMPORTÂNCIA DA ROTAÇÃO DO PLANO OCLUSAL

A técnica do AMM inicialmente descrita recomenda um avanço linear da maxila e da mandíbula de aproximadamente 10 mm, o que pode, em grande parte, dos pacientes causar desagradáveis consequências estéticas como a biprotrusão.[7] Refinamentos no planejamento e na técnica cirúrgica foram, então, necessários para que os avanços maxilomandibulares extremos fossem estética e funcionalmente aceitáveis. A rotação anti-horária do plano oclusal (RAHPO) foi inicialmente utilizada para a correção de deformidades esqueléticas severas em Classe II. Com relação à ampliação da VAF, principalmente nos casos de pacientes com SAOS, os resultados do avanço maxilomandibular com RAHPO são mais efetivos do que o AMM linear, além de proporcionarem repercussão mais positiva do ponto de vista estético (Fig. 15-5).[9,12,25]

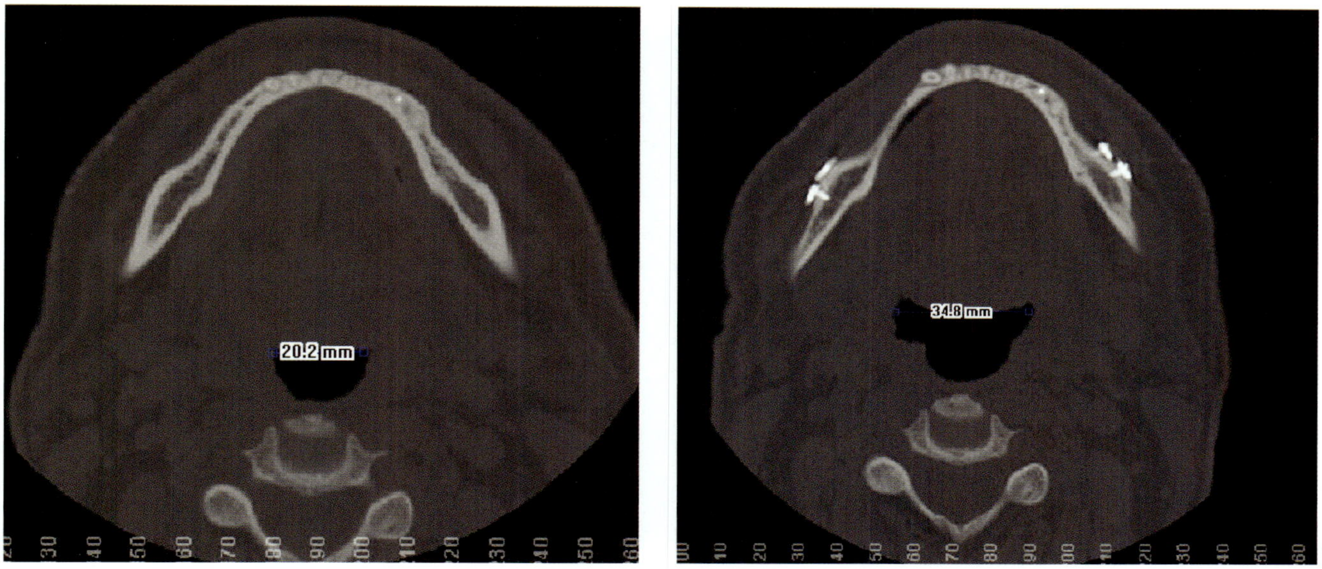

A B

Fig. 15-4. Imagem axial da via aérea faríngea obtida por tomografia computadorizada por feixe cônico comparando a dimensão laterolateral e a mudança para um formato mais elíptico: (A) antes; (B) após avanço maxilomandibular.

Para a realização desta técnica, que deve ser meticulosamente planejada no pré-operatório por meio da cirurgia de modelos, durante o procedimento cirúrgico deve-se promover um aumento da altura posterior e/ou diminuição da altura anterior da maxila, fazendo com que o plano oclusal seja rodado em sentido anti-horário. Por conseguinte, um avanço mandibular é obtido com pouco movimento sagital da maxila, o que representa uma grande vantagem na maioria dos casos quando comparado ao AMM linear. O AMM com RAHPO torna-se fundamental nos casos nos quais não há deformidade anteroposterior da maxila ou quando há necessidade de avanço maxilomandibular para tratamento da SAOS na ausência de alterações esqueléticas. Durante o AMM, além do movimento em sentido anterior, um avanço ainda maior da mandíbula e, por conseguinte do hioide, da base da língua e outros tecidos relacionados, é obtido por meio da RAHPO. Assim, há um aumento significativo do EVAF, principalmente (mas não somente) retrolingual, com relação ao movimento estritamente em sentido anterior, já que os tubérculos genianos avançam mais do que a espinha nasal anterior. A rotação anti-horária do palato duro traciona anteroinferiormente o palato mole e, por isso, também promove um aumento das dimensões do espaço retropalatal, embora em menor magnitude.[9,26]

Zinser *et al.*[12] avaliaram as repercussões anatômicas sobre a VAF de 19 pacientes após o AMM com RAHPO por meio de tomografia computadorizada helicoidal. O avanço médio da maxila foi de 4,10 mm (± 0,60) e da mandíbula foi de 11,84 mm (± 1,82). Os pacientes, que antes do procedimento tinham em média IAH de 47, 94 (± 15,64), passaram a apresentar IAH de 5,64 (± 2,09). Dentre as alterações anatômicas obtidas, pode-se destacar um aumento de 45% no espaço aéreo total, de 50,29% na área axial, de 24% no sentido laterolateral, além de uma diminuição de 16,87% do comprimento da VAF, em média. O formato da VAF também foi alterado, passando a apresentar uma forma mais elíptica e, portanto, com menor tendência ao colapso, desde a rinofaringe até a hipofaringe.

Este tipo de procedimento deve ser realizado, principalmente, em pacientes com plano oclusal muito inclinado, ou com pouca deformidade facial, com o objetivo de otimizar a

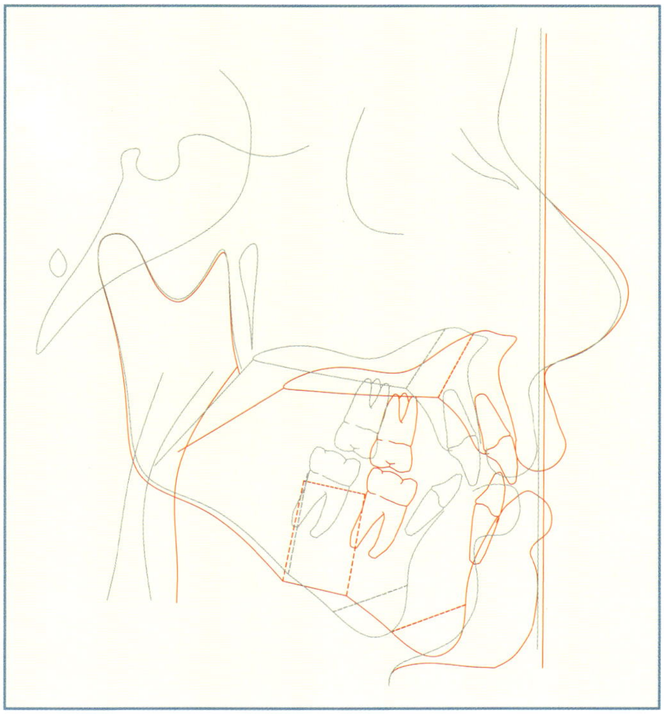

Fig. 15-5. Traçado preditivo de paciente candidato a avanço maxilomandibular com rotação anti-horária do plano oclusal para tratamento de síndrome da apneia obstrutiva do sono; observar a normalização do ângulo do plano oclusal e adequada projeção do mento mesmo sem o planejamento da mentoplastia.

ampliação da VAF retrolingual/hipofaríngea, normalizar o plano oclusal e impedir ou, ao menos, diminuir os eventuais impactos negativos sobre a harmonia facial como a biprotrusão maxilomandibular.[4,9,22]

O IMPACTO NEGATIVO DO RECUO DA MANDÍBULA

Ao contrário do que ocorre após o movimento do complexo maxilomandibular em sentido anterior, já foram observados os efeitos deletérios dos movimentos em sentido oposto realizados durante cirurgia ortognática. Vários autores documentaram a ocorrência de distúrbios respiratórios relacionados com o sono após recuo de mandíbula para tratamento de pacientes com deformidade dentoesquelética Classe III.[22,27] Estudos recentes têm demonstrado um estreitamento pós-operatório dos espaços retrolingual e hipofaríngeo, além de um deslocamento posteroinferior do osso hioide, o que tem desencorajado a realização do recuo da mandíbula de forma isolada.[28] Na tentativa de evitar as possíveis e sérias consequências sistêmicas adversas da apneia obstrutiva do sono, os cirurgiões, incluindo os autores deste capítulo, têm optado cada vez mais pelo avanço de maxila (Fig. 15-6) ou, principalmente, pelas cirurgias combinadas (avanço de maxila e recuo de mandíbula) em vez do recuo isolado da mandíbula (Fig. 15-7).[29,30]

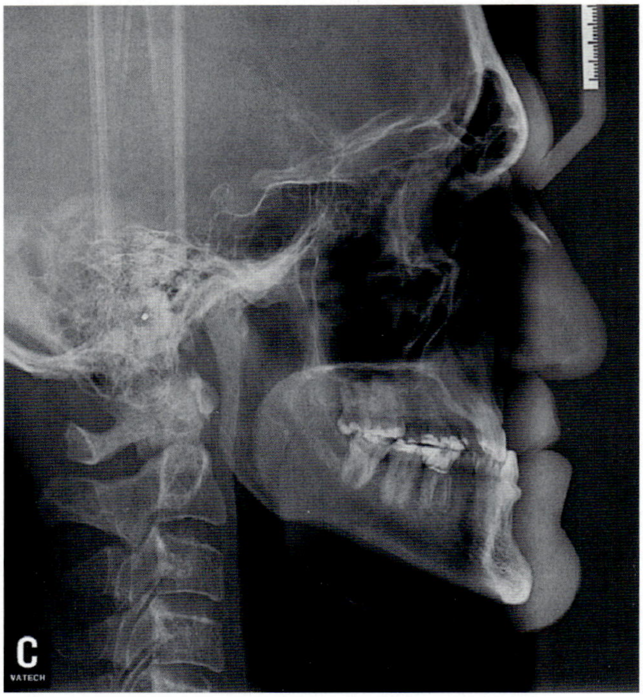
A

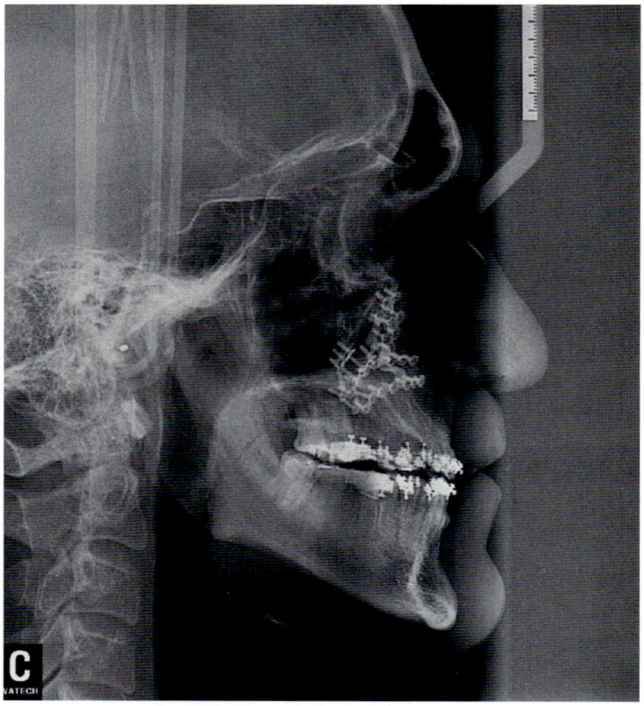
C

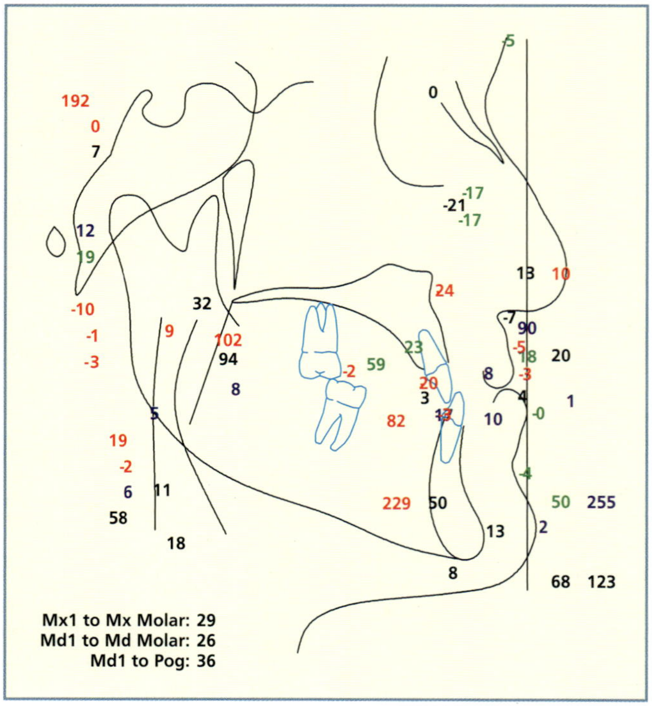

B

Fig. 15-6. (A, B) Radiografia e análise cefalométrica de partes moles de paciente com deformidade dentoesquelética em Classe III e roncos, sem apneia do sono; um recuo da mandíbula ocasionaria uma diminuição maior ainda da via aérea, que já se encontra estreitada ao nível do ponto A (9 mm) e da borda oclusal do incisivo maxilar (5 mm); observar o posicionamento anterior da linha vertical verdadeira, já que há retrognatismo maxilar. (C) Pós-operatório de avanço de maxila no mesmo paciente; observar a ampliação da via aérea retropalatal e reestabelecimento da normalidade (com melhora completa dos roncos).

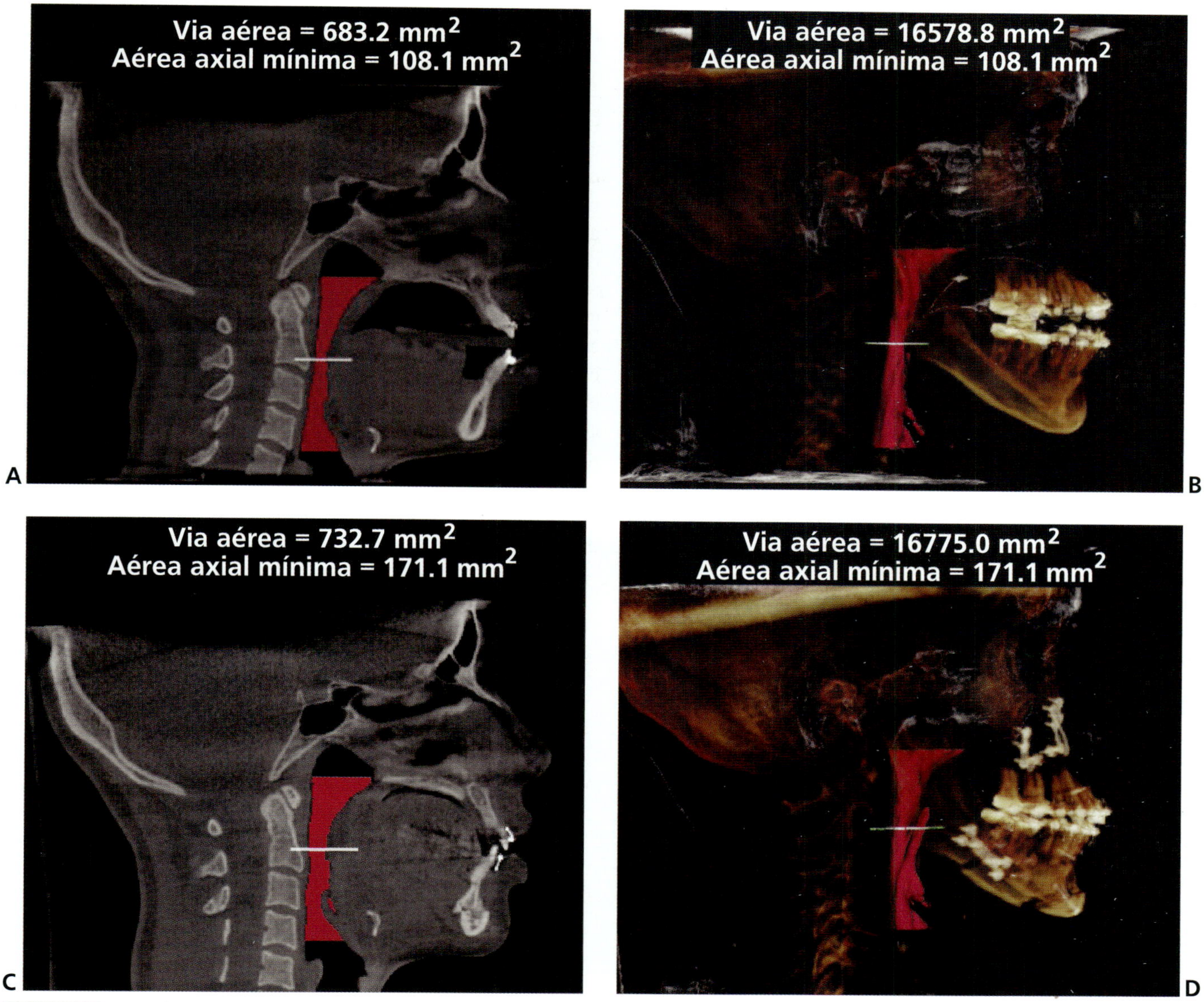

Fig. 15-7. Aumento da via aérea faríngea após cirurgia combinada (maxila, mandíbula e mento) para tratamento de paciente com deformidade dentoesquelética em Classe III, com assimetria facial. (**A**, **B**) Pré-operatório. (**C**, **D**) Pós-operatório.

REFERÊNCIAS BIBLIOGRÁFICAS

1. Lye KW. Effect of orthognathic surgery on the posterior airway space (PAS). *Ann Acad Med Singapore,* 2008;37:677-82
2. Susarla SM, Abramson ZR, Dodson TB *et al.* Upper airway length decreases after maxillomandibular advancement in patients with obstructive sleep apnea. *J Oral Maxillofac Surg* 2011;69:2872-78.
3. Mattos CT, Vilani GNL, Sant´Ana EF *et al.* Effects of orthognathic surgery on oropharyngeal airway: a meta-analysis. *Int J Oral Maxillofac Surg* 2011;40:1347-56.
4. Raffaini M, Pisani C. Clinical and cone-beam computed tomography evaluation of the three-dimensionalincrease in pharyngeal airway space following maxillo-mandibular rotation-advancement for Class II-correction in patients without sleep apnoea (OSA). *J Craniomaxillofac Surg* 2013 Jan. 10.
5. Susarla SM, Thomas RJ, Abramson ZR *et al.* Biomechanics of the upper airway: Changing concepts in the pathogenesis of obstructive sleep apnea. *Int J Oral Maxillofac Surg* 2010;39(12):1149-59.
6. Prinsell JR. Primary and secondary telegnathic maxillomandibular advancement, with or without adjunctive procedures, for obstructive sleep apnea in adults: a literature review and treatment recommendations. *J Oral Maxillofac Surg* 2012;70:1659-77.
7. Ronchi P, Novelli G, Colombo L *et al.* Effectiveness of maxillo-mandibular advancement in obstructive sleep apnea patients with and without skeletal anomalies. *Int J Oral Maxillofac Surg* 2010;39:541-47.
8. Faiburn SC, Waite PD, Vilos G et al: Three-dimensional changes in upper airways of patients with obstructive sleep apnea following maxillomandibular advancement. *J Oral Maxillofac Surg* 2007;65(1):6-12.
9. Brevi BC, Toma L, Pau M *et al.* Counterclockwise rotation of the occlusal plane in the treatment of obstructive sleep apnea syndrome. *J Oral Maxillofac Surg* 2011;69(3):917-23.

10. Prinsell JR. Maxillomandibular advancement surgery in a sitespecific treatment approach for obstructive sleep apnea in 50 consecutive patients. *Chest* 1999;116:1519-29.
11. Projeto Diretrizes. Associação Médica Brasileira e Conselho Federal de Medicina. *Apneia obstrutiva de sono e ronco primário: tratamento*. São Paulo, 2012.
12. Zinser MJ, Zachow S, Sailer HF. Bimaxillary 'rotation advancement' procedures in patients with obstructive sleep apnea: a 3-dimensional airway analysis of morphological changes. *Int J Oral Maxillofac Surg* 2013;42:569-78.
13. Li KK, Powell NB, Riley RW *et al.* Long-term results of maxillomandibular advancement surgery. *Sleep Breath* 2000;4:137-40.
14. Turnbull BDS, Battagel JM. The effects of orthognathic surgery on pharyngeal airway dimensions and quality of sleep. *J Orthod* 2000;27:235-42.
15. Riley RW, Powell NB. Maxillofacial surgery and obstructive sleep apnea syndrome. *Otolaryngol Clin North Am* 1990;23:890-96.
16. Arnett GW, Jelic JS, Kim J *et al.* Soft tissue cephalometric analysis: diagnosis and treatment planning of dentofacial deformity. *Am J Orthod Dentofacial Orthop* 1999;116(3):239-53.
17. Arnett GW, Gunson MJ. Esthetic treatment planning for orthognathic surgery. *J Clin Orthod* 2010;44(3):196-200.
18. Riley RW, Guillerminault C, Powell NB *et al.* Cephalometric analysis and flow-volume loops in obstructive sleep apnea patients. *Sleep* 1983;6:303-11.
19. Partinen M, Guillerminault C, Quera-Salva MA *et al.* Obstructive sleep apnea and cephalometric roentigenograms. The role of anatomic upper airway abnormalities in the definition of abnormal breathing during sleep. *Chest* 1988;93:1199-205.
20. Mattos CT, Vilani GNL, Sant'Anna EF *et al.* Effects of orthognathic surgery on oropharyngeal airway: a meta-analysis. *Int J Oral Maxillofac Surg* 2011;40:1347-56.
21. Fairburn SC, Waite PD, Vilos G *et al.* Three-dimensional changes in upper airways of patients with obstructive sleep apnea following maxillomandibular advancement. *J Oral Maxillofac Surg* 2007;65:6-12.
22. Hernandez-Alfaro F, Martínez RG, Bueno JM. Effect of mono- and bimaxillary advancement on pharyngeal airway volume: cone-beam computed tomography evaluation. *J Oral Maxillofac Surg* 2011;69:395-400.
23. Abramson Z, Susarla SM, Lawler M *et al.* Three-dimensional computed tomographic airway analysis of patients with obstructive sleep apnea treated by maxillomandibular advancement. *J Oral Maxillofac Surg* 2011;69:677-86.
24. Prado FB, Rossi AC, Freire AR *et al.* Pharyngeal airway space and frontal and sphenoid sinus changes after maxillomandibular advancement with counterclockwise rotation for Class II anterior open bite malocclusions. *Dentomaxillofac Radiol* 2012;41(2):103-9.
25. Rosen HM. Occlusal plane rotation: aesthetic enhancement in mandibular micrognathia. *Plast Reconstr Surg* 1993;91:1231-40.
26. Wolford LM, Charemello PD, Hilliard F. Occlusal plane alteration in orthognathic surgery. Part I: Effects on function and aesthetics. *Am J Orthod Dentofacial Orthop* 1994;106(3):304-16.
27. Paula LK, Ruellas ACO, Paniagua B *et al.* One-year assessment of surgical outcomes in Class III patients using cone beam computed tomography. *Int J Oral Maxillofac Surg* 2013;42:780-89.
28. Park JW, Kim NK, Kim JW *et al.* Volumetric, planar, and linear analyses of pharyngeal airway change on computed tomography and cephalometry after mandibular setback surgery. *Am J Orthod Dentofac Orthop* 2010;138(3):292-99.
29. Kawamata A, Fujishita M, Ariji Y *et al.* Three-dimensional computed tomographic evaluation of morphologic airway changes after mandibular setback osteotomy for prognathism. *Oral Surg Oral Med Oral Pathol Oral Radiol Endod* 2000;89:278-87.
30. Athanasiou AE, Toutountzakis N, Mavreas D *et al.* Alterations of hyoid bone position and pharyngeal depth and their relationship after surgical correction of mandibular prognathism. *Am J Orthod Dentofac Orthop* 1991;100:259-65.

16

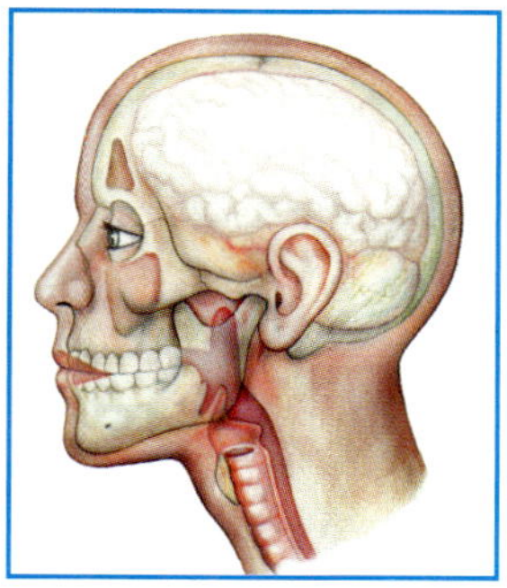

AVANÇO MAXILOMANDIBULAR EM FACES DISCREPANTES E ASSOCIAÇÃO AO PROCEDIMENTO DE TECIDOS MOLES NA SAOS

Nelson E. P. Colombini

INTRODUÇÃO

A cirurgia esquelética em faces discrepantes de pacientes apneicos obstrutivos difere em muitos aspectos da cirurgia ortognática, a qual se concentra em tratar problemas estéticos e funcionais.

Inicialmente, a mentalidade do cirurgião ortognático frente a existência da doença apneia obstrutiva do sono, tem de sofrer adaptações de planejamento diagnóstico e cirúrgico.

PONTOS A SEREM INTERROGADOS E INVESTIGADOS

O questionário na anamnese deverá também considerar as questões sobre ronco e qualidade do sono e comportamento em tarefas diárias.

No passado, somente nos importávamos com os problemas estéticos, funcionais e oclusais de nossos pacientes. Hoje, estamos tratando realmente de um doente, portador de uma doença progressiva com comorbidades cerebro- cardiovasculares fatais.

Apesar da evolução observada na cirurgia ortognática, nós, de 30 anos ou mais de atividade na mesma, ainda temos que nos atualizar nos conceitos, técnicas e avaliação de resultados, frente a esta nova aplicação das osteotomias maxilofaciais nesta relativa nova doença.

Com relação ao estudo cefalométrico ou Dolphin, medidas das vias aéreas superiores são relacionadas com medidas esqueléticas mostrando sua estrita relação.

Dentre as muitas medidas introduzidas na cefalometria, daremos destaque a duas: o PAS e PP2-PP2'.

Com relação ao PAS, medida cefalométrica referente a extensão do espaço faríngeo posterior, desde a base da língua até a parede posterior da faringe, o PP2-PP2', que mede a dimensão palatal mole com relação a parede posterior da faringe, deverão participar da analise cefalométrica ou Dolphin de todo paciente candidato a cirurgia ortognática, tenha ou não, queixa de ronco ou sonolência diurna.

Isto nos intui a observar no exame clínico pré-operatório presença de achados otorrinolaringológicos relacionados com a obstrução das vias aéreas superiores (VAS) como: presença de hipertrofia tonsiliana, adenoides, tonsilas linguais aumentadas, desvio de septo e/ou hipertrofia de cornetos ou ainda, qualquer outra condição de desvio de normalidade.

Linhas e planos de referência.

Foram determinadas 14 linhas para a descrição da análise abaixo relacionada:

A) S-N – base anterior do crânio: vai do ponto S ao ponto N, medida linearmente. A média para esta medida na análise de Jarabak é de 71 mm (3 mm).
B) PNS-MAS – linha biespinal: expressa o comprimento da maxila.
C) Goc-Me plano mandibular: expressa o comprimento linear do corpo mandibular medido desde o gônio cefalométrico até o ponto Me.

D) AA-PNS: é a distância linear entre a vértebra atlas e a espinha nasal posterior. Útil para as correlações da posição maxilar nas cirurgias de avanço.

E) Upphw-PPI – espaço faríngeo superior: expressa o espaço faríngeo mais superior relacionado com as fossas nasais à partir da projeção da linha biespinal.

F) PP^2-$PP^{2'}$ – espaço posteropalatal mediano: expressa a distância do palato mole com relação à parede posterior da faringe.

G) PNS-P – comprimento do palato mole: expressa a medida linear do palato mole. De acordo com Riley *et al.*, o valor médio é de 35 mm.

H) MPPhW-MAPhW – espaço faríngeo médio: expressa a distância linear da faringe ao nível do plano oclusal.

I) PAS – espaço aéreo superior: é a distância linear da base da língua (Tb) (Fig. 16-1).

Evidenciando esta importância, demonstramos um caso nosso de paciente portadora de mordida aberta Classe III que nos procura por problemas estético funcionais, foi tratada segundo os critérios ortodôntico cirúrgicos e que no pós-operatório passa a ter como sintomas o ronco e uma síndrome de hipertensão de VAS por retroposicionamento lingual (foi tratada com osteotomia sagital do ramo para recuo mandibular) (Fig. 16-2).

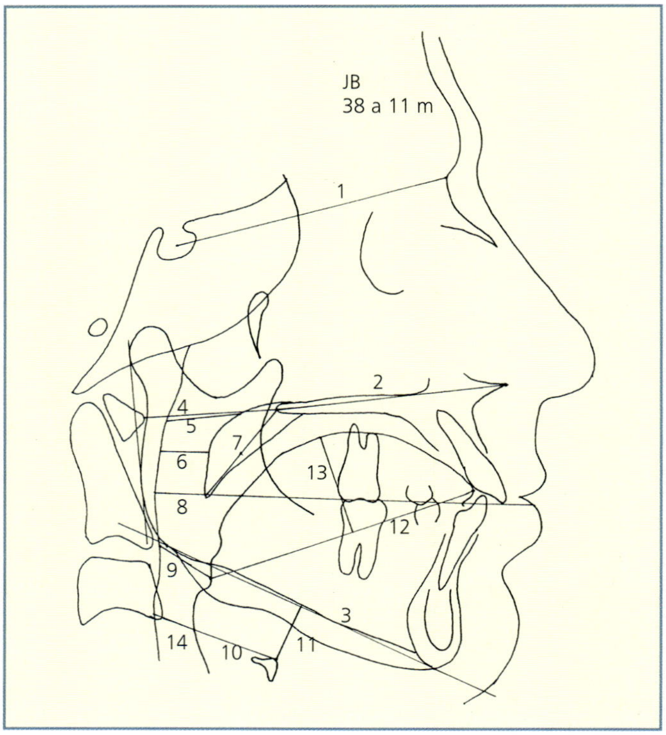

Fig. 16-1. Paciente adulto, oclusão normal e face bem balanceada (Ann Arbor Sample). Localização das linhas e planos que compõem a análise das vias aéreas: 1. S-N; 2. ANS-PNS; 3. Goc-Me; 4. UpPhW-PP1; 5. AA-PMS; 6. PP^2-$PP^{2'}$; 7. PNS-P; 8. MpPhW-MaPhW; 9. PAS; 10. C3-H; 11. MP-H; 12. TGL; 13. TGH; 14. IAS. Face da amostra de Ann Arbor com as 14 linhas.

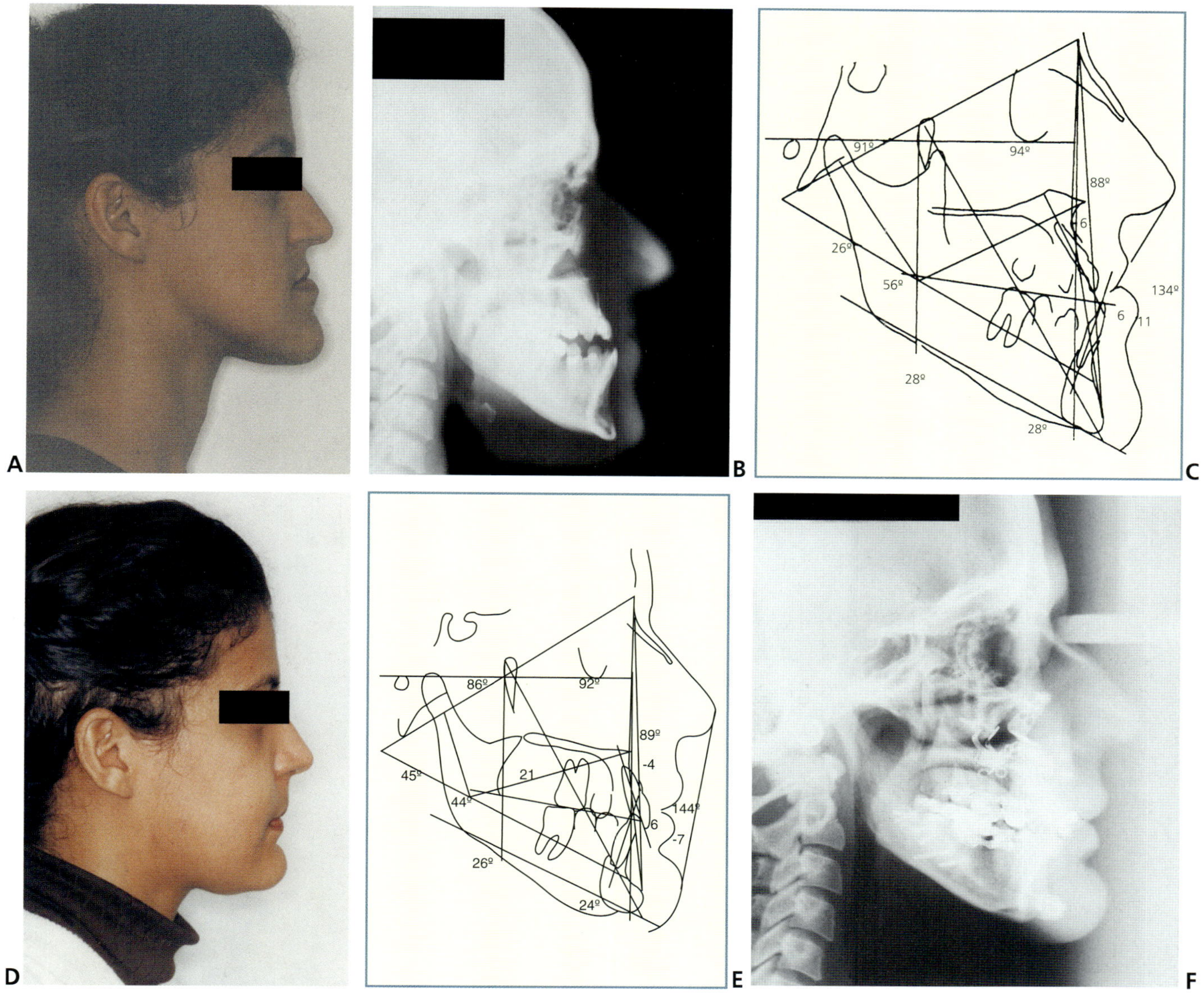

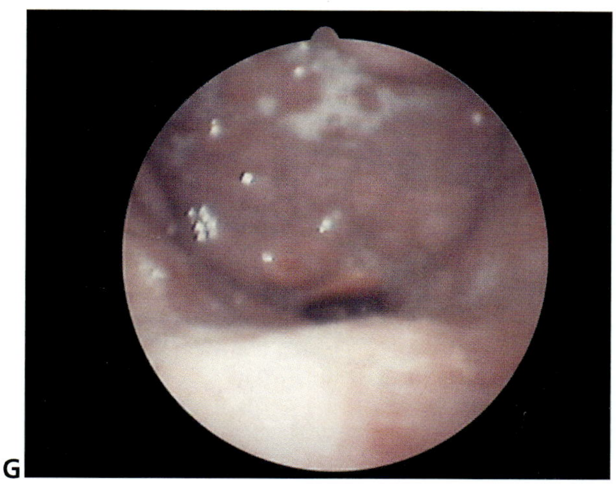

Fig. 16-2. (A-C) Paciente portadora de mordida aberta Classe III (pré-operatório). (D-G) Pós-operatório.

Há mais ou menos 23 anos, o que sabíamos sobre a doença de apneia do sono? Iniciava-se nesta época uma curva de aprendizado de caráter mundial sobre a doença, ressaltando-se os trabalhos de Powell e Rilley em Stanford – EUA.

Após 4 anos, esta doente já era portadora de apneia obstrutiva do sono com IAH: 14,8 dessaturação de oxi-hemoglobina inferior a 90% durante 16% do sono.

Foi tratada com turbinoplastia Det e glossectomia de linha média a *laser* CO_2, sendo curada.

O leitor deve se perguntar hoje, tratada 4 anos após porquê?

Porque nossa curva de aprendizado no tratamento da síndrome da apneia obstrutiva do sono (SAOS) estava iniciando.

A maioria dos casos de SAOS quer Fugita I (nível palato faríngeo) ou Fugita II (nível palato faríngeo e hipofaríngeo) eram todos tratados com septoplastia, turbinectomia, uvulopalatofaringoplastia radical, na conduta mundial.

A cirurgia da base da língua só era realizada por Fugita e Tucson (EUA), Chabolle (França) e por José Antônio Pinto no Brasil, que a realizava com *laser* de CO_2, através de laringoscopia de suspensão.

A curva de aprendizado também atingiu o avanço maxilomandibular, tido para muitos no passado como último recurso de controle da SAOS.

Somente a SAOS grave ou não controlada por outros procedimentos, recebia esta indicação.

Eles não enxergavam na época que o posicionamento esquelético dos maxilares, poderiam ser a base etiológica de um espaço faríngeo estreito e colapsável.

Exemplificamos o exposto com uma paciente portadora de SAOS moderada, portadora de importante Classe II, que sem dúvida, era o fator etiológico do retroposicionamento lingual.

E os pacientes com apneia obstrutiva grave?

Grande porcentagem em serviços destacados do mundo eram submetidos a avanço maxilomandibular (AMM) e só atualmente há alguns anos, falamos de apneia obstrutiva supraglótica e glótica, que mereçam cirurgia de laringe para serem adequadamente tratados.

Isto reforça o conceito de evolução do conhecimento em medicina, que vem com uma curva ascendente de aprendizado e no futuro sabemos que muitas condutas no tratamento da SAOS poderão estar completamente mudadas.

No entanto, ainda a cirurgia ortognática deverá sofrer as alterações de planejamento cirúrgico, a fim de não induzir a SAOS ou não piorá-la.

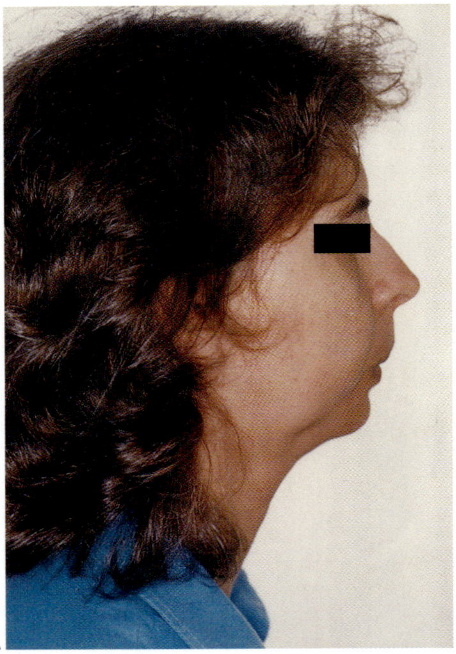

A

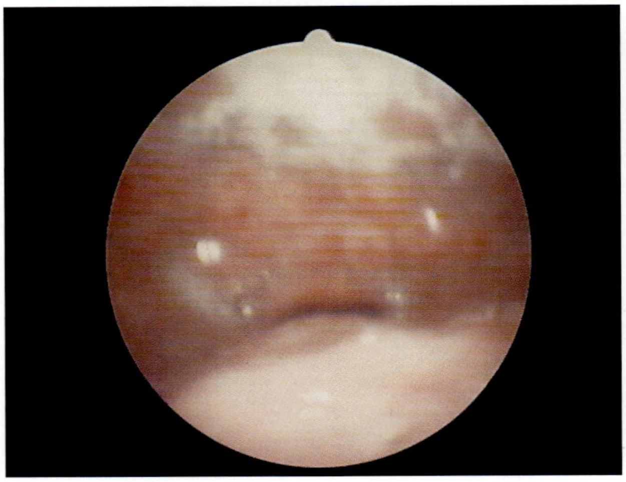

B

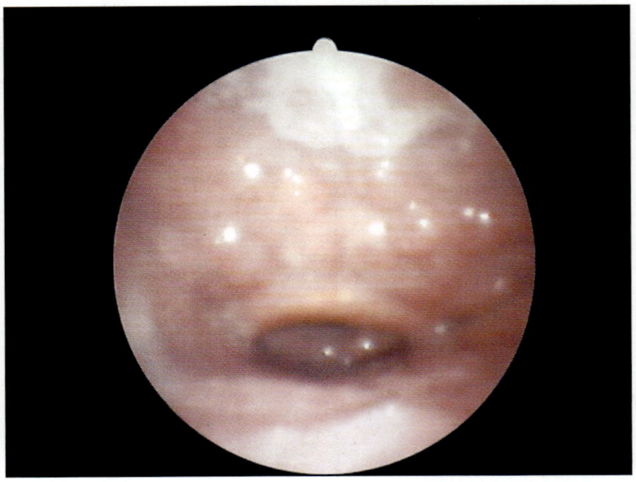

C

Fig. 16-3. (**A**) Tipo facial. Deficiência mandibular (Classe II). (**B**) Visão endoscópica da base da língua sem Müller. (**C**) Com Müller. Observar estreitamento anteroposterior.

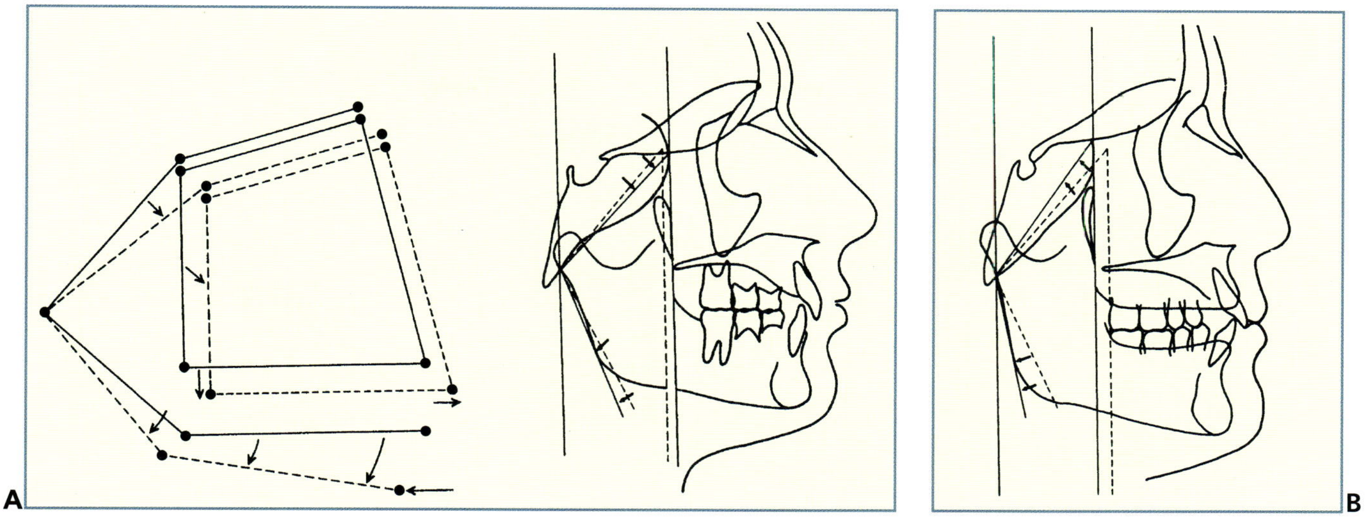

Fig. 16-4. Relação da flexura da base do crânio. (A) Dolicocéfalo. (B) Braquicéfalo, observar que esta é mais fechada e vertical que a do dolicocéfalo (Enlow).

Nos dias de hoje, sabemos que a face discrepante do paciente apneico, tem de ser tratada de forma singular, muitas vezes superando e mudando o trabalho ortognático.

Cirurgia ortognática e cirurgia esquelética do tratamento da SAOS, de pacientes portadores de discrepância maxilofacial, não são a mesma coisa.

Desta forma, o relembrar das relações entre o esqueleto facial, e faringe, nos darão subsídios para entendermos o exposto anteriormente.

Tenhamos em mente, que muitos dos casos de faces discrepantes ou disgnáticas estão relacionados com desvio de crescimento craniofacial de origem funcional, ou seja, relacionado com a respiração bucal e também fatores genéticos.

Isto é, a respiração bucal, participa da etiologia do mal posicionamento oclusal e dos maxilares, hoje presente, e que também pode estar relacionada com a síndrome da apneia obstrutiva do sono (SAOS) ou a quadros de hipertensão de vias aéreas superiores.

O conhecimento da tipologia facial, para o leitor, principalmente o estudante, dará base para a discussão posterior a respeito do tratamento da SAOS em faces discrepantes.

TIPOLOGIA FACIAL

1. Verticais:
   A) Face longa.
   B) Face curta.
2. Horizontais:
   A) Deficiência mandibular.
   B) Deficiência maxilar.
   C) Excesso mandibular.
   D) Excesso maxilar (Figs. 16-05 a 16-10).

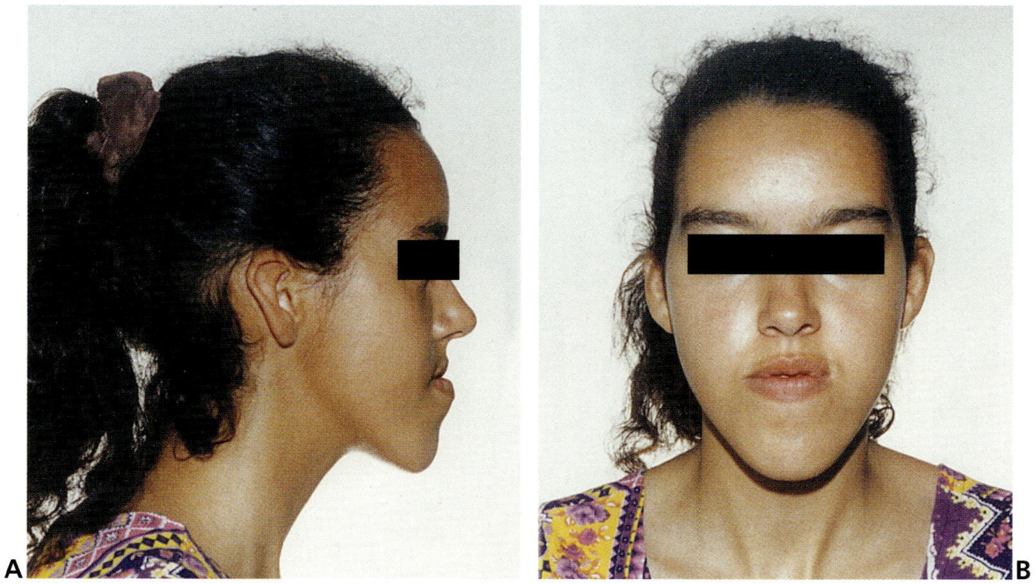

Fig. 16-5. Face longa. (A) Perfil. (B) Frente.

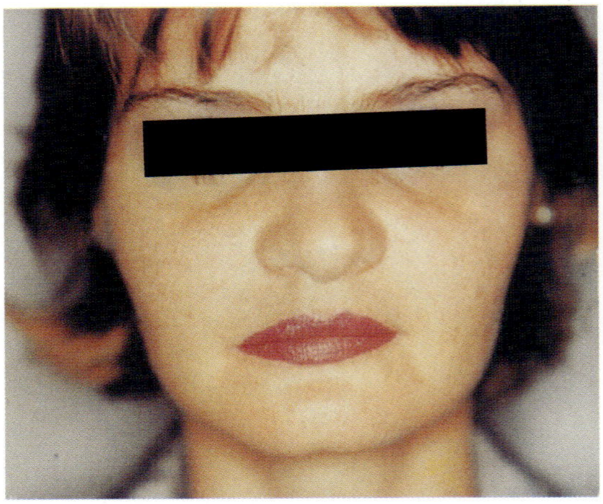

Fig. 16-6. Face curta.

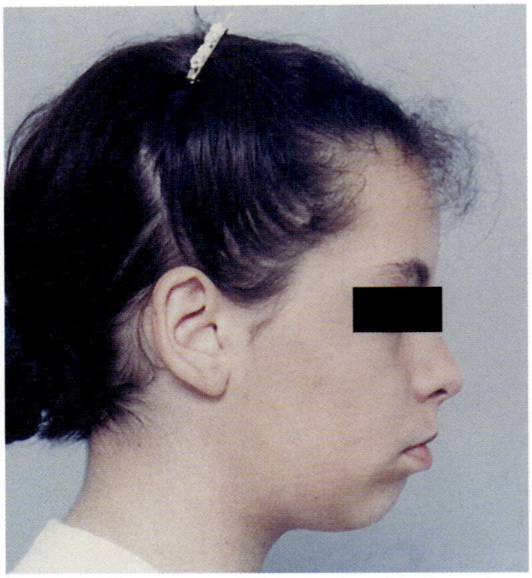

Fig. 16-7. Deficiência mandibular.

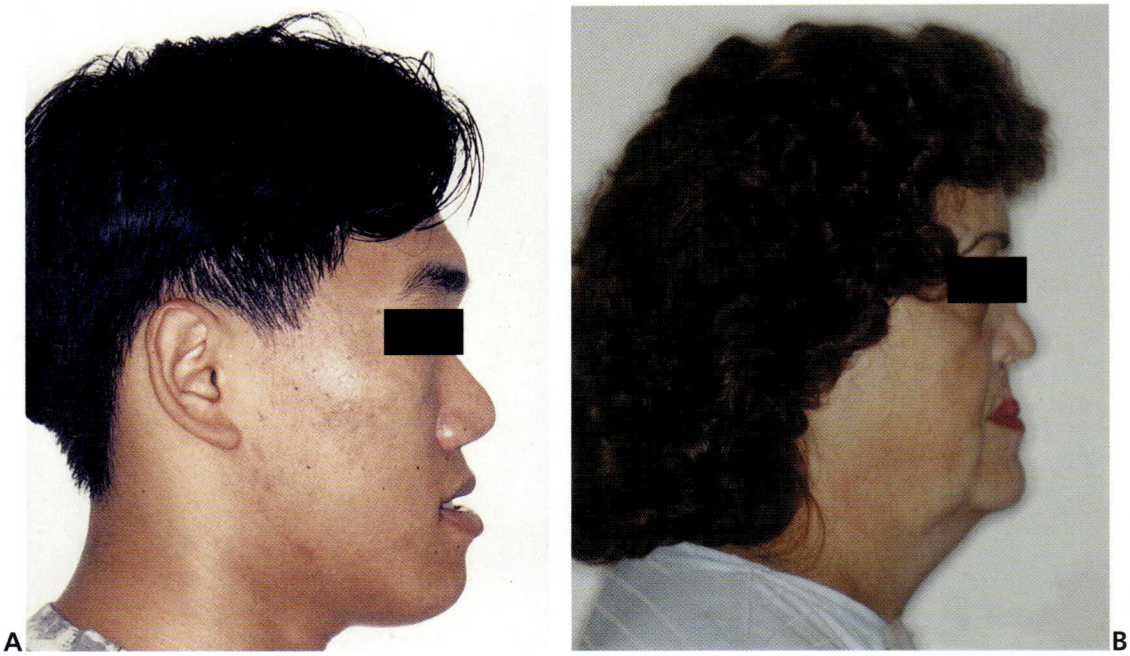

Fig. 15-8. (A) Deficiência maxilar. (B) Deficiência maxilar e nasomaxilar.

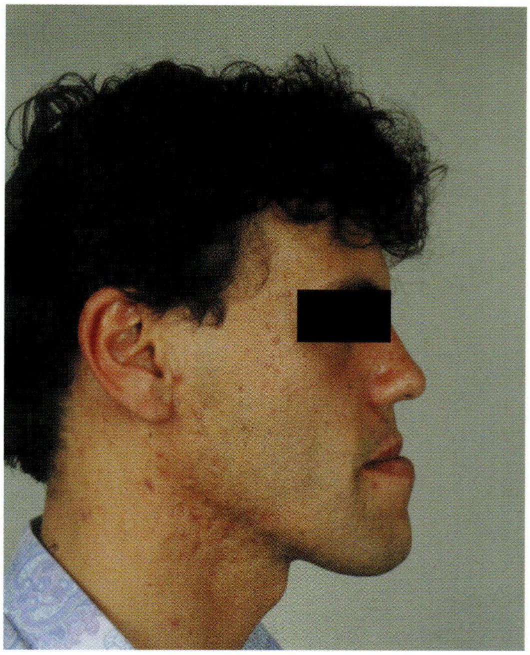

Fig. 16-9. Excesso mandibular.

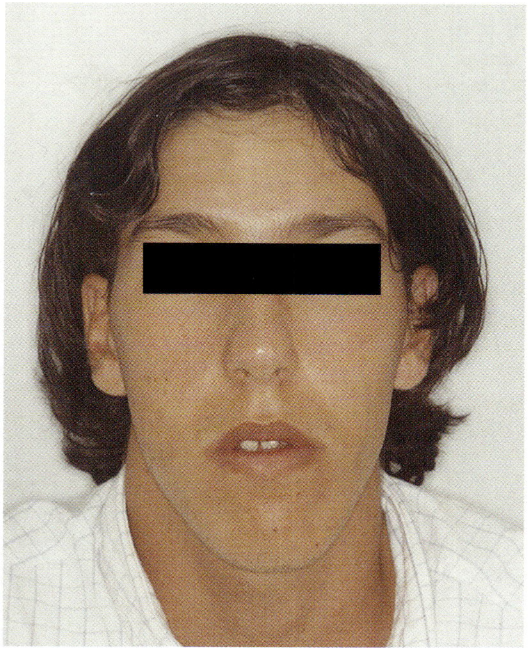

Fig. 16-10. Excesso maxilar (face longa).

As diversas associações destes padrões faciais básicos são encontradas na clínica diariamente.

Para o reconhecimento das alterações esqueléticas é necessário que o ORL se familiarize com alguns parâmetros diagnósticos e de conceituação dos problemas de maloclusão dentária.

DISGNATIAS E TIPOS FACIAIS

Podemos dividir as disgnatias em horizontais, verticais e transversais. Cada uma delas condicionará um tipo facial correspondente.

Kole (1968), propõe o estudo das dimensões verticais da face, dividindo-a em três segmentos quando o esqueleto está orientado no plano Frankfort.

Estes três segmentos são tomados com base em quatro pontos cardeais:

1. A tríquion: linha de implantação do cabelo.
2. A glabela.
3. Ponto nasolabial.
4. Mental.

Destes quatro pontos surgem quatro linhas que irão dividir a face em três segmentos distintos e de igual dimensão:

1. Segmento superior: frontal.
2. Segmento médio: nasal ou nasomaxilar.
3. Segmento inferior: mandibular (Fig. 16-11).

Os desvios deste padrão ideal foram avaliados por Kole, que nos sugere o tipo de discrepâncias existentes (Fig. 16-12).

Objetivamente, para uma melhor avaliação da altura do terço médio e inferior da face, segmentos estes revestidos de maior importância estética, utilizamos o ponto de referência násio de situação mais inferior ao (Fig. 16-13) ponto glabelar (ao ponto nasolabial). Desta maneira, o terço médio terá como norma 43 a 45% e o terço inferior 55 a 57% (Fig. 16-14).

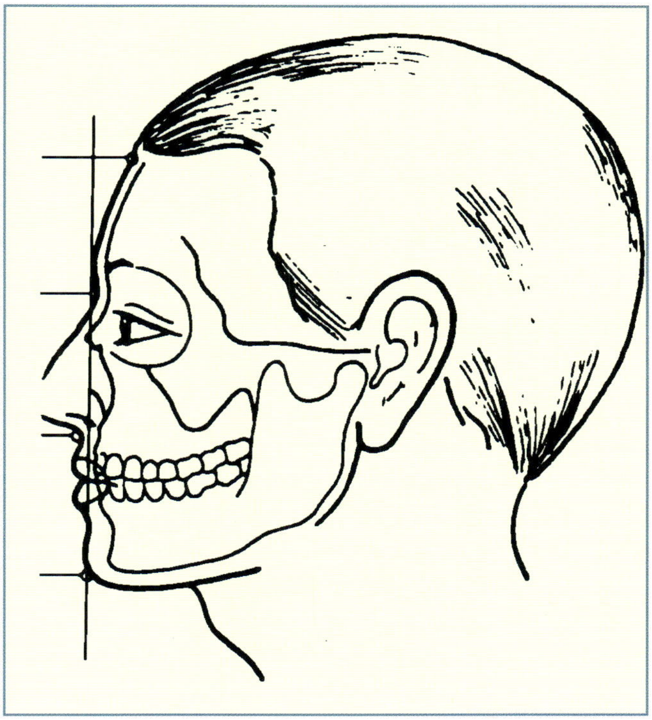

Fig. 16-11. Perfil facial proporcional com relação ortognática ideal.

Com base neste parâmetro, os tipos faciais são classificados principalmente em faces curtas e faces longas.

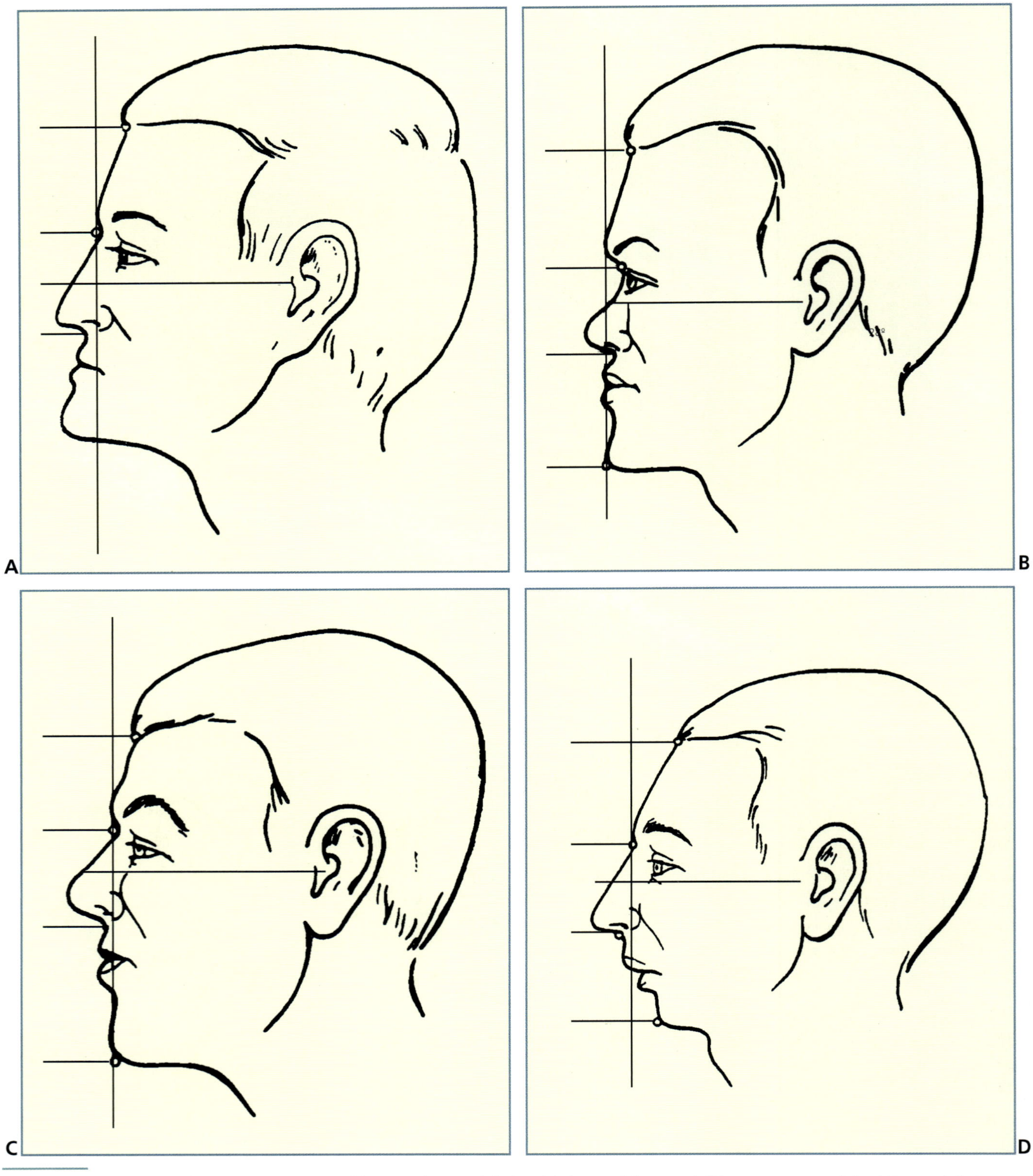

Fig. 16-12. Face característica de: (**A**) subdesenvolvimento do terço inferior; (**B**) desenvolvimento deficiente no terço médio; (**C**) terço inferior com excesso de altura; (**D**) terço médio de face hipodesenvolvido.

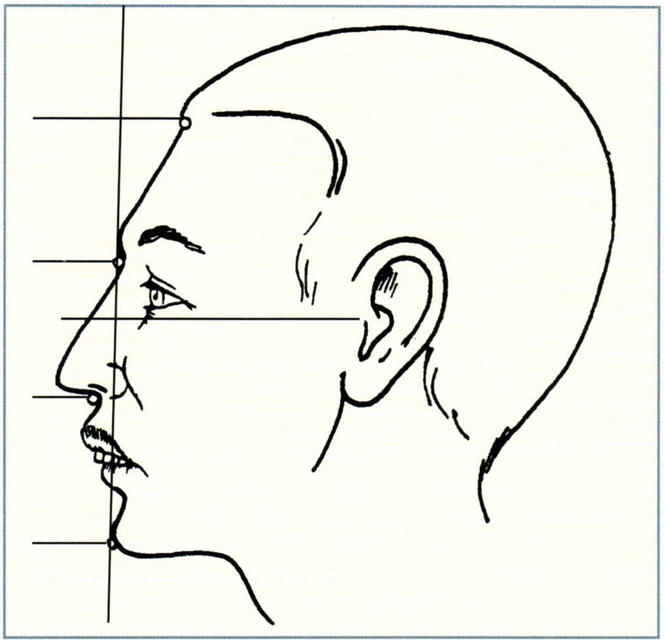

Fig. 16-13. Terço médio da face hiperdesenvolvido.

Na avaliação horizontal da face, utilizamos uma linha que deverá unir o násio ao mento. Esta deverá, obrigatoriamente, somar-se aos dados craniométricos correspondentes para obter o desvio de normalidade de maneira confiável.

As discrepâncias horizontais determinam dois tipos faciais principais, o côncavo e o convexo (Figs. 16-15 e 16-16).

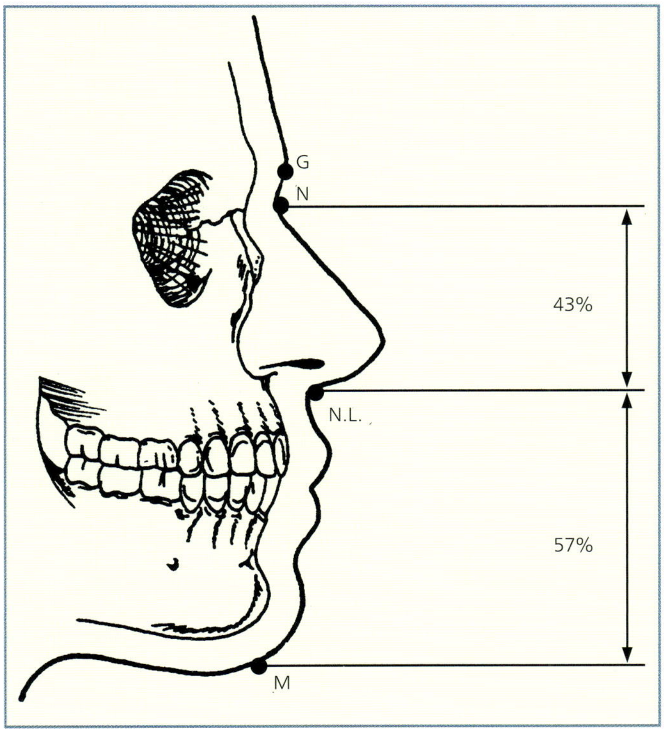

Fig. 16-14. Mensuração vertical da face ideal. Terço médio 43 a 45%. Terço inferior 55 a 57%.

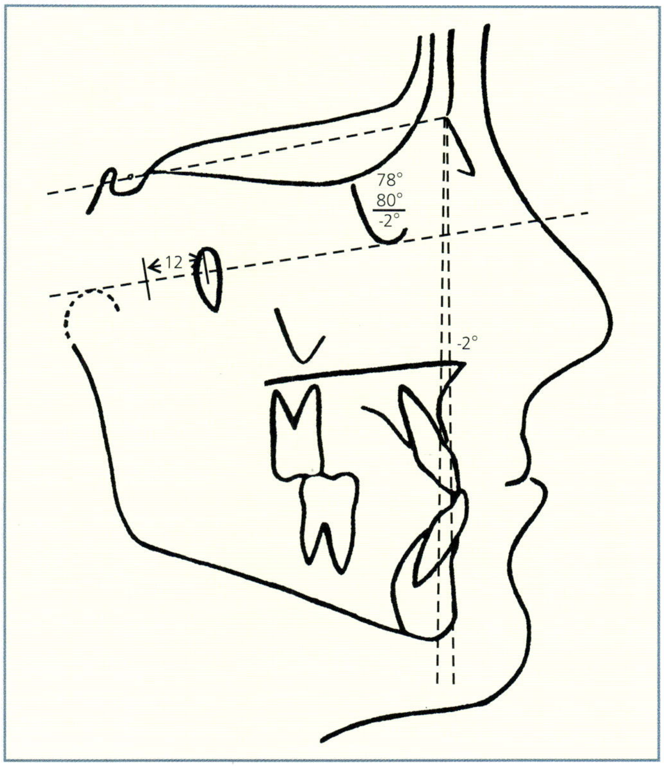

Fig. 16-15. Paciente com retrusão da maxila (retromaxilismo). Observar ângulo SNA diminuído, ângulo ANB negativo, distância ST – FpM diminuída.

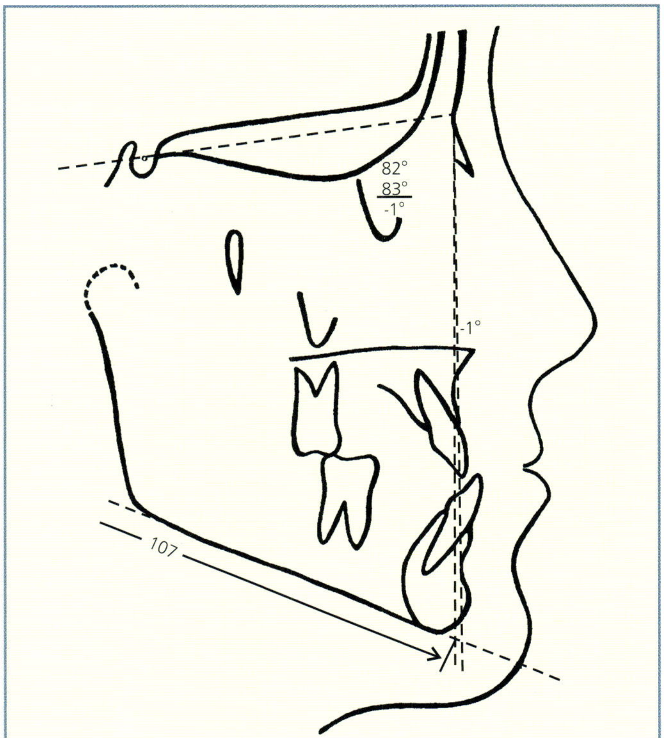

Fig. 16-16. Protrusão mandibular (prognatismo) observar ângulo SNB aumentado, tamanho do corpo mandibular aumentado, ângulo ANB negativo.

Principais características da face longa

De maneira geral, na face longa poderemos observar qualquer um dos terços faciais demasiadamente altos.

O terço inferior ou mandibular e/ou o médio podem ser os responsáveis, coexistindo geralmente mordida aberta importante, promaxilismo ou retrognatismo, ou ainda retromaxilismo ou prognatismo.

Principais características da face curta

Nas faces curtas, o terço médio e/ou o terço inferior podem estar com suas respectivas dimensões reduzidas.

Ocorre por insuficiência de desenvolvimento das regiões anteriores da maxila e/ou da mandíbula. A face poderá ser convexa ou côncava. Nesta última, a mandíbula poderá ter o ângulo goníaco ou diminuído.

No plano horizontal poderemos observar retromaxilismo ou promaxilismo, ou ainda prognatismo ou retrognatismo.

É de observação constante a perda da chave oclusal de molares e supraoclusão incisiva.

O mento poderá ser o único responsável, comprometendo secundariamente o eixo de orientação incisiva.

Por vezes, a inspeção do perfil facial é quase normal, porém sua proporção é perturbada pela dismorfose do esqueleto ósseo.

As disgnatias transversais representam o desvio de eixo de simetria facial em norma frontal. Geralmente, estão associadas a desoclusões do tipo oblíquo.

As dismorfias relacionadas com hemiatrofias do terço médio e/ou inferior da face são acompanhadas de alterações morfológicas da ATM.

Completando este quadro podem apresentar-se faces longas e curtas.

MALOCLUSÃO DENTÁRIA

Os pacientes portadores de discrepância maxilomandibular apresentam quebra do seu sistema oclusal e gnatológico, uma vez que, devido ao desenvolvimento ósseo anormal, teremos uma posição dentária incorreta, levando geralmente a uma alteração dos movimentos mandibulares. De maneira geral, observamos alterações incisiva e canina com relação ao padrão ideal de Angle.

Estes desvios do padrão de normalidade funcional com interesse ao estudo gnatológico serão brevemente analisados.

Em portadores de mesioclusão Classe III, existe anormalidade em nível ósseo, geralmente devido a hipodesenvolvimento maxilar e/ou hiperdesenvolvimento mandibular (Figs. 16-17 e 16-18).

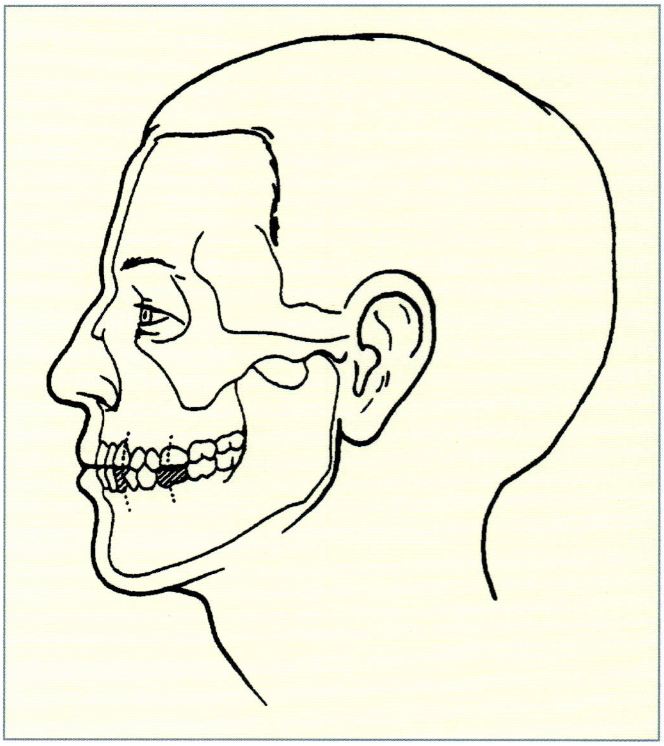

Fig. 16-17. Padrão Classe I de Angle.

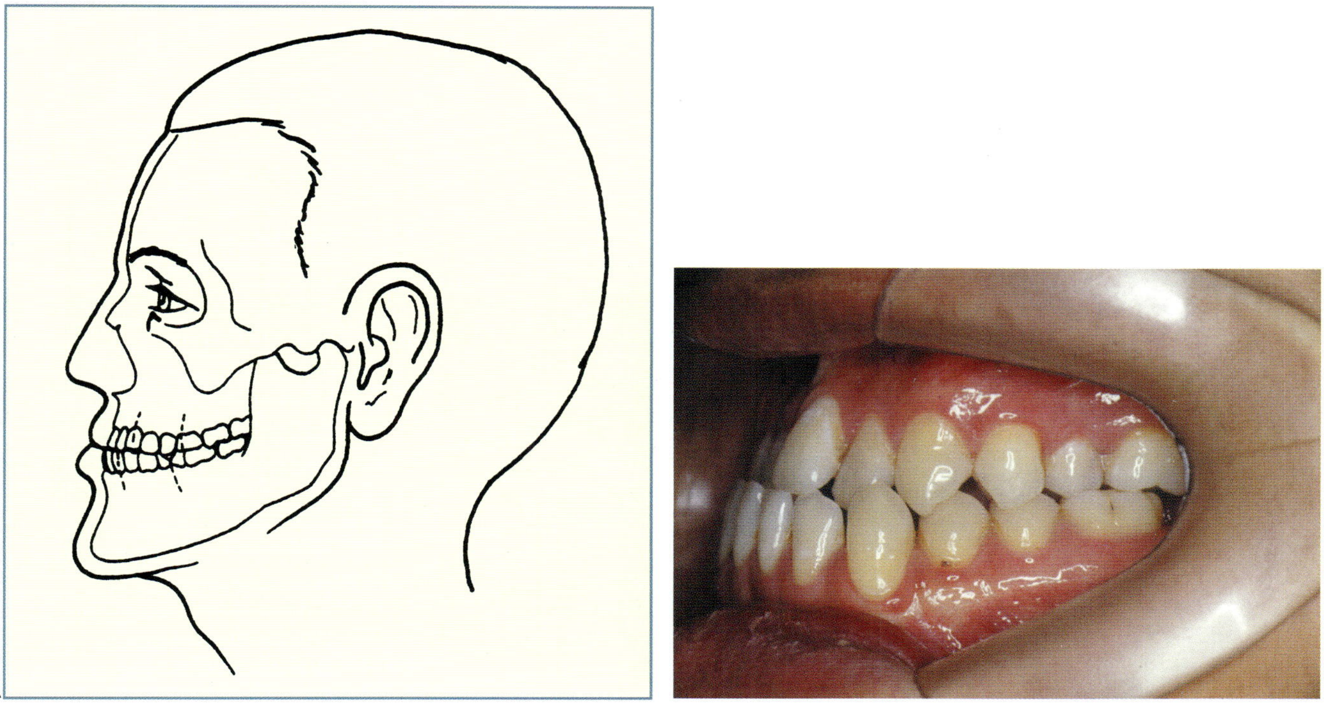

Fig. 16-18. (A) Padrão Classe III de Angle, mesioclusão. (B) Classe III de Angle, aspecto oclusal.

RELAÇÃO ANTEROPOSTERIOR DOS MAXILARES

Classe III

- *Molares:* cúspide mesiovestibular do primeiro molar superior ocluindo em distal da cúspide vestibular mediana do molar inferior.
- *Caninos:* canino superior ocluindo em distal da ameia do canino inferior e primeiro pré-molar.
- *Incisivos: overjet* negativo.

As situações de mordida cruzada posterior apresentam perda de guia canina. Ao movimento de lateralidade a desoclusão do lado de trabalho acaba sendo realizada por uma cúspide lingual dos posteriores inferiores com cúspide vestibular dos posteriores superiores, observando-se vários contatos do lado do balanceio. Pacientes portadores de distoclusão Classe II, decorrente de uma alteração óssea por hipodesenvolvimento mandibular e/ou hiperdesenvolvimento maxilar, apresentam *overjet* acentuado salvo nos casos de Classe II, divisão 2, onde teremos uma linguoversão dos incisivos superiores, porém, neste caso, encontraremos mordida profunda (Figs. 16-19 e 16-20).

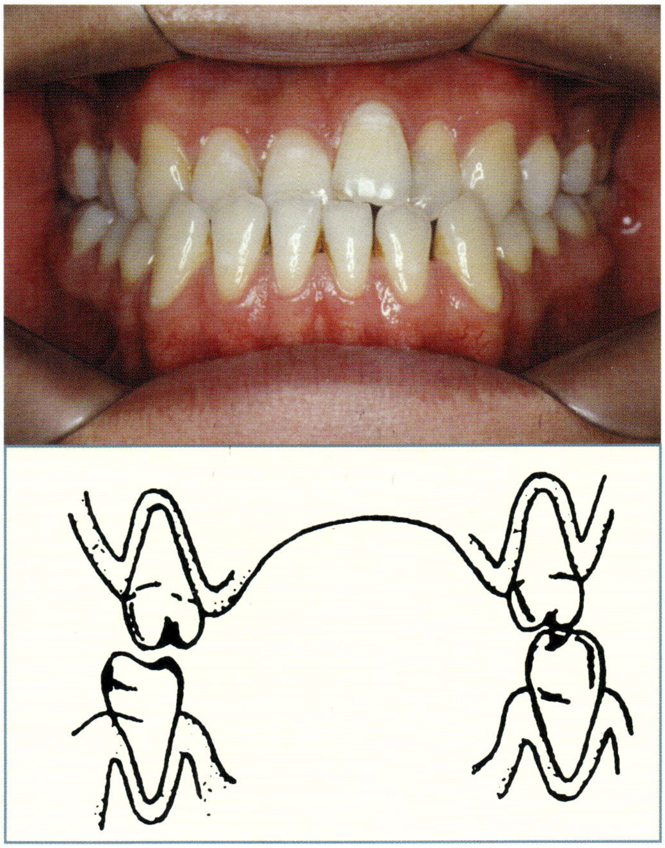

Fig. 16-19. Relação cruzada. Aspecto frontal.

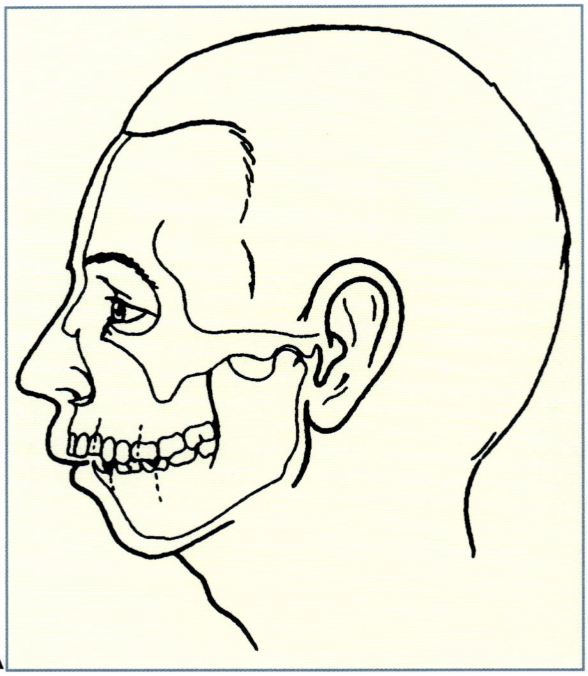

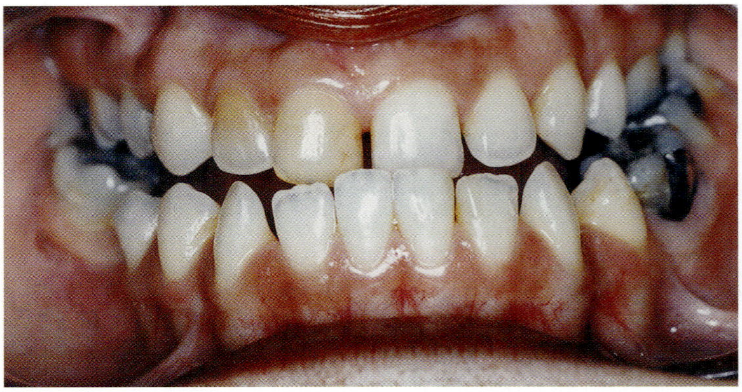

Fig. 16-20. (A) Padrão Classe II de Angle. (B) Padrão Classe II de Angle, aspecto oclusal.

RELAÇÃO ANTEROPOSTERIOR DOS MAXILARES

Representação esquemática de Classe II, divisão 1 e divisão 2 (Fig. 16-21).

Classe II

- *Molares*: cúspide mesiovestibular do primeiro molar superior ocluindo sobre ou à frente da cúspide mesiovestibular do primeiro molar inferior.
- *Caninos:* canino superior ocluindo sobre ou à frente do canino inferior.
- *Incisivos: overjet* acentuado (igual ou maior que 4 mm) Classe II, divisão 1. *Overbite* acentuado (igual ou maior que 5 mm) classe II, divisão 2.

De interesse direto à síndrome de apneia obstrutiva do sono (SAOS) ou sua variante, as deficiências mandibulares (micrognatismo) e hipomentonismo de faces curtas, mesofaciais e longas, são mais evidentemente associadas à síndrome estudada.

Em nossa observação, as deficiências horizontais e verticais maxilares também estão associados à síndrome estudada e correlacionadas com o espaço nasofaringe anteroposteriormente reduzido com proporcional encurtamento da dimensão vertical da fossa nasal.

As faces longas que se expressam com classe II de Angle, foram determinadas em seu crescimento pela patologia de fluxo nasal dentre os fatores genéticos, congênitos e ambientais colaborativos na origem deste tipo facial.

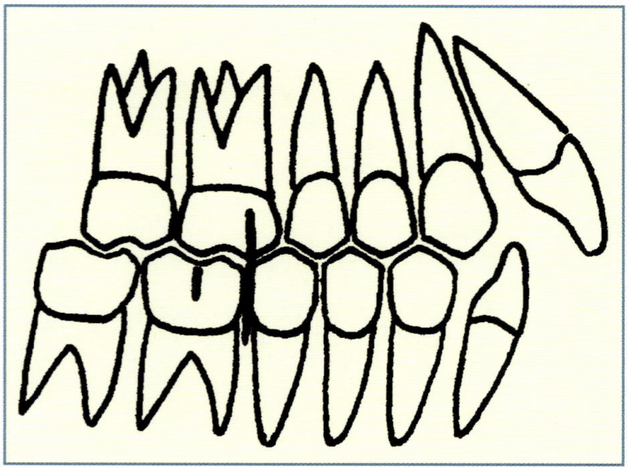

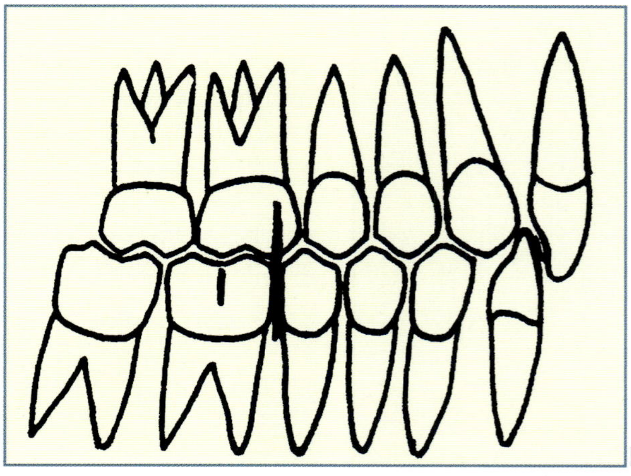

Fig. 16-21. (A) Classe II de Angle, divisão 1. Sobressaliência incial positiva *(overjet)*. (B) Classe II de Angle, divisão 2. Incisivos superiores verticalizados buscando contato com os inferiores *(overbite)*.

De longa data a "face adenoidiana" é conhecida dos ORLs, ortodontistas e cirurgiões faciais como o estigma da respiração bucal.

Se recordarmos a fisiopatia determinante da depressão hióidea, posteriorização da base lingual e diminuição do tônus dos músculos laterais da faringe, entenderemos o porque da ocorrência do ronco, SHRVAS e SAOS.

Outra condição que habitualmente não chama atenção do cirurgião é a possibilidade do duplo retroposicionamento, isto é, maxila e mandíbula retroposicionadas com relação à base do crânio ou até mesmo bem posicionada à base do crânio. Esta última situação nos parece estar relacionada com pacientes braquicéfalos e braquifaciais.

No entanto, a ocorrência de SAOS não pode ser associada diretamente ao tipo facial, porque grande parte dos pacientes das séries de vários autores são mesofaciais (normofaciais) o que atribui à SAOS várias etiologias, contribuindo para a SAOS.

Em nossa experiência, já pudemos observar pacientes classe III de Angle prognatas, portadores de apneia, nos quais, quando estudados cefalometricamente, não se observa deficiência maxilar.

Assim, a determinação e a correlação direta do tipo facial com o SAOS devem estar em mente do médico, mas não devem ser encaradas como ponto único do diagnóstico presuntivo, devendo-se, assim, correlacionar as patologias nasais, orofaríngeas, linguais, com fatores endócrinos, comportamentais, polissonográficos, da tomografia computadorizada, da ressonância nuclear magnética etc., nem sempre suficientes, à luz atual, para podermos estabelecer uma conduta padronizada ao tratamento da SHRVAS e SAOS.

Após relembrarmos a parte básica de introdução ao tratamento ortodôntico cirúrgico, enfatizamos a cirurgia esquelética maxilofacial dos portadores de SAOS.

Elaborar um protocolo de diferenciação do tratamento ortognático clássico *versus* a cirurgia esquelética aplicada é realmente impossível dada as inúmeras variáveis que vamos nos defrontar com estes casos.

Uma variável importante é IAH da polissonografia que classifica a apneia obstrutiva do sono leve/moderado e grave.

No entanto, o tempo de dessaturação era minutos abaixo dos 90% é um melhor orientador de gravidade, já que a dessaturação do oxi-hemoglobina é o ponto central da doença e pressupõe o grau de gravidade do comprometimento sistêmico.

Desta forma, um paciente portador de apneia obstrutiva leve, sem dessaturação O_2 grave em que os achados clínicos mostram retrusão de mandíbula com Classe II, o exame clínico e nasofibroscópico aponta palato Malhampatti III, por exemplo, e desvio septal com hipertrofia de cornetos, sendo classificada como um Fujita II, isto é, com retroposicionamento de língua, e ainda mais com evidências cefalometricas e/ou Dolphin com PP^2-$PP^{2'}$ aumentado e PAS reduzido.

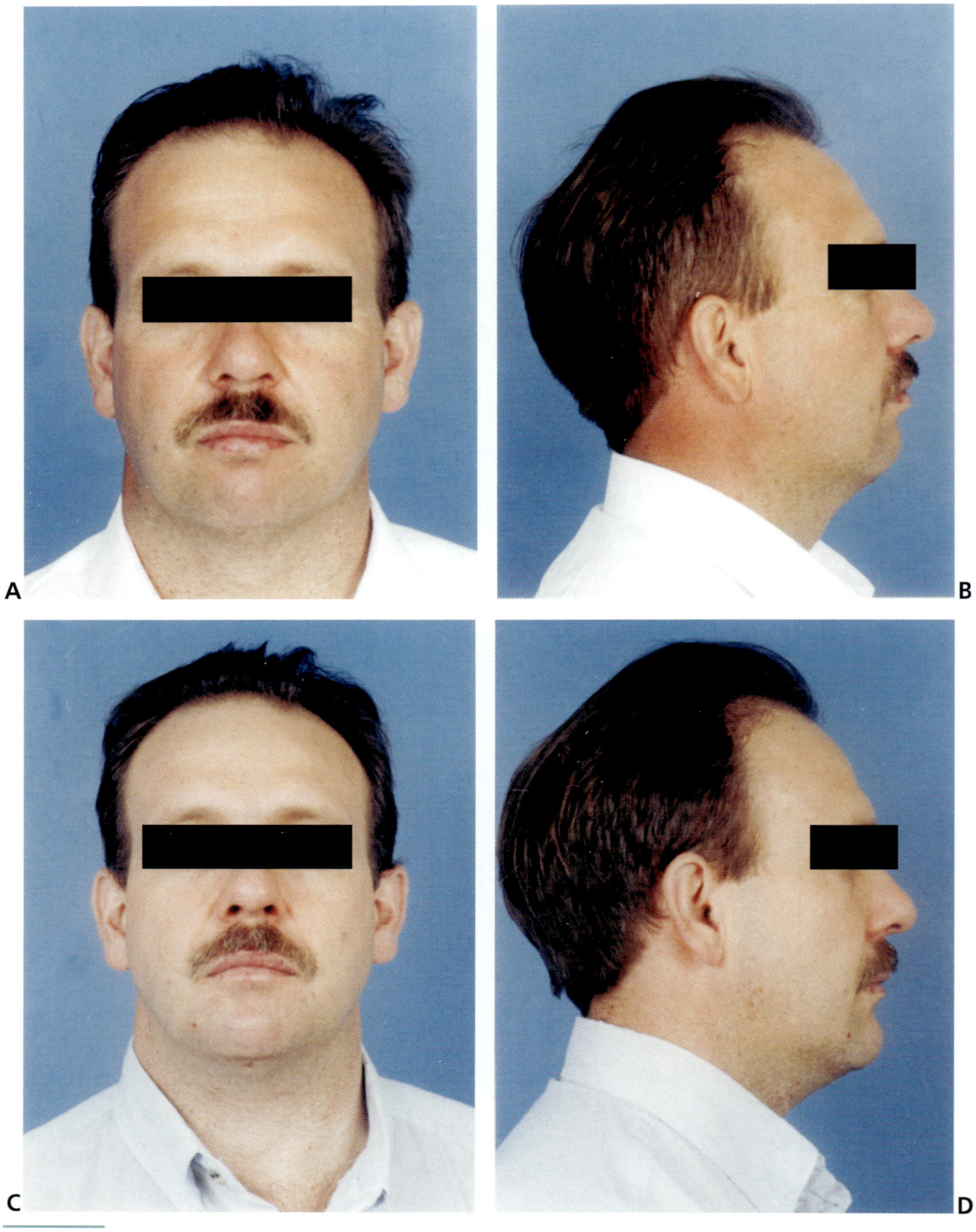

Fig. 16-22. Caso cirúrgico. (A, B) Pré-operatório. (C, D) Pós-operatório.

Poderia ser tratado a nosso ver da seguinte forma:

1° O paciente aceita o preparo ortodôntico de descompensação dentária pré-operatória. Para isto levamos em conta:

- Ele aceita o uso de CPAP no pré-operatório.
- O PAS não é extremamente reduzido, está em nível de 10 mm.

Um avança de 8,5 mm de mandíbula pode ser o suficiente, não requisitando extração de pré-molares inferiores no preparo ortodôntico.

Associa-se ao procedimento cirúrgico a melhora do palato e nariz com UPFP e septoturbinoplastia.

Este paciente certamente estará com sua doença controlada.

2° O paciente não aceita CPAP, mas aceita dispositivo intraoral.

Mesma conduta do caso clínico 1.

Obs.: Cuidados com a tomada de relação Cêntrica dos côndilos na montagem em articulador e cirurgia de modelos.

3° Suponha que este tipo de paciente possui:

- PAS = 6 mm (15 anos – homem).
- PP^2-$PP^{2'}$ = 18 mm (12 anos – homem).
- Apneia: IAH = 10 a 15 eventos/hora.

Dessaturação abaixo de 90%, superior a 40 min do tempo de sono.

Comentários: apesar do IAH o fato de dessaturação de oxi-hemoglobina abaixo de 90% ser importante este paciente é mais grave que o primeiro (caso clínico 1).

- A UPFP continua indicada.
- A turbinoplastia com *coblation* também.
- O avanço mandibular tem de ser mais expressivo.

Se o paciente aceitar CPAP no pré-operatório (preparo ortodôntico), o ortodontista poderá remover dois pré-molares mandibulares e ganhar mais discrepância entre mandíbula e maxila, isto é, maior distância entre incisivos superiores e inferiores.

Com isto o avanço mandibular estimado em 5 mm passará a 9 ou 10 mm.

Este avanço certamente aumentará o PAS para 11 ou 12 mm (bem próximo da normalidade) atendendo, assim, as novas condições expostas no caso.

A glossectomia mediana com *coblation* ou *laser* CO_2 poderá ser incorporada ao procedimento de 1° tempo para otimizar o PAS acima de 15 mm e na evidência de nasofibrolaringoscopia que mostre grande retrusão da língua ou hipertrofia de tonsilas linguais.

A glossectomia mediana com os métodos comentados também poderá servir de cirurgia de resgate, se o resultado da cirurgia nasal, palatal com avanço mandibular não trouxer a dessaturação de oxi-hemoglobina a níveis seguros.

Outra possibilidade, ainda, é a incorporação no 1° tempo cirúrgico de osteotomia de Powell para avanço de genioglosso ou mentoplastia modificadas para a mesma finalidade otimizando a correção do retroposicionamento de língua.

4° Visualizem um paciente de 40 anos Classe II traz consigo uma sintomatologia de hipertensão, hipercolesterolomia, sobrepeso, portador de um *stent* em DA.

Queixa-se de hiper sonolência diurna c/Epwart de 13.

Sua esposa relata roncos altos e paradas respiratórias noturnas seguidas de agitação no momento o qual volta a respirar.

Sua polissonografia mostra:

- IAH = 53,7 minutos/hora.
- Índices de dessaturação abaixo de 90% da ordem de 80 minutos.
- % de dessaturação abaixo de 90% da ordem 35% Sat -75%.
- N3 significativamente diminuído.
- Episódio de bradicardia menor de 45bpm.

Apresenta-se a nosso serviço, já com história de indicação do uso de CPAP que não o utiliza e foi operado do palato há ± 2 meses, mostrando evidente piora polissonográfica.

Ao exame clínico otorrinolaringológico e craniomaxilofacial:

- *Palato:* operado por uvulopalatofaringoplastia.
- *Nariz:* desvio de septo pouco significativo.

Hipertrofia de cornetos inferiores.

Retroposicionamento de base de língua com epiglote em ômega.

- Muller +++/4+ hipofaringe.
- SNA – 80.
- SNB – 78.
- PAS – 7 mm.
- PP^2-$PP^{2'}$ – 12 mm.

Ponderando-se com raciocínio ortognático, um avanço de 5 mm de mandibular, avanço este em conformidade com a maxila não seria suficiente para abertura e tensionamento das VAS.

Sabemos que a osteotomia sagital, por meio da fascia bucinatofaríngea age na parede lateral com relação ao músculo constritor superior e médio tensionando-os, além da obvia abertura da faringe pela tensão da língua, musculatura suprahióidea e ação de esticamento no musculo de vigília do sono, músculo genioglosso.

O adicionamento de osteotomia de Le Fort I, também atua abrindo a válvula nasal, permite o tratamento dos cornetos inferiores e tensiona a parede lateral atuando nos músculos palatinos e periestafiliares.

Neste caso, o avanço maxilo mandibular está indicado. O avanço da maxila permite em avanço de mandíbula suficiente para reposicionamento da base de língua para frente.

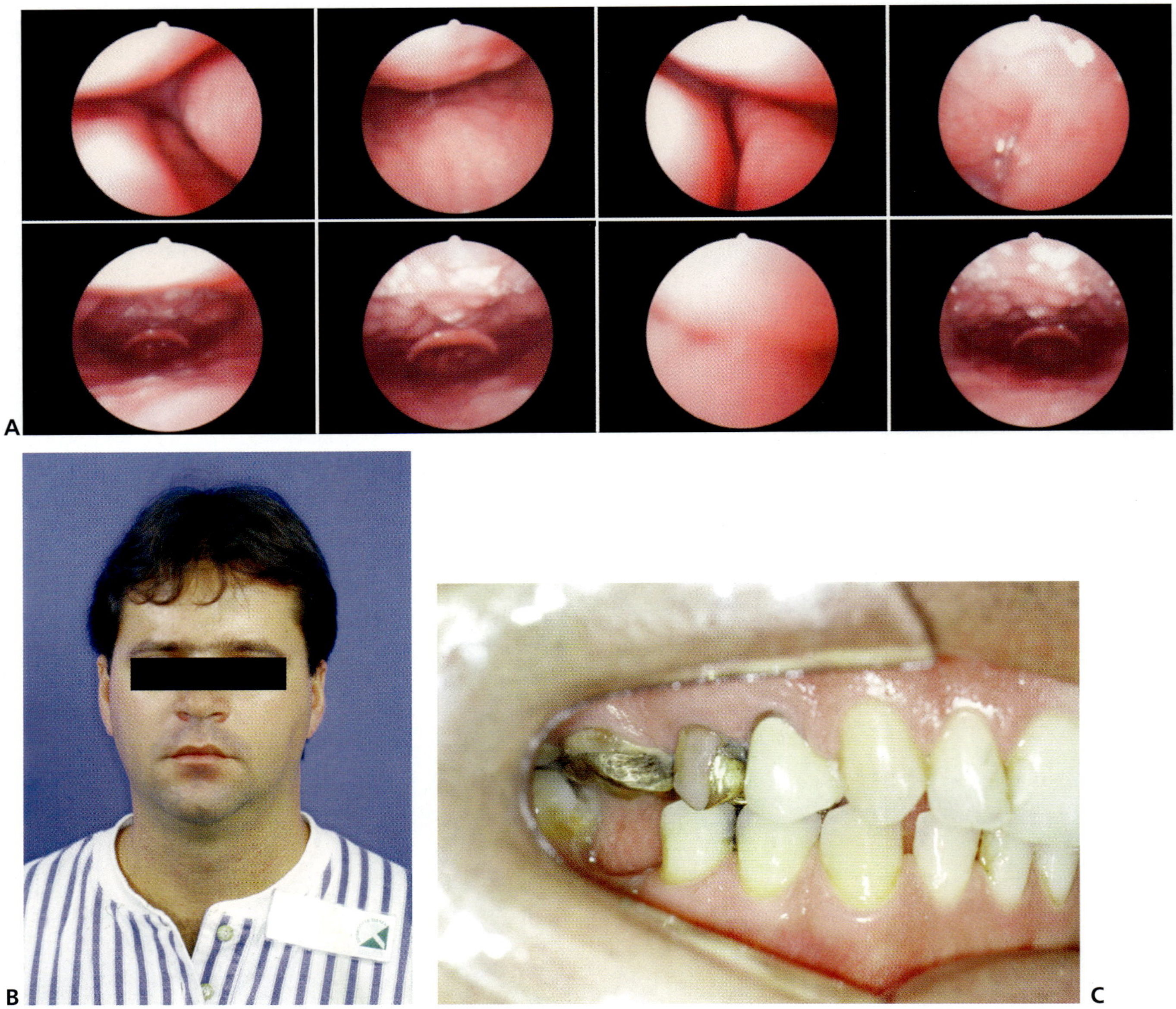

Fig. 16-23. (A) Nasofibroscopia. (B, C) Paciente Classe II Angle – pré-operatório.

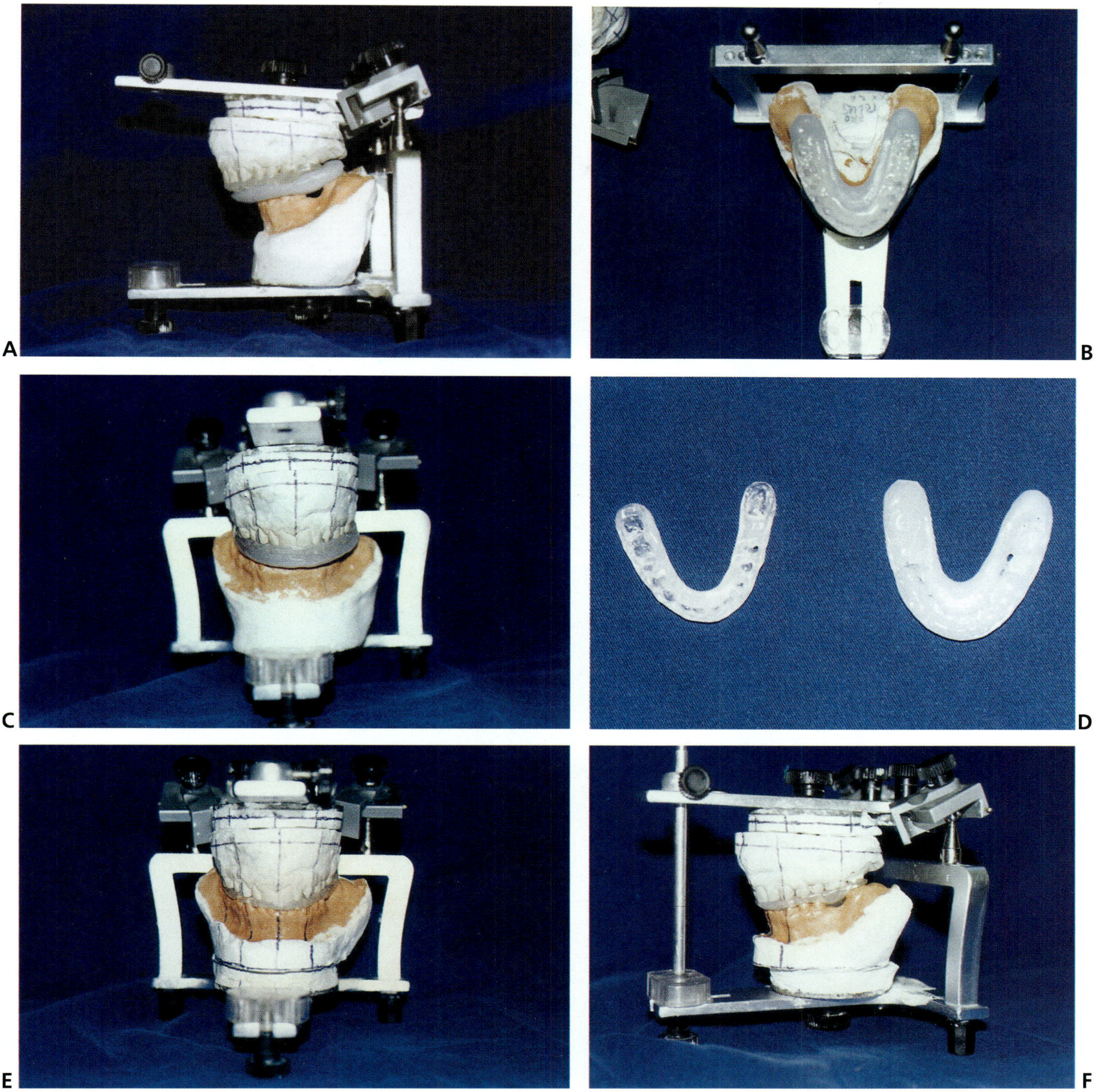

Fig. 16-24. (A-F) Articulador.

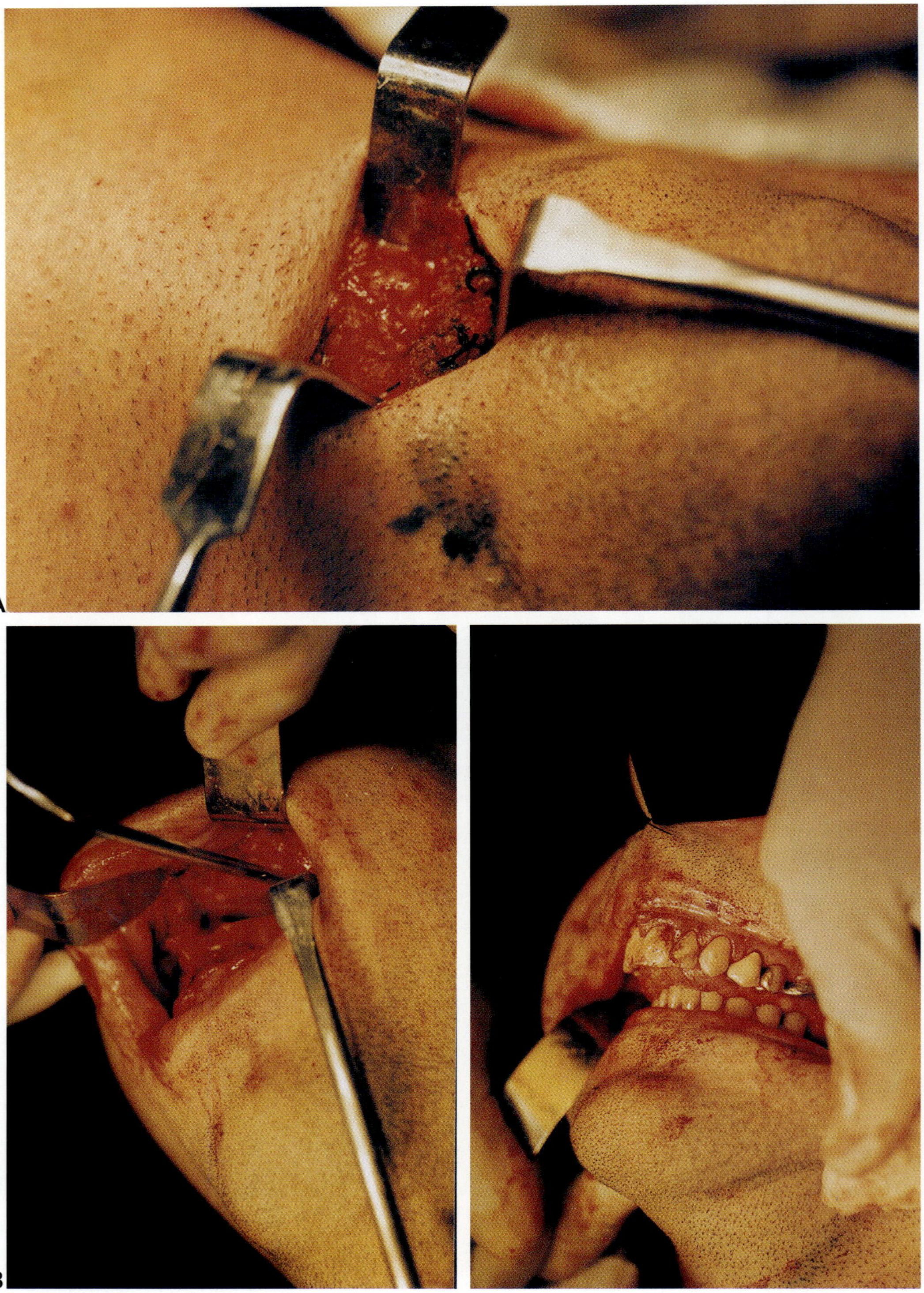

A B C

Fig. 16-25. (A-C) Procedimento cirúrgico.

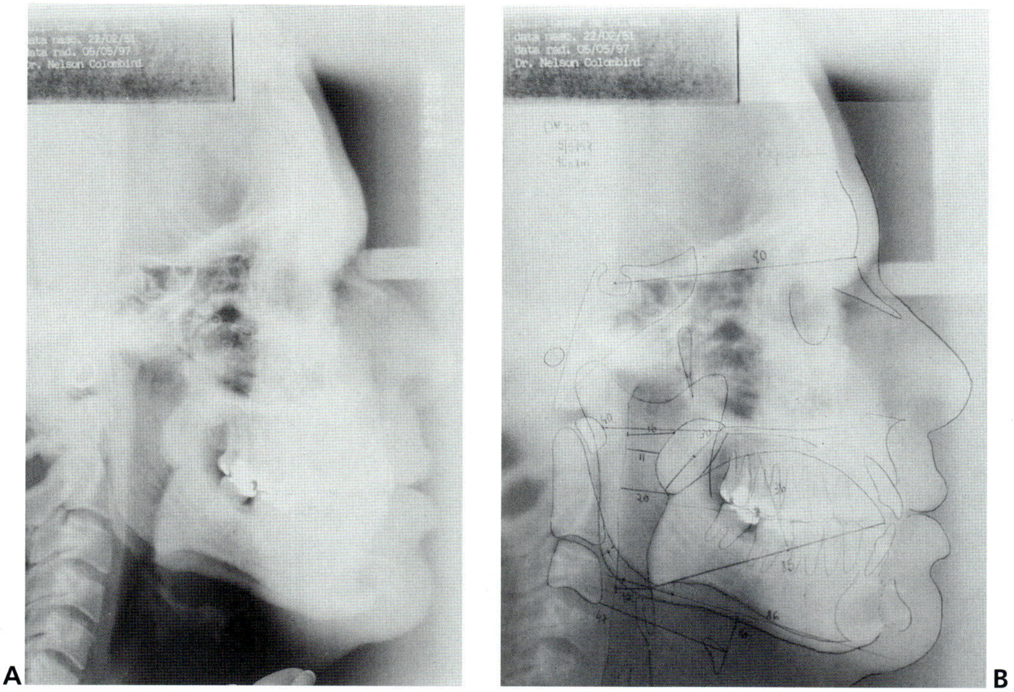

Fig. 16-26. (A, B) Exames pré- e pós-operatório.

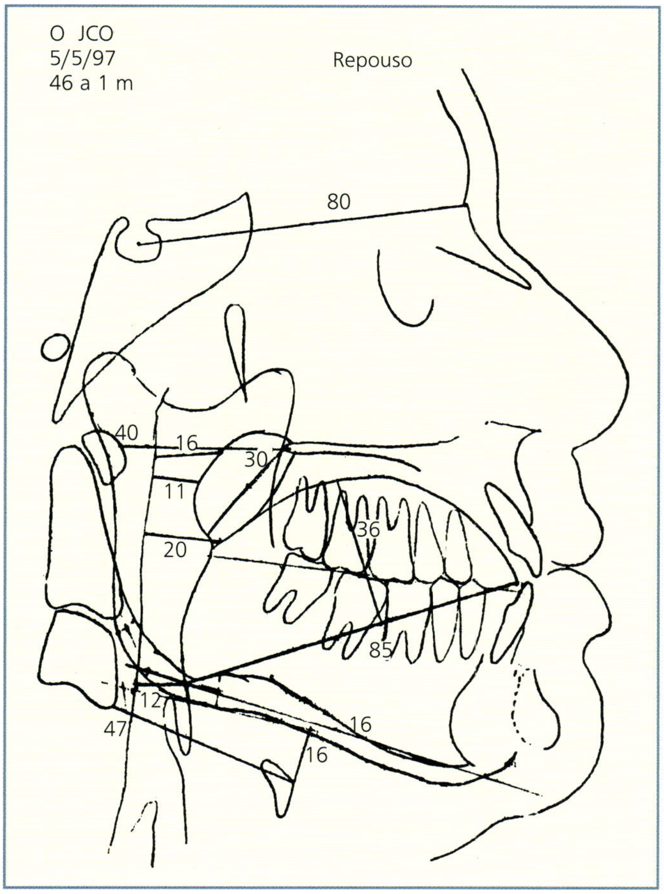

Fig. 16-27. Gráfico pré-operatório.

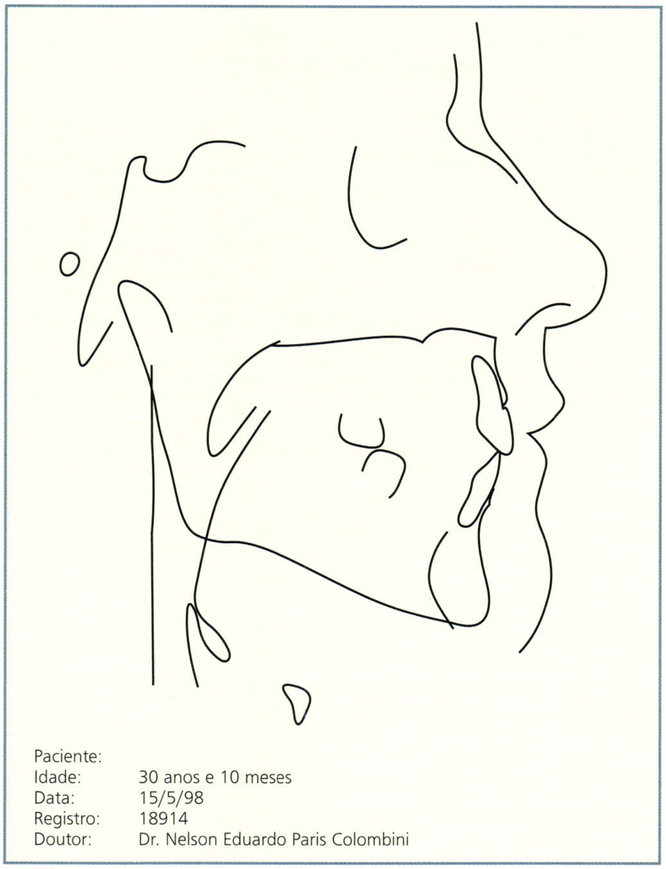

Fig. 16-28. Gráfico pós-operatório.

Quadro 16-1. Estudo da síndrome de apneia obstrutiva do sono

Fator	Padrão	Em oclusão	Obtido	Desvio
SNA	82	g	90,88	8,88
SNB	80	g	83,38	3,38
ANB	2	g	7,50	5,50
GoGn-SN	36	g	30,87	-5,13
NSBa	137	g	123,64	-13,36
N-ANS	57	mm	57,42	0,42
ANS-Gn	68	mm	71,38	3,38
PAS	11	mm	12,52	1,52
PNS-P	37	mm	33,85	-3,15
MP-H	15	mm	27,40	12,40
MP-V		mm	29,08	
Gn-H		mm	38,03	
GO-H		mm	57,20	
EM TOPO A TOPO				
SNA	82	g	90,88	8,88
SNB	80	g	84,48	4,48
ANB	2	g	6,39	4,39
GoGn-SN	36	g	28,09	-7,91
NSBa	137	g	123,64	-13,36
N-ANS	57	mm	57,42	0,42
ANS-Gn	68	mm	71,46	3,46
PAS	11	mm	14,44	3,44
PNS-Gn	37	mm	32,58	-4,42
MP-H	15	mm	31,49	16,49
MP-V		mm	29,96	
Gn-H		mm	47,37	
Go-H		mm	53,71	

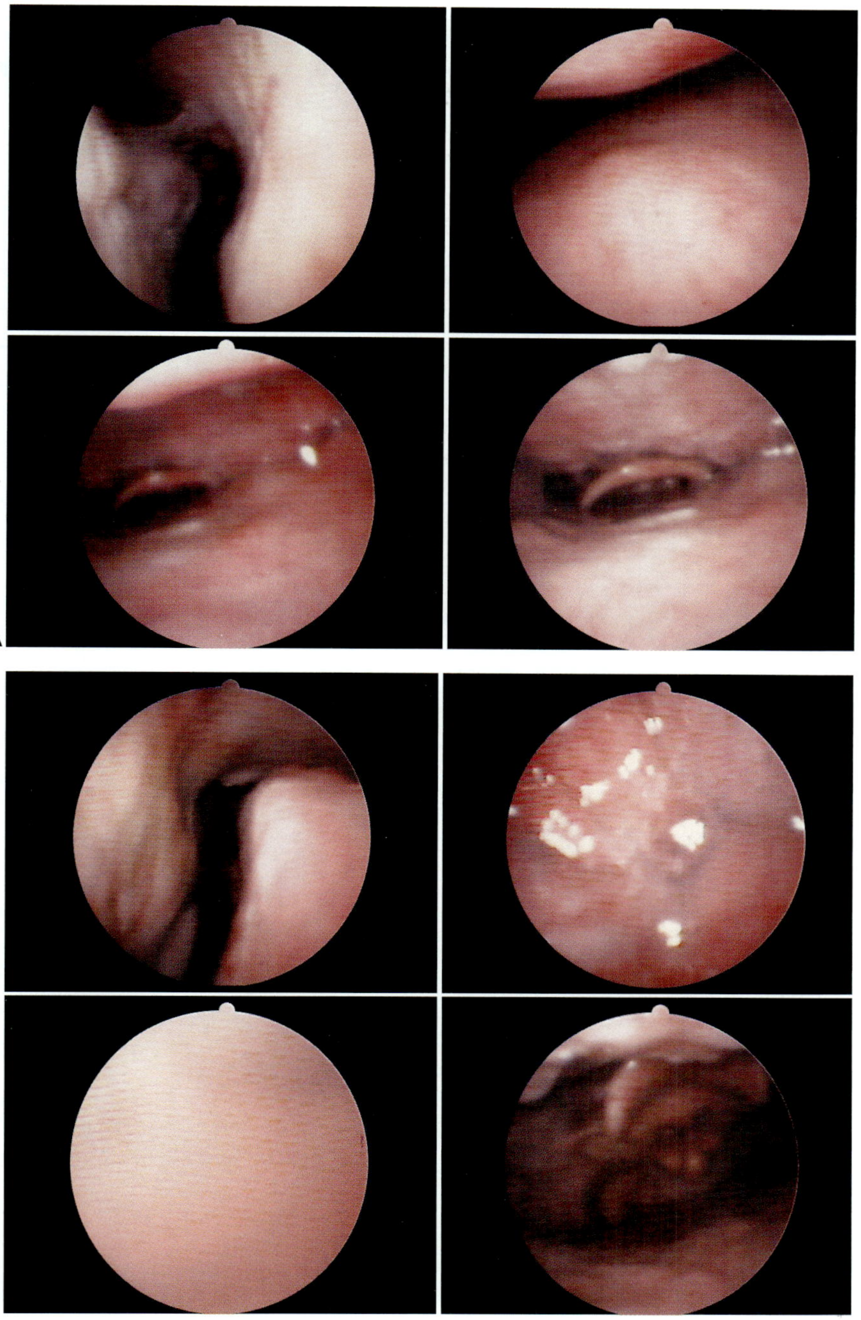

Fig. 16-29. (A, B) Visão endoscopica pré-operatória.

Comentários:

- Exame tendo início às 23h e 27 minutos e término às 5h e 53 minutos, com latência para o sono de 7,5 minutos e latência para o sono REM de 77 minutos. O tempo total de sono foi de 350 minutos, com eficiência de sono (TST/ TOT) de 90,6%. A distribuição do sono mostrou 3,7% de estágio 1; 56,9% de estágio 2; 023,3% de estágio 3; e 4 e 16,1% de sono REM. No período total de sono permaneceu 28,5 minutos em estágio 0, ocorreram 30 despertares e 104 mudanças de estágio durante o sono.
- Houve dois movimentos de membros inferiores/hora.
- O índice de apneia/hipopneia foi de 5,9/hora, sendo 1,7 apneia/hora e 4,2 hipopneia/hora. O número total de eventos respiratórios foi de 38, sendo três obstrutivos, 12 centrais e 23 mistos. A duração média dos eventos foi de 13,8 segundos e a máxima de 21 segundos. A saturação basal de oxi-hemoglobina foi de 96%, sendo a saturação média de 95% e a mínima de 84%, permanecendo 2% do tempo de registro com saturação abaixo de 92 e 0% do tempo com saturação menor 85%.

Conclusão

Polissonografia mostrando:

- Discretíssimo aumento do número de despertares breves e mais raramente pouco prolongados que não chegam a alterar a eficiência do sono.

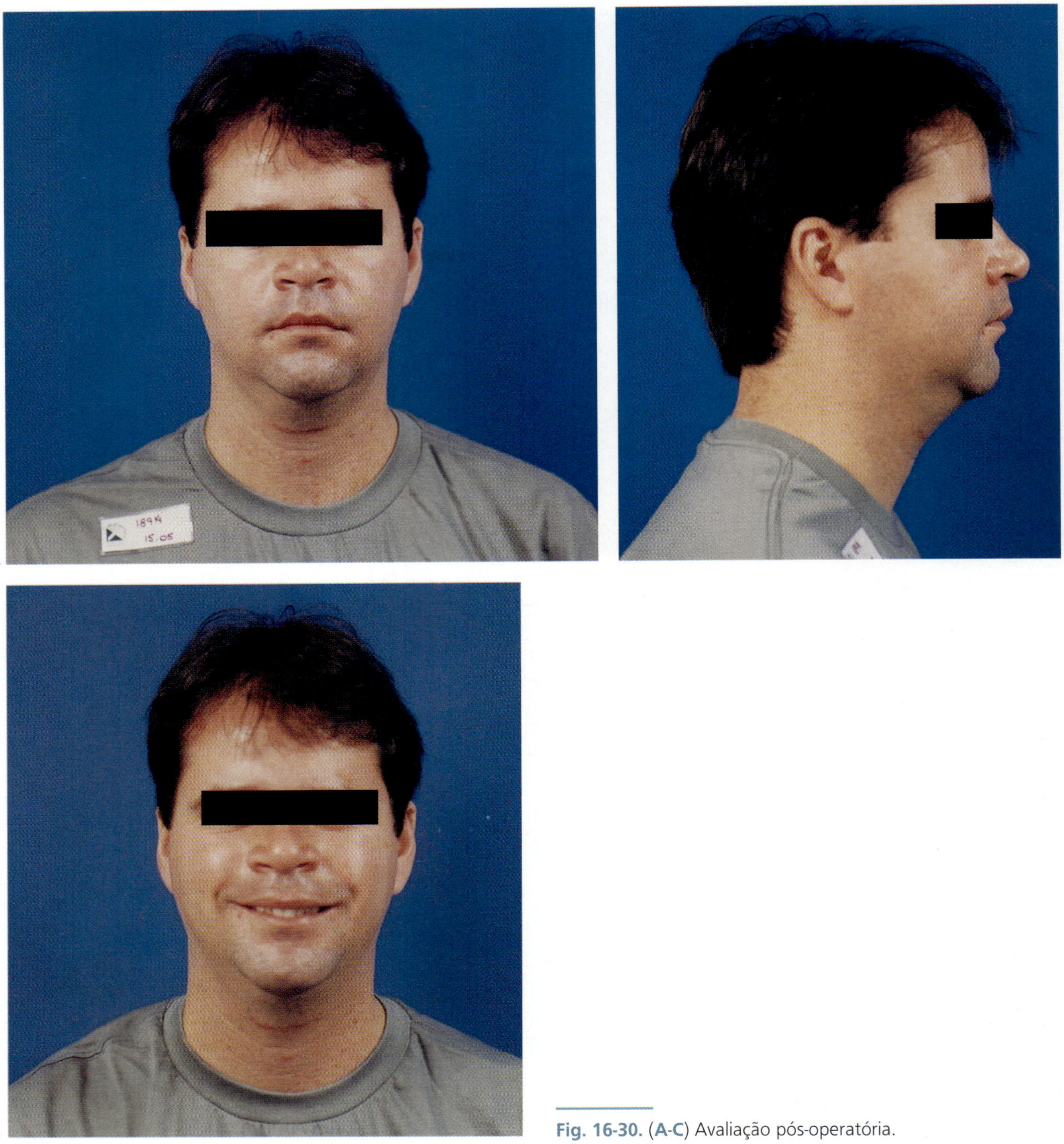

A B C

Fig. 16-30. (A-C) Avaliação pós-operatória.

- Índice de apneia e hipopneia praticamente normal, sem evidências de dessaturação significativa de oxi-hemoglobina. Sugerimos comparação com dados anteriores.

TST = total *sleep time* (tempo total de sono) TOT= total *time recorded* (tempo total de registro).

Neste caso foi realizado avanço de 10 mm de mordida e contempla-se um avanço de 12 mm de mandíbula.

Somou-se a este procedimento a glossectomia mediana.

O PAS foi otimizado para 18 mm.

A polissonografia pós-operatória IAH = 5,9 hora, sendo 1,7 apneia/hora e 4,2 hipopneia/hora, 2% do tempo de sono com saturação abaixo de 90%.

Como dormiu 350 minutos, ficou abaixo de 90%, aproximadamente 5 minutos, no tempo total de sono.

Paciente com doença controlada.

5º Em 2002 deu entrada em nosso serviço um paciente visivelmente Classe II com hiporetrognatismo, encaminhado com polissonografia apresentando:

- IAH = 46,1.
- % NI = 9,5.
- % N2 = 42,5.
- % N3 = 16,4.
- % REM = 31,1.
- % ND = 3,73.

Tempo de dessaturação menor que 90% em minutos 47,1 minutos.

Ao exame otorrinolaringológico:

- Malhampatti III.
- Fugita II.
- Com retroposicionamento de base de língua.
- Müller com formato positivo em orofaringe e hipofaringe.

Na cefalometria encontrou-se achados de:

- SNA: 72,5.
- SNB: 68.
- PAS: 4 mm.
- PP^2-$PP^{2'}$: -6 mm.

Tais achados são compatíveis com birretrusão maxilo-mandibular.

A correção da Classe II clássica não devolveria dimensões de faringe suficientes para o controle da doença, tão pouco se fossem extraídos 2 pré-molares inferiores.

Optou-se por avanço maxilar de 8 mm com avanço mandibular de 10 mm + mentoplastia modificada com avanço genioglosso de 5 mm mantendo-se a oclusão inicial já compensada.

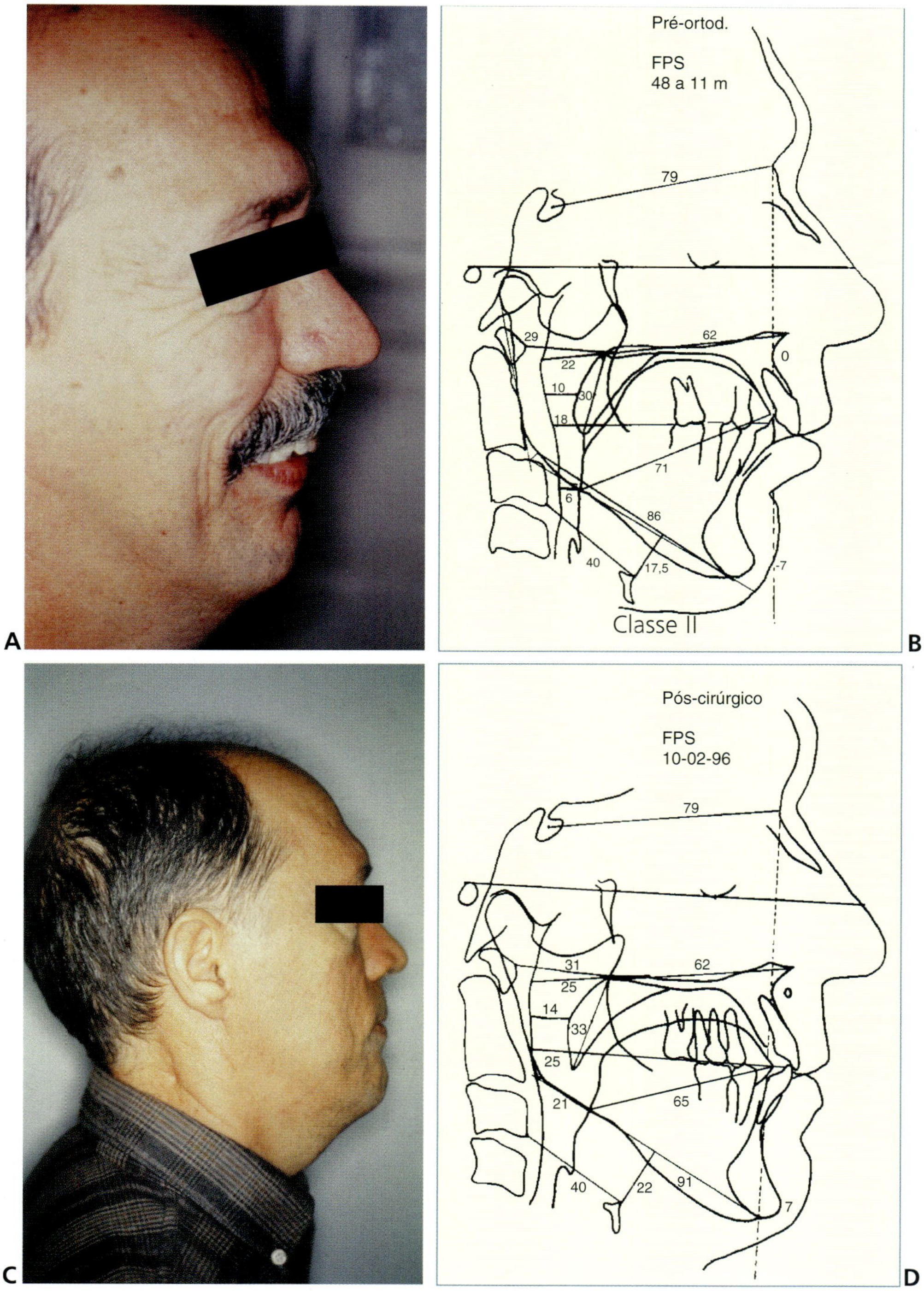

Fig. 16-31. Paciente portador de deficiência mandibular submetido a avanço mandibular para correção estético-funcional. (A) Aspecto do perfil. (B) Cefalometria mostrando estreitamento significativo da relação anteroposterior glossofaríngea. (C) Aspecto pós-operatório. (D) Cefalometria pós-operatória, mostrando aumento significativo da relação glossofaríngea.

O ganho de PAS foi expressivo passando para 11 mm e o PP^2-$PP^{2'}$ para 13 mm.

Os achados polissonográficos:

- IAH = 8,3.
- % N1 = 12,1.
- % N2 = 46,3.
- % N3 = 34.
- % REM = 7,7.

O tempo de dessaturação, menor que 90% caiu para 5,5 m dentro do tempo de sono.

Considerou-se o paciente controlado de SNA doenças, ainda mantendo-se estável até hoje.

Observou-se demasiado geral, na população tratada por nós, uma preponderância de pacientes Classe II Fugita II.

Em nossa consulta recebemos um caso de criança anquilosada com importante Classe II, traqueostomizada há anos com importante insuficiência respiratória.

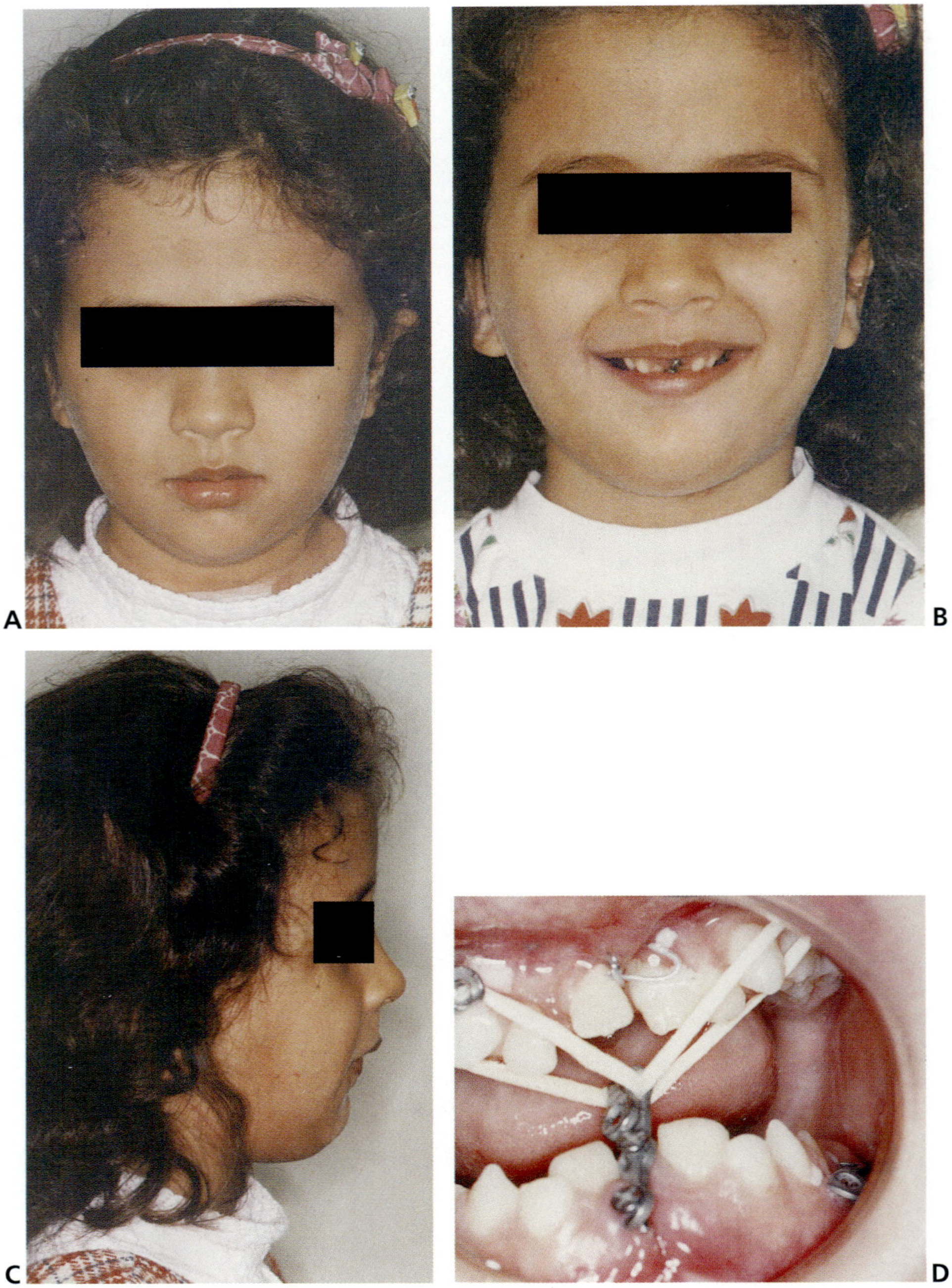

Fig. 16-32. (**A-D**) Aspecto clínico evidencia característica facial resultante, bem como abertura de boca em fisioterapia.

Tratava-se de um caso de Fugita III sem possibilidade de realizar exame polissonográfico com cânula fechada.

Neste caso, realizou-se o tratamento da ancilose com enxerto condrocostal e avanço mandibular com enxerto ilíaco com avanço mandibular de 20 mm.

Foi identificado no sétimo pós-operatório com respiração diurna e noturna normal.

O segundo achado interessante foi dentre as faces normais, com oclusão Classe I, aproximadamente 40% destas foram de pacientes birretrusos (retrusão da maxila com relação à base do crânio e retrusão mandibular com relação à base do crânio).

Ilustrando estes casos descrevemos a seguir, um caso característico do exposto acima.

5° Paciente de 55 anos, hipertenso há ± 5 anos portador de polissonografia pré-operatória:

- IAH = 35,2.
- % N1 = 16,4.
- % N2 = 54,6.
- % N3 = 12,1.
- % REM = 16,9.
- MD = 35,8.
- SNA = 74.
- SNB = 73.
- PAS = 10.
- PP^{2}-$PP^{2'}$ = 7.

Tempo de dessaturação abaixo de 90%: 86 minutos.

Foi realizado avanço maxilomandibular mantendo-se oclusão de 10 mm de maxila e 11 mm de mandíbula somada a glossectomia de linha média.

A cefalometria pós-operatório evidenciou:

- SNA = 90.
- SNB = 80.
- PAS = 14 mm.
- PP^{2}-$PP^{2'}$ = 13 mm.

A polissonografia pós-operatório:

- IAH = 0,93.
- % N1 = 4,2.
- % N2 = 53,7.
- % N3 = 13,3.
- REM = 23,4.
- MD = 18,3.

Tempo de dessaturação abaixo de 90% em 10 minutos do tempo total de sono.

O caso mostrou-se controlado, com resolução da hipertensão arterial.

Devido a ocorrência de SAOS em pacientes birretrusos, apresentamos alguns casos, para que fique fortemente fixada esta relação.

Com relação ao estudo vertical da face, podemos dividir o problema em faces curta e longa.

Com relação a face curta com Classe I ou II, a conduta da cirurgia esquelética na SAOS moderada e grave, diferem sobre maneira das condutas padrões em cirurgia ortognática.

Devemos considerar o IAH, o tempo de dessaturação de oxi-hemoglobina em minutos abaixo de 90%, a nasofibrolaringoscopia com os achados de manobra de Müller nos níveis de orofaringe e hipofaringe e os achados cefalométricos referentes a desproporção dos terços faciais que terão impacto na classificação de Freedman.

Nos pacientes de face curta a relação conteúdo continente e língua é muito importante a ser considerada.

Nestas, quase sempre a língua ocupa com continente diminuído, assumindo um posicionamento mais posterior dentro da boca.

A correção do continente colabora, melhorando a relação conteúdo continente.

No tratamento e planejamento da cirurgia esquelética dos pacientes com face curta e SAOS moderada e grave, sabendo-se que a prevalência será: Fugita II e deveremos considerar fortemente o PAS.

Nos casos de apneia leve acreditamos que a associação de procedimentos nasais pouco invasivas, palatais conservadoras e tratamento da base de língua com *laser* CO_2 ou Coblation podem ser suficientes.

Nos casos moderados e graves, procedimentos esqueletais terão indicação como primeiro tratamento associados ou não a procedimentos de tecidos moles.

Em uma correção ortognática de Face Curta Classe I, a maxila é reposicionada para baixo e a mandíbula sofrerá rotação para tras, osteotomizada ou não.

Isto agravará o retroposicionamento lingual diminuindo o PAS.

Se o PAS já for reduzido, a conduta padrão ortognática, frente a apneia obstrutiva do sono moderada ou grave não se aplica.

A cirurgia esquelética para SAOS nestes casos deve reposicionar a maxila para baixo e para frente permitindo o avanço mandibular e o tratamento da hipofaringe.

O sexto caso exemplifica bem esta situação.

Trata-se de paciente portador de polissonografia mostrando:

- IAH = 33.
- % N1 = 8.
- % N2 = 46.
- % N3 = 19.
- REM = 27.
- MD = 37,7.

Com 85,56 minutos do tempo de sono com saturação abaixo de 90%.

Sua cefalometria mostra uma face aparentemente normal, anteroposteriormente e curta verticalmente.

- SNA = 84.
- SNB = 83.
- PAS = 8.
- PP^{2}-$PP^{2'}$ = 3.

A cirurgia esquelética para SAOS, foi planejada com descênsio maxilar de 3 mm, avanço de 10 mm com avanço mandibular 10 mm.

As medidas cefalométricas pós-operatórias foram:

- SNA = 87.
- SNB = 86.
- PAS = 16.
- PP^2-$PP^{2'}$ = 10.

A polissonografia pós-operatório evidenciou o controle da doença, com os seguintes achados:

- IAH = 5,4.
- %N1 = 1,8.
- %N2 = 54.
- %N3 = 15,4.
- REM = 19.
- MD = 23,6.
- 1,8 minutos de dessaturação abaixo de 90%.

O tratamento da face longa com mordida aberta Classe II em pacientes apneicos moderados e graves deve considerar o grau de reposicionamento para cima da maxila, estando quase sempre indicado a turbinoplastia total de corneto inferior.

A maxila deve quase sempre ser reposicionada para cima e para frente, considerando-se o retroposicionamento da base de língua, isto é, PAS importantemente reduzido.

Desta forma o retroposicionamento para cima da maxila e para frente, permite o reposicionamento para cima da mandíbula e para frente com a osteotomia sagital associada ou não à mentoplastia alta para avanço de genioglosso e glossectomia mediana, se necessário.

Assim, ganhamos espaço para avanço criterioso maxilomandibular no tratamento da SAOS moderada e grave.

ESQUEMA DE FACE LONGA ORTOGNÁTICA COM PAS 4 OU 5 × APNEIA

Os casos de insuficiência transversal da maxila e mordida aberta Classe II são discutidos em capítulo próprio e dirigido a estas condições, dada a sua complexidade.

Não tivemos em nossa casuística pacientes Fugita II, classe III com mordida aberta e portadores de Síndrome da Apneia Obstrutiva do Sono, mas se considerarmos esta possibilidade o tratamento ortognático padrão, deveremos considerar um reposicionamento da maxila para cima e para frente, não permitindo grandes recuos da mandíbula que prejudicariam o espaço PAS.

A atenção ao nariz nestes casos é de grande importância.

O palato mole também deverá ser avaliado, considerando que o reposicionamento da maxila para uns e principalmente para frente também atuará no tensionamento dos músculos palatofaríngeos.

Ainda nos casos de SAOS com Classe III, enfatizamos que não foram observados com número significativo em nossa casuística.

POLISSONOGRAFIA PRÉ-OPERATÓRIA

A análise do polissonograma mostrou:

- *Eficiência do sono:* 85%.
- *Latência do sono:* 25,5 minutos.
- *Latência do sono REM:* 138 minutos.
- *Microdespertares:* 67.
- *Índice de apneia e hipopneia:* 16,6/hora.
- *Saturação da oxi-hemoglobina – média 88%; mínima:* 82%.

Conclusão

1. Aumento discreto do índice de apneia e hipopneia, principalmente com componente obstrutivo (total de 16,6/ hora), com queda discreta na saturação da oxi-hemoglobina e microdespertares.
2. Redução discreta na eficiência do sono, à custa do aumento de despertares mais prolongados durante a noite.
3. Ronco moderado intermitente durante o sono.

Exame polissonográfico realizado com equipamento digital Nihon Kohden-Polysmith.

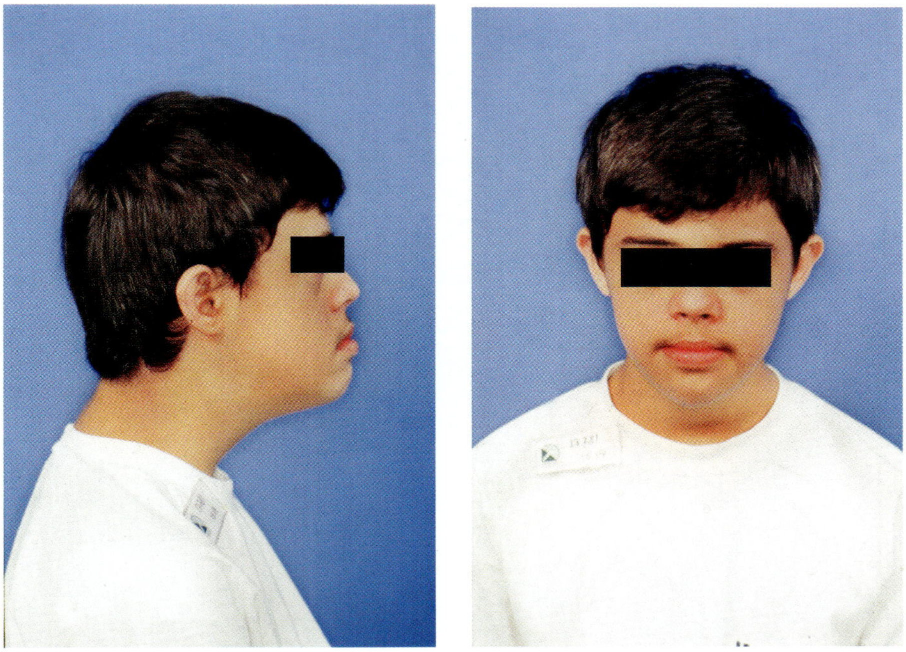

Fig. 16-33.

POLISSONOGRAFIA PÓS-OPERATÓRIA

Procedimento

O paciente dormiu em cama confortável, em um quarto semi-escuro e silencioso. Os parâmetros eletrofisiológicos e eletrocardiográficos foram registrados em sistema computadorizado (Alice 3): eletroencefalograma, eletroculograma, direito e esquerdo, eletromiograma submentoniano e tibial, eletrocardiograma, fluxo de ar oronasal, movimento torácico e abdominal, microfone laríngeo, saturação da oxi-hemoglobina (SaO_2) e posição do corpo. O paciente foi estudado em ar ambiente.

Resultados

1. O paciente dormiu pouco mais de 5 horas. Eficiência do sono encontra-se bastante reduzida devido ao aumento do tempo acordado depois de iniciado o sono; observa-se um aumento da porcentagem total dos estágios mais superficiais do sono NREM (estágios 1 e 2) em detrimento do sono REM.
2. Aumento do número de despertares e do número de mudanças de estágios do sono caracterizam sono fragmentado.
3. Ronco de baixa intensidade e intermitente foi observado durante o sono.
4. Índice de apneia-hipopneia de 1,1 eventos/hora/sono.
5. Os raros eventos respiratórios foram constituídos por apneias/hipopneias do tipo obstrutivo e estiveram associados à dessaturação rápida e transitória da oxi-hemoglobina até níveis de 90%.
6. Saturação basal da oxi-hemoglobina antes do estudo de 97%. Média de SaO_2 durante o sono REM e NREM de 96%.

10º Criança, púbere, portadora de Trissonia de 21 de baixa penetrância deu entrada em nosso serviço com polissonografia mostrando:

- IAH = 16,6 hora.
- PAS = 12 mm.
- PP^2-$PP^{2'}$ = 10 mm.
- Com saturação média 88% e mínima 82%.
- MD = 67.

Classe III – Hipoplasia de maxila, foi classificada no exame otorrinolarigológico como Fugita I.

O avanço maxilar com correção da hipoplasia de maxila, somada a uvulopalatoplastia mínima e septo e turbinoplastia de corneto inferior foi o tratamento indicado.

Não foi realizado reposicionamento para traz da mandíbula.

A polissonografia do pós-operatório, evidenciou controle da doença:

- IAH = 1,1 hora.
- Saturação basal = 97% – média = 96%.
- Não houve dessaturação abaixo de 90%.

A adaptação do raciocínio ortognático para o de cirurgia esquelético para SAOS, a nosso ver, vem abrir um novo horizonte ao cirurgião, ponderando-se associações a procedimentos de tecidos moles que otimizem os resultados, de um objetivo no tratamento reconstrutivo das vias aéreas superiores.

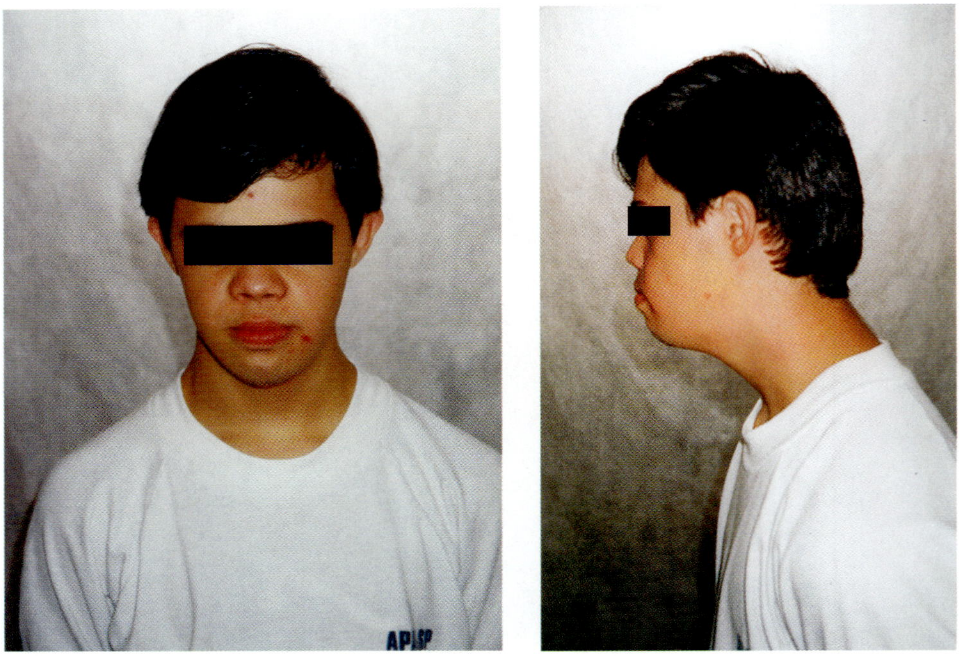

Fig. 16-34. Fotos do paciente no pós-operatório.

LITERATURA RECOMENDADA

American Academy of Sleep Medicine. *International calssification of sleep disorders.* 2th ed. 2007. p. 54-55. Library of Congress Control number 2005925456.

Baker TL. Sleep apnea disorders, introduction to sleep and sleep disorders. *Med Clin North Am* 1985;69(6):1123-52.

Bell W. *Modern practice in orthognatic and reconstructive surgery.* Philadelphia: WB Saunders 1992. p. 2022-58.

Bettega G, Pepin JL, Veale D *et al.* Obstructive sleep apnea syndrome. Fifty-one consecutive patients treated by maxillofacial surgery. *Am J Respir Crit Care Med* 2000 Aug.;162(2 Pt 1):641-49.

Fairburn SC, Waite PD, Vilos G *et al.* Three-dimensional changes in upper airways of patients with obstructive sleep apnea following maxillomandibular advancement. *J Oral Maxillofac Surg* 2007;65(1):6-12.

Fujita S, Woodson BT, Clark JL *et al.* Laser Midline glossectomy as a treatment for obstructive sleep apnea. *Laryngoscope* 1991 Aug.;101(8):805-9.

Guilleminault C, Tilkian A, Dement WC. The sleep apnea syndromes. *Annu Rev Med* 1976;27:465-84.

Guilleminault C, Tilkian A, Dement WC. The sleep apnea syndromes. *Annu Rev Med* 1976;27:465-84.

Hendler BH, Costello BJ, Silverstein K *et al.* A protocol for uvulopalatopharyngoplasty, mortised genioplasty, and maxillomandibular advancement in patients with obstructive sleep apnea: na analysis of 40 cases. *Oral Maxillofac Surg* 2001 Aug.;59(8)892-97; discussion 898-99.

Hochban W, Conradt R, Brandeburg U *et al.* Surgical maxillofacial treatment of obstructive sleep apnea. *Plast Reconstr Surg* 1997 Mar.;99(3):619-26; discussion 627-28.

Hoekema A, de Lange J, Stegenga B *et al.* Oral aplliances and maxillomandibular advancement surgery: na alternative treatment protocol for the obstructive sleep apnea-hypopnea syndrome. *J Oral Maxillofac Surg* 2006 June;64(6):886-91.

Hogan PW, Argalious M. Total airway obstrution after maxillomandibular advancement surgery for obstructive sleep apnea. *Anesth Analg* 2006 Nov.;103(50):1267-69.

Hsieh TH, Fang TJ, Li HY *et al.* Simultaneous midline láser glossectyomy with palatopharyngeal surgery for obstructive sleep apnea syndrome. *Int J Clin Pract* 2005 Apr.;59(4):501-3.

Interlandi S. Cefalograma padrão do curso de pós graduação de ortodontia da Faculdade de Odontologia da USP. *Rev Fac Odont São Paulo* 1968;6:63-74.

Li HY, Wang PC, Hsu CY *et al.* Same-stage palatopharyngeal and hypopharyngeal surgery for severe obstructive sleep apnea. *Acta Otolaryngol* 2004 Sept.;124(7):820-26.

Li KK, Powell NB, Rilley RW *et al.* Morbidly obese patients with severe, obstructive sleep apnea: is airway reconstructive surgery a viable treatment option? *Laryngoscope* 2000 June;110(6):982-87.

Li KK, Rilley RW, Powell NB *et al.* Maxillomandibular advancement for persistent obstructive sleep apnea after phase I surgery in patients without maxillomandibular deficiency. *Laryngoscope* 2000 Oct.;110(10):1684-88.

Lin HC, Friedman M, Chang HW *et al.* The efficacy of multilevel surgery of the upper airway in adults with obstructive sleep apnea/hypopnea syndrome. *Laryngoscope* 2008;118(5):902-8.

Lugaresi E, Cirignotta F, MNontagna P. Snoring: pathogenic, clinical and therapeutic aspects. In: Kryger MH, Roth WC. (Eds.). *Principles and practice of sleep medicine.* Philadelphia: WB Saunders 1989. p. 494-500.

Macnamara Jr JAA. Method cephalometric evaluation. *Am J Orthod* 1984 Dec.;86(6):449-69.

Powel NB, Rilley RW. A surgical protocol for sleep disordered breathing. Oral and maxillofacial surgery. *Clin North Am* 1995;7(2):345-56.

Powell N, Guilleminault C, Rilley R *et al.* Mandibular advancement and obstructive sleep apnea syndrome. *Bull Eur Physiopathol Respir* 1983;19(6):607-10.

Powell NB, Guilleminault C, Rilley RW *et al.* Mandibular advancement and obstructive sleep apnea syndrome. *Bull Eur Phisiopathol Resp* 1983;19:607-10.

Prinsell JR. Maxillomandibular advancement surgery for obstructive sleep apnea syndrome. *J Am Dent Assoc* 2002 Nov.;133(11)1489-97.

Prinsell JR. Maxillomandibular advancement surgery for obstructive sleep apnea syndrome. *J Am Dent Assoc* 2002 Nov.;133(11)1489-97; quiss 1539-40.

Prinsell JR. Maxillomandibular advancement surgery in a site-especific treatment approach for obstructive sleep apnea in 50 consecutive patients. *Chest* 1999 Dec.;116(6):1519-29.

Riley RW, Powel NG, Guilleminault C. Obstructive sleep apnea syndrome: a review of 306 consecutively treatted surgical patients. *Otolayngol Head Neck Surg* 1993 Feb.;108(2):117-25.

Rochester MN. American sleep disorders association. *American Sleep Disorders Association Internacional classification of sleep disorders*, revised: diagnostic and conding manual, 1997.

Schwab RJ, Kuna ST, Remmers JE. Anatomy and phisiology of upper airway obstruction. In: Kryger MH, Roth T, Dement W. (Eds.). *Principles and practice of sleep medicine*. Philadelphia: Elsevier Saunders, 2005. p. 983-1000.

Shepard Jr JW, Thawley SE. Localization of upper airway collapse during sleep in patients with obstructive sleep apnea. *Am Rev Respir Dis* 1990 May;141(5 Pt 1):1350-55.

Sher AE. Obstructive sleep apnea syndrome: a complex disorder of the upper airway. *Otolaryngol Clin North Am* 1990 Aug.;23(4):593-608.

Sleep-related brething disorders in adults: recommendations for syndrome definition and meassurement techniques in clinical research. The report of an American academy of sleep medicine task force. *Sleep* 1999;22(5):667-89.

Smatt Y, Ferri J. Retrospective study of 18 patients treated by maxillomandibular advancement with adjunctive procedures for obstructive sleep apnea syndrome. *J Craniofac Surg* 2005 Sept.;16(5):770-77.

Waite PD, Wooten V, Lachner J *et al.* Maxillo mandibular advancement surgery in 23 patients with sleep apnea syndrome. *J Oral Maxillofac Surg* 1989;47:1256-61.

Waite PD, Wooten V, Lachner J *et al.* Maxillomandibular advancement surgery in 23 patients with obstructive sleep apnea syndrome. *J Oral Maxillofac Surg* 1989 Dec.;47(12):1256-61; discussion 1262.

Waite PD, Wooten V, Lachner J *et al.* Maxillomandibular advancement surgery in 23 patients with obstructive sleep apnea syndrome. *J Oral Maxillofac Surg* 1989 Dec.;47(12):1256-62.

Yonekura A, Kamakatsu K, Suzuki K *et al.* Láser midline glossectomy and lingual tonsilectomy as treatment for sleep for sleep apnea syndrome. *Acta Otolaryngol Suppl* 2003;(550):56-58.

Young T, Palta N, Dempsey J *et al.* The occurrence of sleep-disordered breathing among middle-aged adults. *N engl Med* 1993;328:1230-35.

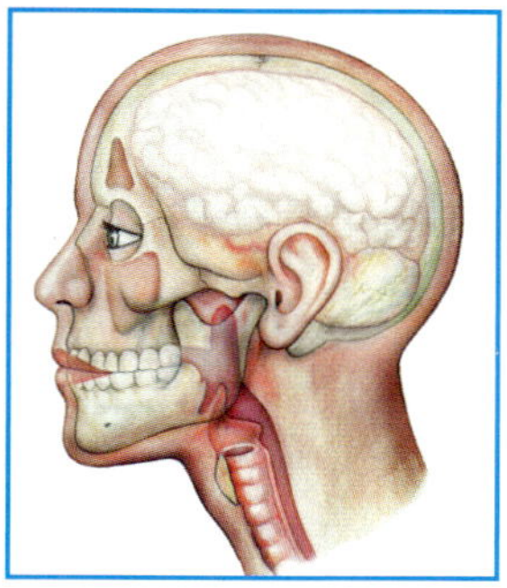

17

ATM E SAOS

Nelson E. P. Colombini
Júlio Cesar Elias
Eduardo Serantes Curto

INTRODUÇÃO

A disfunção da Articulação Temporomandibular (DTM) e principalmente os desarranjos internos são preponderantes nos pacientes classe II de Angle, porém pode ocorrer também no paciente classe I.

Em nossa casuística, dentro do capítulo de Síndrome de Apneia do Sono (SAOS) em faces discrepantes, pacientes classe II de Angle foram mais frequentes.

Como em todo tratamento cirúrgico sobre classe II, teremos de estudar a Articulação Temporomandibular (ATM) no tocante ao relacionamento côndilo discoarticular.

Por isso que estudamos essa relação dinâmica com Ressonância Nuclear Magnética (RNM) no pré-operatório.

Podemos ter algumas situações que para melhor compreendermos faremos uma breve revisão do sistema estomatognático.

APARELHO ESTOMATOGNÁTICO

O Aparelho Estomatognático (AE), é uma entidade fisiológica, funcional, perfeitamente definida e integrada por um conjunto heterogêneo de órgãos e tecidos, cuja biologia e fisiopatologia são absolutamente interdependentes, envolvidos nos atos funcionais, como: fala, mastigação e deglutição dos alimentos, e nos atos parafuncionais como: apertamento dentário e bruxismo. Esse aparelho tem como funções mastigação, deglutição, fonação, expressão e estética facial e postura da mandíbula, da língua e do osso hioide. Dentre elas a mastigação é que gera o maior esforço oclusal. Seus componentes anatômicos são: todos os ossos fixos da cabeça, a mandíbula, o hioide, as clavículas e o esterno, os músculos da mastigação, deglutição, expressão facial e posteriores do pescoço, as articulações dentoalveolar (periodonto) e temporomandibular (ATM) e seus ligamentos, os sistemas vasculares e nervoso, os dentes, a língua, os lábios, as bochechas e as glândulas salivárias. O sistema neuromuscular, as articulações temporomandibulares – ATMs, a oclusão dentária e o periodonto são as quatro unidades fisiológicas básicas que integram uma unidade biológica funcional do AE, que por sua vez pertence à outra unidade biológica fundamental, o indivíduo, do qual não pode ser separada ao se fazer considerações diagnósticas, prognósticas e terapêuticas em se tratando de promoção de saúde. Sistema Neuromuscular – o sistema neuromuscular é considerado fator preponderante nas funções do Aparelho Estomatognático, pois os músculos excitados pelo sistema nervoso constituem-se no elemento ativo, que origina as forças necessárias às funções a que se destinam. As demais unidades representam os elementos passivos encarregados de receber e transmitir a ação das forças.

SISTEMA NEUROMUSCULAR

Para o entendimento da interação do sistema neuromuscular com a morfologia oclusal, faz-se necessário o conhecimento das relações anatômicas das ATMs e de seus ligamentos com os músculos que o constituem. Este conhecimento inclui a função, a inervação e a vascularização destes músculos.

SISTEMA NERVOSO

O sistema nervoso tem como funções básicas: manutenção da constância do meio interno (homeostase), por meio de funções vegetativas que asseguram sua organização. Emissão de comportamentos que são funções globais do organismo no meio em que vive. Para o melhor entendimento do mecanismo de ação do sistema nervoso, deve-se recordar que este se constitui de sistema nervoso central (SNC) e sistema nervoso periférico (SNP). O SNC constitui-se do encéfalo e da medula espinal. O encéfalo abrange o cérebro, o cerebelo e o tronco encefálico. No cérebro distinguem-se: o córtex motor que se relaciona com os movimentos voluntários dos músculos estriados, o córtex sensorial, que se relaciona com a sensibilidade profunda e cutânea, e o tálamo, que é o centro de passagem de todas as sensações, com exceção do olfato. O cerebelo tem como função principal a coordenação e refinamento dos movimentos musculares, sendo também importante na postura e tônus muscular. No tronco encefálico distinguem-se o mesencéfalo, a ponte e o bulbo. A principal estrutura do sistema nervoso periférico é o neurônio (célula nervosa), que é composto de um corpo celular e seu processo (axônio) que conduz impulsos para e do corpo celular. Um neurônio aferente conduz impulsos nervosos em direção ao SNC, enquanto um neurônio eferente conduz impulsos para a periferia por meio de axônios. A detecção e subsequente transmissão de um evento nocivo é chamado de nocicepção. Nervos aferentes primários com terminais periféricos (receptores) são conhecidos como nociceptores. Os principais nervos do aparelho estomatognático são o facial, o trigêmeo, o glossofaríngeo e o hipoglosso.

Neurofisiologia

A neurofisiologia bucal é a parte da biologia que explica os mecanismos a serem explorados como recursos terapêuticos. É fundamental aprofundar o conhecimento nesta área, para estabelecer um elo entre o estímulo e a resposta nas abordagens clínicas, visto que os diversos caminhos percorridos pelos estímulos, elucidam por meio da participação do sistema nervoso, onde e como agir. A neurofisiologia se desenvolve em três etapas definidas:

1. Percepção do estímulossensorial.
2. Integração no SNC.
3. Reação motora (na forma de contração muscular e/ou função glandular).

A percepção do estímulo sensorial é o mecanismo pelo qual o SNC se mantém informado das condições internas e externas existentes no organismo, e se constitui de duas fases: a recepção do estímulo por meio dos receptores nervosos e a condução do estímulo até o SNC por meio das vias condutoras aferentes (sensorial). Os receptores nervosos são terminações nervosas são terminações nervosas sensoriais, especializadas e sensíveis a determinados estímulos. Em geral, cada tipo de receptor só responde a um determinado tipo de estímulo, e pouco ou quase nada a outros. Os receptores são classificados em grandes grupos.

Exteroceptores que são estimulados por mudanças externas, como dor (terminações nervosas livres), temperatura (corpúsculo de Ruffini ao calor e bulbo terminal de Krause ao frio), tato (corpúsculo de Meissner), pressão (corpúsculo de Paccini), audição, visão e outros. Estão localizados nas mucosas, pele e estruturas especializadas dos órgãos dos sentidos interoceptores que são estimulados pelas mudanças das condições internas do indivíduo, como pressão (corpúsculo Vater-Paccini localizados no tecido gengival, periósteo, tecido subcutâneo, ligamentos e capsulas articulares), mudanças químicas, posição relativa, e outros. Os interceptores incluem:

A) Os visceroceptores, localizados nas vísceras e vasos sanguíneos, que percebem a fome, a sede e a dor visceral.

B) Os proprioceptores localizados nas articulações, músculos, ligamentos e membrana periodontal que estão relacionados com a sensação de posição e pressão, sentido de movimento etc.

Todos os interceptores, especialmente os proprioceptores, são mais sensíveis que os exteroceptores, e informa ao SNC sobre possíveis condições adversas na intimidade dos tecidos do organismo. Como exemplo, na membrana periodontal há proprioceptores capazes de perceber uma folha de papel de um centésimo de milímetro de espessura entre os dentes ocluídos, assim ocorre com restaurações ligeiramente altas que são percebidas por estes. Um outro tipo especial de receptor é o fuso neuromuscular, localizado nos músculos, na região de transição entre as fibras musculares e as fibras tendíneas. São sensíveis às mudanças de tensão muscular e aos impulsos provenientes do SNC, com inervação sensorial e motora própria, permite produzir os estímulos no próprio músculo. A integração no SNC ocorre a partir da produção de um estímulo no SNP captado por um receptor específico, a partir do qual, se inicia uma via ascendente (pelos nervos sensoriais aferentes) até o SNC especificamente até o córtex sensorial, por meio dos diferentes constituintes do sistema nervoso (cerebelo, tálamo e outros), quando o estímulo é, então, identificado, tornando-se consciente. Cada estímulo específico é individualizado e determina uma reação específica correspondente. A reação motora, do córtex motor, inicia-se após a integração de um estímulo ao córtex sensorial do cérebro. O impulso motor gerado inicia uma via descendente, por meio dos vários constituintes do sistema nervoso até o executor correspondente. Por exemplo, córtex motor, cerebelo, tronco encefálico, mesencéfalo (núcleo motor), nervos eferentes e músculos. Em todo o trajeto seguido pelos impulsos, existem vários controles de registro, regulação, modificação e coordenação em diversos níveis (tálamo, formações reticulares), para dar uma resposta motora adequada. Porém a função reguladora principal dos impulsos sensoriais e motores estão no cerebelo, cumprindo uma importante função de coordenação e refinamento da reação motora.

Existe outro tipo de mecanismo neuromuscular inconsciente cuja ação motora se produz sem intervenção do córtex cerebral, de forma automática que são os arcos reflexos. Os componentes fundamentais de um arco reflexo são:

A) Estímulo específico, um receptor periférico, sensível a um determinado estímulo ambiental.
B) Integração (cérebro), uma ou mais células intercalares ou interneurônios, que competem a elaboração das informações transmitidas pelos receptores e sua posterior transmissão.
C) Reação motora (específica), um neurônio motor eferente que transmite a informação ao órgão executor.

Os arcos reflexos se classificam como incondicionados e condicionados. Os incondicionados (inatos – congênitos) são aqueles que não intervém previamente no cérebro, nem há treinamento. Por exemplo, respiração, sucção, deglutição, movimentos mandibulares. Os condicionados (adquiridos ou aprendidos) são aqueles nos quais o cérebro atua nas primeiras ocorrências da percepção, da integração e da resposta motora. Com a sucessiva repetição do estímulo e sua correspondente integração e reação motora, estabelece-se uma sinapse entre os neurônios aferentes (sensitivos) e os eferentes (motores) ao nível do talo encefálico, sem a intervenção do córtex cerebral, tornando-se automático ou inconsciente. Por exemplo, presente nas crianças antes da erupção dos dentes, os movimentos reflexos simples de abertura e fechamento mandibular fazem parte dos reflexos inatos de sucção e amamentação. Com a erupção e oclusão dos dentes, os contatos interoclusais excitam os proprioceptores da membrana periodontal, cujos estímulos sensoriais chegam ao SNC pelo cérebro onde são integrados, produzindo a resposta motora indicada. Posteriormente, ante a situação de reforço constante do mesmo estímulo, cria-se um arco reflexo adquirido, produzindo-se a sinapse dos neurônios aferentes e eferentes, tornando-se desnecessária a intervenção do córtex cerebral para que ocorra a mastigação, reflexo semelhante ocorre no ato de andar e outros. Os reflexos mais importantes que se apresentam no aparelho estomatignático são:

- *Reflexo de estiramento (miotático):* atua no sentido de evitar o estiramento passivo dos músculos. Apresenta-se mais sensível nos músculos que se opõem à força de gravidade. Por exemplo, masséter, temporal e pterigóideo lateral (que evitam queda da mandíbula).
- *Reflexo tactoceptivo (tangoceptivo):* existente na membrana periodontal e nos músculos, a partir de receptores nervosos sensitivos permitem ao SNC reconhecer o movimento mandibular a ser realizado e a intensidade da força que deverá aplicar.
- *Reflexo flexor (nociceptivo):* tem função protetora de todas as estruturas do aparelho estomatognático, pois afasta a parte excitada do agente injuriante. É responsável pela alteração da posição mandibular para evitar o trauma periodontal em um dente com distúrbio oclusal.

A coordenação dos reflexos se deve em razão dos reflexos de estiramento e flexor serem antagônicos, logo a atividade de um deve necessariamente inibir a do outro. Se ambos os reflexos forem ativados simultaneamente, o padrão flexor é o dominante, o que é muito favorável ao organismo, pois o mesmo é fundamentalmente protetor. A inervação recíproca atua quando um músculo é ativado simultaneamente, inibindo ou relaxando os músculos de ação antagônica. O fracasso dessa inervação recíproca desempenha um papel importante na patogenia de diversas disfunções do aparelho estomatognático.

SISTEMA MUSCULAR

O sistema muscular humano compõe-se: de músculos esqueléticos, também chamados músculos estriados, que atuam sob controle voluntário e estão envolvidos com os movimentos, postura e equilíbrio, e de músculos lisos que atuam sob controle involuntário e encontram-se nas paredes dos vasos sanguíneos e em estruturas como bexiga urinária, intestinos, estomago e músculo cardíaco. Muitos invertebrados e todos os vertebrados dependem deste tecido contrátil para locomoverem-se, e tais tecidos são agrupados em sistemas coordenados para maior eficiência.

Tipos funcionais dos músculos

Os músculos são divididos pelos fisiologistas em dois grandes grupos: fásicos e tônicos. Os músculos fásicos são compostos de fibras capazes de rápida ativação e relaxamento. Eles são bem adaptados para movimentos rápidos de curta duração. As fibras dos músculos tônicos contraem-se e relaxam mais lentamente, induzem movimentos lentos e sustentam as estruturas anexas por um longo período de tempo. Ainda que seja muitas vezes útil pensar nos músculos como fásicos ou tônicos é difícil caracterizá-los claramente como tal, pois os períodos de contração e relaxamento variam intensamente nos diferentes músculos, além disso, alguns deles podem contrair fasicamente em um determinado momento e tonicamente em outro. A extremidade de um músculo ligada a um elemento móvel é chamada de inserção e a extremidade oposta, unida a um elemento fixo, é chamada de origem. A inserção e a origem são termos descritivos convenientes, mas deve-se enfatizar que a tensão nos dois extremos é a mesma. Não se pode atribuir uma função específica a cada músculo, pois estudos recentes mostram uma integração extremamente complexa em cada um dos movimentos mandibulares. As descrições a seguir se limitam às funções principais de cada músculo para o entendimento dos movimentos e posições mandibulares. Os músculos do aparelho estomatognático durante a função fisiológica dos músculos do AE na oclusão dos dentes em uma posição mandibular estável, um distúrbio oclusal poderá tornar-se intolerável ao paciente e gerar desconforto muscular, podendo precipitar uma patologia. O acadêmico e o cirurgião dentista devem ser capazes de palpar a musculatura e diagnosticar qualquer possível patologia e seus fatores etiológicos. Consideram-se músculos da mastigação.

Músculo temporal

Tem origem na linha temporal superior e assoalho da fossa temporal. Insere-se no processo coronoide e borda anterior do ramo mandibular, por meio dos tendões: superficial e longo profundo.

Músculo masseter

Funções

Elevação, retração e posicionamento da mandíbula. Sua porção superficial tem origem nos 2/3 anteriores do arco zigomático e sua porção profunda na superfície média do arco zigomático. Insere-se na superfície lateral externa do ramo e ângulo da mandíbula. É inervado pelo nervo masseterino (ramo do trigêmeo). É vascularizado pela artéria masseterina (ramo de artéria maxilar). Tem as funções de elevar a mandíbula e ocluir os dentes. A força dos músculos (masseteres) tem sua maior concentração sobre a cúspide mesiopalatina dos primeiros molares.

Músculo pterigóideo lateral

Sua porção superior tem origem na superfície infratemporal da asa maior do osso esfenoide, e a porção inferior na superfície do processo pterigoide do osso esfenoide. Insere-se ao feixe superior no disco articular (menisco) e cápsula da ATM, e o feixe inferior na fossa pterigóidea (colo do côndilo). É inervado pelo nervo pterigóideo lateral (ramo da artéria maxilar). Tem as funções de protruir a mandíbula e tracionar o disco articular para frente, assistindo aos movimentos protrusivos da mandíbula.

Músculo pterigóideo medial

Tem sua origem na face medial da lâmina lateral da fossa pterigóidea na base do crânio. Insere-se nas porções posterior e inferior da superfície medial do ramo ascendente e ângulo da mandíbula. É inervado pelo nervo pterigóideo (ramo do trigêmeo). É vascularizado pela artéria pterigóidea medial (ramo da artéria maxilar). Tem as funções de elevar e estabilizar lateralmente a mandíbula.

Músculo gênio-hióideo

Tem sua origem nos tubérculos genianos inferiores na superfície interna da sínfise mandibular. Insere-se na superfície anterior do corpo do osso hioide. É inervado pelo nervo gênio-hióideo (ramo do nervo hipoglosso). É vascularizado pelas artérias lingual e sublingual. Tem a função de movimentar o osso hioide para frente.

Músculo milo-hióideo

Tem sua origem na linha milo-hióidea da mandíbula (da raiz do último molar à sínfise mandibular). Insere-se no corpo do osso hioide e rafe milo-hióidea. É inervado pelo nervo milo-hióideo (ramo do nervo mandibular). É vascularizado pela artéria submentoniana (ramo da artéria facial). Tem as funções de elevar o assoalho da boca e com ele a língua, e se os dentes estão ocluídos, auxiliar na deglutição.

Músculo digástrico

Tem a origem do ventre posterior: na incisura mastóidea do temporal e do ventre anterior na fossa digástrica da mandíbula. Insere-se no tendão intermediário, aderindo ao osso hioide por uma alça fibrosa. É inervado pelos nervos milo-hióideo (ramo do trigêmeo) e facial. É vascularizado pelas artérias submentonianas, occipital e auricular posterior. Tem a função de puxar o mento para trás e para baixo na abertura da boca, auxiliando assim o pterigóideo lateral na protrusão da mandíbula.

Músculo estilo-hióideo

Tem sua origem na borda posterior do processo estiloide. Insere-se no corpo do osso hioide, na junção com o corno maior. É inervado pelo ramo estilo-hióideo (do nervo facial). É vascularizado pela artéria auricular posterior. Tem como função tracionar o osso hioide para cima e para trás. Consideram-se músculos infra-hióideos: o tiro-hióideo, o esterno-hioide, o esternotireóideo e o omo-hióideo. Agindo em grupo estão envolvidos nas funções mandibulares de abaixar e estabilizar o osso hioide, o que permite a ação auxiliar dos músculos supra-hióideos no abaixamento da mandíbula. São inervados pelo nervo hipoglosso, tem origem na clavícula e inserção no osso hioide.

Músculos posteriores do pescoço

Músculo esternocleidomastóideo

Tem sua origem no manúbrio do esterno e na porção medial da clavícula. Insere-se no processo mastoide do osso temporal. É inervado pelo nervo acessório. É vascularizado pelas artérias supraescapular e occipital. Tem a s funções de flexionar a coluna vertebral e girar a cabeça para o lado oposto.

Músculo trapézio

Tem sua origem na protuberância occipital externa. Insere-se na borda posterior do terço lateral da clavícula. É inervado pelo nervo acessório espinal. É vascularizado pela artéria trapezoidal. Tem a função de girar a escápula. Músculos intrínsecos do pescoço tem a função de atuar na fala.

Músculo bucinador

Tem sua origem nos processos alveolares das maxilas e mandíbula na região molar e no ligamento pterigomandibular. Insere suas fibras que se misturam com as fibras do músculo orbicular da boca, no ângulo da boca. É inervado pelo nervo facial. É vascularizado pela artéria bucal. Tem a função de auxiliar na mastigação, distende a bochecha e a comprime de encontro aos dentes e retrai o ângulo da boca.

Músculo orbicular da boca

Tem sua origem nas fibras do bucinador e outros músculos vizinhos. Insere suas fibras de um lado com as fibras do lado oposto na linha mediana dos lábios. É inervado pelo nervo facial. É vascularizado pelas artérias labial superior e inferior. Tem as funções de comprimir os lábios sobre os dentes, fechar a boca e protuir os lábios.

Músculo platisma

Tem sua origem na fáscia dos músculos peitoral maior e deltoide. Insere-se na borda inferior da mandíbula, pele do mento e da bochecha. É inervado pelo nervo facial. Tem a função de abaixar a mandíbula, o lábio inferior e os ângulos da boca e repuxar a pele do pescoço.

Músculos da língua

São dezessete, um ímpar o lingual superior e mais oito pares que executam os diferentes movimentos da língua. A pressão da língua para fora *versus* a pressão do músculo bucinador para dentro da cavidade bucal, determinam o posicionamento do corredor da pressão neutra (zona neutra). Conforme os dentes erupcionam, essas forças oponentes os conduzem horizontalmente para a sua posição. O tamanho da língua e o comprimento dos músculos peribucais influenciam na posição da zona neutra, assim como o faz qualquer hábito para funcional que altere a pressão da língua ou dos lábios. Direcionamento das forças de pressão da língua e do músculo bucinador, delimitando a zona neutra (região dentada).

Funções musculares

Ocorrem por meio de contrações sempre em direção à sua origem, podendo ser:

- *Isotônica:* quando o músculo ao se contrair tem somente um de seus extremos de inserção fixo, e se encurta sem aumentar a tensão de suas fibras (p. ex., abrir e fechar a boca).
- *Isométrica:* quando o músculo ao se contrair tem os dois extremos de inserção fixos, não podendo encurtar-se o que gera um aumento da tensão de suas fibras (p. ex., hábito de apertamento dentário ou bruxismo). Com base na ação integrada com relação às funções primárias, os músculos da mastigação podem ser divididos em:
  - *Motores primários:* também chamados de iniciadores.
  - *Sinergistas:* que atuam auxiliando os motores primários.
  - *Antagonistas:* que se opõem à ação dos primários.
  - *Estabilizadores (ou de fixação):* que mantêm firmes os ossos ou articulações, permitindo uma ação efetivas do grupo muscular ativo. No movimento de fechamento fisiológico da mandíbula atuam: como músculos primários ou masseteres; como sinergistas, os pterigóideos mediais, temporais anteriores e médios; como antagonistas os pterigóideos laterais e o digástrico; e como estabilizadores os temporais posteriores.

Vascularização

A principal artéria do aparelho estomatognático é a carótida externa com seus ramos maxilar e facial. A articulação temporomandibular (ATM) pode ser tecnicamente considerada uma articulação ginglemoartroidal, por realizar movimentos de rotação (ginglemoidal) e translação (artroidal). O homem é portador das articulações temporomandibulares desde o seu nascimento, quando ainda inexistem os dentes nas arcadas dentárias. Durante o seu desenvolvimento, os côndilos e as fossas vão se remodelando continuamente por meio da transição da dentição temporária para a permanente e mesmo quando da perda desta última. As ATMs se projetarão ligeiramente para anterior quando da ausência de todos os dentes e são, juntamente com o sistema neuromuscular, as referências que se mantêm durante toda a vida do homem. As articulações temporomandibulares possuem todos os elementos de uma articulação sinovial, incluindo um disco articular. O côndilo é revestido de uma camada fibrocartilaginosa, posiciona-se anterossuperiormente na fossa mandibular e apoia-se anteriormente contra a eminência articular, que é protegida por uma camada fibrocartilaginosa em toda a superfície de relacionamento funcional.

O disco articular (menisco) com forma bicôncava está colocado entre ambas as superfícies articulares, e apresenta a inserção do fixe superior do músculo pterigóideo lateral (no disco articular), e do feixe inferior na fossa pterigóidea (colo do côndilo). Posteriormente ao côndilo, encontra-se a zona bilaminar com vascularização e inervação própria que não é apropriada para suportar o côndilo. A irrigação dos elementos que constituem as ATMs é conduzida por ramos das artérias temporal superficial, timpânica anterior, meníngea média e auricular posterior. A inervação se dá a partir dos receptores localizados em: regiões posteriores e laterais da cápsula e ligamento lateral externo – inervados pelo nervo aurículo-temporal. Região anterior da cápsula – inervada pelos nervos temporais profundos posteriores e massetérica, região anterior (articular) do menisco sinovial contendo poucos receptores. São descritos quatro tipos de receptores nas ATMs: os receptores de Ruffini que determinam o ângulo de abertura da boca e variam dependendo do grau de abertura. Os receptores de Pacini que são ativados juntos ou transitoriamente com os de Ruffini e assinalam o início e o fim do movimento, e suas respostas não dependem da direção nem da posição inicial do movimento. Os receptores de Golgi que respondem à pressões fortes nos tecidos articulares e são protetores. As terminações nervosas livres que são nociceptivas e respondem pela dor. São ligamentos da ATM: temporomandibular com origem na superfície lateral da eminência articular do osso temporal e inserção no colo da mandíbula.

Ligamento temporomandibular disco articular

Cápsula da ATM

Estilomandibular com origem no processo estiloide e inserção no ângulo da mandíbula. Esfenomandibular com origem na espinha do osso esfenoide e inserção na língua mandibular. Capsular com origem no osso temporal, ao longo da fossa mandibular e eminência articular, e inserção na face lateral do côndilo. Oclusão se refere ao estudo das relações estáticas (intercuspidação dentária) e dinâmicas (movimentos mandibulares) entre as superfícies oclusais, e entre estas e todos os demais componentes do AE. Uma oclusão é fisiológica quando apresenta harmonia entre os determinantes anatômicos e as unidades fisiológicas do AE, não gerando patologias aos tecidos. Entretanto na presença de desarmonia a oclusão será patológica, podendo gerar patologias aos tecidos. É considerado maloclusão aos contatos oclusais antagônicos ou adjacentes dos dentes em desarmonia, com os componentes anatômicos e unidades fisiológicas do AE. O termo maloclusão não significa doença ou saúde, e sim dentes mal posicionados ou desalinhados. Muitas pessoas apresentam uma maloclusão, mas se adaptam à ela não apresentando sinais patológicos. No aparelho estomatognático, os dentes posteriores têm como funções: mastigação, ponto de apoio da mandíbula durante a deglutição, manutenção da dimensão vertical da oclusão, transmissão e dissipação das forças axiais, e proteção aos dentes anteriores e às ATMs na posição de oclusão com relação cêntrica – ORC. Os dentes anteriores têm como funções: estética, fonética, apreensão e corte dos alimentos, e proteção aos dentes posteriores e às ATMs nos movimentos excêntricos da mandíbula. As forças que incidem sobre os dentes são transmitidas aos ossos por meio das fibras periodontais. O equilíbrio entre as forças de ação que incidem sobre os dentes e a reação biológica adequada dos tecidos do periodonto de sustentação, cemento, fibras periodontais e osso alveolar, mantém a integridade das estruturas e representa o principal componente da homeostasia desse periodonto. Transmissão das forças incidentes ao osso por meio das fibras periodontais. Na mandíbula as forças seguem a trajetória das trabéculas ósseas em direção aos côndilos, de onde são transmitidas e neutralizadas nas regiões temporal, parietal e occipital. Nas maxilas a trajetória trabecular forma três pilares ósseos: anterior, médio e posterior, por meio das quais as forças se direcionam para as áreas frontal, orbital, nasal e zigomática, onde são neutralizadas. Essas disposições trabeculares asseguram o máximo de resistência óssea ao estresse. A manutenção, ou reabilitação, do Aparelho Estomatognático pelo Cirurgião-Dentista tem como objetivo preservar ou restabelecer a:

- Dimensão vertical (DV).
- Relação cêntrica (RC).
- Estabilização oclusal (EO).
- Guia anterior (GA).

Para isto se fazem necessários os conhecimentos de:

- Biologia dos tecidos.
- Fisiologia do aparelho estomatognático.
- Propriedade dos materiais odontológicos.
- Técnicos de execução dos procedimentos clínicos e laboratoriais. Fundamentos de estética odontológica e procedimentos.
- Aminésia, exames: clínicos, radiográfico e dos modelos de estudo montados em articulador semiajustável em RC.

Diagnóstico

Planejamento e execução de procedimentos educativos, preventivos e restauradores. O que são e a que se destinam os objetivos.

Dimensão vertical (DV) é a medida da face, entre dois pontos quaisquer, arbitrariamente selecionados e convenientemente localizados um acima e outro abaixo da boca, normalmente na linha mediana da face, variando entre a dimensão vertical de repouso e dimensão vertical de oclusão. Fundamental na preservação da saúde da unidade fisiológica neuromuscular do AE. A dimensão vertical de repouso (DVR) é a dimensão vertical da face, quando a mandíbula se encontra sustentada pela posição postural, ou de repouso fisiológico dos músculos do AE e com os lábios se contatando levemente. Independem da presença ou não dos dentes. A dimensão vertical de oclusão (DVO) é a dimensão vertical da face, quando os dentes estão em máxima intercuspidação e os músculos contraídos em seu ciclo de potência máxima. Depende a presença dos dentes em oclusão.

O paciente pode apresentar diferentes perfis faciais em detrimento de alterações na DV. A distância existente entre as superfícies oclusais e incisais dos dentes antagonistas, quando a mandíbula se encontra sustentada pela posição postural ou de repouso muscular fisiológico, é denominada espaço funcional livre (EFL) o que representa a diferença entre a DVO e a DVR, sendo de aproximadamente de 3 mm. A relação cêntrica (RC) trata do relacionamento temporomandibular, fundamental na preservação da saúde das unidades fisiológicas, neuromuscular e ATMs, do AE.

Estabilidade oclusal (EO)

É a estabilidade dada à mandíbula com relação às maxilas pela intercuspidação simultânea das cúspides funcionais, nas respectivas fossas antagonistas em ambos os lados da arcada dentária. Fundamental na preservação da saúde das unidades fisiológicas, neuromuscular, ATMs e oclusão dentária e periodonto do AE. Direcionamento das forças para o longo eixo dos dentes e consequente saúde periodontal. Para manter ou restabelecer a estabilidade maxilomandibular do aparelho estomatognático, são indispensáveis a oclusão dos pré-molares e dos primeiros molares antagônicos.

Estabilidade maxilomandibular

Denomina-se oclusão com relação cêntrica – ORC (oclusão cêntrica ou máxima intercuspidação cêntrica) quando há coincidência da posição de máxima intercuspidação dentária com a posição de RC das ATMs.

MIH é considerada a posição maxilomandibular com o maior número de contatos entre os dentes antagonistas. É uma posição dentária que independe da posição dos côndilos, logo não deve ser impropriamente chamada de oclusão cêntrica, pois nesta posição a mandíbula estará sempre desviada da RC. Estudos tem mostrado que, na maioria dos casos, a neuromusculatura posiciona a mandíbula para alcançar a máxima intercuspidação independente da posição dos côndilos na fossa. Quando interferências oclusais estão presentes o *feedback* proprioceptivo das fibras periodontais ao redor do dente envolvido programa a função muscular para evitar as interferências. A função muscular resultante pode ser tão dominante que a posição mandibular adquirida será frequentemente considerada erroneamente pelos clínicos como a verdadeira RC.

Para melhor entendimento de toda esta nomenclatura é importante observar que o termo relação cêntrica se refere sempre a uma posição de estabilidade entre o côndilo e a fossa mandibular, independente dos dentes. Os termos intercuspidação e oclusão referem-se a uma relação de estabilidade dentária entre as maxilas e a mandíbula (maxilomandibular), independente dos côndilos. No entanto, uma oclusão fisiológica requer estabilidade e reprodutividade no relacionamento da mandíbula com os ossos temporais e maxilas. Para que isto ocorra, é necessário preservar ou restabelecer simultaneamente, a relação temporomandibular por meio das ATMs direita e esquerda em RC como apoio posterior, e a relação maxilomandibular por meio da intercuspidação dos dentes posteriores simultaneamente de ambos os lados da arcada dentária, como apoio anterior. Obtém-se desta forma, uma oclusão com relação cêntrica ou uma máxima intercuspidação cêntrica, de tal maneira que, quando unidos os extremos destes pontos de apoio, forme uma figura geométrica (quadrilátero de estabilidade). Como guia anterior (GA), descreve-se o relacionamento das bordas incisais dos dentes anteriores inferiores, com a face lingual dos dentes anteriores superiores, durante os movimentos protrusivo e retrusivo da mandíbula, sem contato dental posterior, formando-se com as ATMs direita e esquerda um tripé de estabilidade. Fundamental na preservação da saúde das unidades fisiológicas: neuromuscular, ATMs, oclusão dentária e periodonto do AE. O objetivo maior da odontologia está em preservar ou estabelecer a biologia dos tecidos e a fisiologia do AE. Recomenda-se assim a prática da odontologia 4 × 4, onde o alcance dos quatro objetivos resulta na preservação e ou no restabelecimento das quatro unidades fisiológicas. Objetivos permanentes a serem alcançados. Unidades fisiológicas preservadas:

- Dimensão vertical neuromuscular.
- Relação cêntrica neuromuscular.
- Estabilidade oclusal.
- Dentes.
- Periodonto.
- Guia anterior.

A sequência fotográfica mostra o diagnóstico da relação cêntrica prescrita pelo Prof. Dr. Jorge Ayala Puente, realizada em nosso serviço (Figs. 17-1 a 17-10).

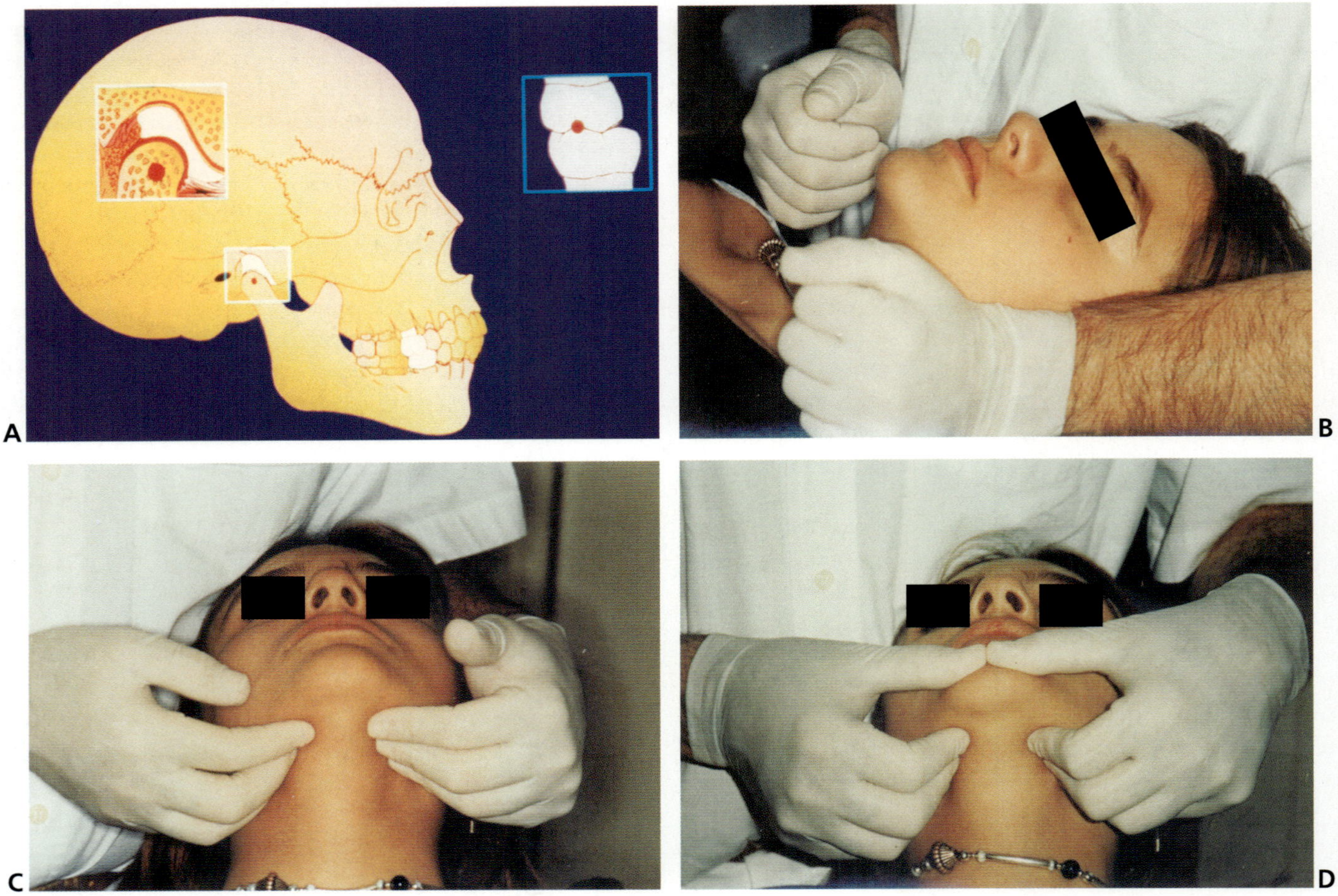

Fig. 17-1. (A) Método de manipulação bimanual de Dawson. (B) A cabeça do paciente (com uma ligeira extensão para trás) é estabilizada entre o tórax e o antebraço. (C) Apoiam-se quatro dedos de cada lado e na borda inferior da mandíbula. (D) Os polegares se localizam no sulco labiomentoniano, tocando-se entre si.

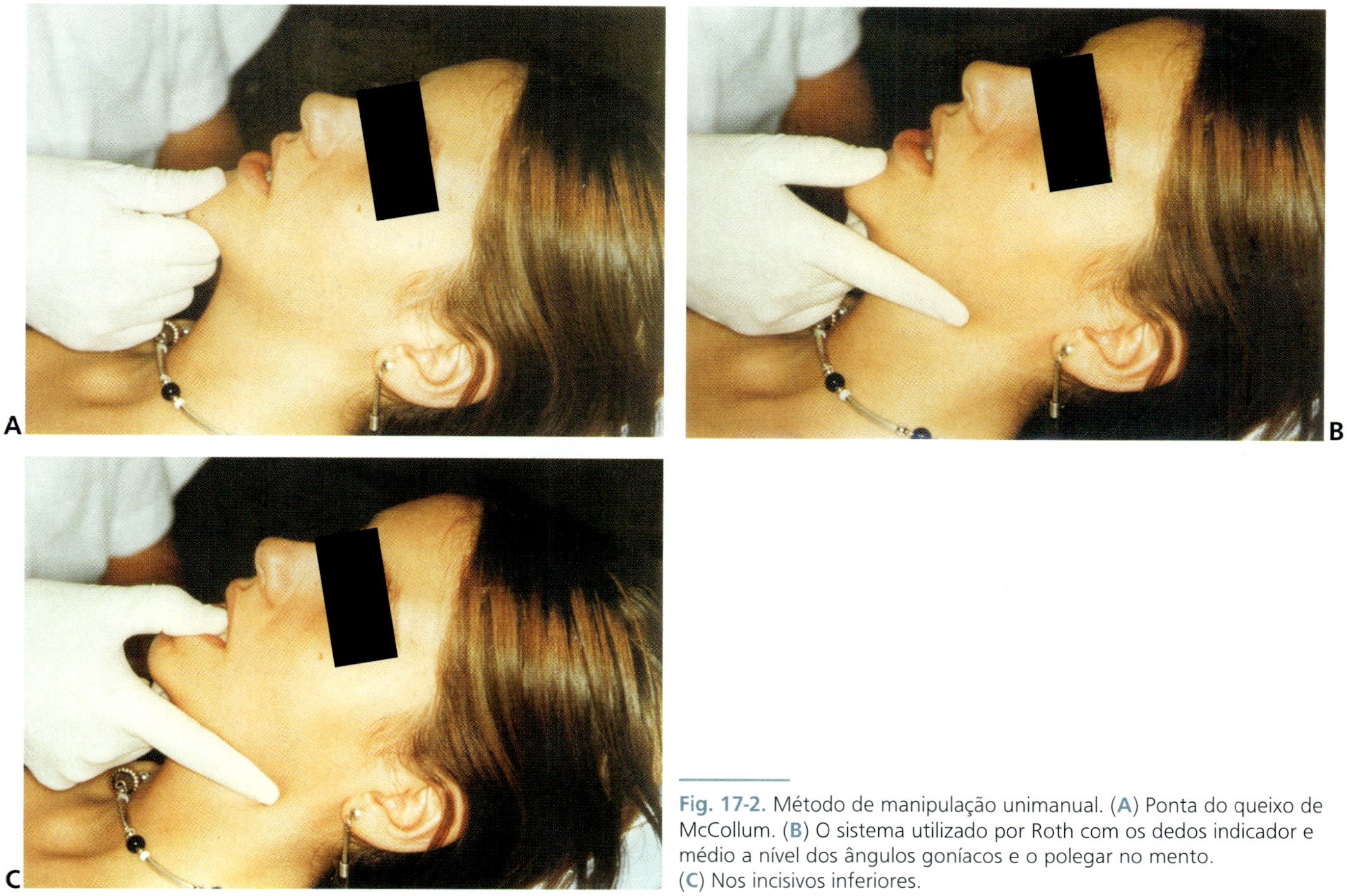

Fig. 17-2. Método de manipulação unimanual. (A) Ponta do queixo de McCollum. (B) O sistema utilizado por Roth com os dedos indicador e médio a nível dos ângulos goníacos e o polegar no mento. (C) Nos incisivos inferiores.

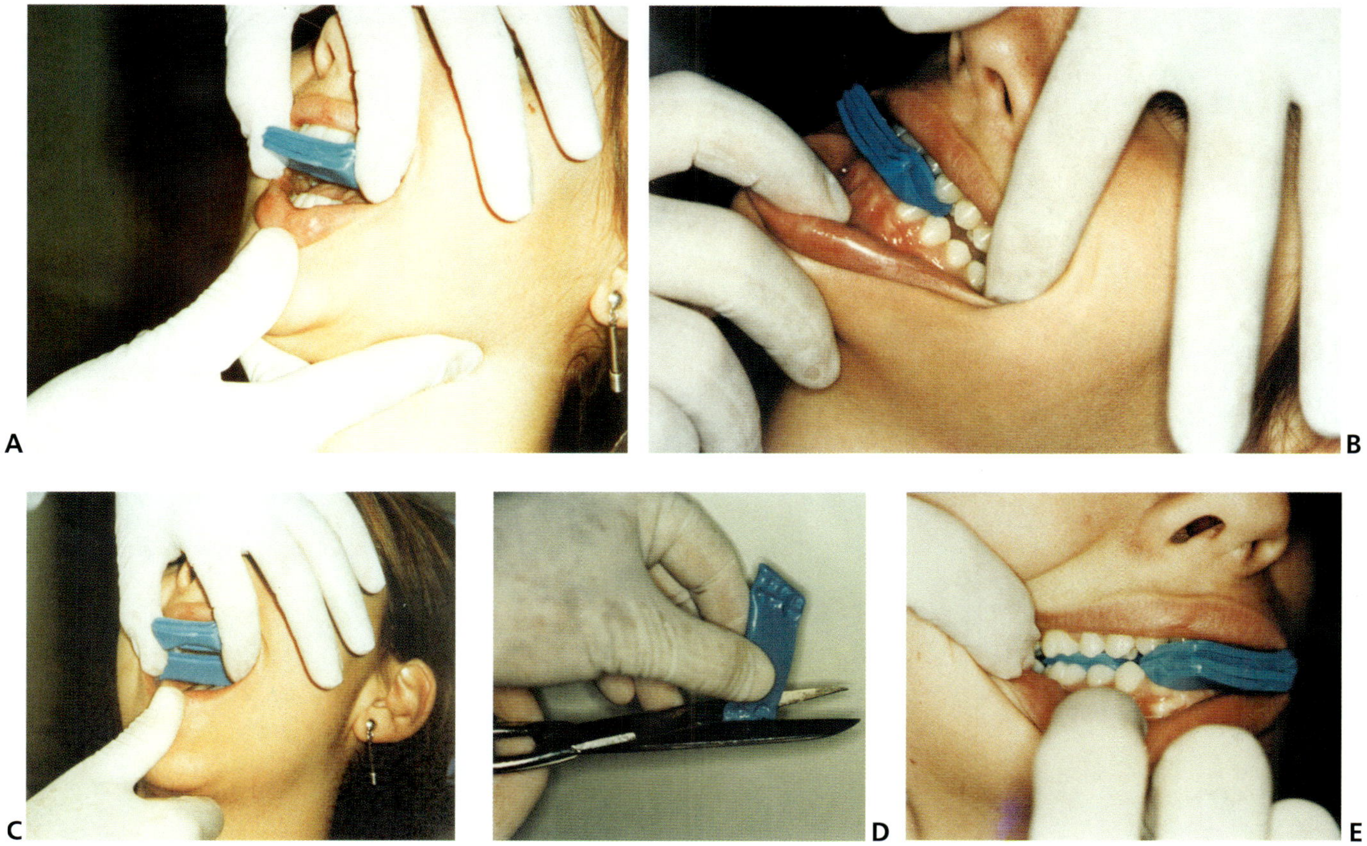

Fig. 17-3. Registro de RC. (A) O segmento anterior é mantido em posição com os dedos indicador e polegar. (B) O fecho é constituído por uma separação de 2 a 3 mm dos dentes posteriores. (C) Mostrando a forma de manter ambos segmentos de cera em posição. (D) Recorte da cera. (E) Verificação.

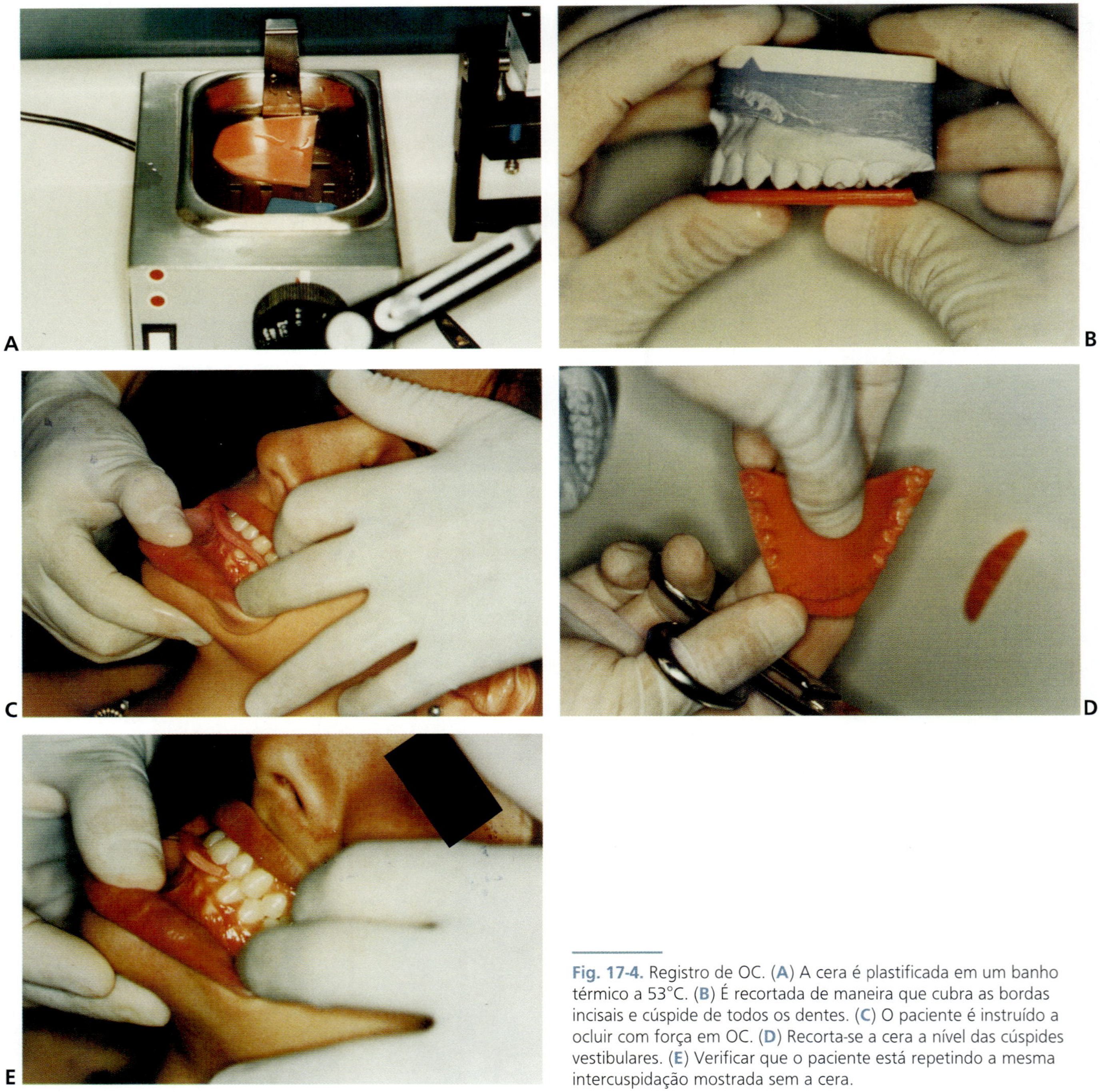

Fig. 17-4. Registro de OC. (A) A cera é plastificada em um banho térmico a 53°C. (B) É recortada de maneira que cubra as bordas incisais e cúspide de todos os dentes. (C) O paciente é instruído a ocluir com força em OC. (D) Recorta-se a cera a nível das cúspides vestibulares. (E) Verificar que o paciente está repetindo a mesma intercuspidação mostrada sem a cera.

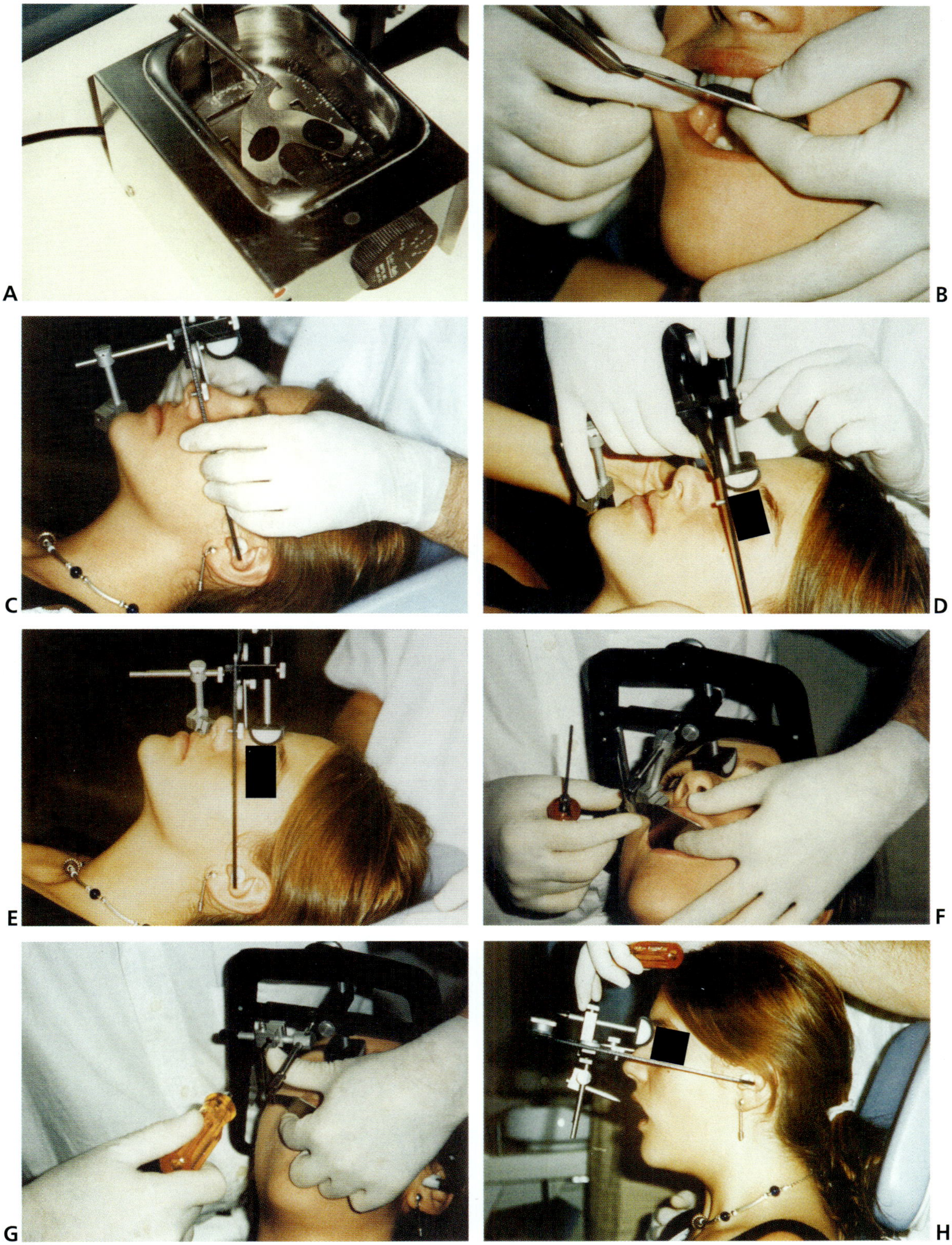

Fig. 17-5. (A) Registro de arco facial. (B) Plastificamos a godiva de baixa fusão a 53°C. (C) Deve-se cuidar para que nenhum dente tenha contato com o metal do garfo. (D) Tomando o relacionador nasal como seringa, pressiona-se em posição. (E) Arco facial em posição. (F) O garfo é colocado em posição. (G) A situação dos parafusos do conector articulados. (H) Registro terminou onde vemos o plano orbital representado pelos braços laterais do arco facial.

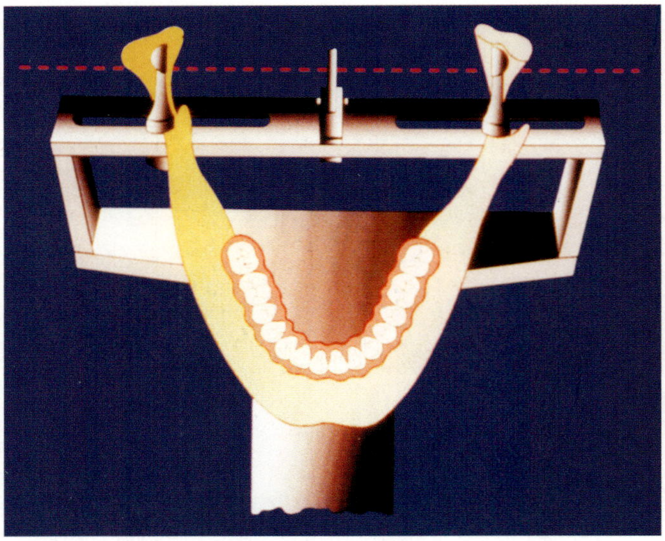

Fig. 17-6. Eixo de articulação: linha imaginária que une os centros de rotação da cabeça da mandíbula.

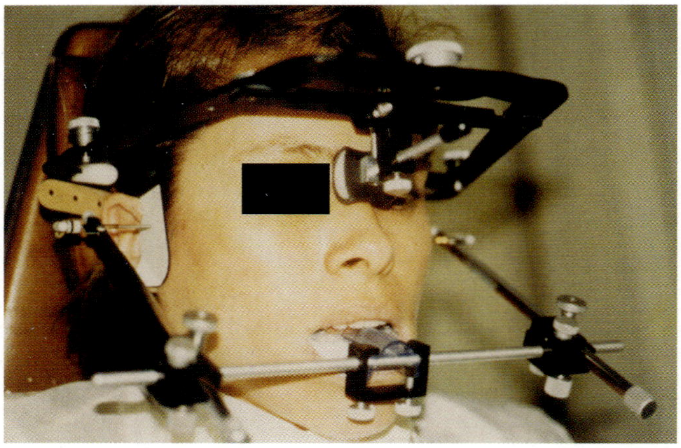

Fig. 17-7. Axiógrafo para gravar eixo de articulação e da sua via cinemática.

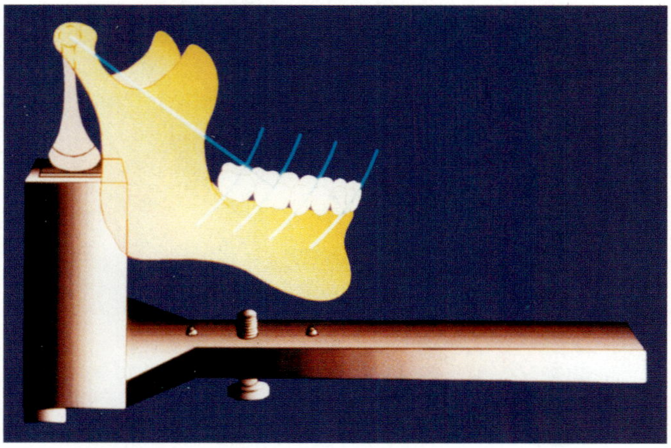

Fig. 17-8. Fechando o arco mandibular, que é a distância exata duplicada que existe no eixo de rotação da cabeça da mandíbula e da arcada dentária (ou cada um dos dentes).

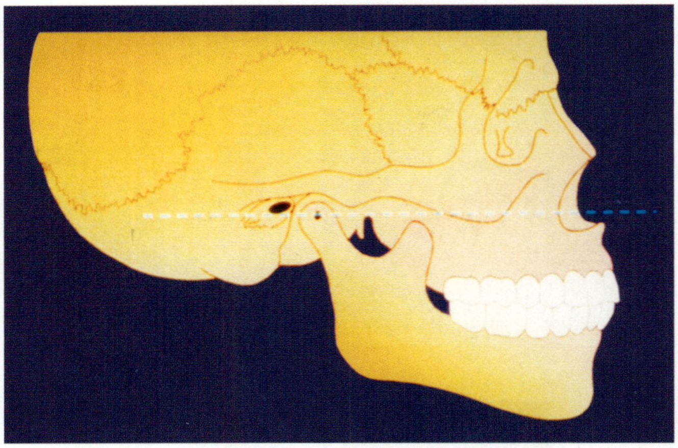

Fig. 17-9. Plano orbital que resulta da mistura do eixo (eixo de rotação da cabeça da mandíbula) e o ponto orbital, também chamado de terceira referência.

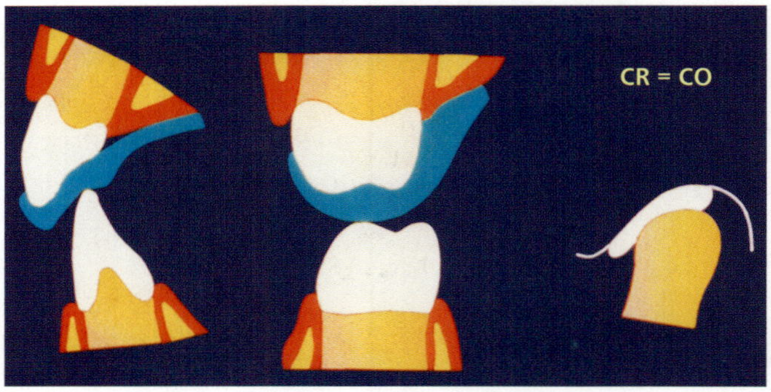

Fig. 17-10. Por PDN (plano de desprogramação neuromuscular) ou plano orgânico usado 24 horas por dia durante 3 meses, que estabilizou a posição mandibular.

REVISÃO DE LITERATURA

Anatomia da articulação temporomandibular (ATM)

Conceito e classificação

Segundo Peter Reher *et al.*, 2001, não se pode estudar a articulação temporomandibular (ATM) sem lembrar-se de que ela faz parte de um sistema bem mais amplo, o sistema estomatognático. Este sistema é composto pela ATM, dentes e estruturas anexas, ossos (maxila, mandíbula, calota craniana, hióideo), lábios, bochecha, língua, saliva, músculos (da mastigação, da deglutição da língua, da expressão facial), sistema nervoso (proprioceptivo e exterioceptivo), sistema vascular e linfático. O sistema estomatognático executa e auxilia importantes funções no organismo, como a mastigação, a fonação, a deglutição e a respiração.

Este mesmo autor afirma que a ATM é classificada como uma articulação sinovial biaxial complexa. É sinovial por possuir uma membrana sinovial que produz o líquido sinovial. É biaxial por se movimentar em dois planos, embora alguns autores afirmem que em seu conjunto, ATM direita e esquerda e mandíbula, seja triaxial.

Finalmente, ela é complexa, denominação dada às articulações que apresentam um terceiro osso, dividindo a articulação funcionalmente em duas. Sendo que o disco funciona como o terceiro osso.

A ATM é certamente uma das mais complexas articulações do corpo. Ela proporciona um movimento de dobradiça em um plano e dessa forma pode ser considerada uma articulação ginglemoidal. No entanto, ao mesmo tempo proporciona movimentos de deslize, o que a classifica como uma articulação artroidal. Assim, ela pode ser tecnicamente considerada uma articulação gínglimo artroidal.

Componentes da articulação temporomandibular (ATM)

A ATM é composta basicamente por partes duras e partes moles. Considerando-se como partes duras as superfícies articulares ósseas e como partes moles a cartilagem articular, o disco articular, a membrana sinovial, a cápsula articular e os ligamentos da ATM (Fig. 17-11).

Partes duras: côndilo mandibular, fossa articular ou glenoide e eminência articular

O côndilo mandibular se articula na base do crânio com a porção escamosa do osso temporal. Esta porção é composta pela fossa mandibular côncava, na qual o côndilo se situa e é chamada de fossa articular ou glenoide.

O côndilo mandibular tem um formato elíptico e convexo com dimensões de 15 a 20 mm lateromedialmente, de 8 a 10 mm anteroposteriormente (Fig. 17-12) e é recoberto por cartilagem hialina. Ele se estreita em direção ao ramo em uma região chamada colo condílico, que por ser mais estreita é suscetível a fraturas.

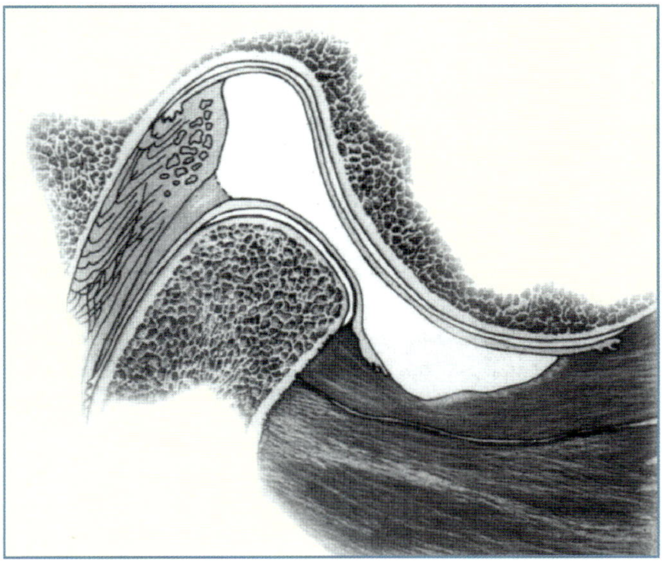

Fig. 17-11. Componentes da ATM (Fonte: Dawson, 2008).

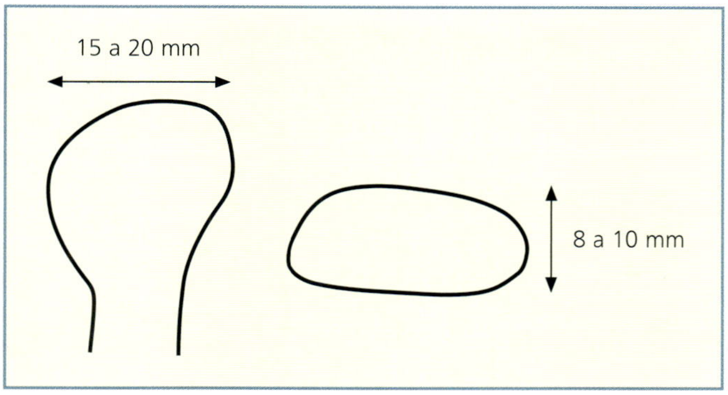

Fig. 17-12. Dimensões do côndilo mandibular (Fonte: Gabrielli, Araújo e Medeiros, 2007).

A fossa mandibular tem como limite anterior o tubérculo articular, como limite posterior a parte timpânica do temporal (tubérculo pós-glenoide, bainha do processo estiloide e parede anterior do meato acústico externo – placa timpânica). Tem como limite medial a espinha do esfenoide e limite lateral a crista que une o tubérculo da raiz do zigoma ao tubérculo pós-glenoide. Em seu limite posterior o osso é delgado e separa a fossa mandibular da fossa média do crânio. A fossa mandibular tem função passiva como receptáculo do côndilo da mandíbula, sendo o tubérculo articular e o próprio côndilo mandibular os elementos ativos na dinâmica articular.

Segundo Dawson, 2008, para o polo medial da fossa articular servir como ponto de rotação, esta deve ser compatível para recebê-lo. Seu formato triangular cumpre esta função mecânica muito bem (Fig. 17-13) e, além disso, a porção medial da fossa é reforçada com um osso espesso, de tal forma que também pode servir como um ponto de parada para a força superior dos músculos elevadores e para a força interna dos músculos pterigóideos mediais. A posição mais superior é também a posição onde o polo medial é puxado contra o tubérculo articular medial (com o disco interposto). Esta relação estabiliza a posição mais medial da mandíbula com relação cêntrica e impede qualquer translação lateral enquanto o conjunto côndilo-disco estiver na posição mais superior.

O teto posterior da fossa mandibular é bem fino, indicando que esta área do osso temporal não é designada para suportar forças pesadas. Na parte imediatamente anterior à fossa mandibular há uma proeminência óssea chamada eminência articular. A eminência articular, entretanto, consiste em um osso espesso e denso, por isso mais suscetível de tolerar tais forças.

O contorno fortemente convexo da eminência é de suma importância. Já que o aspecto anterior do côndilo é altamente convexo, pode-se ver o propósito e a importância do disco articular bicôncavo que se adapta entre duas superfícies convexas (Dawson, 2008, tradução do autor), auxiliando a cinemática do movimento.

O grau de convexidade da eminência articular é altamente variável, mas importante, porque a inclinação dessa superfície determina a trajetória do côndilo quando a mandíbula está posicionada anteriormente.

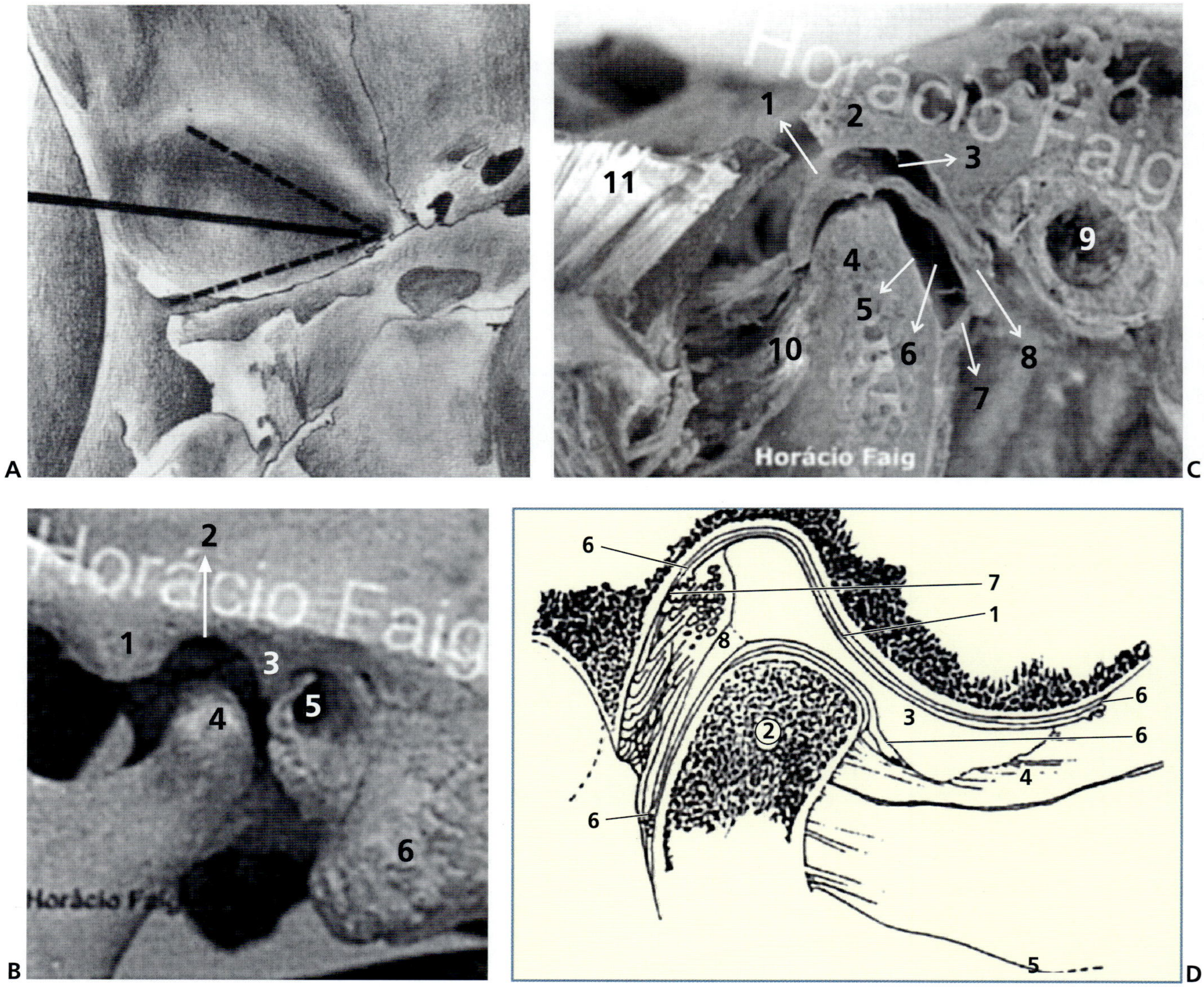

Fig. 17-13. (A) Aspecto triangular da fossa articular. (B) Eminência articular, (nº 1). (C) Disco articular (nº 1). (D) Componentes articulares. Disco articular (nº 3). (Fontes: Dawson, 2008 e www.fosjc.unesp.br/anatomia/atm/ATM³.htm.)

Partes moles: cartilagem articular, disco articular, membrana e líquido sinovial, cápsula articular e ligamentos

Gabrielli, Araújo e Medeiros, 2007 definem a ATM como uma articulação sinovial que promove movimentos livres e complexos sobre as superfícies articulares, sendo estas estruturas submetidas a carga e esforço repetitivo. Assim sendo, o líquido sinovial, a cartilagem hialina e o disco articular têm um papel fundamental no sentido de evitar o desgaste prematuro daquelas estruturas. A cápsula articular e os ligamentos a ela associados têm como função preservar a integridade articular e limitar seus movimentos.

Estes mesmos autores conceituam o disco articular como sendo uma placa cartilaginosa que relaciona o côndilo e a eminência articular, duas estruturas convexas, que sem ele não conseguiriam interagir durante o movimento. O disco divide a articulação em dois compartimentos, sendo um superior e outro inferior, e se insere ao redor da cápsula articular. Em um corte sagital, o disco tem formato em "S", com cerca de 3 mm de espessura na região posterior, 1 mm no segmento central e 2 mm na porção anterior.

O disco articular é composto de tecido conectivo denso fibroso, na maior parte destituído de vasos sanguíneos e fibras nervosas. A periferia extrema do disco, entretanto, é ligeiramente inervada. No plano sagital, o disco pode ser dividido em três regiões de acordo com sua espessura. A área central é a mais fina e é chamada zona intermediária. O disco se torna consideravelmente mais espesso anterior e posteriormente a ela. A borda posterior é geralmente mais espessa do que a anterior. Em uma articulação normal a superfície articular do côndilo está localizada na zona intermediária do disco, circundado pelas bordas anterior e posterior, que são mais espessas.

Okeson, 2008, defende que em uma vista anterior o disco é geralmente mais espesso medial do que lateralmente, o que corresponde a um espaço maior entre o côndilo e a fossa articular em direção à parte medial da articulação. A forma mais precisa do disco é determinada pela morfologia do côndilo e da fossa mandibular. Durante o movimento, o disco é de certa forma flexível e pode-se adaptar às demandas funcionais das superfícies articulares. Entretanto, flexibilidade e adaptabilidade não significam que a morfologia do disco sempre será alterada reversivelmente durante a função. O disco mantém sua morfologia a menos que forças destrutivas ou mudanças estruturais ocorram na articulação. Se estas mudanças ocorrerem, a morfologia do disco pode ser irreversivelmente alterada, produzindo mudanças mecânicas durante a função.

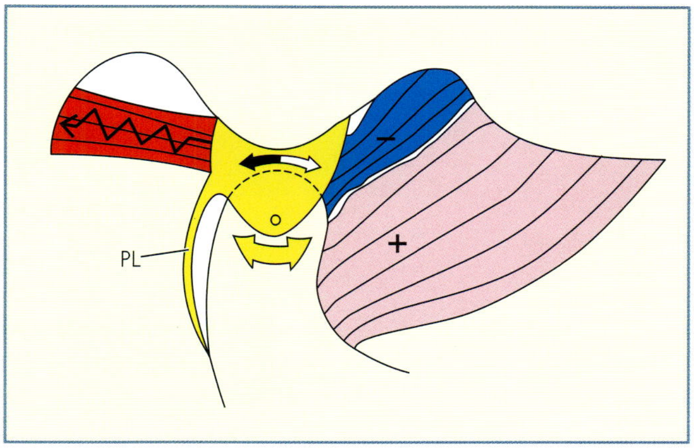

Fig. 17-14. Tecido retrodiscal (vermelho), disco e ligamento posterior (amarelo) e músculo pterigóideo lateral superior (azul) e inferior (rosa). (Fonte: Dawson, 2008.)

O disco articular é inserido posteriormente a uma região de tecido conectivo frouxo que é altamente vascularizada e inervada. Essa área é conhecida como tecido retrodiscal ou inserção posterior, ou ainda zona bilaminar (Fig. 17-14). Superiormente, é delimitada por uma lâmina de tecido conectivo que contém muitas fibras elásticas – lâmina retrodiscal superior. Esta prende o disco articular posteriormente à placa timpânica. Na borda inferior do tecido retrodiscal está a lâmina retrodiscal inferior, que prende a borda inferior do limite posterior do disco à margem posterior da superfície articular do côndilo. A lâmina retrodiscal inferior é composta principalmente de fibras colágenas, e não de fibras elásticas, como na lâmina retrodiscal superior. Anteriormente, entre as inserções do ligamento capsular, o disco também é preso por fibras tendinosas ao músculo pterigóideo lateral superior.

Da mesma forma, Gomes, 2000, ressalta que a zona bilaminar é formada por tecido conectivo especializado e situa-se entre a extremidade posterior do disco e a cápsula. É constituída por dois feixes, um mais superior e um mais inferior. O superior liga a extremidade posterior do disco à cápsula e parede timpânica, composta essencialmente por fibras elásticas e dá ao disco uma capacidade de se mover funcionalmente para anterior com considerável liberdade. E o feixe mais inferior composto essencialmente por fibras de colágeno que liga o conjunto côndilo-disco à cápsula e parede timpânica.

Segundo Reher *et al.*, 2001, esta área corresponde ao tecido retrodiscal e recebe este nome, porque neste consegue-se distinguir duas lâminas teciduais, portanto, zona bilaminar.

A parte remanescente do tecido retrodiscal está inserida posteriormente a um grande complexo venoso, o qual se enche de sangue quando o côndilo se move para frente. À medida que cada conjunto côndilo-disco percorre a eminência, ele evacua o espaço acima da fossa. A natureza não pode ter um vácuo, então o tecido retrodiscal deve expandir-se para preencher o espaço deixado pelo conjunto côndilo-disco. Ela o faz pela perfusão de sangue em uma rede vascular espalhada pelos tecidos retrodiscais esponjosos. As paredes dos vasos sanguíneos são elásticas, e a expansão dos vasos preenche o espaço. Quando o côndilo e o disco retornam à relação cêntrica, o sangue se esvai e os vasos diminuem de tamanho. Esse *shunt* arteriovenoso (Fig. 17-15), também conhecido como joelho vascular, torna o tecido retrodiscal altamente vascular e ricamen-

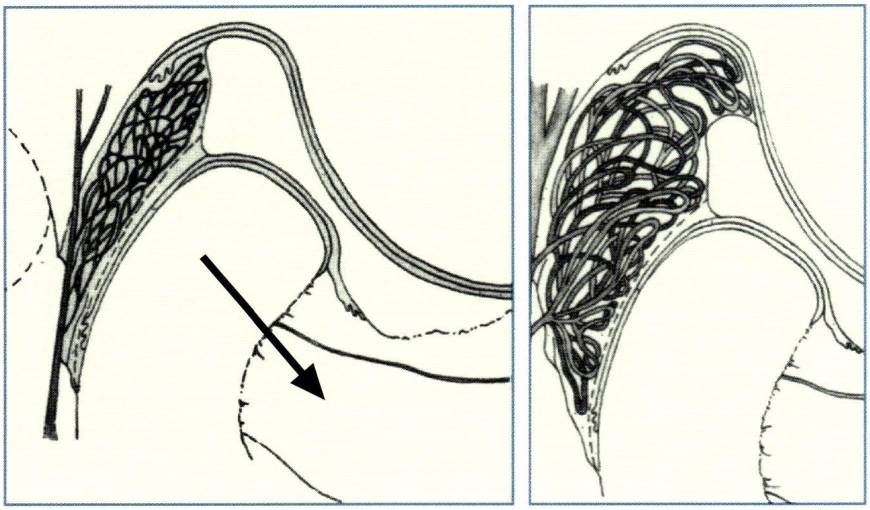

A B

Fig. 17-15. (A, B) *Shunt* arteriovenoso. (Fonte: Dawson, 2008.)

te inervado. Se o disco é deslocado anteriormente, o côndilo faz pressão neste tecido, causando dor.

Muitas das confusões sobre o disco resultam de seu diagrama, em ilustrações, como um pequeno capuz redondo assentado no topo do côndilo. Ele, na verdade, envolve o côndilo medial e lateralmente (Fig. 17-16) e sua borda posterior é muito espessa. Quanto mais íngreme a inclinação da eminência, mais espesso o tubérculo distal do disco, esta é uma característica que parece indicar a importância do disco como uma das estruturas que determinam a posição mais superior do côndilo. O posicionamento funcional do disco é um fator crítico nos movimentos mandibulares e diversas desordens resultam de sua incoordenação.

Reher *et al.*, 2001, afirma que a cápsula é formada por feixes fibrosos verticais, sendo bastante delgada e frouxa, de modo a permitir uma amplitude considerável dos movimentos mandibulares. Ela é muito delgada na região medial e na região anterior onde o músculo pterigóideo lateral se insere, sendo mais reforçada lateralmente pelo ligamento lateral. A cápsula é bem inervada e proporciona estímulo proprioceptivo sobre a posição e o movimento da articulação. Ela possui um feixe de fibras profundo e outro superficial. O feixe profundo é constituído por fibras curtas que vão do côndilo às bordas do disco. Este feixe constitui os chamados ligamentos discais medial e lateral que se fixam aos respectivos polos do côndilo. O feixe superficial é constituído por fibras longas verticais que vão do temporal à mandíbula. As inserções do feixe superficial da cápsula são: no temporal, anteriormente na vertente anterior do tubérculo articular, posteriormente na fissura tímpano-escamosa, lateralmente no arco zigomático e tubérculo da raiz do zigoma e medialmente na base da espinha do esfenoide.

Reher *et al.*, 2001, define a cápsula articular como um tecido fibroso que envolve toda a articulação, retendo o líquido sinovial. Do ponto de vista histopatológico, deve-se ressaltar a importância do líquido sinovial e saber que alterações no seu fluxo e comprometimento do seu metabolismo bioquímico podem predispor os tecidos articulares a malformações adaptativas e degenerativas (Fig. 17-17).

A cápsula é também definida por Gabrielli, Araújo e Medeiros, 2007, como um cone fibroso frouxo que contorna a articulação. Os ligamentos que compõem a região são:

- O lateral.
- O medial.
- O posterior.
- O esfenomandibular.
- O estilomandibular.
- O pterigomandibular.

Estes ligamentos têm a função primordial de limitar o movimento mandibular.

Como em qualquer sistema articular, os ligamentos têm um papel importante na proteção das estruturas. Eles não atuam ativamente na função da articulação, mas agem passivamente como agentes limitadores ou de restrição de movimentos.

Segundo Okeson, 2008, três ligamentos funcionais principais suportam a ATM:

1. O ligamento colateral.
2. O ligamento capsular.
3. O ligamento temporomandibular.

Existindo também dois ligamentos acessórios:

1. O esfenomandibular.
2. O estilomandibular.

Os discos articulares podem mostrar alteração de forma e deslocamento não tratáveis clinicamente levando a quadros de travamento (Locking), artrite degenerativa progressiva, que podem chegar a situações de extrema gravidade, cujo tratamento será clínico e cirúrgico.

Para compreendermos os deslocamentos discais é bom entendermos a fisiologia normal. Ressalta-se, aqui, que a mai-

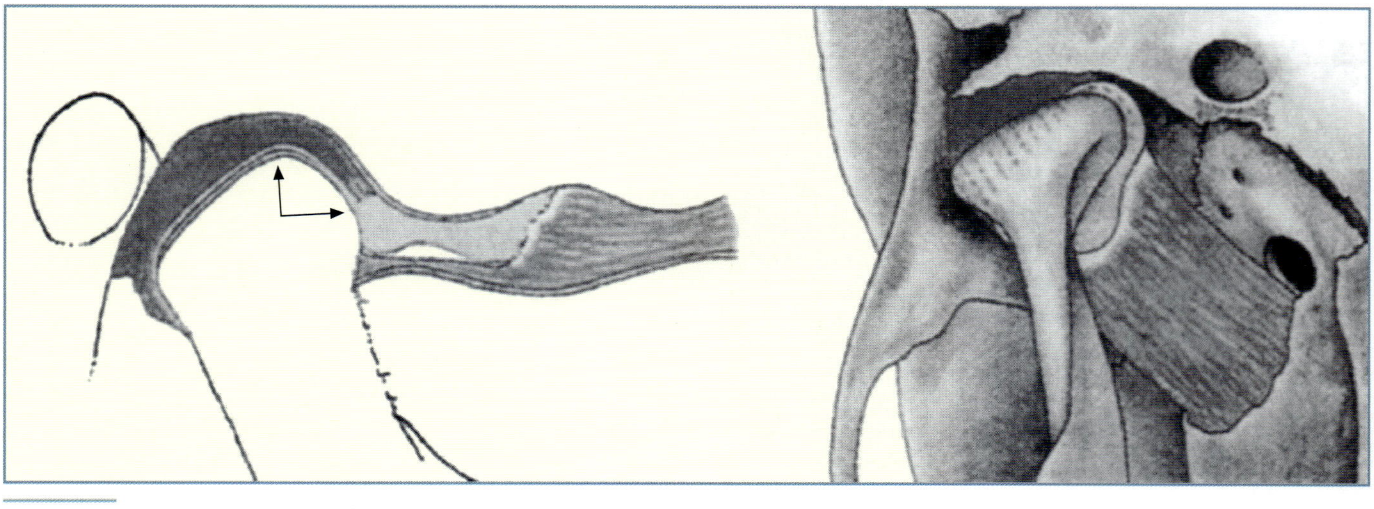

Fig. 17-16. Disco articular. (Fonte: Dawson, 2008.)

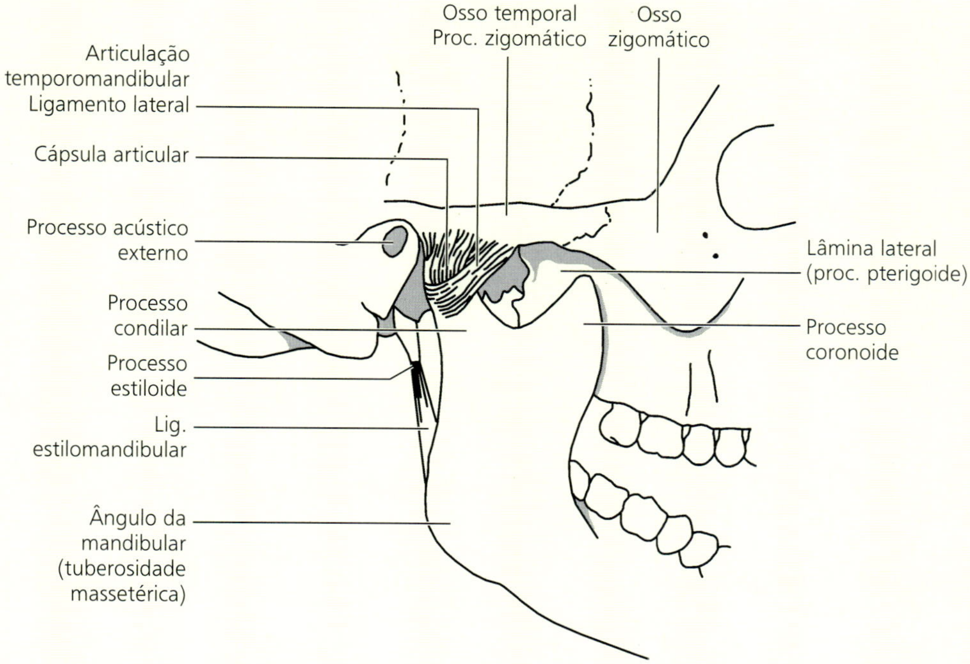

Fig. 17-17. Cápsula articular. (Fonte: Gabrielli, Araújo e Medeiros, 2007.)

oria dos transtornos internos são de tratamento clínico e não cirúrgico.

Os cirúrgicos, como veremos, poderão ser tratados artroscopicamente ou abertos.

- Disco normoposicionado. Disco articular é uma fibrocartilagem de forma elíptica e com perfil em "S", cuja a fisiologia é tornar harmônicas as superfícies ósseas, além de oferecer estabilidade a articulação durante os movimentos mandibulares.

  Sua configuração côncava convexa no sentido anteroposterior permite que ocorra adaptação à convexidade do côndilo da mandíbula principalmente na sua vertente anterior.

  Com espessura de 3 a 4 mm posterior e medialmente na zona bilaminar. Anterior e lateralmente onde se une a cápsula articular e as fibras do músculo pterigóideo lateral sua espessura é de 1 a 2 mm e sua região central mais delgada em 1mm de espessura.

  Fixa-se a cápsula articular em sua borda anterior; as bordas anteromediais estão unidas aos feixes de fibras superiores do músculo pterigóideo lateral, posteriormente ao ligamento posterior ou zona bilaminada. Em suas bordas lateral e medial insere-se a cápsula articular e principalmente aos polos do côndilo mandibular lateral e medialmente, respectivamente.

  Esta firme fixação permite ao menisco acompanhar todos os movimentos da cabeça do côndilo, cobrindo-a como um boné. Finalmente a anatomia do disco resulta em dois espaços estanques na cavidade articular. O espaço superior relaciona-se com movimentos de translação do côndilo sobre ação do músculo perigóideo lateral, enquanto o inferior com o movimento de rotação da cabeça da mandíbula, quando esta se encontra sob ação dos músculos supra-hióideos.
- Disco com redução (estalido em abertura e/ou fechamento).
- Adesões intra-articulares.
- Disco sem redução (*looking* – disco anteriorizado).

Caso 1

Quando o disco apresenta-se a RNM desposicionado anteromedialmente, mas se reposicionado a abertura bucal, tratamos da seguinte maneira:

Exemplificar a MTG articulador

Nestes casos a fixação da osteotomia sagital tem de levar o novo posicionamento do côndilo em consideração, para isso é necessária a utilização da técnica de "SETUS", ou seja, o primeiro passo anterior a confecção da osteotomia sagital e da osteotomia do tipo Le Fort I, como comumente é realizado em cirurgia esquelética para tratamento da SAOS. Coloca-se o paciente no posicionamento condilar adquirido com a placa reposicionada de côndilo da seguinte forma:

Instalar a placa reposicionadora de côndilo, fazer o bloqueio rígido no paciente como arco de Erich, em seguida descolamento mucoso da mandíbula e maxila, com uma placa de 6 a 8 furos, fixar a maxila e mandíbula, marcando o ramo mandibular e a posição do côndilo planejada anteriormente em articulador, que nos será apresentada no ato cirúrgico pela placa reposicionadora condilar.

Caso 2

Adesão do disco articular

Pode ser acompanhada ou não de *panus* inflamatório, nestes casos procede-se com artocentese por via artroscopica no momento do tratamento cirúrgico da SAOS.

Caso 3

Disco sem redução (locking)

Nestes casos, o paciente refere travamento a abertura bucal ou impossibilidade de excursão do côndilo de um dos lados ou até mesmo de ambos.

Obrigatoriamente deve ser comprovado com RNM

Esta situação diagnosticada e confirmada pela RNM impõe ao cirurgião que vai realizar o avanço maxilomandibular (AMM), a obrigatoriedade de tratamento cirúrgico com reposicionamento e ancoragem do disco articular no mesmo tempo do AMM.

BIBLIOGRAFIA

Celenza F, Nasedkin JN. *Occlusion the state of the art.* Chicago: Quintessence, 1978.

Dawson PE. New definition for relating occlusion to varying conditions of the temporomandibular joint. *JPD* 1995 Dec.;74(6):619-29.

Dawson PE. *Oclusão funcional da ATM: da ATM ao desenho do sorriso.* São Paulo: Santos, 2008. 632p.

Eyzaguirre C, Fidone SJ. *Fisiologia do sistema nervoso.* Traduzido por: Aglai Penna Barbosa de Sousa. 2. ed. Rio de Janeiro: Guanabara Koogan, 1977, 398p.

Fields HL. *Pain.* New York: Mcgraw-Hill, 1987. p. 1-78.

Gabrielli MFR, Araújo A, Medeiros PJ. Cirurgia da ATM. In: *Aspectos atuais da cirurgia e traumatologia bucomaxilofacial.* São Paulo: Santos, 2007. p. 223-48, cap. 10.

Gomes VF. *Anatomia da ATM.* Acesso em: 23 Set. 2010. Disponível em: <http://atm.no.sapo.pt/atm.pdf>

Guichet NF. *Occlusion.* Anaheim, California: Denar Corp, 1977. 117p.

Jiménez-Lopez V. *Próteses sobre implantes: oclusão, casos clínicos e laboratório.* 2. ed. Traduzido por: Zulema Eugênia G. Batista. São Paulo: Quintessence, 1996. 264p.

Madeira MC. *Anatomia da face. Bases anátomofuncionais para prática odontológica.* 2. ed. São Paulo: Sarvier, 1997.

Neff PE. *TMJ occlusion and function.* 7th ed. Washington: Georgetown University - School of Dentistry, 1993, 60p.

Okeson JP. *Management of temporomandibular disorders and occlusion.* St Louis: Mosby 1989. p. 108.

Okeson JP. *Tratamento das desordens temporomandibulares e oclusão.* 6. ed. Rio de Janeiro: Elsevier, 2008. 496p.

Paiva HJ *et al. Oclusão. Noções e conceitos básicos.* São Paulo, Santos, 1997, 336p.

Pertes RA, Gross GS. Functional anatomy and biomechanics of the joint. In: Pertes RA, Gross SG. *Clinical management of temporo-mandibular disorders and orofacial pain.* Illinois: Quintessence, 1995, 368p, cap. 1.

Pokorny DK, Blake FP. *Principles of occlusion. The academy of prosthodontics. The glossary of pros-thodontics terms.* 6th ed. St. Louis: J Prosthetic Dentistry, 1994, 112p.

Ramfjord S. Ash MM. *Occlusion.* 3rd ed. Philadelphia: Saunders, 1983.

Reher P, Teixeira LMS. Articulação temporomandibular. In: Reher P, Reher VGS, Teixeira Lucília MS. *Anatomia aplicada à odontologia.* Rio de Janeiro: Guanabara Koogan, 2001. p. 109-20, cap. 8.

Sencherman G *et al. Manual sobre neurofisiologia de la oclusion.* Bogotá: Pontificia Universidad Javeriana, 1975, 66p.

18

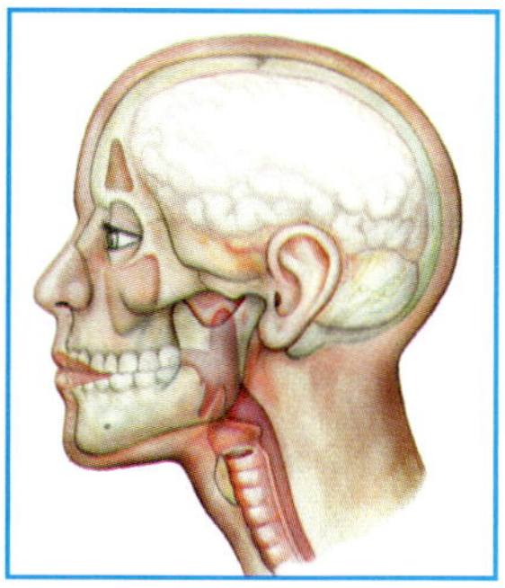

AVANÇO MAXILOMANDIBULAR NO PACIENTE COM FACE NORMAL

Lucas Gomes Patrocínio
Marcell de Melo Naves
Thais Moreira Alves
Corintho Viana Pereira

INTRODUÇÃO

O avanço maxilomandibular (AMM) é um tratamento cirúrgico multi-nível altamente terapêutico para a Síndrome da apneia obstrutiva do sono (SAOS).[1] O procedimento "puxa para a frente" os tecidos da faringe ligados à maxila, mandíbula e hioide (p. ex., língua e palato mole) para estruturalmente ampliar toda a via aérea velo-oro-hipofaríngea, e aumenta o tônus neuromuscular da musculatura dilatadora da faringe (p. ex., tensor do véu palatino e genioglosso).[2] Excluindo a traqueostomia, o AMM é o mais bem-sucedido tratamento cirúrgico para a SAOS, com eficácia polissonográfica semelhante aos aparelhos de pressão positiva.[3-6]

Atualmente, no paciente que apresenta deficiência esquelética extremamente notável e visível com maloclusão do tipo Classe II ou III de Angle, não há discussão na indicação do AMM. Porém, em pacientes com "face normal" e oclusão normal existem muitas controvérsias quanto ao custo-benefício deste procedimento, pois o AMM é uma operação difícil, com muitos riscos inerentes e alterações inevitáveis na aparência facial.

No presente capítulo serão discutidas indicações, contraindicações, técnica cirúrgica e resultados da utilização do AMM no tratamento cirúrgico do paciente portador de SAOS com face normal.

INDICAÇÕES

As indicações para o AMM no paciente com face normal são basicamente as mesmas indicações para o AMM em qualquer tipo de paciente. Destaca-se como a indicação mais comum o paciente com SAOS grave que não se adapta aos aparelhos de pressão positiva (PAP), principalmente nos pacientes adultos jovens.[7]

As principais indicações cirúrgicas do AMM no paciente com face normal são:[8]

- SAOS grave que não tenha adaptado ao PAP.
- SAOS moderada que não tenha adaptado ou não tenha apresentado resposta terapêutica aos aparelhos intraorais (AIO) de avanço mandibular.
- Sonolência diurna excessiva (SDE) com dessaturação da hemoglobina menor que 90% por grande parte do tempo total de sono.

Vale ressaltar que a presença de Mallampatti modificado tipo IV, que é uma característica do exame físico que é contraindicação relativa ou quase absoluta das cirurgia palatais, é praticamente presente em 100% dos pacientes com face normal submetidos a AMM.

CONTRAINDICAÇÕES

As contraindicações para o AMM no paciente com face normal não diferem das contraindicações gerais do AMM. Como controvérsia, destaca-se o índice de massa corpórea (IMC). Teoricamente, pacientes com obesidade grau II (IMC $\geq$ 35) não seriam candidatos a tratamento cirúrgico, porém os resultados do AMM têm sido extremamente positivos, mesmo nos pacientes em que não há perda substancial de peso.[9] Apesar disto, parece ser a cirurgia bariátrica é melhor indicação cirurgia para o paciente com SAOS grave e obesidade mórbida.

As principais contraindicações para o AMM no paciente com face normal são:[8]

- Roncopatia crônica e SAOS leve.
- SAOS moderada com resposta a AIO de avanço mandibular.
- Obesidade mórbida (IMC ≥ 40).
- Idade avançada (> 65 anos de idade).
- Doenças neurológicas ou musculares que afetem a função respiratória.
- Comordidades que impossibilitem ou aumentem o risco para uma cirurgia de grande porte (p. ex., infarto agudo do miocárdio ou acidente vascular encefálico prévios, insuficiência renal crônica, doença pulmonar obstrutiva crônica moderada a severa).

Uma outra contraindicação que deve ser levada em conta é a aderência dos familiares ao tratamento cirúrgico. Por se tratar de uma cirurgia de grande porte, com pós-operatório que depende de apoio tanto físico quanto psicológico, a família (pais, filhos, irmãos, cônjuge) são essenciais para uma recuperação melhor e com menos morbidade.

TÉCNICA CIRÚRGICA

Preparo ortodôntico

Diferente do paciente classe II e classe III com indicação de cirurgia ortognática, o paciente com SAOS grave e classe I com características faciais normais não é submetido a movimentação ortodôntica prévia a cirurgia de AMM.

São raros os casos em que se necessita de nivelamento, alinhamento e posicionamento dos dentes em suas bases ósseas. Normalmente há pequenas maloclusões que serão corrigidas posteriormente, caso seja do interesse do paciente.[8]

Como preparo ortodôntico é necessária, somente, a colocação de bráquetes em todos os dentes, tubos em molares, arco retangular (21 × 25) e ganchos para bloqueio maxilo- mandibular.

A extração do terceiro molar também não é rotina, o que também difere do paciente de uma cirurgia ortognática convencional. São realizadas extrações previamente a cirurgia somente em casos em que haja uma grande possibilidade de dificultar a osteotomia sagital da mandíbula ou houver presença de focos infecciosos odontogênicos.[2]

A avaliação pré-operatória, imediatamente antes da cirurgia, inclui: documentação fotográfica e ortodôntica; estudos de imagem (radiografia panorâmica e telerradiografia de perfil, tomografia e ressonância das articulações temporomandibulares); confecção de modelos em gesso.

O traçado preditivo é realizado para avaliação de resposta dos tecidos moles e definição da quantidade de movimento a ser realizado em cada maxilar. Sempre que possível, opta-se por rotação anti-horária do plano oclusal, maximizando o avanço mandibular e evitando efeitos estéticos indesejáveis no terço médio facial.[10]

O último passo é a confecção dos guias cirúrgicos (intermediário e final), que é realizada manualmente em plataforma de Erickson ou por prototipagem rápida, de acordo com o planejamento prévio.

Planejamento cirúrgico

A cirurgia de reconstrução da via área no paciente de face normal consiste na associação do avanço maxilomandibular com a uvulopalatofaringoplastia, a tonsilectomia, a glossectomia posterior de linha média, a septoplastia e a turbinectomia, dependendo das características clínicas e de exame físico do paciente.[11,12]

Em geral, realiza-se a todos os procedimentos nasais, faríngeos e esqueléticos concomitantemente, a não ser que estes procedimentos tenham sido realizados previamente, em uma tentativa anterior de tratamento cirúrgico.

Os procedimentos nasais/faríngeos e esqueléticos podem ser realizados em dois tempos cirúrgicos, como se propunha inicialmente o protocolo de Stanford. Entretanto, hoje é bem documentada a baixa resposta dos procedimentos nasais/faríngeos em pacientes portadores de SAOS moderada/grave, Mallampatti modificado III ou IV e IMC ≥ 35.

A realização isolada do AMM, sem associação de procedimentos nasais e faríngeos, é bem documentada na literatura. Especialmente em pacientes com deformidades esqueletais severas ou craniofaciais (Crouzon, Apert, Pierre Robin), a cirurgia multinível não parece ser justificada. Entretanto, trabalhos mais recentes têm demonstrado a importância na eficácia da realização da cirurgia multinível na grande maioria dos pacientes. Portanto, sugere-se fortemente que em pacientes com face normal se realize cirurgia multinível.[1,2]

Técnica cirúrgica

Inicialmente, o paciente é colocado em decúbito dorsal com cabeceira elevada em 30%. Realiza-se intubação nasotraqueal, com possibilidade de auxílio da videoendoscopia, e fixação do tubo traqueal no septo nasal com fio seda 2-0. Em seguida, realiza-se infiltração extravascular de lidocaína a 2% com epinefrina 1:80.000 em sulco gengivolabial nos planos submucoso e subperiosteal, superior (maxilar) e inferiormente (mandíbula), principalmente, na região do ângulo mandibular (lateral ao corpo mandibular, triângulo retromolar, porção interna do ramo) e do mento. Ao mesmo tempo, procede-se a sondagem vesical de demora, monitoração invasiva da pressão arterial, colocação de botas cirúrgicas para prevenção trombose venosa periférica.

Paralelamente à intervenção, a abordagem da crista ilíaca é realizada para fins de retirada de enxerto. É realizada uma incisão na proeminência óssea da crista ilíaca, aproximadamente de 4 cm. Realiza-se dissecção por planos (subcutâneo, muscular e periósteo), com abertura do periósteo e dissecção subperiosteal para exposição do osso ilíaco cerca 5 cm. É realizada a osteotomia do osso ilíaco com serra reciprocante, distando 1 cm da borda anterior para evitar lesão do ligamento inguinal, e a outra ostotomia a cerca de 4 cm da primeira. Finalizam-se as osteotomias com osteótomo de 20 mm e retira-se o enxerto. Realiza-se hemostasia dos tecidos moles com eletrocautério e do leito ósseo doador com cera para osso. Coloca-se um dreno de Penrose nº 1 e sutura-se por planos com Vicryl 2-0 e Mononylon 4-0.

O próximo passo são as cirurgias da faringe. Inicia-se pela tonsilectomia que é realizada com eletrocautério, através de dissecção por planos de cada tonsila palatina. Utiliza-se o eletrocautério em modo *spray* em 30 W de potência. Em seguida, procede-se a uvulopalatofaringoplastia, através de incisões oblíquas no canto superior dos pilares tonsilares (respeitando-se a irrigação arterial faríngea) e sutura dos pilares e musculatura para lateral com Vicryl 2-0. O último procedimento é a glossectomia posterior de linha média. Através de sutura com Seda 2-0, traciona-se a língua para fora da boca, expondo a área de ressecção posterior às papilas circunvaladas até a implantação da epiglote. Esta área de ressecção foi de 2 cm de largura, 1,5 a 2 cm de profundidade e 5 a 6 cm de comprimento. Utiliza-se o eletrocautério em modo *spray* em 30 W de potência para ressecção e hemostasia.

A intervenção cirúrgica nos maxilares inicia-se com a colocação de parafusos de bloqueio intermaxilar (BIM), normalmente duas na maxila e duas na mandíbula, distalmente as raízes dos caninos. Um outro parafuso de BIM é colocado na glabela do paciente e servirá com referência para a posição vertical da maxila.

O primeiro procedimento esquelético é a genioplastia. A abordagem do mento inicia-se com incisão labial entre as mesiais dos caninos. Dissecam-se, com tesoura, os músculos orbicular da boca e mentoniano. Incisa-se o periósteo com eletrocautério e é realizada a dissecção subperiosteal expondo toda a região da sínfise e ambos nervos mentoninanos. São realizadas marcações ósseas com fresas na linha média e na linha de cada incisivo lateral, para servirem de referência quando da fixação. A osteotomia basilar do mento é realizada com serra reciprocante em formato de hemicírculo, com concavidade voltada para a borda inferior, respeitando-se 5 mm da raiz dos caninos. A osteotomia não deve ser realizada muito baixa, pois o objetivo é tracionar o músculo genioglosso, inserido na cortical lingual da sínfise. Após a finalizada a osteotomia e separado o fragmento inferior, é realizado o avanço do mento de acordo com o determinado no traçado preditivo ou análise tridimensional da face. A fixação interna é realizada com placa 2.0 pré-moldada do tipo Paulus, dois parafusos 2 × 12 mm bicorticais inferiormente (primeira fixação) e dois parafusos 2 × 6 mm monocorticais superiormente (segunda fixação).

A abordagem da maxila inicia-se por incisão no sulco gengivolabial superior, de um primeiro molar até o contralateral, abrangendo o periósteo; medialmente, na região do frênulo labial, é realizada uma incisão em formato de V; lateralmente a incisão curva-se superiormente, objetivando preservar a irrigação da maxila. Deve ser preservado pelo menos 1 cm de mucosa gengival intacta, facilitando o fechamento cirúrgico. O periósteo é elevado, expondo a tuberosidade maxilar, a abertura piriforme, o pedículo infraorbital, as impressões das raízes dentárias, além dos pilares ósseos zigomaticomaxilar e nasomaxilar. A espinha nasal deve ser completamente liberada. A mucosa do septo, do assoalho e das paredes laterais nasais deve ser descolada, evitando lesões.

Em seguida, realiza-se a osteotomia da maxila do tipo Le Fort I. Afastadores do tipo Langenbeck são utilizados para proteção os tecidos moles laterais, além de afastadores para proteção da mucosa nasal. A osteotomia é realizada com serra reciprocante, cortando-se a parede lateral nasal, os pilares nasomaxilar e zigomaticomaxilar e a parede anterior maxilar. Os cortes devem ser simétricos bilateralmente, 5 mm acima das raízes dentárias. Os processos pterigoides são separados da maxila através de osteótomo curvo (8-12 mm de largura). As osteotomias dos pilares nasomaxilar e zigomaticomaxilar são finalizadas com osteótomos finos (3-4 mm de largura). O septo nasal é separado da crista maxilar com o auxílio de osteótomo, com ponta em "V".

O rebaixamento *(down fracture)* da maxila é realizado com a abertura do separador de Smith nos pilares. Com a maxila rebaixada, algumas vezes é necessária a revisão das osteotomias e da separação da parede posterior do seio maxilar com osteótomos finos para a sua correta mobilização. Deve-se ter cuidado com as artérias palatinas descendentes, realizado a retirada do osso posterior a elas com ósteotomos finos. A maxila deve estar sem restrição de movimento, permitindo o avanço desejado da maxila. Um fio de aço 1-0, em alça, deve ser passado transversalmente na região da espinha nasal anterior, facilitando a tração anterior da maxila.

Antes de se proceder ao avanço maxilar, realiza-se a septoplastia e a turbinectomia por via transmaxilar. Realiza-se uma incisão sagital na mucosa em cada fossa nasal, expondo ambas conchas nasais inferiores. Em seguida, realiza a marcação da porção a ser ressecada com pinça angulada de Rochester. Com a tesoura de Knight, é realizada a secção da concha nasal inferior e, por fim, com a pinça de apreensão de Takahashi, retira-se a porção seccionda. A septoplastia é realizada após descolamento dos retalhos de mucosa septal bilateralmente. Retira-se a porção cartilaginosa e/ou óssea desviada com tesoura de Metzembaum e/ou pinça óssea de Jansen-Middletown. Realiza-se o ajuste do septo caudal na espinha nasal anterior, de acordo com o movimento vertical da maxila. A sutura dos retalhos de mucosa nasal é realizado com Monocryl 4-0.

Para o avanço da maxila, utiliza-se a goteira *(splint)* intermediário, confeccionado previamente através da cirurgia de modelo. A maxila deve avançar e encaixar, sem tensão excessiva, na goteira intermediária. O bloqueio maxilomandibular é realizado com fio de aço 1-0 entre os parafusos BIM. Após o bloqueio, utiliza-se o parafuso da glabela para posicionar corretamente a maxila na dimensão vertical. Realiza-se a fixação da maxila com placas 2.0 em "L" e parafusos de 6 mm em cada pilar ziogmaticomaxilar e nasomaxilar nos pilares glabela. Removem-se os fios de aço do bloqueio maxilomandibular e confere-se a oclusão na goteira intermediária. Na região em que houve a perda do contato ósseo devido ao avanço da maxila, interpõe-se enxerto de osso ilíaco e fixa-se com parafusos de 2 × 16 mm.

A abordagem mandibular inicia-se através de incisão no trígono mandibular, com o auxílio de um abaixador de língua metálico e um bloqueio de mordida de borracha contralateral. A incisão deve abordar o periósteo, iniciando na região do coronoide e chegando até o primeiro molar. A incisão deve preservar ao menos 1 cm de mucosa inserida na gengiva visando facilitar o seu fechamento. O plano subperiosteal é dissecado com um elevador de periósteo, expondo, mediamente, o forame mandibular (espinha de *Spyx*), a face lateral do corpo até a borda óssea mandibular, e a porção anterior do ramo (ascendente), promovendo a desinserção das fibras do músculo temporal do processo coronoide.

Em seguida, são realizadas as osteotomias sagitais mandibulares bilateralmente. As osteotomias são realizadas com serra reciprocante, em corte único, iniciando, verticalmente, na cortical interna do ramo ascendente, posterior a língula, continuando no córtex superior mandibular, passando pelo meio do triângulo retromolar, continuando lateral aos molares, anteriormente, até o segundo molar, onde a osteotomia desce verticalmente, até a cortical basal, que também deve ser seccionada. Esta osteotomia não deve ser mais profunda que 4 mm para evitar lesão do nervo alveolar inferior. A osteotomia é complementada com osteótomos finos, mantendo-se o nervo alveolar inferior no segmento lingual. A separação final dos fragmentos é realizada com auxílio do separador de Smith. O segmento distal da mandíbula é posicionado corretamente, em avanço, encaixado na goteira final e em bloqueio maxilomandibular com fios de aço 1-0 nos parafusos de BIM.

Para a fixação da osteotomia, primeiro posiciona-se o côndilo com relação cêntrica, empurrando o segmento proximal para superior e anterior. Em seguida, é realizada a fixação interna com dois parafusos de posicionamento bicorticais de 2 × 14 mm e uma miniplaca de 2.0 com quatro parafusos monocorticais de 2 × 6 mm. Em alguns casos podem ser utilizadas duas miniplacas ou três parafusos de posicionamento bicorticais. Remove-se o bloqueio maxilomandibular e a goteira, conferindo a oclusão e a movimentação mandibular. São retirados, então, os parafusos de BIM.

Após a conferência da oclusão, inicia-se o fechamento dos tecidos moles. No fechamento da incisão maxilar, deve-se ter máxima atenção na sutura das asas nasais entre si e transfixando o septo nasal com Mononylon 2-0 (com auxílio de agulha de peridural para fixação transcutânea) para evitar a alargamento da base alar. O septo nasal também é fixado na espinha nasal anterior com Mononylon 2-0.

As incisões mandibulares são suturadas em dois planos com Caprofyl 2-0. Primeiro aproximando a musculatura e o periósteo mandibular e depois a mucosa oral. A região da sínfise exige maior cuidado, reaproximando o músculo mental inicialmente (para evitar ptose labial) com Caprofyl 2-0 e depois o músculo orbicular e por último a mucosa com Monocryl 4-0.

Cuidados ortodônticos pós-operatórios

A primeira noite de pós-operatório é realizada em Unidade de Terapia Intensiva, devido ao caráter de dessaturação que o paciente já apresenta e que pode ser piorado devido ao edema da manipulação cirúrgica e às drogas anestésicas. Entretanto, nos últimos anos não tem sido necessária a traqueostomia para manter a via aérea pérvea, pelo contrário, a oximetria periférica já demonstra ausência ou leve dessaturação no pós-operatório imediato.

É utilizada antibioterapia terapêutica com clindamicina 300 mg de 8/8 horas por 7 dias. São associados analgésicos, anti-inflamatórios não hormonais e opioides para o controle da dor no pós-operatório, em geral, até o 15º dia.

A terapia com elásticos inicia-se entre o 5º e o 7º dia de pós-operatório aplicando elásticos 3/8 para bloqueio. Mantêm-se estes elásticos por 1 semana, sendo trocados e mantidos por mais 1 semana. Após este período, reduz-se a carga dos elásticos progressivamente e permite-se que o paciente retire os elásticos para alimentação e higiene oral, até sem completar 1 mês de pós-operatório. No 2º mês, utiliza-se elásticos somente durante a noite, mas se mantém a dieta pastosa até se completar 60 dias de pós-operatório, quando se estimula o retorno da dieta normal progressivamente.

Após este período, inicia-se a finalização ortodôntica caso haja necessidade e seja de interesse do paciente.

COMPLICAÇÕES

A obstrução aguda das vias aéreas no pós-operatório imediato realmente é complicação mais temida, pois pode ser fatal. Como já foi citado anteriormente, a primeira noite de pós-operatória é realizada em Unidade de Terapia Intensiva e nos últimos anos não tem sido necessária a traqueostomia para manter a via aérea pérvia, porém deve ser um procedimento já explicado ao paciente no pré-operatório e ser tomado o seu consentimento para a realização caso o cirurgião julgue necessário.[1]

Hemorragia severa são casos raros, porém a grande maioria dos pacientes com SAOS é portadora de hipertensão arterial e vasculopatias, aumentando este risco. O controle eficiente da hipertensão arterial é, portanto, bastante importante para evitar edema e hemorragia.

Infecções e deiscências também devem ser uma preocupação do cirurgião, pois um parcela destes pacientes apresentam diabetes melito do tipo 2. Por isso, recomenda-se antibioticoterapia terapêutica e higiene oral rigorosa.

Perda de elementos dentários e necrose óssea são uma preocupação devido a magnitude do movimento ósseo e da microangiopatia que estes pacientes já apresentam. Cuidados na incisão e na osteotomia já citados anteriormente são essenciais para a prevenção desta complicação que pode-se tornar uma catástrofe. Ademais, não se deve realizar osteotomias segmentares neste tipo de paciente. Na suspeita de uma necrose óssea, deve ser iniciada oxigenoterapia hiperbárica como tentativa de evitar uma evolução bastante desfavorável.

Má união óssea e pseudoartrose têm o risco diminuído com o uso de fixação interna com miniplacas e parafusos. A associação de enxertos ósseos também auxilia na consolidação óssea e deve ser utilizada em todos os pacientes, lembrando as comorbidades que estes paciente apresentam (hipertensão arterial, microangiopatia e diabetes melito) que dificultam a consolidação óssea.

Maloclusão pós-operatória, normalmente, é corrigida com ortodontia. Neste tipo de paciente raramente há necessidade de reoperação para correção da oclusão. Recidivas, apesar da grande quantidade de movimento e da rotação anti-horária do plano oclusal, são raras.

DISCUSSÃO

Embora os objetivos e critérios de sucesso do AMM sejam semelhantes nos pacientes portadores SAOS grave com face normal e com deformidades esqueléticas do tipo classe II e III, as técnicas cirúrgicas sofrem algumas variações para manter a eficácia e maximizar o resultado estéticofacial (Fig. 18-1).

O primeiro ponto a ser discutido é o conceito de "face normal". Dados antropométricos e cefalométricos não refletem de sobremaneira o conceito que o homem tem de beleza facial e normalidade. O paciente com SAOS grave e face normal normalmente apresenta uma birretrusão maxilar que "maqueia" a deformidade. Os dados cefalométricos de posição dos maxilares (sendo os mais usados o SNA e o SNB) também podem estar dentro dos padrões normalidade, o que não significa que os maxilares estão posicionados corretamente. São medidas que dependem da angulação da base do crânio e, em geral, está aumentada no paciente com SAOS grave e face normal, pois houve um subdesenvolvimento do crescimento craniofacial global.[2] Ou seja, tanto a base do crânio quanto os maxilares estão mal posicionados. Na realidade, a grande maioria dos pacientes apresenta uma grande melhora da estética facial,[13] com um aspecto de rejuvenescimento facial como se fosse uma "ritidoplastia ao reverso" (Fig. 18-2).[14]

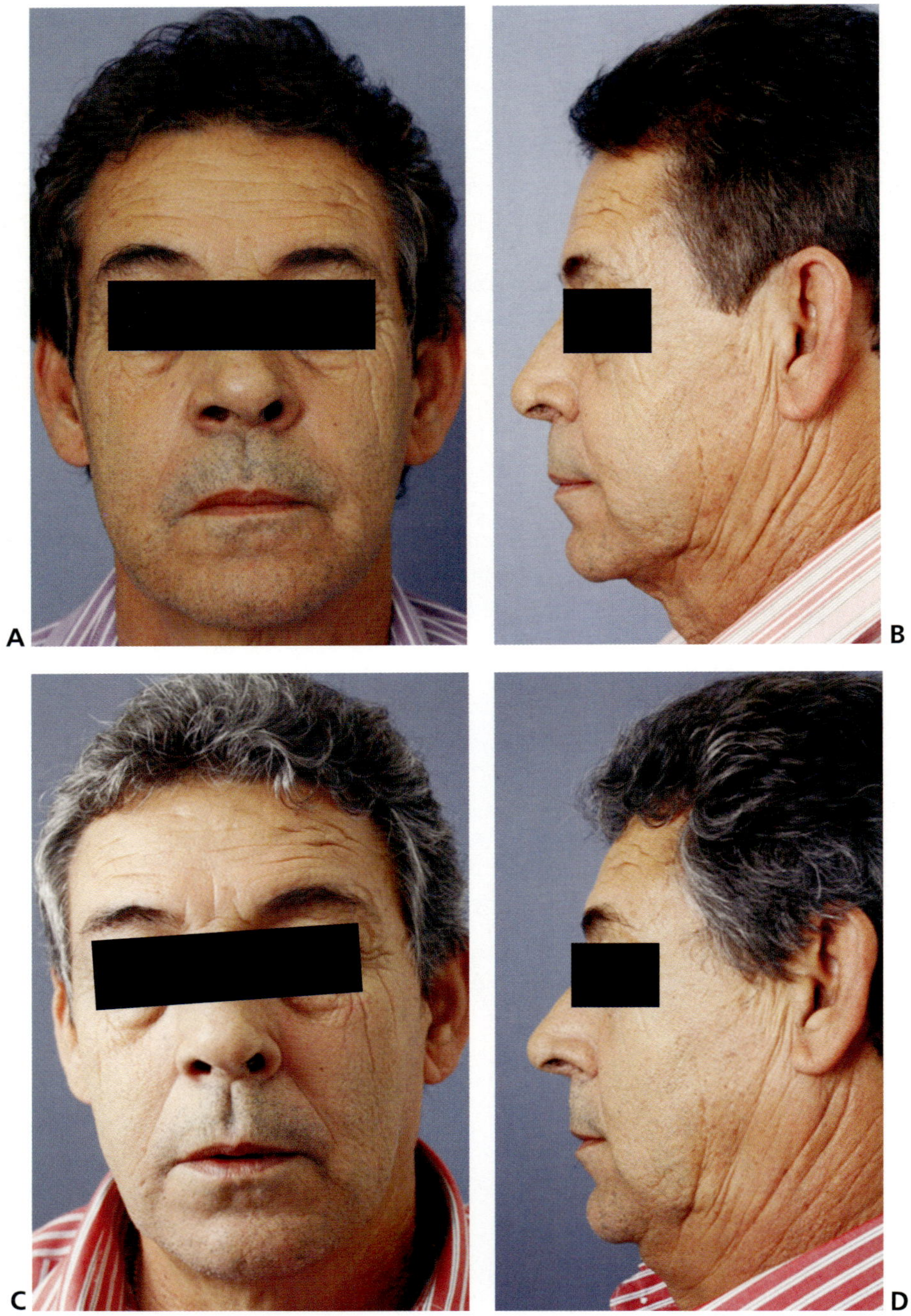

Fig. 18-1. (A-E) Paciente do sexo masculino, 58 anos, Classe I com SAOS grave (IAH = 48 eventos/hora) submetido a AMM com uvulopalatofaringoplastia, tonsilectomia, glossectomia posterior de linha média, septoplastia e turbinectomia parcial inferior bilateral. Polissonografia pós-operatória evidenciou IAH = 3,5 eventos/hora e dessaturação mínima de 91%. Resultado estético facial considerado excelente para um paciente com face normal.

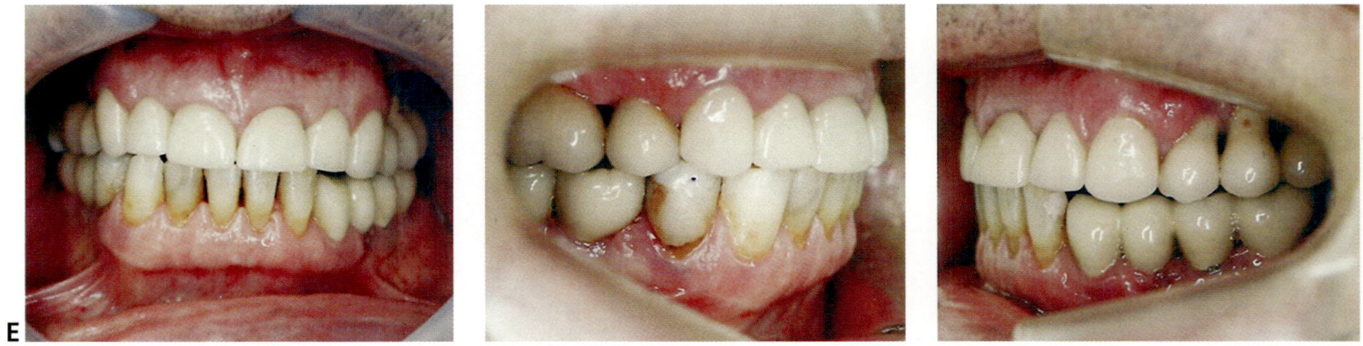

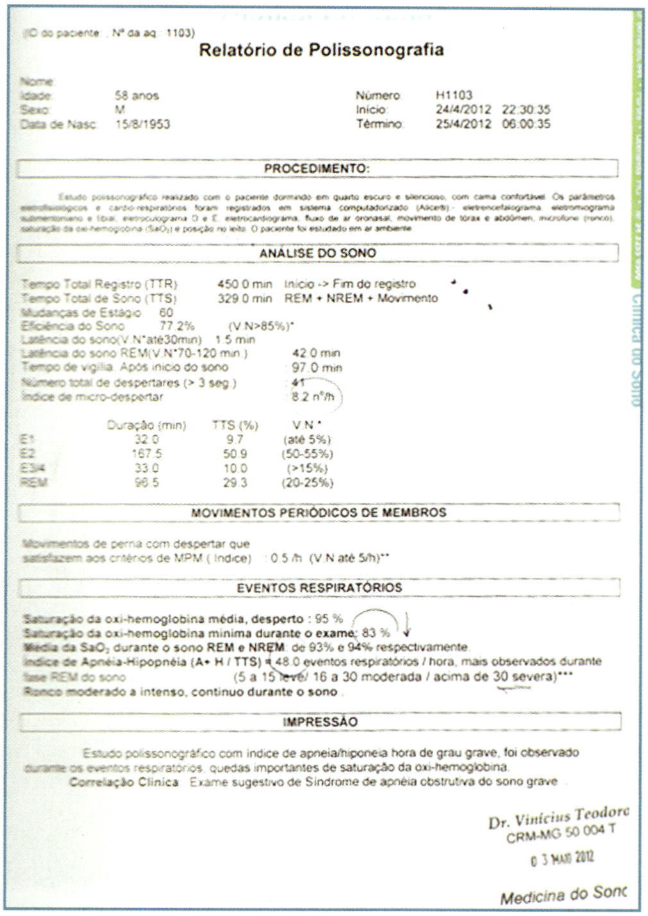

(ID do paciente . Nº da aq 1103)

Relatório de Polissonografia

Nome
Idade 58 anos
Sexo M
Data de Nasc 15/8/1953

Número H1103
Início 24/4/2012 22:30:35
Término 25/4/2012 06:00:35

PROCEDIMENTO:

Estudo polissonográfico realizado com o paciente dormindo em quarto escuro e silencioso, com cama confortável. Os parâmetros eletrofisiológicos e cardio-respiratórios foram registrados em sistema computadorizado (Alice®) - eletrencefalograma, eletromiograma submentoniano e tibial, eletroculograma D e E, eletrocardiograma, fluxo de ar oronasal, movimento de tórax e abdômen, microfone (ronco), saturação da oxi-hemoglobina (SaO_2) e posição no leito. O paciente foi estudado em ar ambiente.

ANÁLISE DO SONO

Tempo Total Registro (TTR) 450.0 min Início -> Fim do registro
Tempo Total de Sono (TTS) 329.0 min REM + NREM + Movimento
Mudanças de Estágio 60
Eficiência do Sono 77.2% (V.N>85%)*
Latência do sono(V.N*até30min) 1.5 min
Latência do sono REM(V.N*70-120 min.) 42.0 min
Tempo de vigília. Após início do sono 97.0 min
Número total de despertares (> 3 seg.) 41
Índice de micro-despertar 8.2 nº/h

	Duração (min)	TTS (%)	V.N *
E1	32.0	9.7	(até 5%)
E2	167.5	50.9	(50-55%)
E3/4	33.0	10.0	(>15%)
REM	96.5	29.3	(20-25%)

MOVIMENTOS PERIÓDICOS DE MEMBROS

Movimentos de perna com despertar que
satisfazem aos critérios de MPM (Indice) : 0.5 /h (V.N até 5/h)**

EVENTOS RESPIRATÓRIOS

Saturação da oxi-hemoglobina média, desperto : 95 %
Saturação da oxi-hemoglobina mínima durante o exame: 83 %
Média da SaO_2 durante o sono REM e NREM: de 93% e 94% respectivamente.
Índice de Apnéia-Hipopnéia (A+ H / TTS) = 48.0 eventos respiratórios / hora, mais observados durante fase REM do sono (5 a 15 leve/ 16 a 30 moderada / acima de 30 severa)***
Ronco moderado a intenso, continuo durante o sono .

IMPRESSÃO

Estudo polissonográfico com indice de apneia/hiponeia hora de grau grave, foi observado durante os eventos respiratórios, quedas importantes de saturação da oxi-hemoglobina.
Correlação Clínica Exame sugestivo de Sindrome de apnéia obstrutiva do sono grave

Dr. Vinícius Teodoro
CRM-MG 50 004 T
0 3 MAIO 2012

Medicina do Sono

F

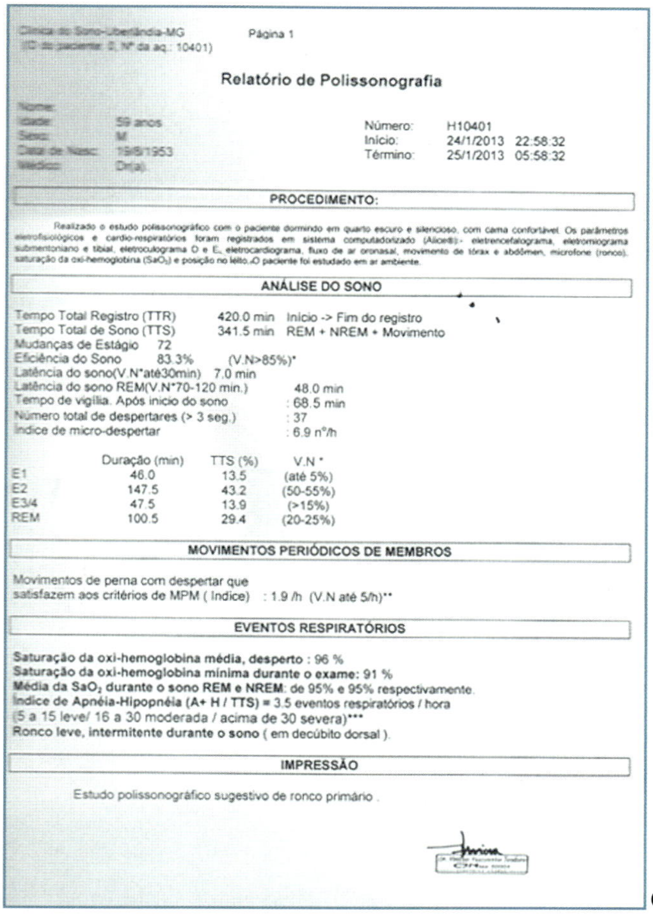

Clínica do Sono-Uberlândia-MG Página 1
(ID do paciente: 0, Nº da aq.: 10401)

Relatório de Polissonografia

Nome:
Idade: 59 anos
Sexo: M
Data de Nasc: 19/8/1953
Médico: Dr(a).

Número: H10401
Início: 24/1/2013 22:58:32
Término: 25/1/2013 05:58:32

PROCEDIMENTO:

Realizado o estudo polissonográfico com o paciente dormindo em quarto escuro e silencioso, com cama confortável. Os parâmetros eletrofisiológicos e cardio-respiratórios foram registrados em sistema computadorizado (Alice®) - eletrencefalograma, eletromiograma submentoniano e tibial, eletroculograma D e E, eletrocardiograma, fluxo de ar oronasal, movimento de tórax e abdômen, microfone (ronco), saturação da oxi-hemoglobina (SaO_2) e posição no leito. O paciente foi estudado em ar ambiente.

ANÁLISE DO SONO

Tempo Total Registro (TTR) 420.0 min Início -> Fim do registro
Tempo Total de Sono (TTS) 341.5 min REM + NREM + Movimento
Mudanças de Estágio 72
Eficiência do Sono 83.3% (V.N>85%)*
Latência do sono(V.N*até30min) 7.0 min
Latência do sono REM(V.N*70-120 min.) 48.0 min
Tempo de vigília. Após início do sono : 68.5 min
Número total de despertares (> 3 seg.) : 37
Índice de micro-despertar : 6.9 nº/h

	Duração (min)	TTS (%)	V.N *
E1	46.0	13.5	(até 5%)
E2	147.5	43.2	(50-55%)
E3/4	47.5	13.9	(>15%)
REM	100.5	29.4	(20-25%)

MOVIMENTOS PERIÓDICOS DE MEMBROS

Movimentos de perna com despertar que
satisfazem aos critérios de MPM (Indice) : 1.9 /h (V.N até 5/h)**

EVENTOS RESPIRATÓRIOS

Saturação da oxi-hemoglobina média, desperto : 96 %
Saturação da oxi-hemoglobina mínima durante o exame: 91 %
Média da SaO_2 durante o sono REM e NREM: de 95% e 95% respectivamente.
Índice de Apnéia-Hipopnéia (A+ H / TTS) = 3.5 eventos respiratórios / hora
(5 a 15 leve/ 16 a 30 moderada / acima de 30 severa)***
Ronco leve, intermitente durante o sono (em decúbito dorsal).

IMPRESSÃO

Estudo polissonográfico sugestivo de ronco primário .

G

Fig. 18-1 *Cont.* (**F**) Polissonografia pré-operatória. (**G**) Polissonografia pós-operatória.

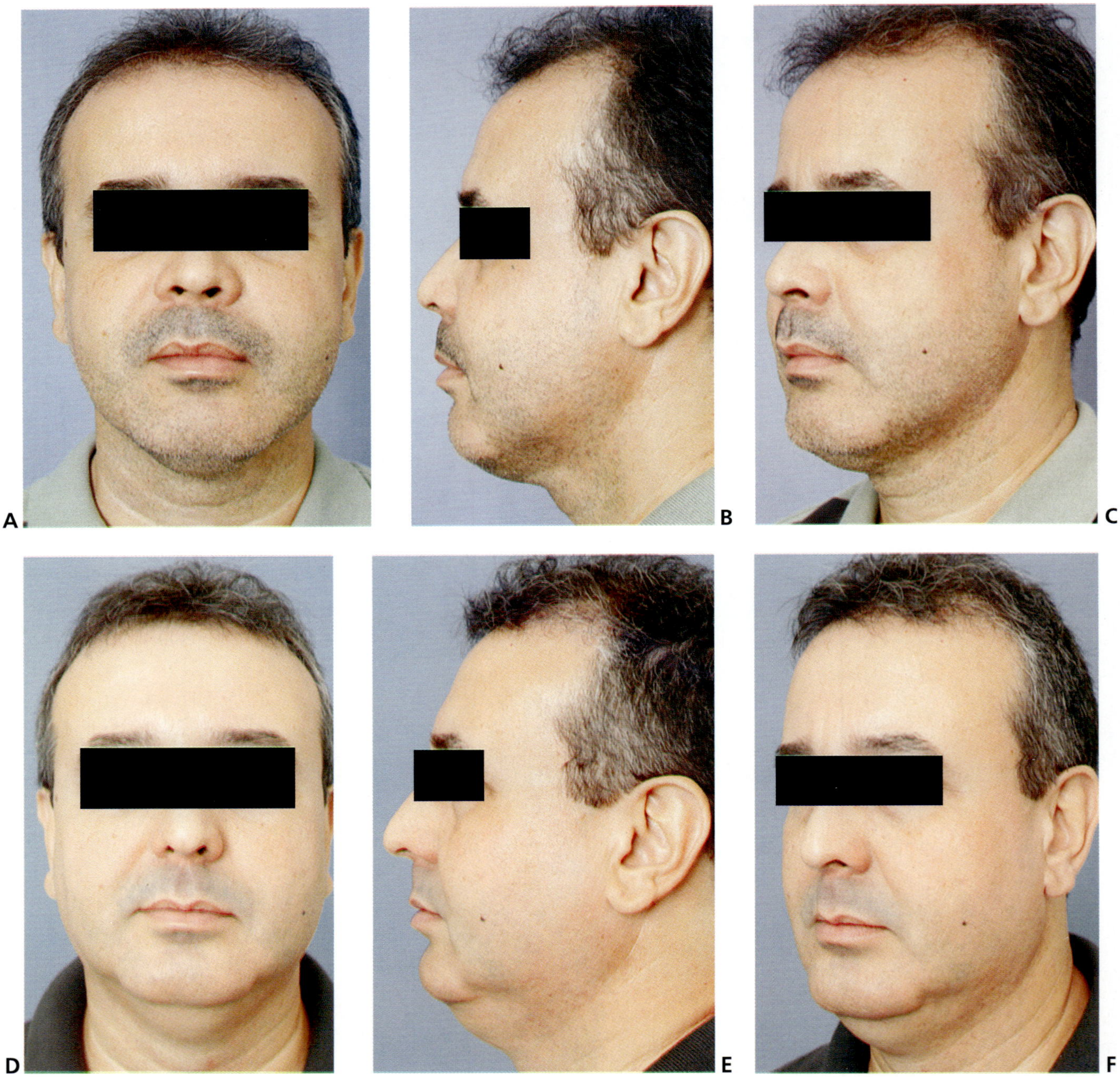

Fig. 18-2. (A-F) Paciente do sexo masculino, 46 anos, classe I com SAOS grave (IAH = 32,2 eventos/hora) submetido a AMM com uvulopalatofaringoplastia, tonsilectomia, glossectomia posterior de linha média, septoplastia e turbinectomia parcial inferior bilateral. Polissonografia pós-operatória evidenciou IAH = 2,1 eventos/hora 91%. Houve grande melhora da estética facial, com um aspecto de rejuvenescimento facial como se fosse uma "ritidoplastia ao reverso".

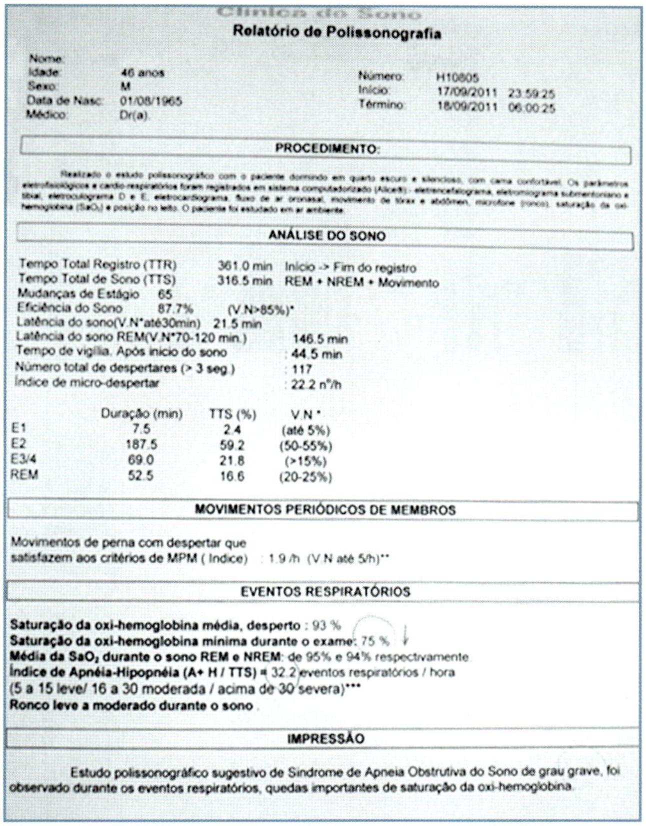
Clínica do Sono

Relatório de Polissonografia

Nome:
Idade: 46 anos
Sexo: M
Data de Nasc: 01/08/1965
Médico: Dr(a).

Número: H10805
Início: 17/09/2011 23:59:25
Término: 18/09/2011 06:00:25

PROCEDIMENTO:

Realizado o estudo polissonográfico com o paciente dormindo em quarto escuro e silencioso, com cama confortável. Os parâmetros eletrofisiológicos e cardio-respiratórios foram registrados em sistema computadorizado (Alice®) - eletrencefalograma, eletromiograma submentoniano e tibial, eletrooculograma D e E, eletrocardiograma, fluxo de ar oronasal, movimento de tórax e abdômen, microfone (ronco), saturação da oxi-hemoglobina (SaO_2) e posição no leito. O paciente foi estudado em ar ambiente.

ANÁLISE DO SONO

Tempo Total Registro (TTR) 361.0 min Início -> Fim do registro
Tempo Total de Sono (TTS) 316.5 min REM + NREM + Movimento
Mudanças de Estágio 65
Eficiência do Sono 87.7% (V.N>85%)*
Latência do sono(V.N*até30min) 21.5 min
Latência do sono REM(V.N*70-120 min.) 146.5 min
Tempo de vigília. Após início do sono : 44.5 min
Número total de despertares (> 3 seg.) : 117
Índice de micro-despertar : 22.2 n°/h

	Duração (min)	TTS (%)	V.N *
E1	7.5	2.4	(até 5%)
E2	187.5	59.2	(50-55%)
E3/4	69.0	21.8	(>15%)
REM	52.5	16.6	(20-25%)

MOVIMENTOS PERIÓDICOS DE MEMBROS

Movimentos de perna com despertar que satisfazem aos critérios de MPM (Índice) : 1.9 /h (V.N até 5/h)**

EVENTOS RESPIRATÓRIOS

Saturação da oxi-hemoglobina média, desperto : 93 %
Saturação da oxi-hemoglobina mínima durante o exame: 75 %
Média da SaO_2 durante o sono REM e NREM: de 95% e 94% respectivamente
Índice de Apnéia-Hipopnéia (A+ H / TTS) = 32.2 eventos respiratórios / hora
(5 a 15 leve/ 16 a 30 moderada / acima de 30 severa)***
Ronco leve a moderado durante o sono.

IMPRESSÃO

Estudo polissonográfico sugestivo de Síndrome de Apneia Obstrutiva do Sono de grau grave, foi observado durante os eventos respiratórios, quedas importantes de saturação da oxi-hemoglobina.

G

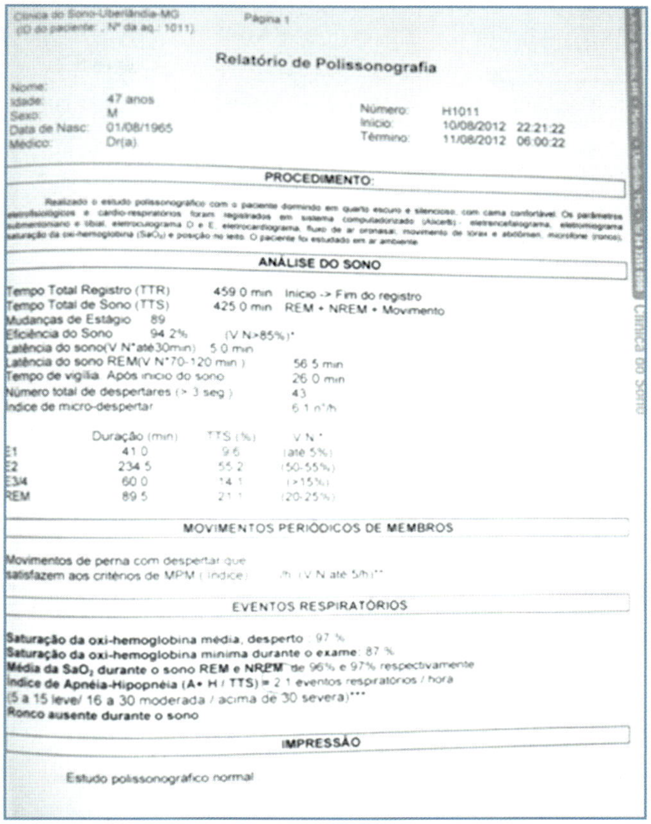
Clínica do Sono-Uberlândia-MG Página 1
(ID do paciente: , N° da aq.: 1011)

Relatório de Polissonografia

Nome:
Idade: 47 anos
Sexo: M
Data de Nasc: 01/08/1965
Médico: Dr(a).

Número: H1011
Início: 10/08/2012 22:21:22
Término: 11/08/2012 06:00:22

PROCEDIMENTO:

Realizado o estudo polissonográfico com o paciente dormindo em quarto escuro e silencioso, com cama confortável. Os parâmetros eletrofisiológicos e cardio-respiratórios foram registrados em sistema computadorizado (Alice®) - eletrencefalograma, eletromiograma submentoniano e tibial, eletrooculograma D e E, eletrocardiograma, fluxo de ar oronasal, movimento de tórax e abdômen, microfone (ronco), saturação da oxi-hemoglobina (SaO_2) e posição no leito. O paciente foi estudado em ar ambiente.

ANÁLISE DO SONO

Tempo Total Registro (TTR) 459.0 min Início -> Fim do registro
Tempo Total de Sono (TTS) 425.0 min REM + NREM + Movimento
Mudanças de Estágio 89
Eficiência do Sono 94.2% (V.N>85%)*
Latência do sono(V.N*até30min) 5.0 min
Latência do sono REM(V.N*70-120 min.) 56.5 min
Tempo de vigília. Após início do sono 26.0 min
Número total de despertares (> 3 seg.) 43
Índice de micro-despertar 6.1 n°/h

	Duração (min)	TTS (%)	V.N *
E1	41.0	9.6	(até 5%)
E2	234.5	55.2	(50-55%)
E3/4	60.0	14.1	(>15%)
REM	89.5	21.1	(20-25%)

MOVIMENTOS PERIÓDICOS DE MEMBROS

Movimentos de perna com despertar que satisfazem aos critérios de MPM (Índice) /h (V.N até 5/h)**

EVENTOS RESPIRATÓRIOS

Saturação da oxi-hemoglobina média, desperto : 97 %
Saturação da oxi-hemoglobina mínima durante o exame: 87 %
Média da SaO_2 durante o sono REM e NREM: de 96% e 97% respectivamente
Índice de Apnéia-Hipopnéia (A+ H / TTS) = 2.1 eventos respiratórios / hora
(5 a 15 leve/ 16 a 30 moderada / acima de 30 severa)***
Ronco ausente durante o sono

IMPRESSÃO

Estudo polissonográfico normal

H

Fig. 18-2. *Cont.* (G, H). Polissonografia pós-operatória.

O segundo ponto é que a SAOS moderada/grave tem um alto índice de morbimortalidade e assim deve ser encarada. As alterações faciais negativas são raras, no entanto, quando ocorrem, não devem ser consideradas como uma falha, mas pelo contrário, devem ser aceitas como limitações e efeitos adversos da cirurgia no paciente com face normal.[8] O ponto crucial é que o AMM é tão eficaz quanto o tratamento com PAP,[3-6] apresentando resultados estáveis a longo prazo.[15-17]

Nos pacientes com ausência de hipoplasia dos maxilares, o AMM pode criar uma protrusão bimaxilar não estética. A quantidade de avanço mandibular é geralmente o principal determinante da eficácia terapêutica do AMM, porque o local mais crítico de obstrução via aérea é mais comumente a hipofaringe. No entanto, o fator limitante para a quantidade de avanço é tipicamente o grau de protrusão maxilar, o que provoca afinamento do lábio superior, exposição excessiva dos incisivos superiores, alargamento da base nasal (mesmo com suturas de compensação da base nasal e avanço em V-Y no fechamento dos tecidos vestibulares) e aumento da rotação da ponta nasal (mesmo com septoplastia caudal e osteoplastias da espinha nasal anterior e da abertura piriforme).[18] Nestes casos, a rotação anti-horária do complexo maxilomandibular permite maior avanço mandibular do que maxilar, aumentando o espaço oro-hipofaríngeo, com uma estética facial aceitável (Figs. 18-3 e 18-4).[19]

A quantidade de impactação maxilar anterior é determinada pela quantidade de exposição de incisivos superiores. A telescopia das paredes superiores anteriores proporciona um cocho para enxertos ósseos e minimiza a entrada de tecidos moles, promovendo a estabilidade óssea. Outras melhoras estéticas da rotação anti-horária incluem correção do excesso de exposição incisal maxilar ou sorriso gengival e incompetência labial, o que é comum em dolicofaciais classe II, mas não nos pacientes com face normal.[10]

Com relação a eficácia do tratamento, as duas variáveis mais significativas que afetam resultado do AMM são o IMC e a quantidade de avanço esquelético.[6] Forças posteroinferiormente dirigidas da musculatura da língua e supra-hióideas nos segmentos de osteotomia distal podem criar potencial para instabilidade do esqueleto e recidiva. Assim, a fixação interna deve ser reforçada e associada a enxertos ósseos para

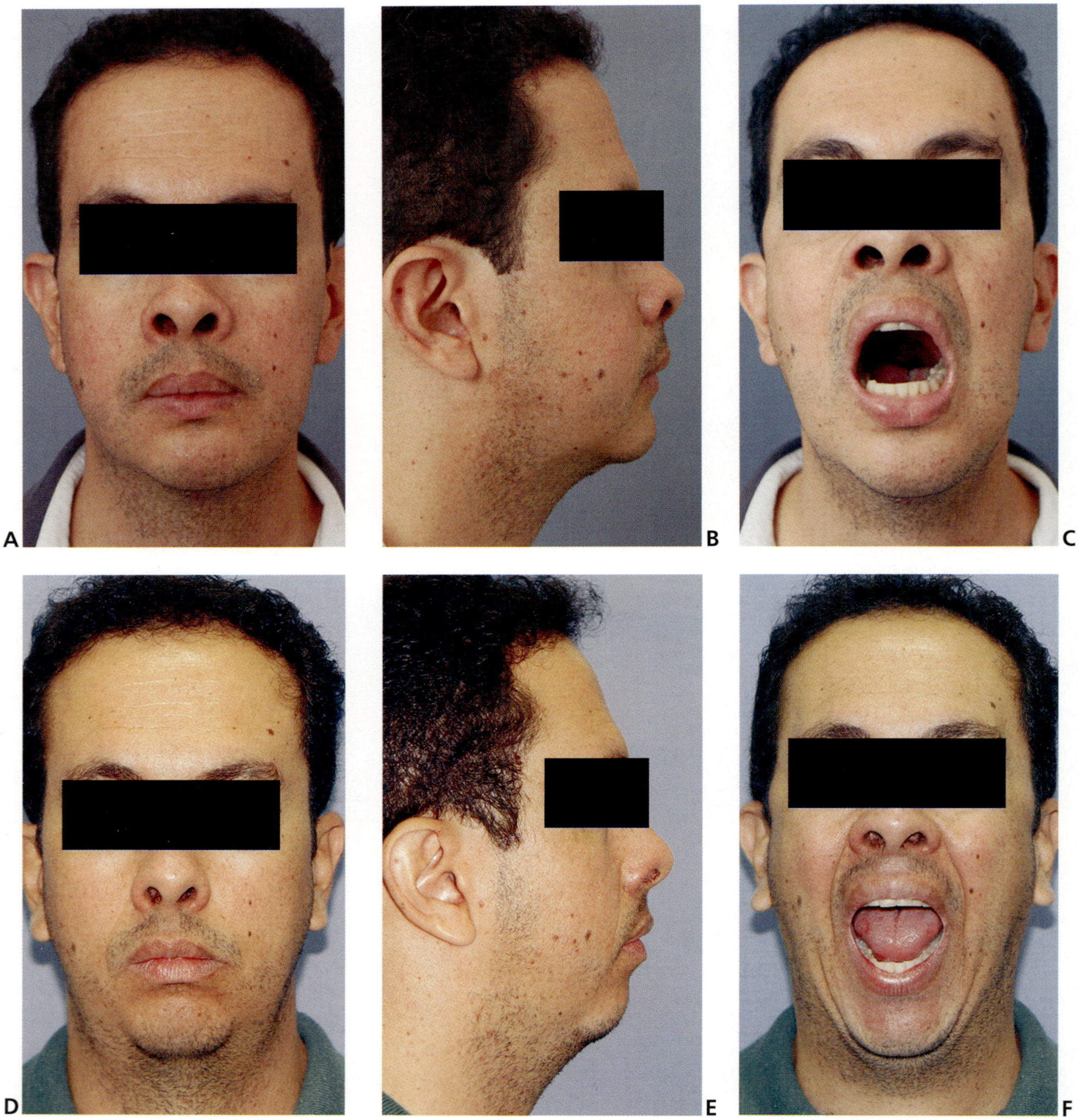

Fig. 18-3. (**A-F**) Paciente do sexo masculino, 35 anos, classe I com SAOS grave (IAH = 67,8 eventos/hora) submetido a AMM com uvulopalatofaringoplastia, tonsilectomia, glossectomia posterior de linha média, septoplastia e turbinectomia parcial inferior bilateral. Polissonografia pós-operatória evidenciou IAH = 3,4 eventos/hora e dessaturação mínima de 90%. A rotação anti-horária do plano oclusal proporcionou uma melhora da via aérea, transformando o Mallampatti de IV para I, ou seja, aumento do espaço velo-oro-hipofaríngeo.

1

Relatório de Polissonografia

Nome			
Idade	35 anos	Número	H10302
Sexo	M	Início	30/11/2009 23 46 10
Data de Nasc	14/07/1974	Término	01/12/2009 06 03 10
Médico	Dr(a)		

PROCEDIMENTO:

Realizado o estudo polissonográfico com o paciente dormindo em quarto escuro e silencioso, com cama confortável. Os parâmetros eletrofisiológicos e cardio-respiratórios foram registrados em sistema computadorizado (Alice®): eletroencefalograma, eletromiograma submentoniano e tibial, eletrooculograma D e E, eletrocardiograma, fluxo de ar oronasal, movimento de tórax e abdômen, microfone (roncos), saturação da oxi-hemoglobina (SaO_2) e posição no leito. O paciente foi estudado em ar ambiente.

ANÁLISE DO SONO

Tempo de Registro (TR)	377 0 min	Início -> Fim do registro
Período Total de Sono (PTS)	362 0 min	Início do Sono -> Última época do Sono
Tempo Total de Sono (TTS)	325 5 min	REM + NREM + Movimento durante PTS

Mudanças de Estágio	48	Latência do sono	15 0 min
Eficiência do Sono	86 3%	Latência do sono REM	103 0 min

Tempo acordado durante PTS	36 5 min
Número total de despertares (> 3 seg)	250
Índice de despertar	46 1 n°/h

	Duração (min)	TTS (%)
E1	7 0	2 2
E2	289 0	88 8
E3/4	0 0	0 0
REM	29 5	9 1
MVT	0 0	0 0

MOVIMENTO PERIÓDICO DE PERNAS (PLM)

Número total de movimentos de pernas : 184

EVENTOS RESPIRATÓRIOS

Saturação da oxi-hemoglobina média, desperto : 96 %
Saturação da oxi-hemoglobina mínima durante o exame: 79 %
Média da SaO_2 durante o sono REM e NREM: de 96% e 94% respectivamente
Índice de Apnéia-Hipopnéia (A+ H / TTS) = 67 8 eventos respiratórios / hora

IMPRESSÃO

Estudo polissonográfico compatível com a síndrome da apnéia obstrutiva do sono de grau grave

Dr. Vinicius V Teodoro
CRM 50 004

G

Clinica do Sono (Study #1228)

Relatório Polissonográfico

Identificação:

Último nome:		Início	18/4/2011 at 23:03:38
Primeiro nome:		Término	19/4/2011 at 06:27:38
Sexo	M	Tempo Total de grav	7:24:00 (444 min)
Data de nasc	14/7/1974	Luz apagada (LO)	23:03:38
Idade	36 years	Luz acesa (LON)	06:27:38
Ident		Tempo na cama (TIB)	444 min (LO -> LON)
Estudo	1228		

Peso do paciente	BMI
Alt. do paciente	

Canais utilizados

SpO2	*	HR	*	FLOW	*	EFFORT	*	Snore	*
PEM	*	Pos	*	Pres		Leak		TdVol	

Comentários :

Saturação da oxi-hemoglobina média, desperto : 96%
Saturação da oxi-hemoglobina mínima durante o exame: 90 %
Índice de Apnéia-Hipopnéia (A+ H / TTS) = 3.4 eventos respiratórios / hora
(5 a 15 leve/ 16 a 30 moderada / acima de 30 severa)***
Ronco leve a moderado, intermitente durante o sono
Estudo polissonográfico compatível com roncopatia primaria

Versão

Reporting version	2.0.22
Scan version	2.0.20

Aparelho utilizado:

Stardust type	Stardust II
Device serial number	2000002880

Dr. Vinicius Teodo
CRM-MG 50 004

H

Fig. 18-3 *Cont.* (G) Polissonografia pré-operatória. (H) Polissonografia pós-operatória.

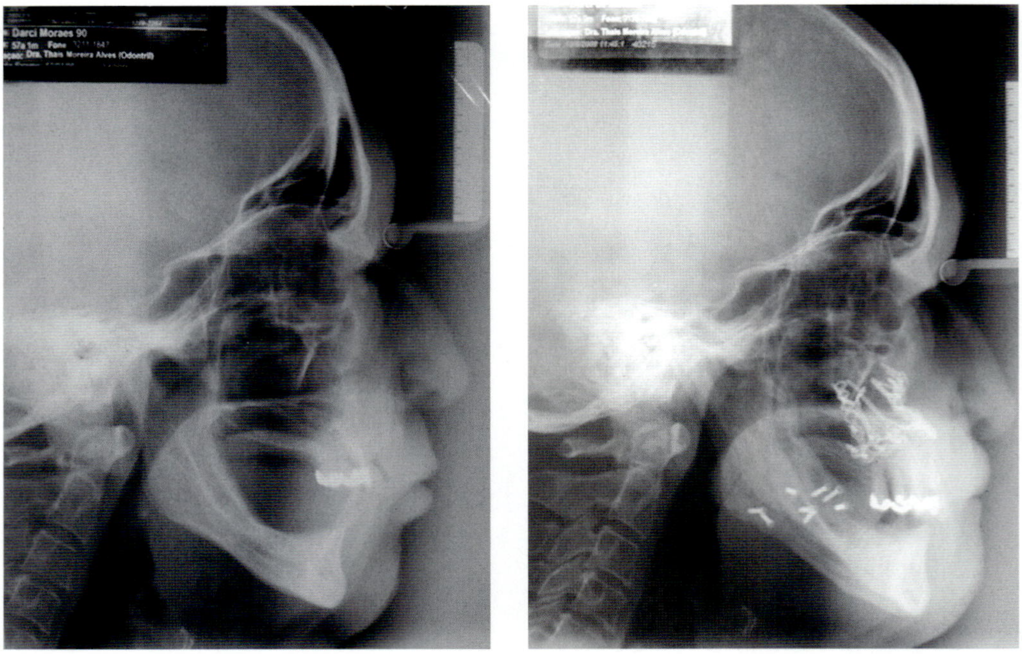

A B

POLISSONOGRAFIA

PACIENTI
DATA: 5/9/2008

IDADE: 56 anos
No. EXAME: 10004

Comentários:

Exame iniciado às 21:21:52 e concluido às 06:02:52 . A latência para o sono foi de 85.0 min e a latência para o sono REM 376.0 min. O tempo total de registro foi de 521.0 min, o tempo total de sono foi de 231.5 min, com eficiência de sono de 53.3 % (normal: acima de 85%). Distribuição do sono*: **Estágio 1** 5.7 % (até 5%), **Estágio 2** 29.4 % (50 – 55%) , **Estágio 3** 2.8 % **Estágio 4** 5.9 % (> 15%) , **Sono REM** 1.7 % (20 – 25%) . *1° Consenso Brasileiro de Insônia.

No periodo total de sono permaneceu 282.5 min em vigilia, indice de microdespertares de 48.7 /h.

O indice de movimentos dos membros inferiores foi de 0/h *.

* (Classif. Patológica dos Movimentos Periódicos de Pernas - Walters e cols 1995; Leve: 5 a 24/hora; Moderado: 25 a 49/hora; Grave: > 50/hora).

Ocorreram 280 apnéias e 158 hipopnéias. As apnéias foram 298 obstrutivas, 0 centrais e 0 mistas. O tempo médio das apnéias foi de 16.8 segundos, com duração máxima de 63.5 segundos. O indice de apnéia/hipopnéia foi de 113.0 por hora. A saturação minima da oxi-hemoglobina foi de 75 % e a saturação média de 91 %.

Conclusão:

1. Eficiência de sono reduzida, longos periodos de vigilia durante a noite.
2. Manutenção da arquitetura de sono, redução de estágios 2, 3, 4 e REM.
3. IAH 113.0 /h.
4. Dessaturação intensa da oxi-hemoglobina, saturação média de O_2 91 %.
5. Ronco alto e intermitente.
6. Aumento do índice de microdespertar.

C

POLISSONOGRAFIA DIGITAL COMPUTADORIZADA

EXAME NÚMERO: 104
PACIENTE:

DATA: 08/09/2009
IDADE: 57 anos

COMENTÁRIOS:

Exame iniciado às 21:31:06 e concluido às 06:11:06 . A latência para o sono foi de 48.5 min (VN < 30min) e a latência para o sono REM 64.0 min (VN = 70- 140 min). O tempo total de registro foi de 520.0 min, o tempo total de sono foi de 373.0 min, com eficiência de sono de 71.7 % (VN > 85%).

Distribuição do sono*: **Estágio 1** 3.9 % (até 5%), **Estágio 2** 54.4 % (50 – 55%) . **Estágio 3** 18.9 % **Estágio 4** 0.0 % (> 15%) . **Sono REM** 22.8 % (20 – 25%)
1° Consenso Brasileiro de Insônia.

No periodo total de sono permaneceu 75.0 min em vigilia, indice de microdespertares de 16.9 /h.

O indice de movimentos dos membros inferiores foi de 0.0 /h *.

(Classif. Patológica dos Movimentos Periódicos de Pernas - Walters e cols 1995. Leve: 5 a 24/hora. Moderado: 25 a 49/hora. Grave > 50/hora)

Foram registrados durante o sono 2 apnéias (interrupção total do fluxo de ar naso-bucal) e 34 hipopnéias (redução do fluxo de ar naso-bucal > 50%). As apnéias foram 2 obstrutivas, 0 centrais e 0 mistas. O tempo médio das apnéias foi de 10.8 segundos, com duração máxima de 11.0 segundos. O indice de apnéia/hipopnéia **(IAH)** foi de **5.8** por hora (VN< 5/h).

A saturação de oxi-hemoglobina: a média foi de 95 % e mínima de 91 %

D

Fig. 18-4. (**A-D**) Paciente do sexo masculino, 56 anos, classe I com SAOS grave (IAH = 113 eventos/hora) submetido a AMM com uvulopalatofaringoplastia, tonsilectomia, glossectomia posterior de linha média, septoplastia e turbinectomia parcial inferior bilateral. Polissonografia pós-operatória evidenciou IAH = 5,8 eventos/hora e dessaturação mínima de 91%. Nas radiografias evidencia-se o aumento do espaço velo-oro-hipofaríngeo proporcionado pelo AMM com rotação anti-horária do plano oclusal.

minimizar estes efeitos. Uma vez estabelecida a união óssea, o complexo maxilomandibular avançado é estável com uma expansão velo-oro-hipofaríngeo das vias aéreas em todas as três dimensões (Fig. 18-5).[19,20]

Com relação ao IMC, deve se evitar o AMM em pacientes com obesidade mórbida (IMC $\geq$ 40) apesar dos trabalhos terem mostrado resultados extremamente positivos, mesmo nos pacientes em que não há perda substancial de peso.[9] Neste casos, parece mais lógico ser realizada a cirurgia bariátrica.

Ademais, o paciente submetido a AMM pode permanecer ao fim do tratamento com a maloclusão preexistente antes da cirurgia, pois muitos não querem um tratamento ortodôntico posterior. Isso também não deve ser considerado insucesso de tratamento.

Por fim, o AMM não deve ser utilizado indiscriminadamente, porque é tecnicamente difícil de executar e carregado com potencial morbidade. Embora as osteotomias sejam estáveis após a união óssea e não haja recorrência significativa a longo prazo, a frouxidão dos tecidos moles que ocorre com o envelhecimento natural tem um potencial de estreitamento progressiva da via aérea e recorrência da SAOS, que ainda é desconhecido. Estudos adicionais são necessários com maior número de casos e maior período de acompanhamento.

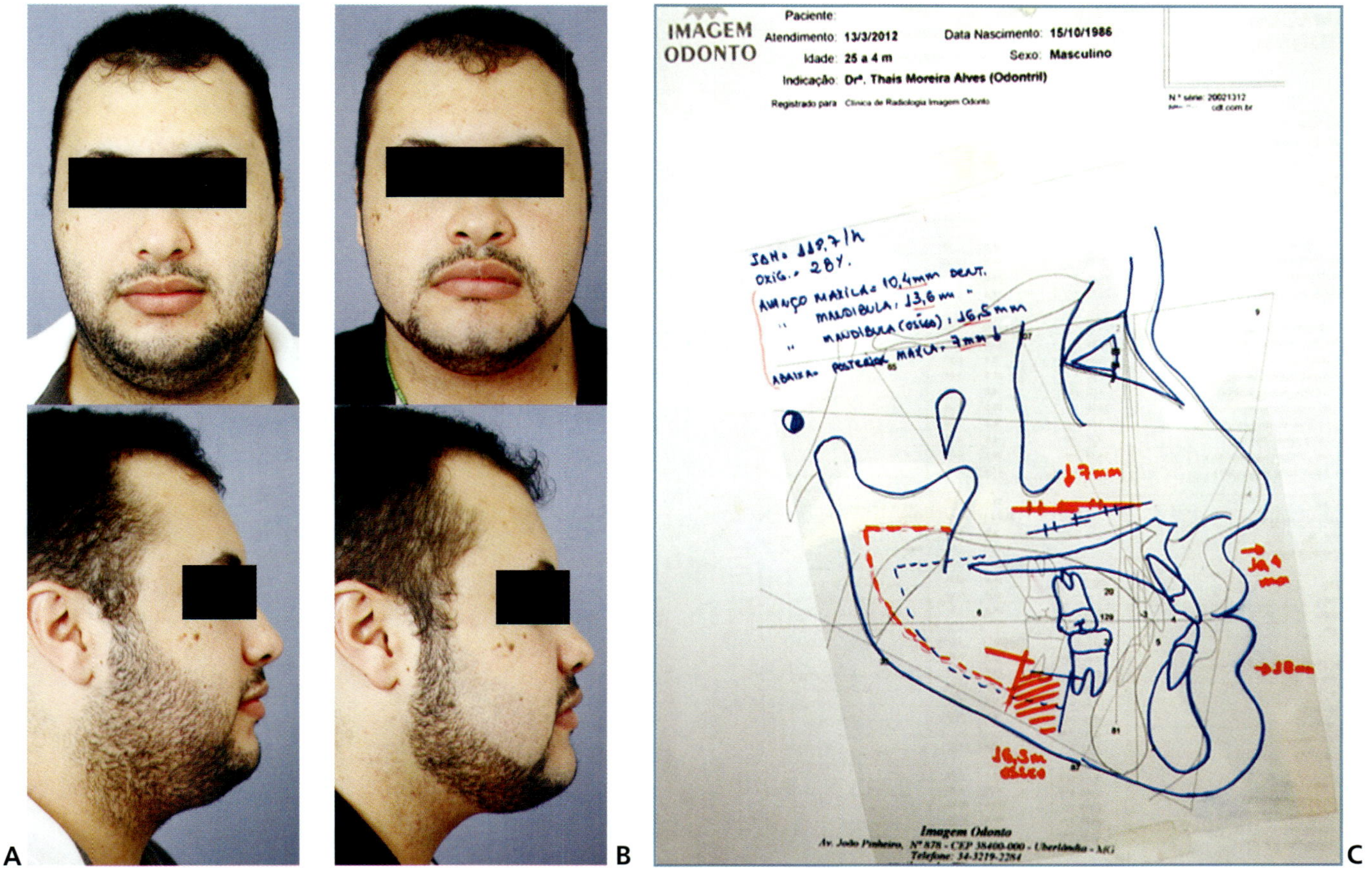

Fig. 18-5. (A-C) Paciente do sexo masculino, 25 anos, classe I com SAOS grave (IAH = 118,7 eventos/hora) submetido a AMM com uvulopalatofaringoplastia, tonsilectomia, glossectomia posterior de linha média, septoplastia e turbinectomia parcial inferior bilateral. O traço preditivo demonstra o avanço bimaxilar com rotação do plano oclusal. Polissonografia pós-operatória evidenciou IAH = 1,9 eventos/hora. Resultado estético facial considerado satisfatório para um paciente com face normal e obesidade grau II. *(Continua.)*

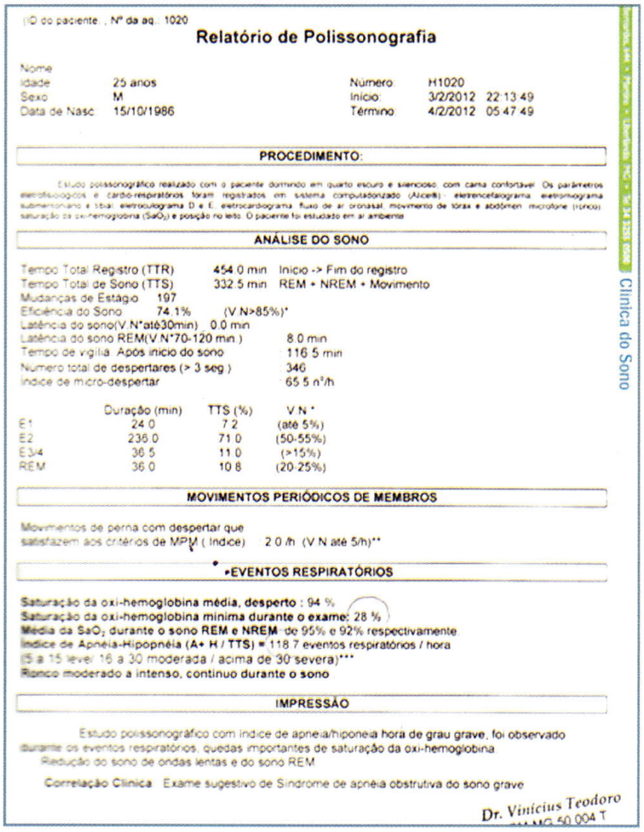

(ID do paciente , Nº da aq.: 1020

Relatório de Polissonografia

Nome
Idade 25 anos
Sexo M
Data de Nasc 15/10/1986

Número H1020
Início 3/2/2012 22:13:49
Término 4/2/2012 05:47:49

PROCEDIMENTO:

Estudo polissonográfico realizado com o paciente dormindo em quarto escuro e silencioso, com cama confortável. Os parâmetros eletrofisiológicos e cardio-respiratórios foram registrados em sistema computadorizado (Alice®): eletrencefalograma, eletromiograma submentoniano e tibial, eletroculograma D e E, eletrocardiograma, fluxo de ar oronasal, movimento de tórax e abdômen, microfone (ronco), saturação da oxi-hemoglobina (SaO_2) e posição no leito. O paciente foi estudado em ar ambiente.

ANÁLISE DO SONO

Tempo Total Registro (TTR) 454.0 min Inicio -> Fim do registro
Tempo Total de Sono (TTS) 332.5 min REM + NREM + Movimento
Mudanças de Estágio 197
Eficiência do Sono 74.1% (V.N>85%)*
Latência do sono(V.N*até30min) 0.0 min
Latência do sono REM(V.N*70-120 min.) 8.0 min
Tempo de vigilia. Após inicio do sono 116.5 min
Numero total de despertares (> 3 seg.) 346
Indice de micro-despertar 65.5 n°/h

	Duração (min)	TTS (%)	V.N.*
E1	24.0	7.2	(até 5%)
E2	236.0	71.0	(50-55%)
E3/4	36.5	11.0	(>15%)
REM	36.0	10.8	(20-25%)

MOVIMENTOS PERIÓDICOS DE MEMBROS

Movimentos de perna com despertar que satisfazem aos critérios de MPM (Indice) 2.0 /h (V.N até 5/h)**

EVENTOS RESPIRATÓRIOS

Saturação da oxi-hemoglobina média, desperto : 94 %
Saturação da oxi-hemoglobina mínima durante o exame: 28 %
Média da SaO_2 durante o sono REM e NREM de 95% e 92% respectivamente
Indice de Apnéia-Hipopnéia (A+ H / TTS) = 118.7 eventos respiratórios / hora
(5 a 15 leve/ 16 a 30 moderada / acima de 30 severa)***
Ronco moderado a intenso, continuo durante o sono

IMPRESSÃO

Estudo polissonográfico com indice de apneia/hiponeia hora de grau grave, foi observado durante os eventos respiratórios, quedas importantes de saturação da oxi-hemoglobina.
Redução do sono de ondas lentas e do sono REM

Correlação Clinica: Exame sugestivo de Sindrome de apnéia obstrutiva do sono grave

Dr. Vinícius Teodoro

Clínica do Sono

D

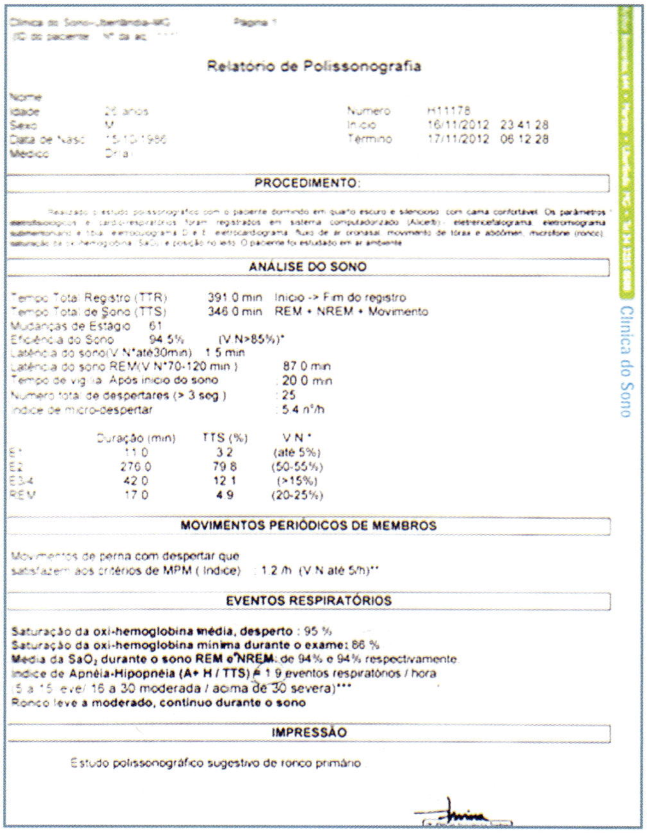

Clinica do Sono-Uberlândia-MG Pagina 1
(ID do paciente Nº da aq.

Relatório de Polissonografia

Nome
Idade 26 anos
Sexo M
Data de Nasc 15/10/1986
Medico Dr(a)

Numero H11178
Inicio 16/11/2012 23:41:28
Termino 17/11/2012 06:12:28

PROCEDIMENTO:

Realizado o estudo polissonográfico com o paciente dormindo em quarto escuro e silencioso, com cama confortável. Os parâmetros eletrofisiológicos e cardio-respiratórios foram registrados em sistema computadorizado (Alice®): eletrencefalograma, eletromiograma submentoniano e tibial, eletroculograma D e E, eletrocardiograma, fluxo de ar oronasal, movimento de tórax e abdômen, microfone (ronco), saturação da oxi-hemoglobina (SaO_2) e posição no leito. O paciente foi estudado em ar ambiente.

ANÁLISE DO SONO

Tempo Total Registro (TTR) 391.0 min Inicio -> Fim do registro
Tempo Total de Sono (TTS) 346.0 min REM + NREM + Movimento
Mudanças de Estágio 61
Eficiência do Sono 94.5% (V.N>85%)*
Latência do sono(V.N*até30min) 1.5 min
Latência do sono REM(V.N*70-120 min.) 87.0 min
Tempo de vigilia. Após inicio do sono 20.0 min
Numero total de despertares (> 3 seg.) 25
Indice de micro-despertar 5.4 n°/h

	Duração (min)	TTS (%)	V.N.*
E1	11.0	3.2	(até 5%)
E2	276.0	79.8	(50-55%)
E3/4	42.0	12.1	(>15%)
REM	17.0	4.9	(20-25%)

MOVIMENTOS PERIÓDICOS DE MEMBROS

Movimentos de perna com despertar que satisfazem aos critérios de MPM (Indice) 1.2 /h (V.N até 5/h)**

EVENTOS RESPIRATÓRIOS

Saturação da oxi-hemoglobina média, desperto : 95 %
Saturação da oxi-hemoglobina mínima durante o exame: 86 %
Media da SaO_2 durante o sono REM e NREM: de 94% e 94% respectivamente
Indice de Apnéia-Hipopnéia (A+ H / TTS) = 1.9 eventos respiratórios / hora
(5 a 15 leve/ 16 a 30 moderada / acima de 30 severa)***
Ronco leve **a moderado, continuo durante o sono**

IMPRESSÃO

Estudo polissonográfico sugestivo de ronco primário

Clínica do Sono

E

Fig. 18-5 *Cont.* (D) Polissonografia pré-operatória. (E) Polissonografia pós-operatória.

CONSIDERAÇÕES FINAIS

Os resultados do AMM demonstram grande taxa de sucesso na diminuição dos parâmetros polissonográficos e na avaliação subjetiva de diversos parâmetros (produtividade, vida social, sexualidade, vigilância e atividade diurna).[21,22] A associação com procedimentos nasais e faríngeos maximiza o sucesso terapêutico e deve ser indicada a partir das características de cada paciente, realizando realmente uma reconstrução das vias aéreas superiores.[1,2,7,8]

No paciente com face normal o AMM a rotação do plano oclusal no sentido anti-horário, produz maior aumento do espaço velo-hipo-orofaríngeo e, ao mesmo tempo, evita alterações estéticas indesejáveis.[10,13]

REFERÊNCIAS BIBLIOGRÁFICAS

1. Colombini NEP, Pinto JA, Macedo. Avanço maxilomandibular e glossectomia da linha média no tratamento da síndrome da apneia obstrutiva do sono moderada e grave. *Rev Bras Cir Craniomaxilofac* 2009;12(3):109-14.
2. Gignon VF, Melo MR, Alves TM *et al.* Avanço maxilomandibular maior que 10 mm para tratamento da síndrome da apneia obstrutiva do sono grave. *Rev Bras Cir Craniomaxilofac* 2011;14(4):183-86.
3. Elshaug AG, Moss JR, Southcott AM *et al.* Redefining success in airway surgery for obstructive sleep apnea: a meta analysis and synthesis of the evidence. *Sleep* 2007;30(4):461-67.
4. Holty JE, Guilleminault C. Maxillomandibular advancement for the treatment of obstructive sleep apnea: a systematic review and meta-analysis. *Sleep Med Rev* 2010;14(5):287-97.
5. Caples SM, Rowley JA, Prinsell JR *et al.* Surgical modifications of the upper airway for obstructive sleep apnea in adults: a systematic review and meta-analysis. *Sleep* 2010;33(10):1396-407.
6. Pirklbauer K, Russmueller G, Stiebellehner L *et al.* Maxillomandibular advancement for treatment of obstructive sleep apnea syndrome: a systematic review. *J Oral Maxillofac Surg* 2011;69(6):e165-76.
7. Hendler BH, Costello BJ, Silverstein K *et al.* A protocol for uvulopalatopharyngoplasty, mortised genioplasty, and maxillomandibular advancement in patients with obstructive sleep apnea: an analysis of 40 cases. *J Oral Maxillofac Surg* 2001;59(8):892-97.
8. Prinsell JR. Primary and secondary telegnathic maxillomandibular advancement, with or without adjunctive procedures, for obstructive sleep apnea in adults: a literature review and treatment recommendations. *J Oral Maxillofac Surg* 2012;70(7):1659-77.
9. Li KK, Powell NB, Riley RW *et al.* Morbidly obese patients with severe obstructive sleep apnea: Is airway reconstructive surgery a viable treatment option? *Laryngoscope* 2000;110(6):982-87.
10. Brevi BC, Toma L, Pau M *et al.* Counterclockwise rotation of the occlusal plane in the treatment of obstructive sleep apnea syndrome. *J Oral Maxillofac* Surg 2011;69(3):917-23.
11. Smatt Y, Ferri J. Retrospective study of 18 patients treated by maxillomandibular advancement with adjunctive procedures for

obstructive sleep apnea syndrome. *J Craniofac Surg* 2005;16(5):770-77.

12. Prinsell JR. Maxillomandibular advancement (MMA) in a site specific treatment approach for obstructive sleep apnea: A surgical algorithm. *Sleep Breath* 2000;4(4):147-54.
13. Cohen-Levy J, Petelle B, Vieille E *et al.* Changes in facial profile after maxillomandibular advancement surgery for obstructive sleep apnea syndrome. *Int Orthod* 2013;11(1):71-92.
14. Arcuri F, Brucoli M, Benech R *et al.* Maxillomandibular advancement in obstructive sleep apnea syndrome: a surgical model to investigate reverse face lift. *J Craniofac Surg* 2011;22(6):2148-52.
15. Jaspers GW, Booij A, de Graaf J *et al.* Long-term results of maxillomandibular advancement surgery in patients with obstructive sleep apnoea syndrome. *Br J Oral Maxillofac Surg* 2013;51(3):e37-39.
16. Nimkarn Y, Miles PG, Waite PD. Maxillomandibular advancement surgery in obstructive sleep apnea syndrome patients: long-term surgical stability. *J Oral Maxillofac Surg* 1995;53(12):1414-18.
17. Riley RW, Powell NB, Li KK *et al.* Surgery and obstructive sleep apnea: Long-term clinical outcomes. *Otolaryngol Head Neck Surg* 2000;122(3):415-21.
18. Ahn HW, Cho IS, Cho KC *et al.* Surgical treatment modality for facial esthetics in an obstructive sleep apnea patient with protrusive upper lip and acute nasolabial angle. *Angle Orthod* 2013;83(2):355-63.
19. Mehra P, Downie M, Pita MC *et al.* Pharyngeal airway space changes after counterclockwise rotation of the maxillomandibular complex. *Am J Orthod Dentofac Orthop* 2001;120(2):154-59.
20. Gonçalves JR, Cassano DS, Wolford LM *et al.* Postsurgical stability of counterclockwise maxillomandibular advancement surgery: affect of articular disc repositioning. *J Oral Maxillofac Surg* 2008;66(4):724-38.
21. Conradt R, Hochban W, Heitmann J *et al.* Sleep fragmentation and daytime vigilance in patients with OSA treated by surgical maxillomandibular advancement compared to CPAP therapy. *J Sleep Res* 1998;7(3):217-23.
22. Lye KW, Waite PD, Meara D *et al.* Quality of life evaluation of maxillomandibular advancement surgery for treatment of obstructive sleep apnea. *J Oral Maxillofac Surg* 2008;66(5):968-72.

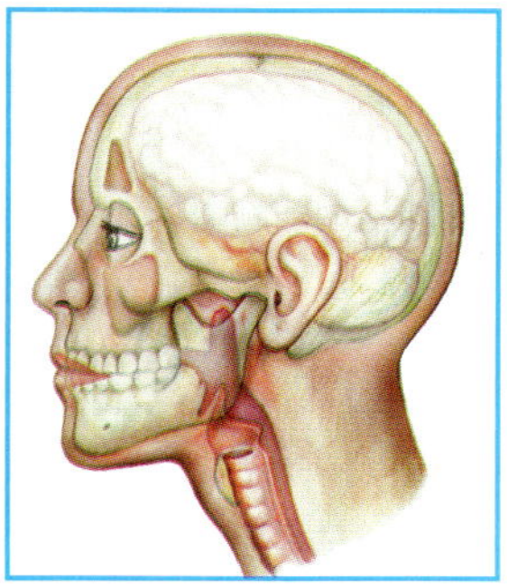

19

UVULOPALATOFARINGOPLASTIAS

José Antonio Pinto
Mario Luiz Augustus da Silva Freitas

INTRODUÇÃO

O primeiro tratamento proposto para os distúrbios respiratórios do sono foi a traqueostomia, que através de um *bypass* da obstrução resulta em 100% de melhora.[1]

Nesta mesma década, procedimentos visando alargar o espaço aéreo retropalatal foram surgindo através da excisão e remodelação dos pilares tonsilares posterior e anterior, úvula e porção posterior do palato mole.

Ikematsu, no Japão, apresentou os primeiros resultados com a palatofaringoplastia com uvulectomia parcial.[2] Retirava a mucosa lateral dos pilares posteriores, dissecava e extirpava parte da mucosa e submucosa da raiz da úvula com a intenção de avançá-la, removendo seu extremo caudal. Removia retalho mucoso e submucoso do palato cerca de 1 cm superior à úvula, suturando as bordas com o intuito de anteriorizá-la e cobrir as áreas cruentas. Em 152 pacientes operados, refere 81,6% de melhora do ronco.

Quesada e Perelló introduziram na Espanha a técnica da redução parcial do palato (RPP), visando não só o tratamento do ronco como da apneia obstrutiva do sono.[3] Através de incisão arciforme, dissecam todo o palato mole 1 cm abaixo da união do palato mole e duro, removendo a mucosa, tecido adiposo e conectivo subjacente, juntamente com a úvula. A zona cruenta muscular é recoberta e suturada com a eversão da mucosa da nasofaringe.

Somente em 1981, Fujita, nos Estados Unidos, descreveu a uvulopalatofaringoplastia, amplamente difundida.[4] Realizada sob anestesia geral, seus passos cirúrgicos são os seguintes:

A) Apreensão da úvula em seu terço distal com fio de seda com avaliação do tecido redundante do pilar posterior e estimativa do tecido excessivo a ser retirado (Fig. 19-1A, B).
B) Incisão da mucosa, na porção oral do palato (Fig. 19-1C), cerca de 1 a 2 cm da borda inferior do palato (Fig. 19-1D). A mucosa e a submucosa são dissecadas até a sua porção posterior, ainda preservando a úvula (Fig. 19-1E, F). Quando as tonsilas estão presentes, elas são removidas previamente.
C) Faz-se a retirada do tecido redundante com preservação da musculatura do arco palatino. A hemostasia é realizada com eletrocautério.
D) O músculo palatofaríngeo, porção posterior (rinofaringe) e porção anterior (oral) do palato são aproximados para a sutura com polivicryl 3-0 (Fig. 19-1G, H).

   Pontos separados e ancorados são passados através da mucosa e submucosa, da face oral e faríngea, sendo fundamental a invaginação da musculatura (Fig. 19-1I, J).

   Preferimos manter a linha de incisão na parte posterior, cerca de 0,5 cm, em desacordo com a linha anterior, para que possamos tracionar a mucosa de trás para a frente, facilitando a sutura e a cobertura da área cruenta.
E) A úvula é amputada na sua base, sendo clampeada previamente logo acima da área a ser incisada, evitando sangramentos (Fig. 19-1K). Completa-se a cirurgia com a sutura do arco palatino (Fig. 19-1L).

O trabalho de Fujita gerou grande entusiasmo entre os otorrinolaringologistas e várias variantes técnicas surgiram. Simmons apresenta uma variante da técnica semelhante a de Fujita, na qual a ressecção da úvula é feita por completo com uma remoção maior do palato, alinhando-se a mucosa da porção posterior com a anterior.[5] As incisões laterais dos pilares são feitas em desacordo, mantendo-se o pilar posterior 0,5 a 1 cm maior. Isto facilita a sutura borda a borda das mucosas, tracionando a parede posterior e evitando o arqueamento da cicatriz.

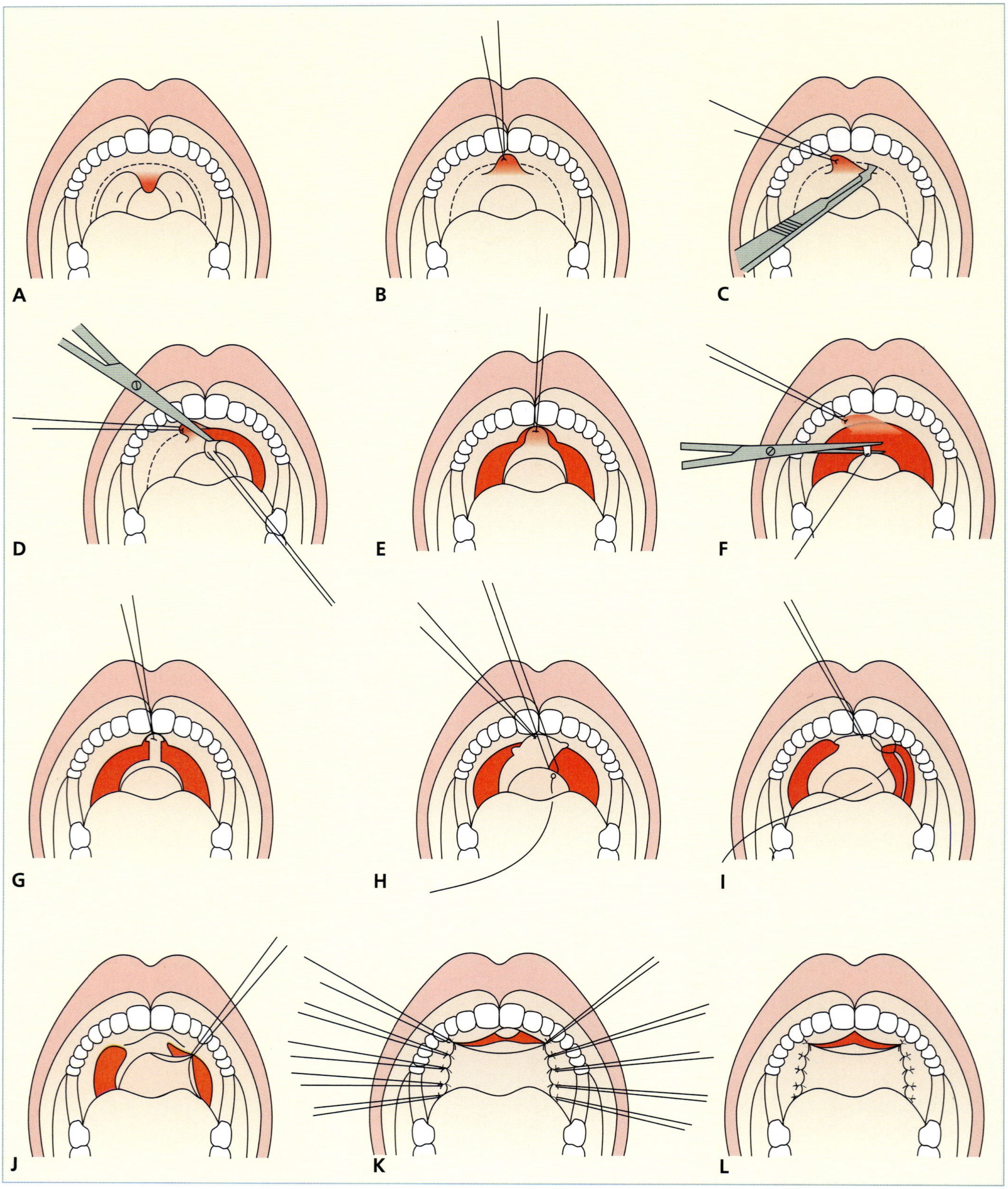

Fig. 19-1. Técnica de Fujita. (A-L) Passos cirúrgicos.

Morán, Chouard, Dickinson e Fairbanks apresentam modificações das técnicas de Ikematsu e Fujita, das quais a técnica de Fairbanks apresenta os seguintes aspectos:[6-9]

A) Maximizar a lateralização dos pilares posteriores, incluindo a musculatura submucosa, para aumentar as dimensões laterais da orofaringe.
B) Interromper parte da ação esfinctérica da musculatura palatonasofaríngea, o que aumentará a permeabilidade da via nasofaríngea.
C) Maximizar o encurtamento do palato mole nas partes laterais poupando a musculatura da linha média, resultando em uma aparência retangular do palato, prevenindo a retração e a estenose da nasofaringe, mantendo a mobilidade e a função esfinctérica palatal.

TÉCNICA DE FAIRBANKS[9]

Sob anestesia geral, intubada, preferencialmente pelo nariz, em posição de Rosen, é feita infiltração de lidocaína 1%, com vasoconstritor na área a ser operada, para diminuir o sangramento.

Faz-se o clampeamento da mucosa lateral da úvula e realiza-se incisão oblíqua bilateral, assim como de algumas fibras inferiores da musculatura do esfíncter nasofaríngeo (Fig. 19-2A).

Estas incisões aumentam a mobilidade dos pilares e previnem a contração cicatricial do palato.

A incisão do palato (Fig. 19-2B) é realizada como se fossem linhas de um retângulo. Inicia-se na base da língua, junto ao polo inferior da loja tonsilar, subindo até cerca de 1 cm.

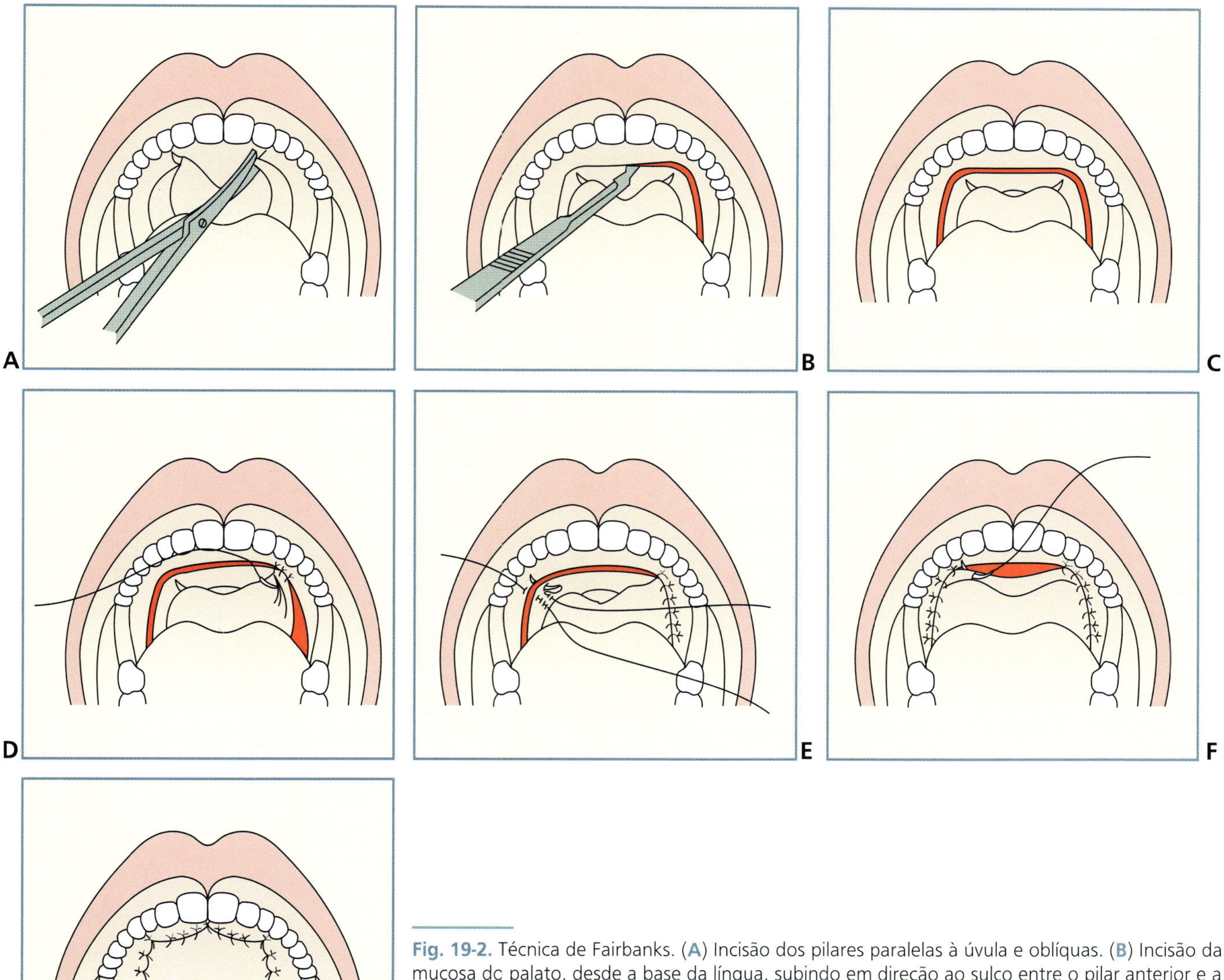

Fig. 19-2. Técnica de Fairbanks. (A) Incisão dos pilares paralelas à úvula e oblíquas. (B) Incisão da mucosa dc palato, desde a base da língua, subindo em direção ao sulco entre o pilar anterior e a mandíbula, formando ângulo de 90° com a incisão do palato. (C) Dissecção da mucosa, tecido gorduroso e fibroses, com preservação da musculatura. Amputação da úvula. (D) O pilar posterior é tracionado e suturado. Esta manobra permite aumentar a lateralização dos pilares e correção da redundância dos tecidos da parede posterior da orofaringe. (E) A sutura passa através da mucosa e planos superficiais da musculatura, prevenindo hematomas, levando à máxima lateralização dos pilares posteriores e cobertura da área cruenta. (F) A porção nasal do palato é tracionada e suturada. (G) Aspecto final.

além do polo superior, procurando confeccionar um ângulo de 90° com a incisão superior que estende-se horizontalmente até o outro ângulo idêntico contralateral. O nível ideal para a incisão palatal horizontal corresponde ao chamado *dimple point* descrito por Dickinson,[8] entre 1 a 2 cm abaixo da espinha nasal posterior, que é o ponto que apoiando com o dedo indicador levamos o palato mole contatar com a parede posterior da faringe.

Retira-se toda a mucosa e submucosa, com glândulas e tecido gorduroso, da camada muscular, diminuindo-se a espessura do palato. A úvula é amputada ao nível da margem caudal da musculatura do palato. (Fig. 19-2C).

O pilar posterior é avançado e suturado (Fig. 19-2D) em direção ao canto superior da incisão (laterocefálico). A sutura passa através da mucosa e plano superficial da musculatura, visando melhor hemostasia, maximizar a lateralização dos pilares posteriores ampliando a dimensão lateral da orofaringe e cobrir a área cruenta (Fig. 19-2E).

Esta manobra também favorece a diminuição do tecido redundante da parede posterior da orofaringe; se isto não for observado durante a cirurgia, é indicativo que mais tecido dos pilares pode ser ressecado. Sutura descontínua a partir do primeiro ponto até a porção inferior da incisão, base da língua, é realizada com Vicryl 3-0, mantendo-se uma pequena abertura na porção mais inferior para facilitar a drenagem expontânea.

O fechamento do palato é realizado com o avançamento da mucosa da porção posterior (nasal) até a face anterior (oral), procurando tracionar e aparar qualquer tecido redundante ainda existente (Figs. 19-2F, G; 19-3 e 19-4).

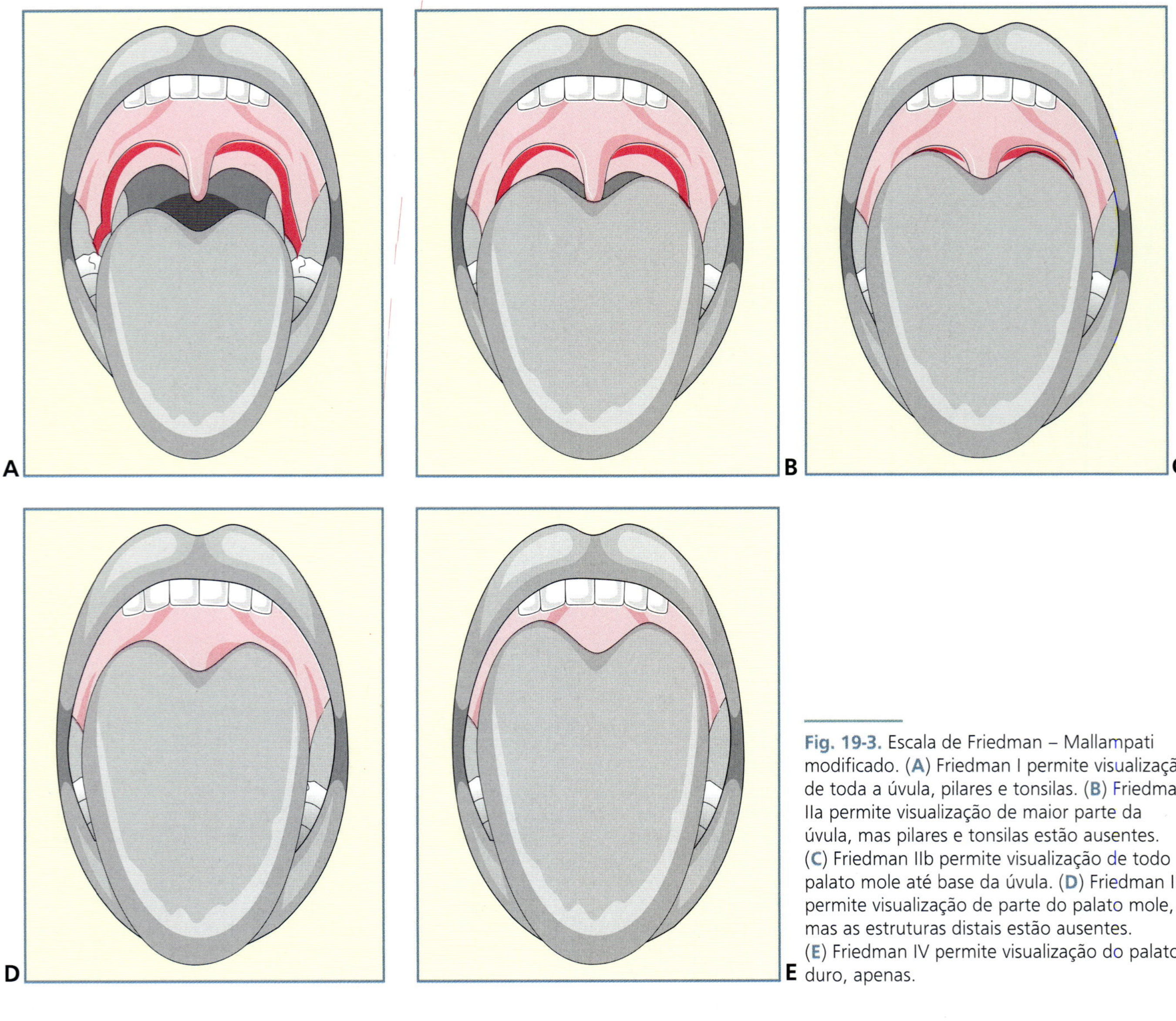

Fig. 19-3. Escala de Friedman – Mallampati modificado. (**A**) Friedman I permite visualização de toda a úvula, pilares e tonsilas. (**B**) Friedman IIa permite visualização de maior parte da úvula, mas pilares e tonsilas estão ausentes. (**C**) Friedman IIb permite visualização de todo palato mole até base da úvula. (**D**) Friedman III permite visualização de parte do palato mole, mas as estruturas distais estão ausentes. (**E**) Friedman IV permite visualização do palato duro, apenas.

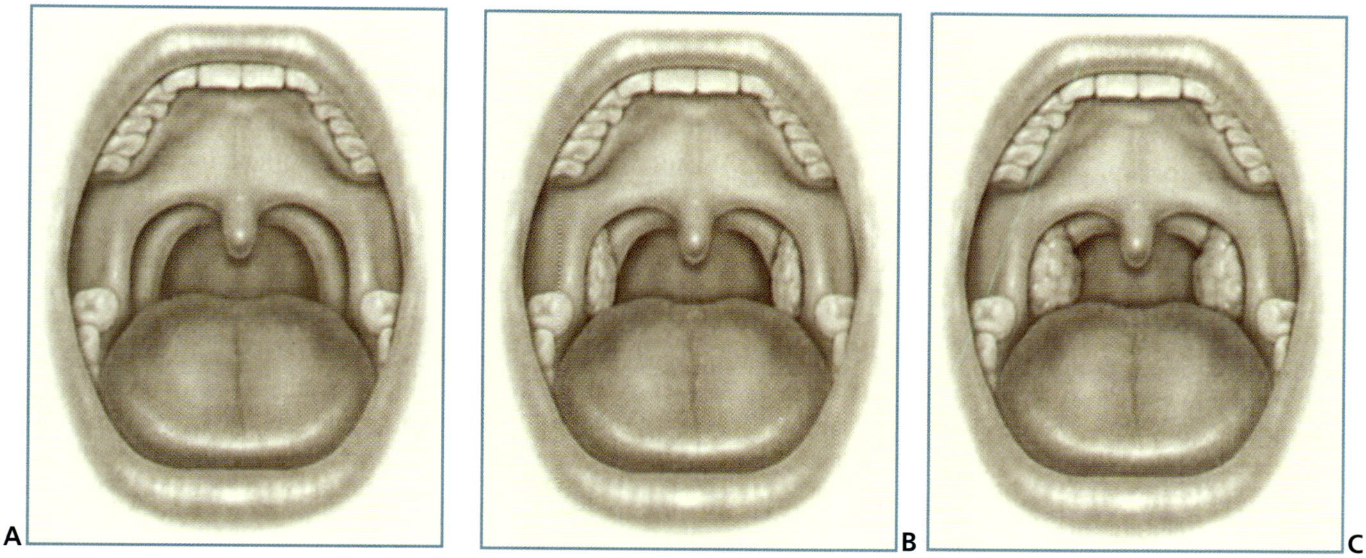

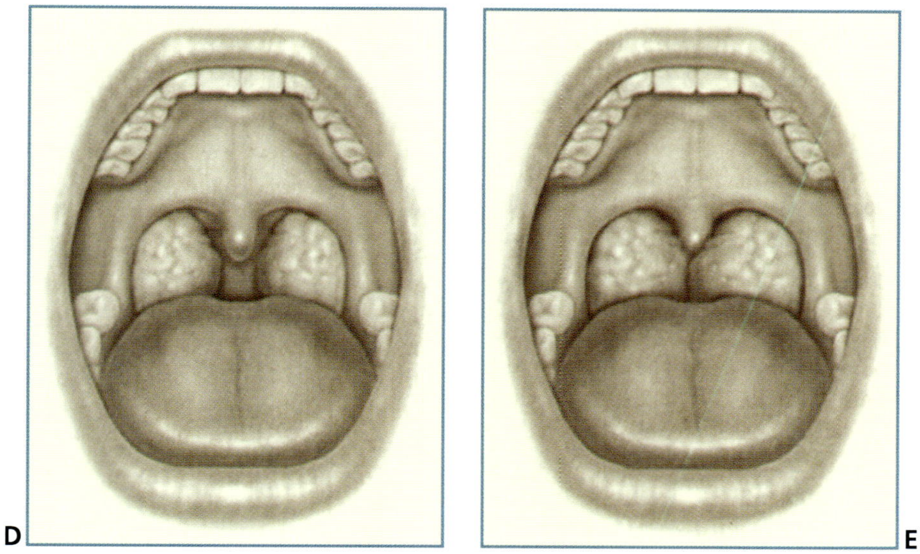

Fig. 19-4. Escala de Friedman – Estágios relacionados com o volume das tonsilas palatinas. (**A**) Grau 0 – ausência de tonsilas. (**B**) Grau 1 – tonsilas inseridas nos pilares. (**C**) Grau 2 – tonsilas estendem-se além dos pilares. (**D**) Grau 3 – tonsilas estendem-se e ultrapassam os pilares. (**E**) Grau 4 – tonsilas estendem-se para a linha média.

TÉCNICA DE FAIRBANKS MODIFICADA

Realizamos modificações na técnica de Fairbanks, pois além dos tempos descritos, atuamos na musculatura do pilar posterior, seccionando o músculo palatofaríngeo, perpendicular às suas fibras e paralelamente ao palato.[9] Tal procedimento permite uma maior amplitude na lateralização dos pilares, suturas sem tensão e manutenção da função de fechamento velofaríngeo. A abordagem à parede lateral da faringe com maior preservação da linha média vem apresentando melhores resultados (Fig. 19-5A-H).

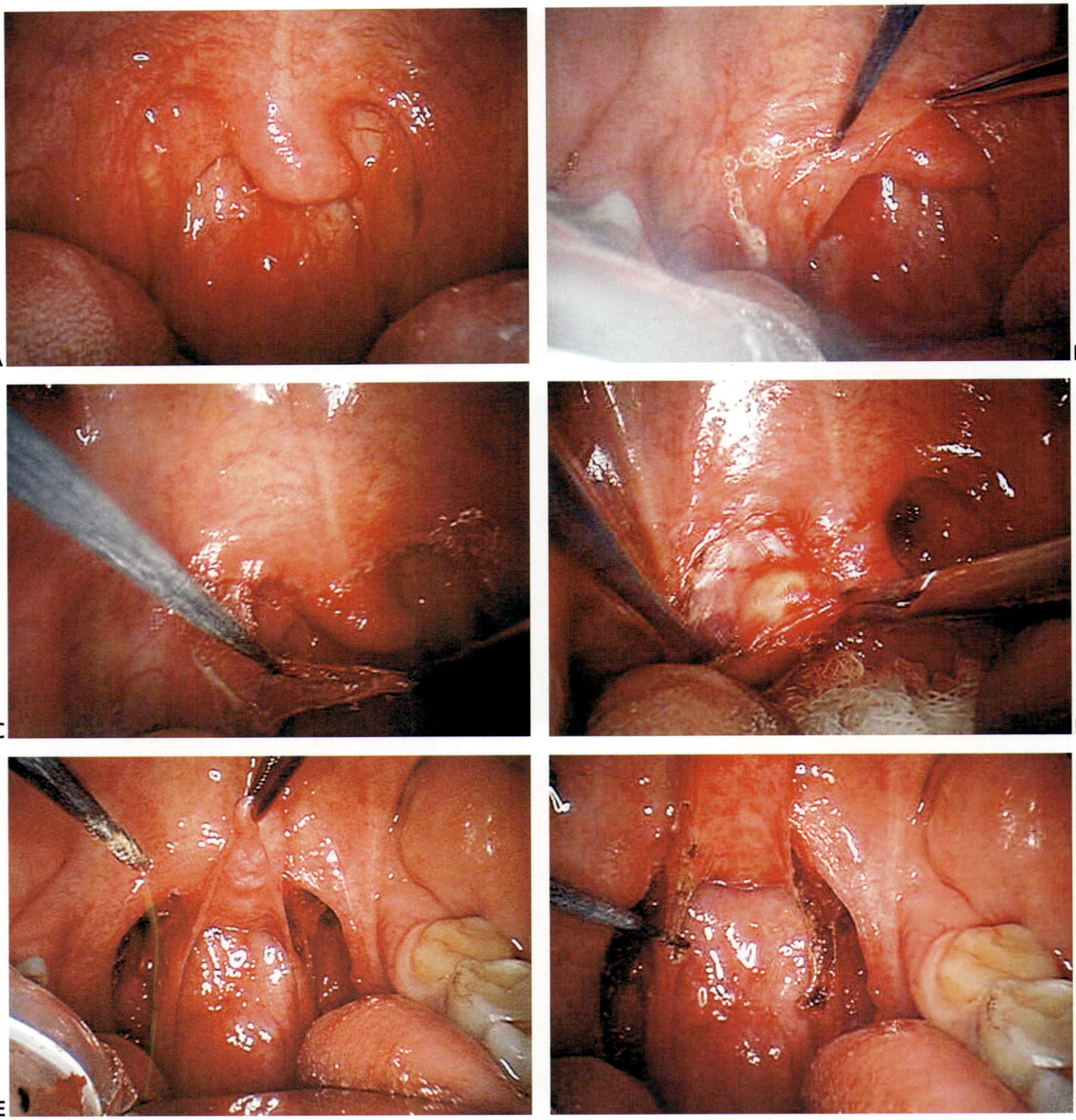

Fig. 19-5. Técnica de Fairbanks modificada. (A) Exposição do palato pré-operatório. (B) Marcação de área triangular da mucosa palatal a ser removida. (C) Dissecção da mucosa e preparo para extração tonsiliana. (D) Tonsilectomia. (E) Exposição dos pilares posteriores com tração da úvula. (F) secção dos pilares posteriores e músculo palatofaríngeo.

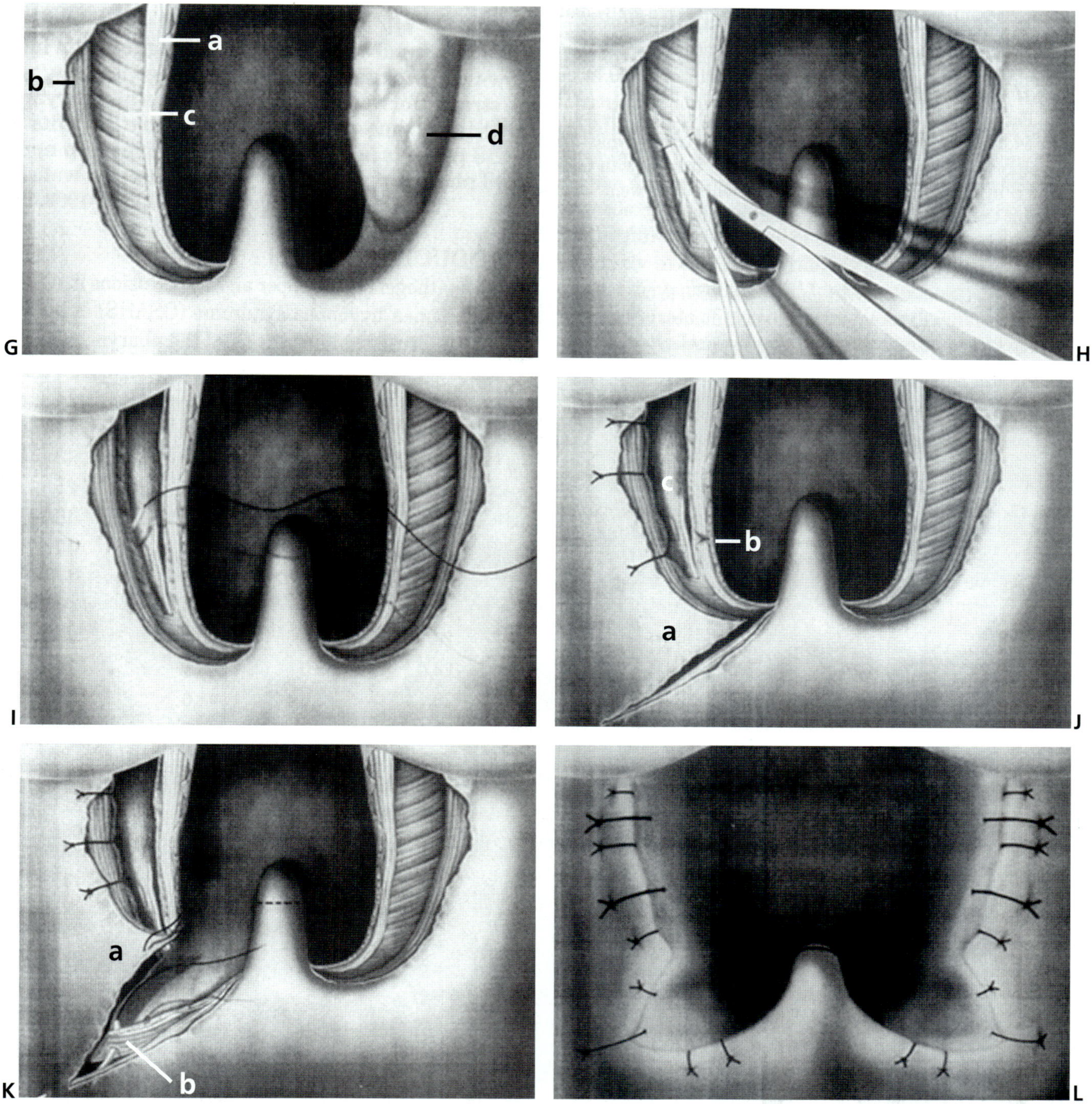

Fig. 19-5 *Cont.* (**G**) a = músculo palatofaríngeo, b = músculo palatoglosso, c = músculo constrictor superior da faringe, d = tonsila direita. (**H**) Elevação e secção do músculo constrictor superior da faringe. (**I**) Sutura do constrictor ao palatoglosso (retalho lateral). (**J**) a = retalho palatino, b = músculo palatofaríngeo, c = veia palatina externa e artéria palatina ascendente. (**K**) a = retalho palatino, b = parte mais superior do m. palatofaríngeo. (**L**) Aspecto final da faringoplastia lateral.

Variantes técnicas da UPFP têm sido descritas na literatura como:

- Retalho uvulopalatal reversível.[10]
- Retalho uvulopalatal.[11]
- Uvulopalatofaringoplastia modificada com preservação da úvula.[12]
- Uvulopalatofaringosplastia submucosa.[13]
- Zetapalatofaringoplastia.[14]

Outras técnicas específicas mais avançadas serão descritas em capítulos especiais.

TÉCNICA DA FARINGOPLASTIA LATERAL

A faringoplastia lateral é a técnica de reconstrução da via aérea superior através da miotomia bilateral dos constritores superiores da faringe desde a área retropalatal até a área retrolingual, com ancoragem lateral dos retalhos musculares. Foi descrita por Cahali em 2003 para tratamento do ronco primário e SAOS.[15]

A anatomia mais favorável para a faringoplastia lateral é aquela que implica em menor dificuldade para a sua realização. São os casos em que vemos os pilares tonsilares posteriores volumosos em sua porção vertical, bem identificáveis (músculos palatofaríngeos), com um palato mole não posteriorizado (o qual não toca a parede posterior da faringe), com uma faringe facilmente visível à oroscopia (Mallampati modificado tipo 1 ou 2) e com as tonsilas palatinas presentes. Além disto, à endoscopia da faringe é favorável observar a laringe em posição cranial, não posteriorizada, com a glote facilmente visível.

Iniciamos a cirurgia pela tonsilectomia (Fig. 19-5A). Em seguida, removemos um triângulo de mucosa e algumas fibras musculares (palatoglosso) da junção palatofaríngea, para ampliar a exposição do constritor superior na região do polo tonsilar superior (Fig. 19-5B). Esta área será posteriormente recoberta pela aproximação do pilar tonsilar posterior.

Uma vez exposto amplamente, nós divulsionamos, descolamos e elevamos o constritor da sua fáscia bucofaríngea (Fig. 19-5C), para depois cauterizar suas fibras com o bisturi bipolar e seccioná-lo na direção craniocaudal. Fazemos isto desde a porção mais cranial do constritor, acima da altura de implantação da úvula (para tratar a flacidez retropalatal), até sua porção glossofaríngea, caudalmente ao polo tonsilar inferior. Nesta região inferior, criamos um pequeno túnel entre a mucosa e o constritor, para preservar a mucosa retrolingual e seccionar a implantação lingual do constritor.

Toda dissecção do constritor é feita medialmente, próximo ao músculo palatofaríngeo, preservando-se a fáscia bucofaríngea e sempre com o cautério bipolar, para evitar lesões no sistema vascular ou nervoso. Sangramentos intraoperatórios são raros e decorrem da lateralização da dissecção do constritor. O plano correto de dissecção, próximo ao pilar posterior, é quase avascular. É necessário preservar-se, também, o músculo estilofaríngeo e o constritor médio, presentes na altura retrolingual, para garantir mais sustentação à parede lateral e melhor recuperação da deglutição.

Após a secção do constritor, este se encontra dividido em dois. A parte lateral é suturada no pilar anterior com pontos separados. A porção do túnel retrolingual não é suturada. Esta linha de sutura reposiciona o constritor e garante a hemostasia local. Ao final, observamos o espaço perifaríngeo exposto e sem tensão muscular constritora e uma parede lateral sustentada (Fig. 19-5D). Este espaço é, então, fechado pela aproximação e sutura do pilar posterior no anterior. A parte medial do constritor seccionado não é suturada neste reposicionamento, ficando livre abaixo do pilar posterior. É fundamental que a sutura dos pilares seja feita sem tensão, para permitir uma melhor expansão faríngea que ocorrerá no pós-operatório em direção lateral (Fig. 19-5E-I). Todos os passos são repetidos do lado oposto. A úvula é totalmente preservada (Fig. 19-5J-L).

CUIDADOS NO PRÉ E PÓS-OPERATÓRIO

Pré-operatório:

- Não dar narcóticos ou sedativos antes da cirurgia.
- Dexametasona 10 mg. EV 30-60' antes da cirurgia.
- Inibidor de bomba de próton (IBP) EV, 30-60' antes da cirurgia.
- Tratar comorbidades (H.A.S., coronariopatia, diabetes).

Pós-operatório:

- Antibioticoterapia de largo espectro mantida por, no mínimo, de 7 dias.
- Corticoterapia que, dependendo do edema e da dor pós-operatória, pode ser mantida por mais 5 dias.
- Anti-inflamatórios não hormonais (ibuprofeno, cetoprofeno).
- Analgésicos comuns (paracetamol, dipirona).
- Agentes não opiáceos centrais (tramadol) ou codeína (dor forte).
- Antieméticos (metoclopramida inj.).
- Colutórios orais com antisépticos e anestésicos (benzocaína).
- Vasocontritor nasal (oximetazolina).
- Elevar cabeceira do leito 30-45°.
- A dieta deve ser líquida por no mínimo 7 dias (7 a 14 dias), excluindo alimentos cítricos, café, álcool, condimentos, alimentos quentes e gelados.

O uso de CPAP no pós-operatório imediato pode ser necessário.

COMPLICAÇÕES

As complicações relacionadas com UPFP estão relacionadas, na maioria das vezes, com as técnicas e os procedimentos inadequados. Podemos dividir as complicações em pré e intraoperatória, pós-operatória imediata e pós-operatória tardia.[16]

As complicações pré e intraoperatórias são relacionadas (Quadro 19-1), principalmente, com a potencial ocorrência

Quadro 19-1. Complicações pré e intraoperatórias da UPFP

Apneias	• Narcóticos
	• Dificuldades ou insucesso à intubação
	• Edema das vias aéreas
	• Hemorragias pós-operatórias

de apneias. Complicações relacionadas com as vias aéreas representam cerca de 75% das complicações intraoperatórias da UPFP.[17] As causas de obstrução das vias aéreas são: flacidez e colapso das vias aéreas devido ao uso de narcóticos no pré ou intraoperatório, dificuldades à intubação e edema ou hemorragia pós-operatória.

A sedação pré-operatória pode agravar o quadro de apneias decorrentes do maior relaxamento da musculatura das vias aéreas. Nestes casos é indicado o uso de relaxantes e anestésicos de fácil reversão. O uso de narcóticos intraoperatórios (Fentanyl) demonstrou ser o fator de maior risco de apneia pós-extubação.[17]

A dificuldade de intubação, ou até mesmo o insucesso, não é rara em portadores de SAOS e estão relacionadas com anormalidades anatômicas.

São fatores importantes na avaliação pré-anestésica: posicionamento do osso hioide, pescoço curto com circunferência cervical alargada, depósito de tecido adiposo na região cervical, volume da base da língua, limitações de abertura da boca por alterações da ATM. O anestesista deve estar familiarizado com técnicas alternativas de intubação (retrógrada, endoscópica, nasal), bem como deve haver prontidão de toda a equipe para a realização de eventual traqueostomia de urgência.

Edema no pós-operatório imediato pode ocorrer e resultar em piora do quadro de apneia, tornando necessária a instalação de CPAP.[18]

Das complicações imediatas à UPFP (Quadro 19-2), a insuficiência velopalatina é a mais comum, estando presentes em 20% dos pacientes.[16] Na grande maioria resolve-se em algumas semanas até 2 meses e se após este período persistir, provavelmente foi ressecado muito tecido do palato e a correção pode ser necessária.

A deiscência da sutura da parede lateral da faringe pode ocorrer, o que na maioria das vezes não é complicação importante, pois a cicatrização acaba ocorrendo por segunda intenção. No entanto, pode trazer prejuízo ao resultado cirúrgico, pois a sutura tem também por função tracionar a parede posterior da faringe. A deiscência pode ser evitada realizando-se sutura cuidadosa e sem tensão excessiva.

Quadro 19-2. Complicações imediatas da UPFP

• Incompetência velofaríngea
• Deiscência das suturas
• Infecções
• Odinofagia
• Hemorragias

A infecção pós-operatória pode aumentar a dor no pós-operatório pela formação de microabscessos nas regiões das suturas, razão do uso da antibioticoterapia de rotina.

A dor excessiva e prolongada representa, também, uma complicação. A utilização de analgésicos potentes, de ação central, pode potencializar e agravar o quadro de apneia, por isso deve ser monitorada. O aparecimento da dor ocorre tão logo cesse o efeito das drogas anestésicas, sendo moderada nos primeiros 3 dias, intensificando-se a partir do 4º dia pós-operatório. A partir do 10º dia a queixa dolorosa tende a diminuir significativamente. A dor limita a ingestão de alimentos e líquidos levando a desidratação leve com ressecamento das mucosas piorando a dor e a deglutição.

A orientação adequada ao paciente quanto a evolução do quadro doloroso, a manutenção da dieta líquida e o uso de analgésicos tópicos e sistêmicos contribui para facilitar a evolução favorável da dor no pós-operatório.

As complicações tardias à UPFP estão relacionadas no Quadro 19-3.

A maioria destas complicações estão relacionadas com a contratura e a ausência da úvula, diminuem com o tempo, porém podem persistir em alguns pacientes.[19]

Sensação de boca seca, dificuldade em gargarejar, sensação de corpo estranho na porção posterior (nasal) do palato, retenção de alimentos ou secreções na rinofaringe são queixas comuns e se relacionam com a amputação da úvula.

A ausência da úvula é também um dos fatores responsáveis pela dificuldade na formação de fonemas fricativos, utilizados com frequência em determinadas línguas (alemão, francês, grego, russo etc.). Alterações permanentes da voz são infrequentes.

Distúrbio do paladar pode ocorrer e pode estar relacionado com o uso prolongado do abridor de boca comprimindo terminações nervosas da base da língua. Pode ser evitada diminuindo de tempo em tempo a pressão do abridor de boca sobre a língua.

A incidência de insuficiência velopalatina (faríngea) é extremamente baixa na literatura e esta relacionada com o excesso de tecido retirado durante a cirurgia. As retrações

Quadro 19-3. Complicações tardias da UPFP

• Boca seca
• Sensação de corpo estranho
• Secreções ou alimentos na rinofaringe
• Inabilidade para gargarejar
• Alterações do paladar e parestesia na língua
• Alterações da fala e da voz
• Insuficiência velofaríngea
• Estenose nasofaríngea

cicatriciais podem ser significativas, o que nos parece mais um fator predisponente na etiologia da insuficiência. A técnica de Fairbanks mostrou ser mais eficaz com relação a insuficiência velofaríngea (IVF), porque previne a retração lateral da cicatriz e o arqueamento do palato.

A infiltração com pasta de teflon no espaço submucoso da parede posterior do rinofaringe tem mostrado ser eficaz no tratamento da IVF.[20]

A faringoplastia com rotação de retalho da mucosa da parede posterior da orofaringe pode ser utilizada na correção da IVF. Retalho retangular de mucosa de base superior, com cerca de 3 cm de comprimento por 2 cm de largura, é descolado da parede posterior da orofaringe. Em seguida, faz-se a rotação do retalho suturando-o a borda inferior do palato mole, posicionado na porção central do palato, mantendo aberturas laterais. Os resultados não são satisfatórios devido a intensa retração cicatricial do retalho no pós-operatório tardio. A gravidade das apneias deve ser considerada na correção da IVF, pois a maioria dos procedimentos tende a piorar o quadro.

A estenose nasofaríngea é a complicação mais grave pós-UPFP, pela dificuldade de correção e pelo extremo comprometimento da função palatina. Em geral, está relacionada com a inabilidade do cirurgião e desconhecimento técnico. Os fatores predisponentes a estenose pós-UPFP estão mencionadas no Quadro 19-4.

Katsantonis, em 1994, classifica as estenoses em leve, moderada e grave.[16]

Nas estenoses leves, ocorre aderência entre as paredes laterais do palato e parede posterior da orofaringe e na sua maioria é assintomática. Nas estenoses de grau moderado, permanece somente uma pequena abertura na porção central da faringe, o que acaba produzindo obstrução nasal parcial. A estenose grave apresenta aderência de todo o palato na parede posterior do rinofaringe.

A correção cirúrgica das estenoses é sempre um desafio. Numerosas técnicas são relatadas, com resultados relativos. A confecção de retalhos de palato e faringe, colocação de enxertos e zetaplastia, são as alternativas mais usadas. Katsantonis relata bons resultados com a técnica de Mackenty modificada, onde realiza a confecção de dois retalhos de mucosa de palato e da faringe que são rodados para a face dorsal do palato.[16] Pinto, em 2005, demonstra bons resultados no tratamento da estenose de rinofaringe utilizando a técnica da zetaplastia com *stent* de silicone.[21]

Quadro 19-4. Fatores predisponentes a estenose nasofaríngea pós-UPFP

• Infecção
• Uso excessivo de eletrocautério
• Necrose
• Laceração excessiva da mucosa
• Ressecção exagerada dos pilares posteriores

CONCLUSÃO

A UPFP continua sendo o procedimento cirúrgico mais utilizado pelo otorrinolaringologita no tratamento da SAOS. Em 1996, Sher, em metanálise de 29 anos, encontrou uma taxa de sucesso de 40% com uma queda gradativa com o passar do tempo.[22] Estes resultados demonstraram inúmeras falhas, com base em indicações aleatórias, estagiamento inadequado, procedimentos isolados, sem considerar os múltiplos níveis das obstruções. A determinação dos níveis de obstrução tem sido tentada através de diversos métodos como a nasofibrolaringoscopia usando a manobra de Müller e, mais recentemente, através da sonoendoscopia. Abdullah, em 2003, encontrou 87% de obstruções em múltiplos níveis através do sono induzido por drogas (DISE).[23]

Friedman, em 1999, apresentou seu método de estagiamento baseado na posição da língua e do palato com relação ao Mallampati modificado, o tamanho das tonsilas e o índice de massa corporal (IMC), por meio de cinco estágios, seleciona melhor os casos com indicação para UPFP e aqueles com envolvimento da hipofaringe (Quadro 19-5).[24]

Quadro 19-5. Estagiamento Friedman

	Posição do palato	Tamanho das tonsilas	Índice de Massa corpórea – IMC
Estágio I	1 2a, 2b	3, 4 3, 4	< 40 < 40
Estágio II	1, 2a, 2b 3, 4	0, 1, 2 3, 4	< 40 < 40
Estágio III	3 4	0, 1, 2 0, 1, 2	< 40 < 40

Com um melhor topodiagnóstico, a UPFP isolada hoje é um procedimento de indicação menos frequente, estando combinada a outros procedimentos reconstrutivos das VAS, muitas vezes em níveis múltiplos.

Atualmente, as próprias técnicas de faringoplastias sofreram grandes modificações devido a um maior conhecimento da fisiopatologia do colapso e da obstrução das VAS durante o sono. As cirurgias deixam ser simplesmente de ressecção tecidual e transformam-se em procedimentos de reconstrução funcional, conseguindo-se com isso melhores resultados.

REFERÊNCIAS BIBLIOGRÁFICAS

1. Kuhlo W, Doll E, Franck MD. Erfolgreiche behandlung eines Pickwick-syndroms durch eine dauertrachealkanule. *Dtsch Méd Wochenschr* 1969;94:1286-90.
2. Ikematsu T. Study of snoring, 4th report. Therapy. *J Jpn Otol Rhinol Laryngol* 1964;64:434-35.
3. Quesada P, Pedro-Botet J, Fuentes E *et al.* Resección parcial del paladar blando como tratamiento del síndrome de hipersomnia y respiración periódica de los obesos. *ORL Dips* 1977;5:81-88.

4. Fujita S, Conway W, Zorick F *et al.* Surgical corrections of anatomic abnormalities in obstructive sleep apnea syndrome: uvulupalatopharyngoplasty. *Otoryngol Head Neck Surg* 1981;89;923-34.
5. Simmons FB, Guilleminault C, Silvestri R. Snoring, and some obstructive sleep apnea, can be cured by oropharyngeal surgery. *Arch Otolaryngol.* 1983 Aug.;109(8):503–507.V
6. Moran WB. Method of Moran. In: Fairbanks DNF, Fujita S, Ikematsu T *et al.* (Eds.). *Snoring and obstructive sleep apnea.* New York: Raven, 1987. p. 156-60.
7. Chouard CH, Valty H, Meyer B *et al.* La Rhoncopatie chronique ou ronflement – Aspects cliniques et indications thérapeutiques. *Ann Otolaryngol Paris* 1986;103:319-27.
8. Dickinson RI, Blokmanis A. Treatment of obstructive sleep apnea by uvulopalatopharyngoplasty. Laryngoscope 1987;97:1054-59.
9. Fairbanks DNF. Method of fairbanks. In: Fairbanks DND, Fujita S, Ikematsu T *et al.* (Eds.). *Snoring and obstructive sleep apnea.* New York: Raven, 1987. p. 160-67.
10. Powell N, Riley R, Guilleminault C *et al.* A reversible uvulopalatal flap for snoring and sleep apnea syndrome. *Sleep* 1996;19:593-99.
11. Huntley T. The uvulopalatal flap. *Op Tech Otolaryngol Head Neck Surg* 2000;11(1):30-35.
12. Demin H, Jingyng Y, Jun W. Modified uvulopalatopharyngoplasty with úvula preservation. In: Friedman M. (Ed.). *Sleep apnea and snoring – Surgical and non-surgical therapy.* USA: Elsevier, 2009. p. 211-16.
13. Friedman M, Landsberg R, Tanyeri H. Submucosal uvulopalatopharyngoplasty. *Oper Tech Otolaryngol Head Neck Surg* 2000;11:26-29.
14. Friedman M, Ibrahim H, Joseph NJ. Staging of obstructive sleep apnea/hypopnea syndrome: a guide to appropriate treatment. *Laryngoscope* 2004;114:454-59.
15. Cahali MB. Lateral pharyngoplasty: a new treatment for obstructive sleep apnea hypopnea syndrome. Lateral pharyngoplasty: a new treatment for obstructive sleep apnea hypopnea syndrome. *Laryngoscope* 2003 Nov.;113(11):1961-68.
16. Katsantonis G. Limitations, pitfalls, and Risk Management in uvulupalatopharyngoplasty. In: Fairbanks D, Fujita S *et al.* Snoring and obstructive sleep apnea. 2nd ed. New York: Raven, 1994.
17. Fairbanks D *et al.* Uvulupalatopharyngoplasty: variations. In: Fairbanks D, Fujita S *et al. Snoring and obstructive sleep apnea.* 2nd ed. New York: Raven, 1994.
18. Powell NB, Riley RW, Guilleminault C *et al.* Obstructive sleep apnea, continuous positive airway pressure and surgery. *Otolaryngol Head Neck Surg* 1988;99:362-69.
19. Finkeltein MD, Meshorer A, Talmi WP *et al.* The riddle of the uvula. *Otolaryngol Head Neck Surg* 1992;107(3):444-50.
20. Furlow Jr LT, Williams WN, Iescnbach CR II *et al.* A longterm study on treating velopharyngeal insufficiency by teflon injection. *Cleft palate J* 1982;19:47-56.
21. Pinto JA, Nóbrega MO, Silva RH *et al.* A técnica de palatoplastia no tratamento da estenose de rinofaringe. *Rev Bras Otorrinol* 2005;71(Suppl 5):32-37.
22. Sher AE, Schechtman KB, Piccirillo JF. The efficacy of surgical modifications of the upper airway in adults with obstructive sleep apnea syndrome. *Sleep* 1996;19:156-77.
23. Friedman M, Tanyeri H, La Rosa M *et al.* Clinical predictors of obstructive sleep apnea. *Laryngoscope* 1999;109:1901-7.
24. Mallampati SR, Gatti SP, Gugino LD *et al.* A clinical sign to predict difficult tracheal intubation: a prospective study. *Can Anaesth Soc J* 1985;32:429-34.
25. Abdullah VJ, Wing YK, van Hasselt CA. Video sleep nasoendoscopy: the Hong Kong experience. *Otolaryngol Clin North Am* 2003;36:461-7.

20

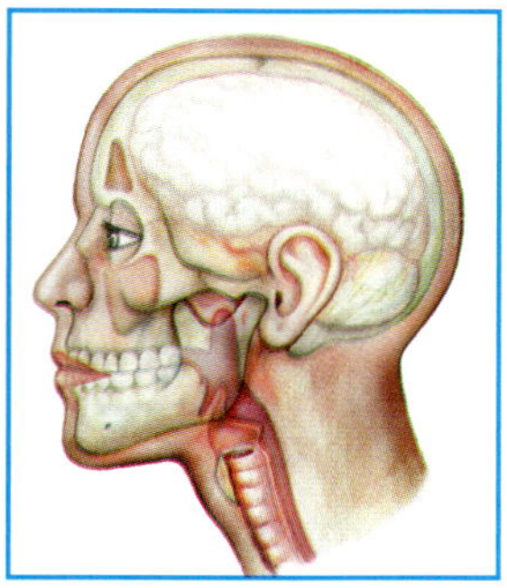

CIRURGIA EXCISIONAL PARA OBSTRUÇÃO RETROLINGUAL DE VAS

José Antonio Pinto
Nelson E. P. Colombini

INTRODUÇÃO

O estabelecimento dos locais da obstrução da VAS é de fundamental importância no planejamento adequado para um efetivo tratamento da SAOS. O exame endoscópico das VAS com manobra de Müller, exames de imagens (cefalometria, RMN) e, mais recentemente, a sonoendoscopia representam guias importantes no planejamento para um tratamento cirúrgico adequado.

De acordo com Katsantonis,[1] os colapsos de VAS ocorrem em múltiplos níveis, sendo mais frequentes nas seguintes áreas anatômicas: palato 25%, palato e base de língua 55%, base de língua somente 10% e supraglote 10%.

Abdullah e van Hasselt, estudando 893 pacientes submetidos a nasoendoscopia sob sedação, encontraram 87% de obstruções em múltiplos níveis.[2] Em 89 pacientes candidatos a cirurgia havia a combinação de 302 pontos de obstrução, assim envolvidos:

A) ***Palato:*** 69 (22,8%).
B) ***Faringe lateral:*** 64 (21,2%).
C) ***Tonsilas:*** 41 (13,6%).
D) ***Base de língua:*** 62 (20,5%).
E) ***Epiglote:*** 37 (12,3%).
F) ***Hipofaringe:*** 29 (9,6%).

O sucesso do tratamento cirúrgico da SAOS depende de um estadiamento topográfico adequado das VAS para que possamos tratar os múltiplos níveis das obstruções. Consideramos, hoje, os resultados insatisfatórios de grande parte dos tratamentos cirúrgicos como consequência de subtratamentos ou tratamentos incompletos que não corrigiram os vários níveis das obstruções. Aboussouan *et al.* demonstram que a maior causa de insucesso da UPFP é a obstrução de base de língua não tratada.[3]

Devido a frequência das obstruções retrolinguais, o tratamento da base da língua constitui etapa importante no tratamento cirúrgico da SAOS, seja através de cirurgias esqueléticas que promovam o avançamento maxilomandibular movendo a língua para a frente e colocando-a sob tensão, ou através de intervenções diretas sobre a própria base da língua. Riley *et al.* chama a atenção para a hesitação dos cirurgiões em realizar procedimentos de base de língua, em geral decorrente da falta de treinamento, confiança e riscos aumentados.[4]

Fujita e Woodson descreveram, em 1991, a glossectomia de linha média (GLM), usando raios *laser* de CO_2, em 12 pacientes com SAOS grave, nos quais 11 já haviam sido submetidos a UPFP, sem sucesso, 42% responderam com sucesso a GLM, com redução dos IAH de 64 eventos/hora para 15.[5]

As complicações foram mínimas, como: sangramento discreto, odinofagia prolongada em um paciente e alteração temporária do gosto. Os pacientes que não responderam ao tratamento apresentavam fechamentos laterais de hipofaringe, eram mais obesos e com hipoplasias mandibulares.

Em 1992, Woodson e Fujita apresentaram modificação da técnica chamando-a de lingualplastia, em que além da GLM ressecavam cunhas laterais da língua com sutura anteroposterior, produzindo avanço e lateralização da língua.[6] Os resultados foram considerados melhores que a GLM, obtendo-se em 22 pacientes com SAOS grave respostas de sucesso em 17 pacientes (79%), com redução do IDR de 50,2 para 8,6 eventos/hora. Todos foram submetidos a traqueostomia e o índice de complicações pós-operatórias foi maior (23%), incluindo sangramento (3), edema de língua (1), odinofagia prolongada (1) e enfisema subcutâneo relacionado com traqueostomia (1).

Mickelson, em 1997, apresentou seus resultados com a GLM com epiglotidectomia com *laser* de CO_2 em 12 pacientes com SAOS grave, 11 já com UPFP prévia, com resposta bem-sucedida em 3 pacientes (25%). O IDR nestes 3 pacientes diminuiu de 69,7 para 10.[7]

Chabolle, em 1994, relatou técnica de glossectomia trans-hióidea, via cervical, ressecando em média 21 cm^3 de volume da base da língua em 10 pacientes, com redução do IDR de 64 para 24 eventos/hora.[8] Trata-se de técnica de maior morbidade, que exige traqueostomia concomitante. Li, em 2004, utiliza o Nd:Yag *laser* através de fibra, ressecando a base de língua e tonsilas linguais, associado a uvulopalatofaringoplastia, demonstrando uma taxa de sucesso de 63,6% (14/22), com redução de 50% do IDR pré-operatório.[9]

Novas tecnologias vêm sendo usadas recentemente utilizando ultrasom para localizar os pedículos neurovasculares da língua (artéria lingual, nervo hipoglosso) e a dissecção submucosa, via percutânea, através de um probe de plasma bipolar (*Coblation*), que disseca os tecidos em baixas temperaturas.[10]

Outras vias são utilizadas:

- Excisão lingual submucosa intraoral minimamente invasiva ("SMILE" *submucosal minimally invasive lingual excision*) usando dissecção submucosa guiada com endoscópio sob anestesia geral.[11]
- Glossectomia de linha média submucosa intraoral sob anestesia local, descrita em outro capítulo deste livro.
- Lingualplastia submucosa intraoral sob anestesia geral.[12]
- A cirurgia robótica transoral (TORS) tem sido utilizada na redução de base de língua com melhora parcial dos IAH, porém, com maior morbidade e alto custo.[13]

INDICAÇÕES

Em nossa experiência, as cirurgias excisionais para a correção das obstruções retrolinguais podem ser realizadas diretamente sob microlaringoscopia de suspensão, em geral combinadas com outros procedimentos, de acordo com os seguintes critérios:

- Quando a obstrução é determinada por hiperplasia linfoide volumosa de base de língua.
- Quando existe colapso retrolingual (Fujita II/III), com fechamento anteroposterior.
- Não é um procedimento isolado, podendo estar associado a UPFP, cirurgia nasal, avançamento de genioglosso, tireo-hioidopexia ou avançamento maxilomandibular (AMM).
- É uma possível alternativa ao AMM nos casos sem deformidades esqueléticas.
- É mais efetiva com IMC mais baixos.

TÉCNICA CIRÚRGICA

Glossectomia de linha média com *laser* de CO_2

Passo a passo:

- Paciente sob anestesia geral, intubado pelo nariz ou pela boca com sonda metálica ou de teflon, em decúbito dorsal.
- Exposição da base da língua com laringoscópio largo, em suspensão.
- Esteja seguro de estar na linha média.
- Acople o microscópio operatório e o *laser* de CO_2.
- Delimite a área de ressecção posterior às papilas circunvaladas até a implantação da epiglote. Esta área de ressecção deve ter 2 cm de largura, 1,5 a 2 cm de profundidade e 5 a 6 cm de comprimento (Fig. 20-1A-C).
- A ressecção com *laser* de CO_2 é realizada utilizando energia de 15 a 20 W, contínua, com remoção de uma cunha de tecido lingual e, posteriormente, o *swiftlaser* é usado para vaporizar tonsilas linguais e, muitas vezes, a margem livre da epiglote e tecidos redundantes dos ligamentos ariepiglóticos.
- As áreas vizinhas devem ser protegidas com cotonoides úmidos.
- Um eletrocautério deve estar disponível, pois pode haver sangramento não controlado pelo *laser*, principalmente se sairmos da linha média.
- Traqueostomia inicial é excepcional, indicada em pacientes com obstrução severa.
- Corticosteroides e antibióticos são prescritos.

Glossectomia com *coblation*

Passo a passo:

- Paciente sob anestesia geral, entubado pela nariz ou pela boca, em decúbito dorsal.
- Exposição de base de língua com laringoscópio largo, em suspensão.
- Avaliação dos limites anatômicos (USG intraoperatória) e feixe vasculonervoso.
- Inicialmente é realizada ultrassonografia com Doppler para mapear o curso do fornecimento vascular da artéria lingual. Sua utilização não é imprescindível para realização da GLM. Deve-se haver cuidado para ficar a menos de 1,5 cm da linha mediana, especialmente em sua porção anterior.
- Fixação e exposição da língua com um ponto de Vicryl 3-0 na porção média do corpo da língua a fim de tracioná-la anteriormente.
- A GLM é realizada utilizando-se o Evac T & A Plasma Wand acoplado ao Coblator II Surgery System com a potência de ablação entre 7 e 9. Os limites laterais de dissecção ficam em torno de 5 mm medialmente a localização da artéria lingual.[14]
- O sangramento é controlado pelo próprio sistema de *Coblation*.

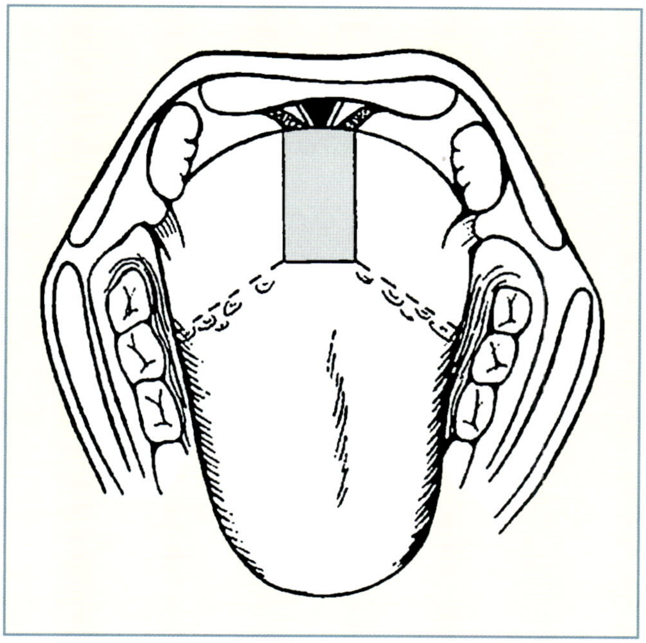

A

Fig. 20-1. (A) Ilustração esquemática dos limites da área de ressecção da base da língua. (B) Microlaringoscopia com exposição da área de ressecção da base da língua. (C) Aspecto pós-ressecção da base da língua.

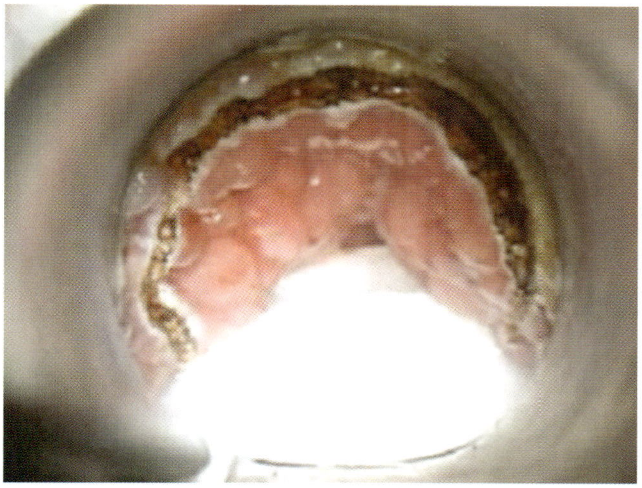

B

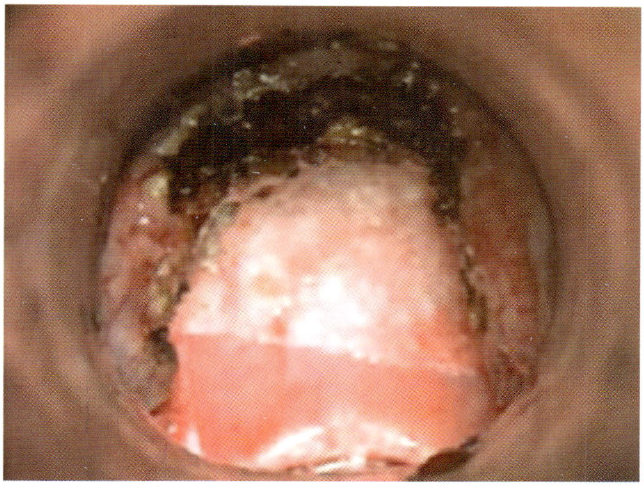

C

- A técnica original é realizada através de uma incisão na linha média na mucosa dorsal da língua, a partir da junção entre os terços anterior e médio, 1 a 2 cm anteriormente às papilas circunvaladas. Uma opção seria uma incisão de 2 cm de largura em forma elíptica (a partir da junção dos terços anterior e médio), abrangendo o forame cecum e estendendo-se posteriormente para a epiglote. Classicamente, a dissecção é realizada no sentido anteroposterior, a partir de cerca de 1 a 1,5 cm anterior às papilas circunvaladas e estendendo-se posteriormente à valécula.
- Geralmente se realiza também a amigdalectomia lingual até a visualização adequada da epiglote. Um número mínimo estimado de 8 a 10 cm^3 de volume é removido,[14] e se realiza sutura em um ou dois pontos com Vycril 3-0, com a finalidade de aproximação das suas bordas (Figs. 20-2 e 20-3).

DISCUSSÃO

O sucesso no tratamento cirúrgico da SAOS tem sido variável devido fundamentalmente a procedimentos que não corrijam topograficamente os colapsos das VAS em seus múltiplos níveis. Estima-se que mais de 55% das obstruções envolvam também a base da língua e, assim sendo, o não tratamento desta região determina resultados insatisfatórios.

A seleção de pacientes para este tipo de procedimento deve envolver minuciosa avaliação de VAS através de endoscopia, cefalometria e RMN, a fim de demonstrar o estreitamento da hipofaringe e o posicionamento da mandíbula.

A GLM não é um procedimento isolado e deve estar associado a outros como a UPFP, cirurgia nasal, avançamento do genioglosso (AG), tireo-hiodopexia (THP) e AMM.

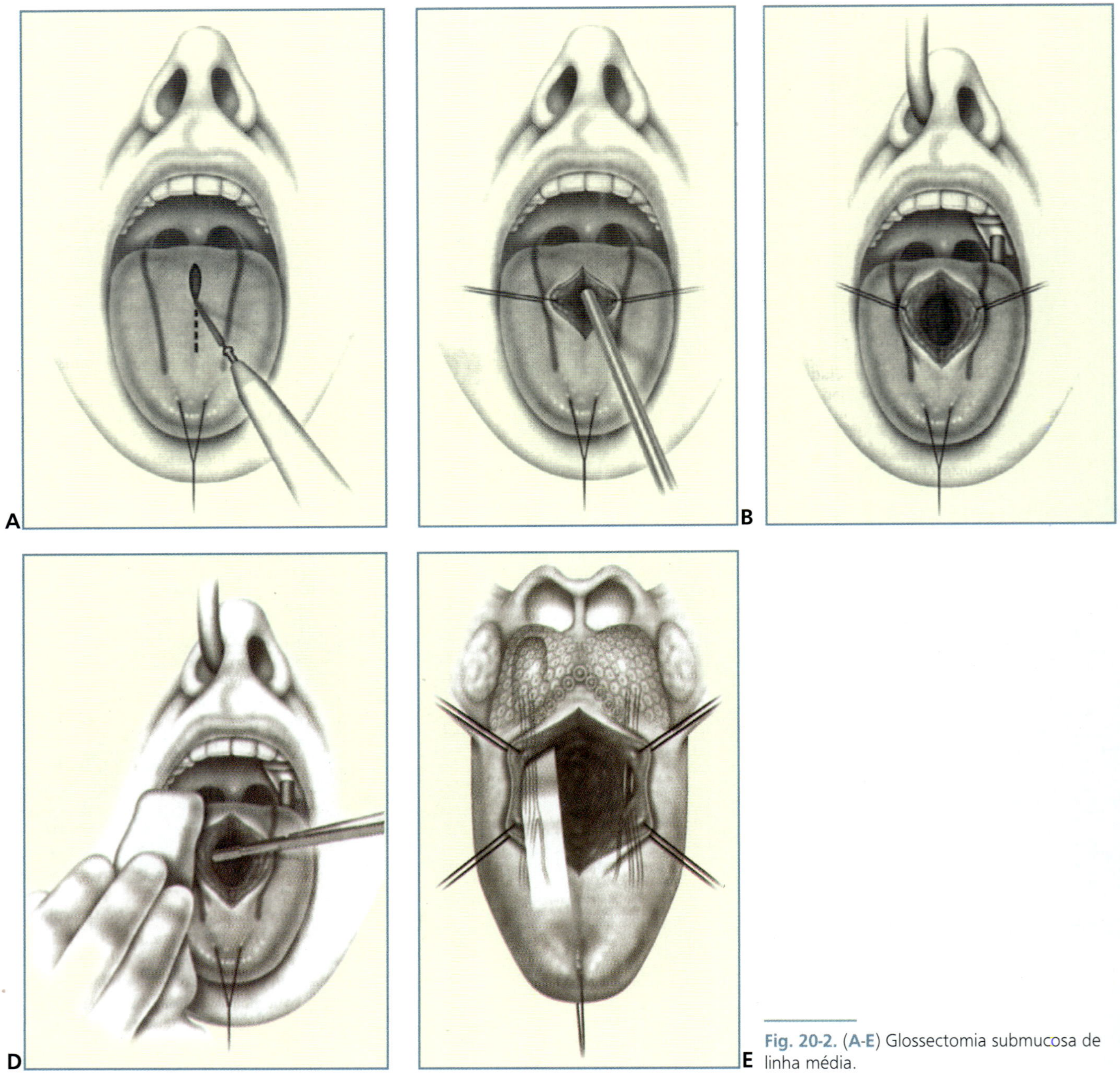

Fig. 20-2. (A-E) Glossectomia submucosa de linha média.

Empregamos a GLM mais UPFP e cirurgia nasal em pacientes apneicos moderados ou graves sem deformidades esqueléticas, não obesos (IMC < 30), com retroposicionamento lingual anteroposterior e sem estreitamento lateral da hipofaringe.

Utilizamos também a GLM associada ao AMM em pacientes com SAOS moderada e grave, com e sem deficiência esquelética, com a finalidade de diminuir a morbidade do avançamento e maximizar a via aérea (ver capítulo sobre Avanço Maxilomandibular). Em 38 pacientes,[15] o IDR de 45,47/hora (média) diminuiu para 4,76/hora, com um aumento da dessaturação mínima de O_2 de 76,5 para 87,39%, com seguimento de 24 a 80 meses (100% de cura).

As complicações são raras e a disfagia/odinofagia pós-operatória são mais frequentes nas cirurgias combinadas com UPFP. Não observamos disfagias persistentes por mais de 1 mês. Alguns pacientes referem alterações da gustação no pós-operatório imediato que melhoram gradativamente. Dentre mais de 150 procedimentos, um paciente apresentou hemorragia profusa no segundo PO, sendo submetido a revisão cirúrgica e somente dois pacientes foram traqueotomisados.

Friedman *et al.* estudaram quarenta pacientes submetidos a Cirurgia Transoral Robótica (TORS) para SAHOS e foram acompanhados com relação às complicações, morbidade e os resultados subjetivos e objetivos.[13] Dados de 27 desses pacientes que se submeteram a concomitante z-palatoplastia com 6 meses

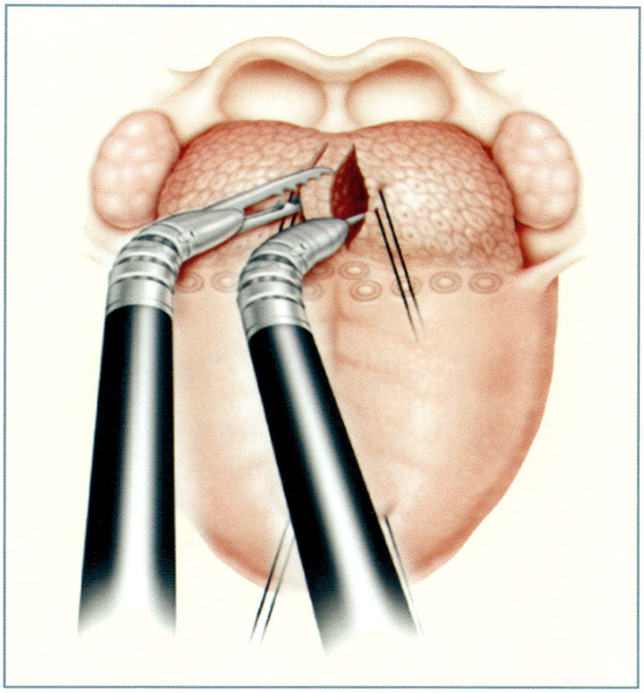

A

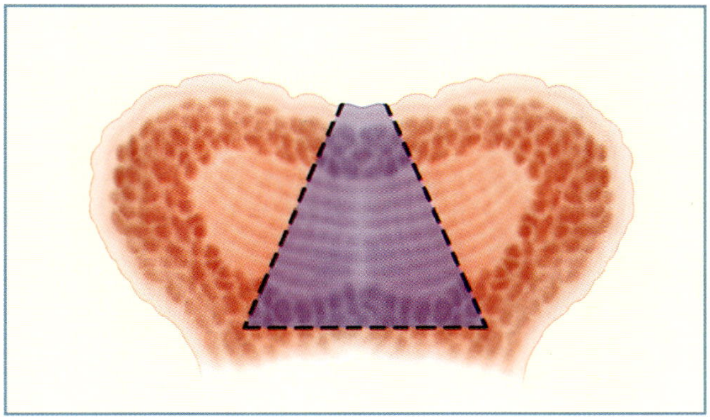

B

Fig. 20-3. (A, B) Cedidas gentilmente pelo Dr. Michael Friedmann.[14]

de acompanhamento foram comparados com os de dois grupos pareados de pacientes, que se submeteram ou radiofrequência (radiofrequência na base de língua [RFBOT]) ou *coblation* (excisão submucosa lingual minimamente invasiva [SMILE]).

Apenas o grupo de cirurgia robótica alcançou uma melhora estatisticamente significativa na saturação mínima de oxigênio. Taxa de cura cirúrgica para TORS (66,7%) foi significativa em comparação com RFBOT (20,8%, P = 0,001), mas não em comparação com SMILE (45,5%, P = 0,135).

De acordo com Vicini *et al.*, a melhora do IAH com a TORS foi de 24,6 + 22,2, e na Escala de Sonolência de Epworth (ESS) foi de 5,9 + 4,4.[16]

CONCLUSÃO

A glosssectomia de linha media (GLM) tem demonstrado ser um procedimento adjuntivo bastante eficaz no tratamento da SAOS, na qual o componente base de língua representa papel preponderante.

A seleção adequada de pacientes associada à acurada técnica cirúrgica utilizando raios *laser* de CO_2 ou *coblation*, proporciona procedimento seguro, com reduzido índice de complicações e taxas de melhora bastante significativas.

A cirurgia robótica se apresenta também como uma nova técnica na abordagem da obstrução retrolingual, ainda restrita a poucos centros devido seu alto custo.

REFERÊNCIAS BIBLIOGRÁFICAS

1. Katsantonis GP, Moss K, Miyazaki S *et al.* Determining the site of the airway collapse in obstructive sleep apnea with airway pressure monitoring. *Laryngoscope* 1993;103:1126-31.
2. Abdullah VJ, van Hasselt CA. Video sleep nasendoscopy. In: Terris DJ, Goode RL. (Eds.). *Surgical management of sleep apnea and snoring*. New York: Informa Healthcare USA, 2007, cap. 7.
3. Aboussouan L, Golish J, Wood B *et al.* Dynamic pharyngoscopy in predicting outcome of UPPP for moderate and severe obstructive sleep apnea. *Chest* 1995;107:496-51.
4. Riley RW, Powell NB, Li KK *et al.* An adjunctive method of radiofrequency volumetric tissue reduction of tongue for OSAS. *Otolaryngol Head Neck Surg* 2003;129:37-42.
5. Fujita S, Woodson BT, Clark JL *et al.* Laser midline glossectomy as a treatment for obstructive sleep apnea. *Laryngoscope* 1991;101(8):805-9.
6. Woodson BT, Fujita S. Clinical experience with lingualplasty as part of the treatment of severe obstructive sleep apnea. *Otolaryngol Head Neck Surg* 1992;107(1):40-48.
7. Mickelson AS, Rosenthal L. Midline glossectomy and epiglottidectomy for obstructive sleep apnea syndrome. *Laryngoscope* 1997;107:614-19.
8. Chabolle F, Wagner I, Blumen MB *et al.* Tongue base reduction with hyoepiglottoplasty: a treatment for severe obstructive sleep apnea. *Laryngoscope* 1999;109(8):1273-80.
9. Li H, Wang PC, Hsu CY *et al.* Same-stage palatopharyngeal and hypopharyngeal surgery for severe obstructive sleep apnea. *Acta Otolaryngol* 2004;124:820-26.
10. Robinson S, Lewis R, Norton A *et al.* Ultrasound-guided radiofrequency submucosal tongue-base excision for sleep apnea: a preliminary report. *Clin Otolaryngol* 2003;28:341-45.
11. Maturo SC, Mair EA. Submucosal minimally invasive lingual excision (SMILE): an effective, novel surgery for pediatric tongue base reduction. *Ann Oto Rhino Laryngol* 2006;115(8):624-30.
12. Robinson S. External submucosal glossectomy. In: Friedman M. (Ed.).Sleep apnea and snoring: surgical and non-surgical therapy. Philadelphia: Elsevier, 2009. p. 292-300.
13. Friedman M, Hamilton C, Samuelson CG *et al.* Transoral robotic glossectomy for the treatment of obstructive sleep apnea-hypopnea syndrome. *Otolaryngol Head Neck Surg* 2012;146(5):854-62.
14. Suh GD. Evaluation of open midline glossectomy in the multilevel surgical management of obstructive sleep apnea syndrome. *Otolaryngol Head Neck Surg* 2013;148(1):166-71.
15. Pinto JA, Colombini NEP, Godoy L *et al.* Maxillomandibular advancement and glossectomy for OSAS. *Otolaryngol Head Neck Surg* 2007;137(2)(Special Issue):100-1.
16. Vicini C, Dallan I, Canzi P *et al.* Transoral robotic surgery of the tongue base in Obstructive sleep apnea-hypopnea syndrome: anatomic considerations and clinical experience. *Head Neck* 2012;34(1):15-22.

21

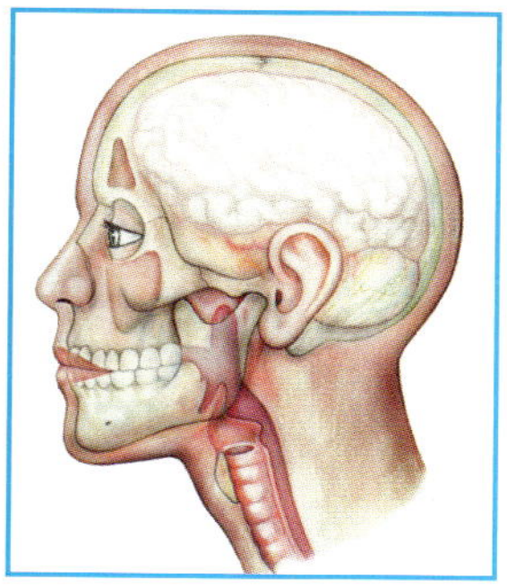

AVALIAÇÃO DE RESULTADOS CIRÚRGICOS EM PACIENTES COM SAHOS SUBMETIDOS A AVANÇO MAXILOMANDIBULAR E GLOSSECTOMIA DE LINHA MÉDIA

Nelson E. P. Colombini
José Antonio Pinto
Robson Capasso
José Victor Maniglia
Ronaldo G. Fonseca

INTRODUÇÃO

A Síndrome da Apneia/Hipopneia do Sono de Natureza Obstrutiva (SAHOS) é caracterizada por episódios recorrentes de obstrução parcial ou total das vias aéreas ou total das vias aéreas superiores durante o sono, associados a sinais e sintomas clínicos. Manifesta-se como redução (hipopneia) ou cessação completa (apneia) do fluxo aéreo, com manutenção dos esforços ventilatórios. A interrupção da ventilação resulta, habitualmente, em múltiplos despertares breves, dessaturação arterial e hipercapnia.

Presunção de SAHOS pode ser obtida com a análise de variáveis antropométricas (peso, altura e índice de massa corporal), circunferência de pescoço e cintura, pressão arterial, classificação de Malampatti modificado, história de hipertensão arterial sistêmica, história de ronco e apneia durante o sono e presença de sonolência diurna excessiva.

O diagnóstico de certeza ocorre com a associação de sinais e sintomas, exame clínico compatível e polissonografia de noite inteira demonstrando existência de cinco ou mais apneias/hipopneia por hora de sono.

A patogênese do colapso das vias aéreas superiores na SAHOS é complexa e multifatorial. Sexo masculino, idade, obesidade, disfunções da musculatura dilatadora da faringe e algumas alterações craniofaciais são os fatores de riscos maiores.

À inspeção tem-se uma ideia anatômica da morfologia craniofacial de cada indivíduo, detectando-se alterações do desenvolvimento da maxila (hipoplasia) e da mandíbula (retroposição mandibular). As alterações da oclusão dentária (mordida cruzada, mordida aberta, maloclusão de classe II de Angle, presença de palato ogival e estreitamento lateral da maxila) podem sugerir crescimento inadequado da maxila e/ou da mandíbula, muitas vezes, corroborando com os achados da inspeção facial. Uma anatomia desproporcional da cavidade oral seja por aumento de tecidos moles (principalmente do volume da língua) ou por hipodesenvolvimento da estrutura óssea bimaxilar pode ser suspeitada.

A rinoscopia anterior ou fibroscopia nasofaríngea visa detectar alterações do septo nasal, das conchas, nasofaringe e hipofaringe, contribuindo no estadiamento dos sítios obstrutivos das vias aéreas.

A indicação do tratamento cirúrgico dos pacientes com SAHOS (principalmente nas formas moderada e grave) considerando que eles apresentam evidências de obstrução em um nível (25%) e em vários níveis (80%) deve ser relacionada com a identificação dos locais de obstrução e aos respectivos procedimentos necessários para sua correção: alterações no nariz, orofaringe, hipofaringe e craniomaxilofaciais quando indicadas.

A indicação cirúrgica do avanço maxilomandibular para pacientes apneicos graves já foi proposta por Riley e Powel, em 1983.

Bettega *et al.* estudaram o sucesso da fase I de Stanford na apneia leve, moderada e grave, com índice médio de cura de 22,7%. O índice de 76% de cura foi atingido em pacientes jovens com SAHOS severa, tratados por meio da AMM.

Em 1989, Waite e Wooten publicaram importante trabalho com o título de AMM, como procedimento primário, frequentemente associado a outros procedimentos, no tratamento do apneia do sono. Foram tratados 23 pacientes com melhora de 96%.

Rilley *et al.* estabeleceram comparação entre o CPAP e AMM para pacientes portadores de SAHOS.

Foram estudados 30 pacientes a longo termo, que não usaram o CPAP e optaram pela cirurgia de AMM mais avanço do osso hioide. A média de IAH pré-operatória desse grupo de pacientes foi de 72 eventos por hora. No grupo de controle que usou o CPAP, o IAH caiu, em média, para 8,8 eventos por hora. Nos pacientes operados, o IAH decaiu para 8,6 eventos por hora em média. A saturação de O_2 média pré-operatória ou pré-uso de CPAP eram em média 61,01%. No grupo que utilizou o CPAP a média de saturação subiu para 86,2% e nos casos cirúrgicos observou-se o aumento em média para 86,1% de saturação. Estes autores encontraram resultados iguais nos dois métodos avaliados.

Em 1990, Lanchner *et al.*, no Albânia e Alemanha, promoveram estudo multi-institucional, em que foram operados 13 pacientes portadores de SAHOS grave com AMM e redução do tamanho da língua, não sendo relatada a técnica utilizada. Referiram 100% de sucesso nos 13 pacientes operados, com IAH pós-operatório na média de 10 eventos por hora.

Hochban *et al.* relataram sucesso de 97% em uma série de 38 pacientes portadores de SAHOS, tratados por meio de AMM, realizado como cirurgia primária, sem outros procedimentos associados.

Ainda com relação a avaliação da manutenção de resultados a longo termo do AMM, Riley *et al.*[55] publicaram um estudo retrospectivo de 40 pacientes, utilizando como parâmetros a PSG, a SAT O_2% mínima e o IMC. Relataram 90% de resultados positivos da seguinte forma: IAH médio pré-operatório 71,2 (± 27 eventos por hora), IAH médio após AMM de 7,6 (± 5,2 eventos por hora), SAT 2% mínima pré-operatório médio de 67,5%, que melhorou para mínima de 87,1%. 0 IMC não sofreu grandes alterações no pós- operatório. O seguimento deste estudo variou em média de 50,7 meses (± 31,9 meses).

O avanço maxilomandibular (AMM), que aumenta e estabiliza a via aérea da faringe com eficácia terapêutica semelhante ao CPAP, deve ser recomendada para: pacientes que não conseguem usar o CPAP; que estão médico e psicologicamente estáveis; portadores de SAHOS moderada ou grave apresentando estreitamento retropalatal e retrolingual da via aérea superior.

Tratamento com pressão positiva contínua não invasiva é reconhecidamente eficaz não apenas na normalização dos índices de apneia/hipopneia como nos parâmetros da microestrutura do sono. Menos atenção tem sido dada no estudo de instrumentos que avaliem melhora em pacientes submetidos a procedimentos cirúrgicos.

OBJETIVOS

O objetivo deste trabalho foi estudar variáveis que possam servir de instrumentos de avaliação do tratamento cirúrgico de pacientes com SAHOS, por meio de avanço maxilomandibular associado à glossectomia de linha média com *laser* CO_2.

CASUÍSTICA E MÉTODOS

Do conjunto de pacientes atendidos e operados no Hospital São Camilo (SP) selecionou-se consecutivamente os 33 pacientes. Foi realizado AMM associado a GLM entre fevereiro de 2005 a dezembro de 2008. Todos os pacientes foram submetidos a:

A) Anamnese, exame clínico e nasofibroscópico padronizado realizado pelo autor.
B) Polissonografia de noite inteira, realizada em aparelho de marca Meditron série Sommeil 800 e analisada com *software* Somnium. Os parâmetros avaliados foram:
   - Latências (sono NREM e REM).
   - Medidas de continuidade e eficiência: tempo total de registro, tempo total de sono, eficiência do sono, macroarquitetura (porcentagens de estágios N1, N2, N3 e REM), tempo total acordado, após o início do sono, número e índice de despertar e microdespertar.
   - Avaliação de eventos respiratórios: número e índices de apeias e hipopneias. Informações sobre existência de roncos.
   - Informações sobre a SAT O_2% mínima. Medida em porcentagem do tempo com saturação arterial abaixo de 90.

Neste estudo utilizou-se as seguintes informações polissonográficas: Porcentagens dos estágios do sono (N1, N2, N3 e REM), índice de despertar breve (MD), índice de apneia/hipopneia (IAH) e tempo de dessaturação arterial abaixo de 90% (SAT O_2% mínima abaixo de 90).

DOCUMENTAÇÃO ORTODÔNTICA PARA SAHOS

Análise estatística

Os 33 pacientes foram submetidos a procedimento cirúrgico. Dados de avaliação clínicas e laboratoriais foram agrupados nos momentos de pré- e pós-operatórios, sendo os pacientes controles deles próprios nos dois momentos de avaliação.

Os dados obtidos foram armazenados em banco de dados apropriado para posterior análise estatística (planilha eletrônica). Utilizou-se pacote estatístico SAS versão 9.1 para análise de eventuais diferenças entre os grupos. Para as variáveis IAH, MD, e SAT O_2% mínima em minutos decorrente do fato de não satisfazerem as pressuposições de erro aleatório normal, utilizou-se o ajuste de um modelo linear generalizado com erro gama e função de ligação log par cada uma delas, colocando como covariáveis idade. sexo e uma variável obtida pela categorização de IAH ≤ 5/hora ou IAH > 5/hora.

Para as variáveis N1 N2, N3 e REM: devido ao fato de serem contagens e apresentarem grande dispersão, utilizou-se o ajuste de um modelo linear generalizado com erro binomial negativo e função de ligação log para cada uma delas. colocando como covariáveis idade, sexo e uma variável obtida pela categorização de IAH ≤ 5/hora ou IAH > 5/hora.

Visando obter fatores que explicassem conjuntamente as variáveis foi feita uma análise de fatores usando componentes principais, obtendo-se assim os pesos de cada variável no primeiro fator (análise de multivariância).

- Os níveis de significância considerados foram de p ≤ 0,01.
- Critérios de normalidade para IAH utilizados: ≤ 5/hora.
- Critérios de normalidade para dessaturação arterial (abaixo de 90%).

O Comitê de Ética em Pesquisas do Centro Universitário São Camilo analisou a aprovou o protocolo de pesquisa sob o Nº 051/07.

RESULTADOS

Os instrumentos de avaliação escolhidos para comparar os indivíduos nos momentos pré- e pós-operatório foram divididos em instrumentos polissonográficos (avaliam a qualidade do sono e vigília) e craniocefalométricos (avaliam a otimização das dimensões das vias aéreas superiores).

IAH: Modelo linear generalizado para medidas repetidas considerando erro aleatório gama e função de ligação log. Existe diferença significativa entre pré- e pós-operatório controlado por sexo e idade (p < 0,001).

A Figura 21-1 demonstra a considerável diminuição da quantidade de eventos respiratórios/hora decorrentes do tratamento cirúrgico.

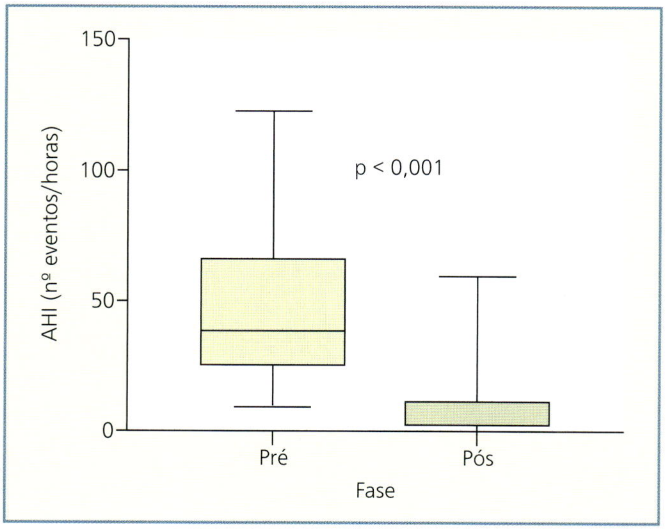

Fig. 21-1. Comparação da variável IAH pré- e pós-operatório.

MD: Modelo linear generalizado para medidas repetidas considerando erro aleatório gama e função de ligação log. Existe diferença significativa entre pré- e pós-operatório controlado por sexo e idade (p < 0,001).

A Figura 21-2 demonstra a considerável diminuição da quantidade de microdespertares decorrente do tratamento cirúrgico.

SAT O_2% mínima < 90 m.: modelo linear generalizado para medidas repetidas considerando erro aleatório gama e função de ligação log. Existe diferença significativa entre pré- e pós-operatório controlado por sexo e idade (p < 0,0003).

A Figura 21-3 demonstra a considerável diminuição do tempo de dessaturação arterial em minutos decorrentes do tratamento cirúrgico.

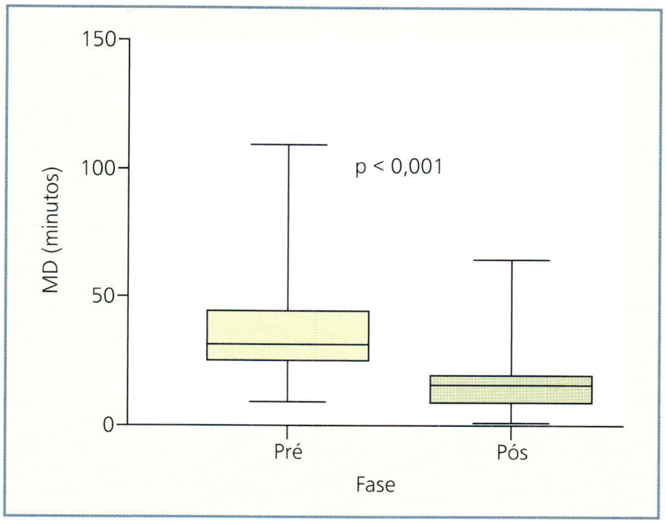

Fig. 21-2. Comparação da variável MD pré- e pós-operatório.

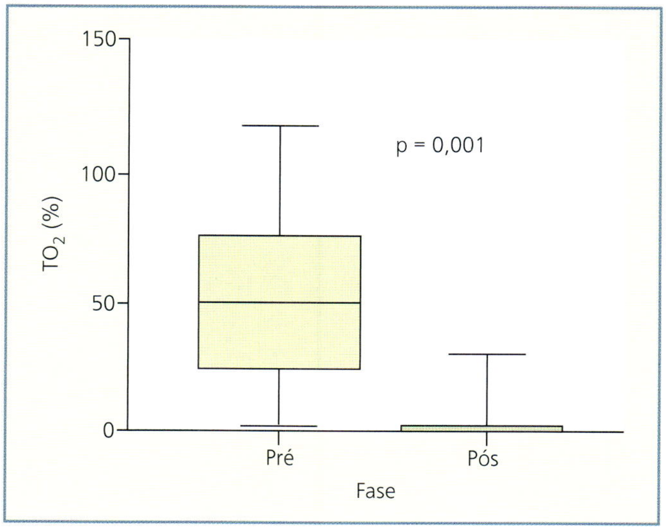

Fig. 21-3. Comparação da variável SAT O_2% < 90 pré- e pós-operatório.

Modelo linear generalizado para medidas repetidas considerando erro aleatório binomial negativo e função de ligação log.

A Figura 21-4 não demonstrou diferença estatisticamente significativa na quantidade de sono N1 e N2 nos momentos pré- e pós-operatórios.

Houve diferença estatisticamente significativa na quantidade de sono N3 nos momentos pré- e pós-operatórios, ocorrendo maior quantidade deste tipo de sono após o procedimento cirúrgico.

REM: Modelo linear generalizado para medidas repetidas considerando erro aleatório binomial negativo e função de ligação log. Não houve diferença significativa entre pré- e pós-operatório controlado por sexo e idade (p = 0,9230).

A Figura 21-5 não demonstrou diferença estatisticamente significativa na quantidade de sono REM nos momentos pré- e pós-operatórios.

Houve inequívoca robustez quanto aos efeitos do AMM + GLM na melhora dos indicadores: IAH, N3, MD e SAT O_2%.

Para análise de eventuais diferenças entre os dois grupos quanto aos parâmetros N2, N3 e REM utilizou-se modelo linear generalizado considerando erro aleatório binomial negativo e função de ligação log (Fig. 21-6). Não houve diferença estatisticamente significativa entre os grupos para estas variáveis, ou seja, o comportamento dos parâmetros acima estudados anteriormente com relação ao momento pré-operatório não sofreu influência do IAH maior ou menor que 5/hora. Convém assinalar que o estágio N3 aumentou sua quantidade no pós-operatório tanto nos pacientes com IAH menor que 5/hora quanto naqueles com IAH maior que 5/hora.

Quanto aos parâmetros MD e SAT O_2% < 90 min. A ferramenta estatística utilizada foi um modelo linear generalizado, considerando erro aleatório gama e função de ligação log. A robustez da diferença observada na variável TO_2% no momen-

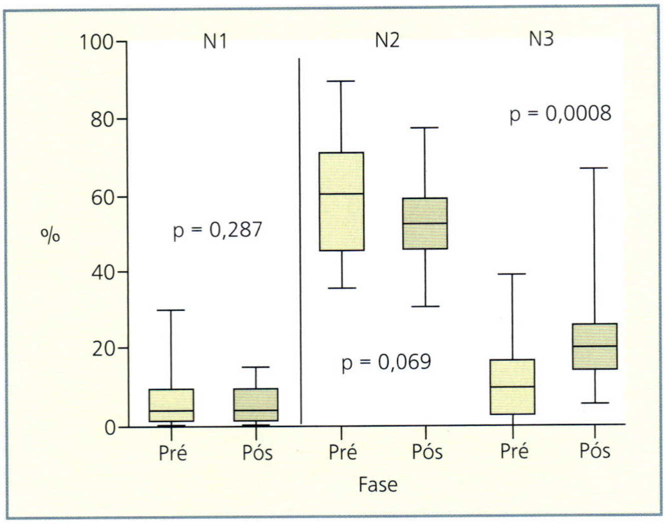

Fig. 21-4. Comparação da variáveis N1, N2 e N3 pré- e pós-operatório.

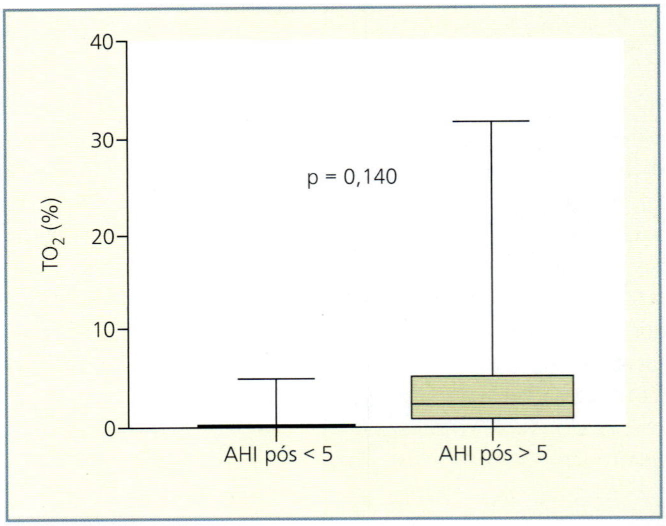

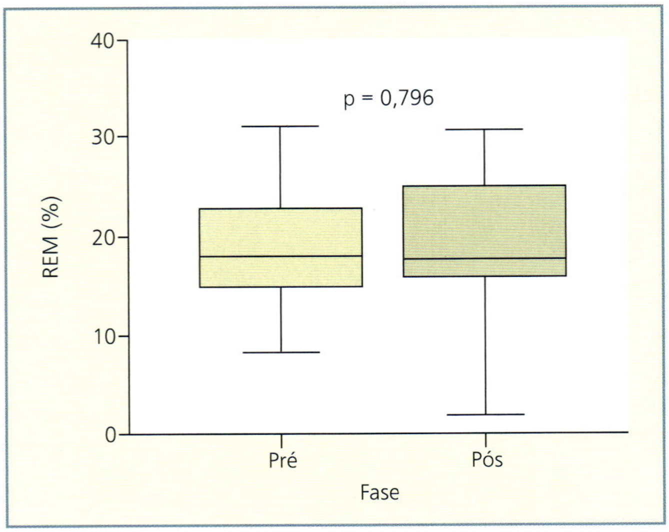

Fig. 21-5. Comparação da variável REM pré- e pós-operatório.

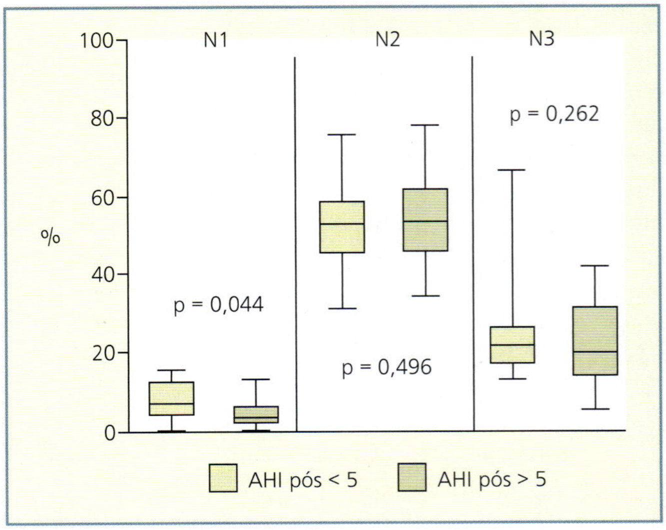

Fig. 21-6. Comparação de possíveis diferenças entre parâmetros polissonográficos nos pacientes operados e separados por IAH.

to pós-operatório (em relação ao pré-operatório) não dependeu de IAH, mas sim e somente do procedimento cirúrgico.

Nos pacientes operados o sono ficou mais estável nos pacientes com IAH < 5 (variável MD. $p < 0{,}046$).

DISCUSSÃO

O AMM vem sendo referido na literatura como um dos tratamentos cirúrgicos mais efetivos para a SAHOS moderada e severa. A quantificação do avanço mandibular é sem dúvida, o determinante fator de sucesso e estabelece relação direta com a abertura da via aérea superior.

Dessa forma, o cirurgião otimiza o avanço esquelético para maior abertura possível, tanto em região retro lingual como na tensão das paredes laterais da faringe. Essa conduta prova ser válida para o tratamento da SAHOS, mas por outro lado, ela também aumenta as chances das complicações. Entre estas, a hipoestesia e/ou anestesia do terceiro ramo do V par craniano presente em 20% dos casos. Outro aspecto importante é a instabilidade das articulações temporomandibulares e as alterações de oclusão, potencialmente mais frequentes em avanços superiores a 16 mm. Desta forma, avanços que abrangem de 8 a 14 mm, são mais estáveis e não determinam, como regra, alterações estéticas indesejadas. Nos casos deste estudo, a adição de GLM, proporcionou a realização de um procedimento esquelético mais seguro e estável.

Powell e Waite relataram que AMM no tratamento de SAHOS apresentou sucesso de 90% em média, muitas vezes como complemento de outras modalidades de tratamento anteriormente aplicadas a estes pacientes. Já os achados de estudos isolados de GLM apresentaram 40% de sucesso geralmente associados a outras formas de terapia ou como resgate do insucesso destas. Não foram encontrados estudos que associaram AMM com GLM com *laser* CO_2% como tratamentos simultâneos associados.

O presente estudo, associando duas técnicas cirúrgicas para o tratamento de pacientes selecionados, em boas condições clínicas, portadores de SAHOS moderada e grave, com ou sem discrepâncias maxilomandibulares, permitiu a realização de procedimentos com menor risco de complicações. O fundamento anatomocirúrgico do AMM evidenciou abertura da VAS no sentido anteroposterior com aumento da tensão do músculo genioglosso (principal dilatador da faringe), como também, de toda parede lateral da faringe através do avanço da musculatura periestefelina (músculos estilofaríngeos, estiloglossos e estilomandibulares) com consequente estiramento da musculatura constritora superior através da fáscia bucinatofaríngea que se insere em tal músculo.

A osteotomia de Le Fort I também atua abrindo a válvula nasal ampliando o espaço nasofaríngeo, aumentando a tensão da musculatura palatal.

AMM e GLM com *laser* de CO_2 combinados demonstraram nos casos apresentados neste estudo um ganho efetivo no espaço da VAS, e melhora nos resultados polissonográficos e cefalométricos.

Dentre as formas ou critérios de sucesso cirúrgicos encontrados na literatura (Quadro 21-1), adotou-se neste trabalho o mais rígido critério para avaliação de SAHOS: IAH menor ou igual que cinco eventos/hora. Também foram utilizados outros parâmetros como o tempo de SAT $O_2 < 90$ expresso, índice de despertares breves e macroarquitetura do sono na tentativa de encontrar elementos que eventualmente pudessem ser comparados com o IAH como indicadores de sono de boa qualidade.

Tais critérios poderão demonstrar se o tratamento foi efetivo ou não de maneira analítica global do sono e, portanto, com credibilidade.

Outros autores com trabalhos atualizados tentam estabelecer critérios de sucesso para tratamento cirúrgico sobre todos os níveis da faringe, separados em Fase I e Fase II (AMM). Relataram sucesso em 100%, porém o critério de melhora utilizado foi 50% de redução ou IAH menor que 20, omitindo dados de SAT O_2 mínima.

Um trabalho publicado por Li *et al.*, em 2008, enfatizou o estudo de múltiplas variáveis, dentre elas a SAT O_2 mínima e média, mostrando níveis altos de sucesso com cirurgia multinível das VAS; porém não estudando no pós-operatório a microestrutura do sono, bem como o tempo com SAT $O_2 < 90$.

Outra crítica aos trabalhos que avaliam resultados produzidos nas instituições atuantes em tratamento da SAHOS com relação à cirurgia esquelética é que SAT O_2% mínima é considerada em sua magnitude e não no tempo total de dessaturação.

SAT $O_2\% < 90$ foi determinante na análise dos grupos pré- e pós-operatórios, uma vez que se mostrou um instrumento mais robusto (mais do que IAH) para analisar os efeitos do aumento das dimensões das VAS sobre a estabilidade, a macroestrutura do sono e o tempo de hipoxemia.

A variável IAH para nossa surpresa não se mostrou o parâmetro mais importante para medir o momento pós-operatório de nossa série de pacientes, apesar de sua relevância no pré-operatório.

Outros fatores pouco utilizados na mensuração de resultado de tratamento cirúrgico da SAHOS são representados pela análise da microestrutura do sono pré- e pós-operatórias, que em nosso entender deveria ser um dos principais objetivos de qualquer tratamento, ou seja, a normalização do sono como um todo.

Quadro 21-1. Análise do peso de Fator (componente principal) que explique o principal componente do momento pré-operatório

Análise de fatores (Fator 1– componente principal)	
IAH	0,85942
N1	0,26357
N2	0,79894
N3	0,77215
REM	0,48153
MD	0,72334
SAT O_2% mínima $<$ 90 min	0,36317

IAH é o parâmetro que mais caracteriza o momento pré-operatório.

Assim, foram estudadas as variáveis N1, N2, N3 e REM nos momentos pré- e pós-operatórios. As variáveis N1 e N2 não mostraram diferenças significativas, porém o parâmetro mais alterado pela SAHOS, que é o sono profundo N3, houve um melhora significativa no momento pós-operatório ($p = 0{,}0008$), traduzindo nestes casos, a efetividade do tratamento cirúrgico.

Com relação ao sono REM, em nossa análise não sofreu diferença estatisticamente significativa nos momentos pré- e pós-operatórios, fato também observado por outros autores.

Ainda com atenção à análise do impacto deste tratamento cirúrgico sobre a microestrutura do sono representado pelo índice MD, gostaríamos de destacar sua expressão na SAHOS.

Sabe-se que o aumento de MD leva a sintomas autonômicos e comportamentais. A quantidade de MD causa aumento do tônus simpático com hipertensão arterial noturna, fragmentação do sono, aumento do sono superficial, diminuição do sono profundo N3.

Na análise da variável MD nos momentos pré- e pós-operatórios, observou-se significativa diminuição dos números de MD no pós-operatório com AMM + GLM CO_2, refletindo reestruturação do sono, bem como ventilação adequada sem ocorrência de fatores de desencadeamento das doenças secundárias à SAHOS.

Quando analisamos separadamente o IAH pré- e pós-operatórios diante do critério de sucesso estabelecido neste trabalho (IAH menor ≥ 5 eventos/hora); considerando a gravidade dos casos tratados, observamos que atingimos este parâmetro de sucesso em 14 doentes de nossa série, enquanto 19 mantiveram-se ainda com IAH maior que 5. Fomos, então, estudar parâmetros do sono no momento pós-operatório para estes dois subgrupos com ferramenta estatística adequada. Concluiu-se que a melhora de N3 e SAT O_2% menor que 90, não dependeu do IAH.

Pacientes com IAH maior ou menor que 5 não demonstraram diferenças estatisticamente significativas com relação a N3 e SAT, ou seja, a melhora destes parâmetros com relação ao grupo pré-operatório foi igual para IAH maior e menor que 5, o que nos permitiu concluir que talvez IAH não seja o melhor parâmetro de avaliação pós-operatória.

Quadro 21-2. Análise do peso de fator (componente principal) que explique o principal componente do momento pós-operatório

Análise de fatores (fator 1 – componente principal)	
IAH	0,62658
N1	0,01446
N2	0,59046
N3	0,59162
REM	0,40215
MD	0,61894
SAT O_2% mínima < 90 min	0,73088

SAT O_2% mínima < 90 foi o principal parâmetro que caracterizou o momento pós-operatório.

Quadro 21-3. Diferentes definições de sucesso em procedimentos cirúrgicos

1. 50% redução e IAH menor que 20 eventos por hora
2. Redução de, pelo menos, 50% e IAH abaixo de 15
3. Redução maior que 50% e IAH menor que 10
4. IAH menor que 20 com saturação O_2 maior que 95%
5. IAH menor que 10
6. Redução de, pelo menos, 50% ou IAH menor que 15
7. 50% redução nos índices pré-operatórios

Quando analisamos o peso dos diferentes componentes (parâmetros) no momenta pré-operatório, concluímos a importância do componente IAH com peso = 0,85942 e na análise de peso de componentes no momento pós-operatório destacou-se de maneira contundente a variável SAT O_2% < que 90 em minutos com peso = 0,73088. Também a melhora do índice de MD e reestruturação do N3 são os fatores medidores de sucesso do tratamento cirúrgico (Quadros 21-2 e 21-3).

Com relação aos parâmetros cefalométricos observamos, otimização de todas as variáveis estudadas com o AMM + GLM CO_2. Sabemos que sua otimização é o objetivo do AMM.

CONCLUSÕES

O tratamento cirúrgico com AMM associado à GLM com *laser* de CO_2 foi eficaz para tratar pacientes com SAHOS.

A melhora utilizando o parâmetro mais aceito pela comunidade internacional (IAH < 5/hora) foi de 14/33 (42,42%).

IAH não foi o melhor instrumento para avaliação do controle da enfermidade.

MD, estágio N3 e SAT O_2% mostraram-se bons instrumentos para avaliar qualidade de sono e, portanto, de sucesso cirúrgico.

SAT O_2% (tempo de dessaturação abaixo de 90 menor que 4% do tempo total de sono) foi o melhor parâmetro na avaliação do tratamento cirúrgico (27/33 ou 81,81%).

BIBLIOGRAFIA

American Academy of Sleep Medicine. *The International Classification of Sleep Disorders.* 2th ed. Westchester, IL: American Academy of Sleep Medicine, 2005.

Atkeson A, Yeh SY, Malhotra A *et al.* Endothelial function in obstructive sleep apnea. *Progr Cardiovasc Dis* 2009;51(5):351-62.

Ayas NT, White DP, Al-Delaimy WK *et al.* A prospective study of self-reported sleep duration and incident diabetes in women. *Diabetes Care* 2003;26(2):380-84.

Bacon WH, Turlot JC, Krieger J *et al.* Cephalometric evaluation of pharyngeal obstructive factors in patients with sleep apneas syndrome. *Angle Orthod* 1990;60(2):115-22.

Baker TL. Sleep apnea disorders. Introduction to sleep and sleep disorders. *Med Clin North Am* 1985;69(6):1123-52.

Bassetti CL, Milanova M, Gugger M. Sleep disordered breathing and acute ischemic stroke: diagnosis, risk factors, treatment, evolution and long-term clinical outcome. *Stroke* 2006;37:967-72.

Bell W. *Modern practive in orthognatic and reconstructive surgery*. Philadelphia: WB Saunders, 1992. p. 2022-58.

Bettega G, Pépin JL, Veale D *et al.* Obstructive sleep apnea syndrome. fifty-one consecutive patients treated by maxillofacial surgery. *Am J Respir Crit Care Med* 2000:162(2 Pt 1):641-49.

Bjórntorp P. Metabolic implications of body fat distribution. *Diabetes Care* 1991;14(12):1132-43.

Bloom *JW*, Kaltenborn WT, Quan SF. Risk factors in a general population for snoring. Importance of cigarette smoking and obesity. *Chest* 1988;93(4):678-83.

Boselli M, Parrino L, Smerieri A *et al.* Efecct of age EEG arousals in normal sleep. *Sleep* 1998;21(4):351-57.

Carlson JT, Hedner JA, Ejnell H *et al.* High prevalence of hypertension in sleep apnea patients independent of obesity. *Am J Respir Crit Care Med* 1994;150(1):72-77.

Colombini NEP. *Cirurgia da face. Enfoque ORL e maxilo e facial da apnéia obstrutiva do sono*. Rio de Janeiro: Revinter, 2002. 1288p.

Drager LF, Bortolotto LA, Lorenzi MC *et al.* Early signs of atherosclerosis in obstructive sleep apnea. *Am J Respir Crit Care Med* 2005;172(5):613-18.

Dubin MG, Senior BA. The limitations of isolated palatal surgery for patients with obstructive sleep apnea. *Otolaryngol Clin North Am* 2003;36(3):511-17.

Elshaug AG, Moss JR, Southcott AM *et al.* Redefinig succes in airway surgery for sleep apnea: a meta analisys and syntesis of evidence. *Sleep* 2007;30(4):461-67.

Esteve E, Ricart W, Fernández-Real JM. Dyslipidemia and inflammation: an evolutionary conserved mechanism. *Clin Nutr* 2005;24(1):16-31.

Fairburn SC, Waite PD, Vilos G *et al.* Three-dimensional changes in upper airways of patients with obstructive sleep apnea following maxillomandibular advancement. *J Oral Maxillofac Surg* 2007;65(1):6-12.

Friedman M, Ibrahim H, Joseph NJ. Staging of obstructive sleep apnea/hypopnea syndrome: a guide to appropriate treatment. *Laryngoscope* 2004;114:454-59.

Fujita S, Woodson BT, Clark JL *et al.* Laser midline glossectomy as a treatment for obstructive sleep apnea. *Laryngoscope* 1991;101(8):805-9.

Fujita S, Woodson BT, Clark JL *et al.* Laser midline glossectomy as a treatment for obstructive sleep apnea. *Laryngoscope* 1991;101(8):805-9.

Fujita S. Pharyngeal surgery for management of snoring and obstructive sleep apnea. In: Fairbanks DN (Ed.). *Snoring and obstructive sleep apnea*. New York: Raven Press, 1987. p. 101-28.

Gami AS, Caples SM, Somers VK. Obesity and obstructive sleep apnea. Endocrinol *Metab Clin North Am* 2003;32(4):869-94.

Gay P, Weaver T, Loube D *et al.* Positive airway pressure task force; Standards of practice committee; American Academy of Sleep Medicine. Evaluation of positive airway pressure treatment for sleep related breathing disorders in adults. *Sleep* 2006;29(3):381-401.

Godoy J, Mellado P, Tapia J *et al.* Obstructive sleep apnea as an independent stroke risk factor: possible mechanisms. *Curr Mol Med* 2009;9:203-9.

Guilleminault C, Tilkian A, Dement WC. The sleep apnea syndromes. *Annu Rev Med* 1976;27:465-84.

Hochban W, Conradt R, Brandenburg U *et al.* Surgical maxillofacial treatment of obstructive sleep apnea. *Plast Reconstr Surg* 1997;99(3):619-28.

Ip MS, Lam B, Ng MM *et al.* Obstructive sleep apnea is independently associated with insulin resistance. *Am J Respir Crit Care Med* 2002;165(5):670-76.

Khayat R, Patt B, Hayes Jr D. Obstructive sleep apnea: the new cardiovascular disease. Part I: Obstructive sleep apnea and the pathogenesis of vascular disease. *Heart Fail Rev* 2009;14:143-53.

Lachner J, Waite PD, Wooten V. Treatment of obstructive sleep apnea with methods of orthognathic surgery. *Dtsch Z Mund Kiefer Gesichtschir* 1990;14(4):272-75.

Lavie L, Hefetz A, Luboshitzky R *et al.* Plasma levels of nitric oxide and L-arginine in sleep apnea patients: effects of nCPAP treatment. *J Mol Neurosci* 2003;21(1):57-63.

Lemes L. *Efeitos antropométricos, clínicos, laboratoriais e polissonográficos do CPAP nasal por 12 semanas em pacientes com síndrome da apneia obstrutiva do sono de moderada a grave intensidade: associações com o índice de massa corporal, com a faixa etária e com a morfologia do pescoço*. Dissertação. Rio de Janeiro, Universidade Federal do Rio de Janeiro, 2007.

Li J, Grigoryev DN, Ye SQ *et al.* Chronic intermittent hypoxia upregulates genes of lipid biosynthesis in obese mice. *J Appl Physiol* 2005;99(5):1643-48.

Li J, Thorne LN, Punjabi NM *et al.* Intermittent hypoxia induces hyperlipidemia in lean mice. *Circ Res* 2005;97(7):698-706.

Li KK, Powell NB, Riley RW *et al.* Long-term results of maxillomandibular advancement surgery. *Sleep Breath* 2000;4(3):137-40.

Li KK, Powell NB, Riley RW *et al.* Morbidly obese patients with severe obstructive sleep apnea: is airway reconstructive surgery a viable treatment option? *Laryngoscope* 2000;110(6):982-87.

Li KK, Rilery RW, Powell NB *et al.* Maxillomandibular advancement for persistent obstructive sleep apnea after phase I surgery in patients without maxillomandibular deficiency. *Laryngoscope* 2000;110(10)1684-88.

Li KK, Riley RW, Powell NB *et al.* Overview of phase II surgery for obstructive sleep apnea syndrome. *Ear Nose Throat J* 1999;78(11):851, 854-57.

Li KK, Riley RW, Powell NB *et al.* Patient's perception of the facial appearance after maxillomandibular advancement for obstructive sleep apnea syndrome. *J Oral Maxillofac Surg* 2001;59(4):377-81.

Lin HC, Friedman M, Chang HW *et al.* The efficacy of multilevel surgery of the upper airway in adults with obstructive sleep apnea/hypopnea syndrome. *Laryngoscope* 2008;118(5):902-8.

Loube D. Sleep apneia: a global perspective. *Chest* 2001;119(1):4-5.

Lugaresi E, Cirignotta F, Montagna P. Snoring: pathogenic, clinical and therapeutic aspects. In: Kryger MH, Roth WC. (Eds.). Principles and practice of sleep medicine. Philadelphia: WB Saunders; 1989. p. 494-500.

Lye KW, Waite PD, Dan WD. Quality of life evaluation of maxillomandibular advancement surgery for treatment of obstructive sleep apnea. *J Oral Maxillofac Surg* 2008;66(5):968-72.

Maniglia AJ. Sleep apnea and snoring, an overview. *Ear Nose Throat J* 1993;72(1):16-19.

McCord JM. The evolution of free radicals and oxidative stress. *Am J Med* 2000;108(8):652-59.

McNicholas WT. Obstructive sleep apnea and inflammation. *Prog Cardiovasc Dis* 2009;51:392-99.

Mehmood B, Dwivedi G, Khair O *et al.* Obstructive sleep apnea and cardiovascular disease. *Int J Cardiol* 2010 Feb. 18;139(1):7-16.

Mickelson SA, Rosenthal L. Midline glossectomy and epiglottidectomy for obstructive sleep apnea syndrome. *Laryngoscope* 1997;107(5):614-19.

Mickelson SA, Rosenthal L. Midline glossectomy and epiglottidectomy for obstructive sleep apnea syndrome. *Laryngoscope* 1997;107(5):614-19.

Nimkarn Y, Miles PG, Waite PD. Maxillomandibular advancement surgery in obstructibe sleep apnea syndrome patients: long term surgical stability. *J Oral Maxillofac Surg* 1995;53(12):1414-19.

Polotsky VY, Li J, Punjabi NM *et al.* Intermittent hypoxia increases insulin resistance in genetically obese mice. *J Physiol* 2003;552 (Pt 1):253-64.

Powell N, Guilleminault C, Riley R *et al.* Mandibular advancement and obstructive sleep apnea syndrome. *Bull Eur Physiopathol Respir* 1983;19(6):607-10.

Prinsell JR. Maxillomandibular advancement surgery in a site-specific treatment approach for obstructive sleep apnea in 50 consecutive patients. *Chest* 1999;116(6):1519-29.

Riley R, Li KK, Powell N. Postoperative management of the obstructive sleep apnea patient. *Oral Maxillofac Surg Clin North Am* 2002;14(3):401-4.

Riley R, Powell N, Guilleminault C. Analysis of 91 cases consccutively treated surgical patients by maxillo-mandibular advancement. *Oral Maxillofac Surg* 1993;72:101-5.

Riley RW, Powell NB, Guilleminault C. Maxillofacial surgery and nasal CPAP. A comparison of treatment for obstructive sleep apnea syndrome. *Chest* 1990;98(6):1421-25.

Riley RW, Powell NB, Guilleminault C. Obstructive sleep apnea syndrome: a review of 306 consecutively treated surgical patients. *Otolaryngol Head Neck Surg* 1993;108(2):117-25.

Saaresranta T, Polo O. Sleep-disordered breathing and hormones. *Eur Respir J* 2003;22(1):161-72.

Schafer H, Pauleit D, Sudhop T *et al.* Body fat distribution, serum leptin, and cardiovascular risk factors in men with obstructive sleep apnea. *Chest* 2002;122(3):829-39.

Schwab RJ, Kuna S, Remmers J. Anatomy and physiology of upper airway obstruction. In: Kryger M, Roth T, Dement W. (Eds.). *Principles and practice of sleep medicine*. Philadelphia: Elsevier Saunders, 2005. p. 983-1000.

Sher AE. Obstructive sleep apnea syndrome: a complex disorder of the upper airway. *Otolaryngol Clin North Am* 1990 Aug.;23(4):593-608.

Sleep-related breathing disorders in adults: recommendations for syndrome definition and measurement techniques in clinical research. The Report of an American Academy of Sleep Medicine Task Force. *Sleep* 1999;22(5):667-89.

Suzuki YJ, Jain V, Park AM *et al.* Oxidative stress and oxidant signaling in obstructive sleep apnea and associated cardiovascular diseases. *Free Radic Biol Med* 2006;40(10):1683-92.

Tanné F, Gagnadoux F, Chazouillères O *et al.* Chronic liver injury during obstructive sleep apneia. *Hepatology* 2005;41(6):1290-96.

Verse T. Surgery algorithms for obstructive sleep apnea. In: Kountakis SE, Ornesi M. (Eds.). *Rhinologic and sleep apnea surgical techiques*. Berlin: Springer-Verlag, 2007. p. 283-88.

Vgontzas AN, Bixler EO, Chrousos GP. Metabolic disturbances in obesity versus sleep apnoea: the importance of visceral obesity and insulin resistance. *J Intern Med* 2003;254(1):32-44.

Vorona RD, Winn MP, Babineau TW *et al.* Overweight and obese patients in a primary care population report less sleep than patients with a normal body mass index. *Arch Intern Med* 2005;165(1):25-30.

Waite PD, Wooten V, Lachner J *et al.* Maxillomandibular advancement surgery in 23 patients with obstructive sleep apnea syndrome. *Oral Maxillofac Surg* 1989;47(12):1256-62.

Wiernsperger N, Nivoit P, Bouskela E. Obstructive sleep apnea and insulin resistance: a role for microcirculation? *Clinics* 2006;61(3): 253-66.

Zonato Al, Martinho FL, Bittencourt LR *et al.* Head and neck physical examination: comparison between nonapneic and obstructive sleep apnea patients. *Laryngoscope* 2005;115(6): 1030-34.

22

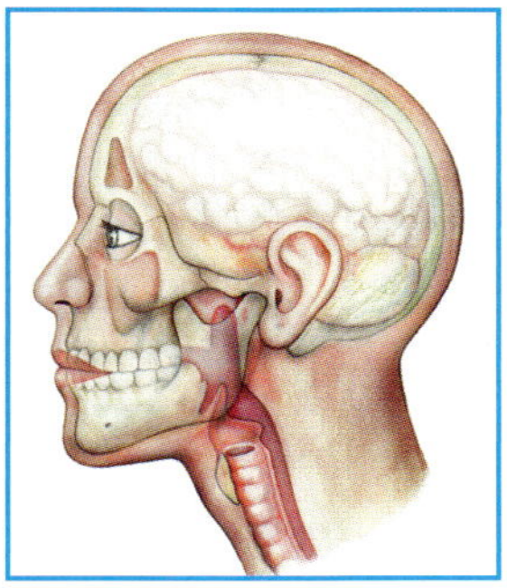

DISTÚRBIOS RESPIRATÓRIOS DO SONO NAS ANORMALIDADES CRANIOFACIAIS

Nivaldo Alonso
Arturo Frick Carpes
Mauricio Mitsuru Yoshida

INTRODUÇÃO

Os distúrbios respiratórios do sono (DRS) ocorrem como resultado de anormalidades anatômicas e funcionais da via aérea superior (VAS) que comprometem seu volume e colapsabilidade durante o sono. Enquanto uma anatomia alterada ocupa um papel importante no desenvolvimento dos DRS, alterações neuromusculares e dos mecanismos centrais de controle ventilatório contribuem para redução da permeabilidade do VAS e na gênese de síndromes apneicas complexas. A interação entre esses fatores e os sintomas do paciente determina a severidade do DRS. Todavia, como a patogênese dos DRS é multifatorial, a contribuição relativa dos vários fatores de risco também é variável entre os indivíduos.

Crianças com anomalias craniofaciais frequentemente apresentam características anatômicas como hipoplasias maxilar ou mandibular, discrepâncias da relação conteúdo continente na orofaringe, macroglossia, malácias, tônus motor reduzido que podem predispor ao comprometimento da patência da VAS e aumentar o risco de desenvolvimento dos DRS. Na população que apresenta craniossinopstose sindrômica associada a hipoplasia mediofacial (maxilomandibular), micrognatia, hipotonia muscular, compressão de tronco cerebral (acondroplastia) ou deformação na base de crânio, a prevalência de DRS estimada é de 40%.

Como ainda não possuímos meios práticos de alterar o controle central da respiração, compreender as particularidades anatômicas nas síndromes craniofaciais é fundamental não só para o reconhecimento das DRS, mas também para delinear estratégias de tratamento.

SÍNDROME DA APNEIA OBSTRUTIVA DO SONO (SAOS)

Definida pela Sociedade Torácica Americana como um DRS, caracterizado por obstrução parcial prolongada das VAS e/ou obstrução completa intermitente que interrompe a ventilação normal durante o sono e os padrões de sono normal.

São definidos cinco níveis DRS:

- *Grau I:* ronco primário.
- *Grau II:* respiração difícil, sono perturbado, excitação, porém sem apneia, hipopneia ou hipoxemia (Síndrome da Resistência das Vias Aéreas Superiores).
- *Grau III:* apneia ou hipopneia, sono perturbado, sem hipoxemia (SAOS).
- *Grau IV:* como grau III, porém com hipoxemia (SAOS).
- *Grau V:* SAOS, com falência cardíaca direita.

Dessa forma é mais abrangente se referir à Distúrbios Respiratórios do Sono (DRS), porque engloba as Síndromes Apneicas e Hipopneicas (obstrutivas, centrais ou mistas), o Ronco primário e a Síndrome da Resistência das Vias Aéreas Superiores.

Alguns conceitos são fundamentais para classificação da SAOS segundo a Academia Americana de Medicina do Sono:

- *Índice de apneia (IA):* número de apneias obstrutivas e mistas com duração mínima de dois ciclos respiratórios. Expresso em eventos por hora (considerando para cálculo o tempo total de sono). SAOS é diagnosticada em crianças quando IA > 1/hora.

- *Hipopneia:* redução de 50% ou mais do fluxo aéreo associada à dessaturação da oxi-hemoglobina > 4%, ou SaO_2 < 90% e/ou despertar.
- *Índice de apneia-hipopneia (IAH):* somatória do número de apneias obstrutivas e mistas, hipopneias obstrutivas. Expresso em eventos por hora (considerando para cálculo o tempo total de sono). Considera-se anormal nas crianças o IAH > 1,5 eventos/hora.[1]

Harvey, 1999, classificou a gravidade da SAOS em crianças de acordo com o Índice de Apneia/Hipopneia (IAH), em:[2]

- Leve: IAH > 1/hora e < 5/hora.
- Moderada: IAH > 5/hora e < 10/hora.
- Grave: IAH > 10/hora.

A SAOS é a mais frequente desordem respiratória relacionada com o sono. De acordo com estudos epidemiológicos recentes, a prevalência de apneia obstrutiva do sono é surpreendentemente alta na população geral. Estima-se que 2 a 4% da população total de países industrializados é afetada por apneia obstrutiva do sono grave, com substancial aumento da morbidade e mortalidade cardiovasculares. A prevalência estimada de ronco em crianças não sindrômicas é de 3-12%, enquanto, com relação à apneia obstrutiva do sono sintomática, tal índice é de 1-10%.[3] Nesta população, o pico de incidência da SAOS ocorre entre 2 a 6 anos, correspondendo ao pico de crescimento linfoide

Crianças com fissura orofacial, Síndrome de Down, outras anomalias craniofaciais (Síndromes de Apert, Crouzon, ou microssomia hemifacial etc.) ou desordens neuromusculares, frequentemente apresentam características anatômicas e/ou centrais que às predispõem ao colapso da VAS e sintomas de DRS.

Em estudo prévio a prevalência de SAOS em crianças com síndromes craniofaciais (SCF) foi de 40%, 57% nos portadores de Síndrome de Down. Recentemente foi estimado que 85% das crianças com SCF que não receberam cirurgias corretivas têm algum grau de obstrução da VAS, e em 61% dessas crianças ela é clinicamente significativa (moderada a grave).[4]

A SAOS em crianças pode-se manifestar com sintomas que variam desde os relacionados com o sono (ronco, sudorese, enurese e hiperatividade) até os relacionados com o dia a dia (sonolência, fadiga diurna severa e déficit funcional intelectual),[5,6] podendo resultar em efeitos deletérios significativos na qualidade de vida.[7]

Os sintomas noturnos mais comuns são o ronco e o sono inquieto, que podem estar acompanhados de paradas respiratórias testemunhadas, agitação, sudorese, cianose, enurese, tosse e engasgos durante o sono. O ronco, em geral, é alto, contínuo e incômodo, podendo assustar os pais, levando-os a mudar o decúbito da criança. Além disso, estas crianças se movimentam muito durante a noite procurando dormir em posições que facilitem a passagem aérea, às vezes sentadas ou com o pescoço hiperestendido.[8]

Os sintomas diurnos incluem respiração bucal, obstrução nasal, cefaleia matutina, distúrbios de comportamento (hiperatividade, agressividade, falta de atenção), dificuldade no aprendizado e sonolência excessiva diurna.[9] A fragmentação do sono e a hipersonolência diurna podem ocorrer em crianças maiores, mas raramente são observadas em crianças menores.[10]

O diagnóstico e o tratamento precoces da criança com SAOS podem prevenir complicações como déficit de ganho ponderal, infecções respiratórias de repetição, hipertensão, cor pulmonale, danos neurológicos e, até mesmo, morte.[6] Porém, atrasos em tais processos ocorrem, ainda, com muita frequência, determinando morbidade prolongada desnecessária nos pacientes.[7]

Apenas recentemente, maior atenção foi direcionada à SAOS em crianças com anomalias craniofaciais.[6] Tais crianças apresentam maior risco para a SAOS[4] e podem apresentar uma diversidade de alterações nas vias aéreas, das quais, grande parte requer algum tratamento já no 1º mês de vida.[11]

A suscetibilidade anatômica para apneia do sono é determinada pela complexa relação entre as dimensões fixas do esqueleto craniofacial e o volume e distribuição dos tecidos moles que se localizam no compartimento esquelético.[12] Anormalidades no tamanho, na posição e na morfologia dos tecidos esqueléticos têm impacto sobre os tecidos moles das vias aéreas e, consequentemente, sobre o fluxo aéreo.[6]

O posicionamento dorsocaudal anômalo do hioide em algumas crianças é o motivo do distúrbio respiratório durante o sono. Esses pacientes tendem a dormir em posição de hiperextensão cervical, na qual há elevação do hioide e alívio temporário da obstrução.[13]

O palato mole pode estar anormal em posição, comprimento e espessura obstruindo a orofaringe. Uma mandíbula hipoplásica, podendo estar associada a macroglossia, também reduz o volume da orofaringe em todas as dimensões, somado à abertura parcial da boca nos respiradores orais, há retroprojeção da base de língua com obstrução a este nível.

No 1º ano de vida a laringe da criança é mais cranial, e a epiglote pode alcançar o palato mole. Essa conformação oferece maior proteção contra a aspiração de alimentos quando a criança faz movimento de sucção, porém facilita a obstrução da faringe. Hipertrofia adenotonsilar pode complicar o caso com o crescimento da criança. Fricke *et al.* demonstraram que 33% das crianças submetidas à adenotonsilectomia que mantinham DRS residual apresentavam hipertrofia de tonsila lingual não observada inicialmente.

No sono há hipotonia dos músculos intercostais e dilatadores das VAS. No sono de ondas lentas, o reflexo de ativação dos músculos genioglosso e tensor do véu palatino é reduzido ou até abolido. Consequentemente, há diminuição do calibre das VAS e aumento de sua resistência ao fluxo aéreo.[13]

Desta forma, a localização da obstrução das vias aéreas varia de acordo com a síndrome craniofacial. Na Síndrome de Down, a via aérea superior é estreita e comprometida por infecções respiratórias crônicas, além de ser associada a macroglossia e hipotonia muscular. Nas síndromes com craniossinostose – Crouzon, Apert, Pfeiffer, Saethre-Chotzen – a deformidade da base do crânio e a hipoplasia maxilar resultam em obstrução das vias aéreas nasal e nasofaríngea. Síndromes com micrognatia, como Treacher-Collins, Pierre-Robin e Goldenhar, são caraterizadas por obstrução ao nível da hipofaringe. A acondroplasia implica na deformação da base do crânio.[5] A retrognatia decorrente de ancilose de articulação temporomandibular também está relacionada com a obstrução em hipofaringe.

Guilleminault publicou, em 2010, estudo com mais de 400 crianças evidenciando que alterações craniofaciais (como micrognatia, retrognatia, palato ogival e atresia maxilar) são muito mais frequentes que a hipertrofia tonsiliana em pacientes com DRS.[14]

Os diversos fatores facilitadores para a obstrução da VAS nesses pacientes mostram que as características clínicas são complexas e podem variar com o tempo. Problemas respiratórios podem parecer menos significativos quando comparados com o atraso no desenvolvimento e às alterações cosméticas.

Há uma tendência de subestimar o potencial de desenvolvimento neuropsicomotor desta população. Expectativas de desenvolvimento normal para crianças sindrômicas podem ser baixas e as alterações patológicas podem ser atribuídas à síndrome genética propriamente dita e não às causas potencialmente remediáveis como a SAOS, hipoacusia ou redução da acuidade visual.[15] A explicação para este fato pode ser a falta de multidisciplinaridade e sistematização no manejo desses pacientes, que deve englobar os aspectos plásticos craniofaciais, neurológicos, otorrinolaringológicos, oftalmológicos, genéticos, pediátricos, anestésicos, ortodônticos, fonoudiológicos e psicológicos, garantindo tratamento especializado global e individualizado.

A polissonografia e a avaliação endoscópica das vias aéreas auxiliam na confirmação diagnóstica e na definição do tratamento, além de serem úteis como medidas pré-operatórias na previsão de dificuldades anestésicas e para um adequado planejamento cirúrgico.[16] A polissonografia em laboratório do sono durante uma noite inteira é o padrão ouro para diagnóstico da SAOS. O exame tem excelente reprodutibilidade, documenta a obstrução das VAS, distingue apneia obstrutiva da central, estabelece a gravidade e registra crises ou atividade epiléptica no eletroencefalograma de crianças com doenças neurológicas.[8] A endoscopia das vias aéreas, por sua vez, possibilita o estudo dinâmico da obstrução durante a respiração espontânea, além da identificação dos sítios de obstrução.[5]

O tratamento é estabelecido com medidas clínicas e procedimentos cirúrgicos, de acordo com a gravidade de cada caso. O manuseio das vias aéreas nos pacientes com anomalias craniofaciais associadas à patologia das vias aéreas superiores e inferiores é desafiador, não apenas em decorrência do edema causado por infecções respiratórias recorrentes e manipulação cirúrgica, mas também pela vulnerabilidade, ao trauma, da traqueia anormal.[16] A necessidade da associação de modalidades terapêuticas distintas reflete, também, a grave natureza e a origem multifatorial da obstrução nestes pacientes.[6]

Tratamentos clínicos incluem orientações sobre higiene do sono, controle da obesidade, tratamento da rinite, utilização de aparelhos de reposicionamento dentário, emprego de tubos nasofaríngeos temporários e ventilação com máscara com pressão positiva (CPAP – *continuous positive airway pressure*).[6,8] O uso de CPAP está indicado nas seguintes situações: ausência de hipertrofia adenotonsilar, contraindicação cirúrgica, persistência dos sintomas após tratamento cirúrgico. Sendo esta considerada a terapia clínica mais eficiente.[8,17]

Terapias cirúrgicas convencionais incluem tonsilectomia palatina e faríngea (a resolução da SAOS após esta cirurgia ocorre em torno de 80% das crianças não sindrômicas),[10] uvulopalatoplastia e correção da obstrução nasal.

Supraglotoplastia (que pode incluir epiglotectomia parcial, secção dos ligamentos ariepiglóticos ou ressecção dos tecidos redundantes aritenóideos) tem sido cada vez mais indicada devido ao diagnóstico mais acurado atualmente das ptoses de epiglote e obstruções supraglóticas posteriores em crianças e adultos. Estudos recentes que avaliaram a VAS usando endoscopia com e sem indução do sono por drogas, evidenciaram até 15% de obstrução supraglótica isoladamente. Esse é o tipo de colapso que não responde à cirurgia em outros níveis, à procedimentos esqueléticos ou eventualmente ao CPAP. Não identificar obstruções em hipofaringe ou supraglote e oferecer abordagem específica ao paciente se tornou algo que beira à imprudência.

A somnoendoscopia aparece neste contexto como uma valiosa e acessível ferramenta na avaliação topográfica da VAS. Não há outra objetiva de identificação das obstruções, por ptose da epiglote ou medicalização das aritenoides e tecidos redundantes, se não fazendo uso da endoscopia sob sedação.

A traqueostomia pode ser mandatória na obstrução grave das VAS, em neonatos com anomalias craniofaciais que requerem intubação em decorrência da insuficiência respiratória.

A distração osteogênica representa uma importante inovação técnica que permite o avanço mandibular gradual em crianças de menor idade.[6]

Avanço maxilomandibular pode ser oferecido como terapia alternativa para os pacientes com deficiência maxilar e/ou mandibular associada a estreitamento das VAS.[17]

Em casos com craniossinostose sindrômica associada a obstrução de VAS, a extensão da retrusão do terço médio da face e das anormalidades traqueais pode suscitar a necessidade de cirurgia de avanço frontofacial em monobloco ou osteotomia tipo Le Fort III,[6] as quais podem ser realizadas em diferentes faixas etárias.[18]

SÍNDROMES CRANIOFACIAIS

Síndromes com sinostose craniofacial

Craniossinostose é o termo que designa a fusão prematura de uma ou mais suturas, tanto da calota quanto da base cranianas, podendo resultar em alterações de forma do próprio crânio e da face.

Nas craniossinostoses sindrômicas embora os ossos membranosos do esqueleto facial tenham crescimento anormal, os componentes cartilaginosos estão inafetados. A displasia facial é severa, com maxila grosseiramente hipoplásica em todas as dimensões e o nariz e mandíbula relativamente proeminentes. Encurtamento da base de crânio ocorre, e a maxila é retruída com um pequeno e arqueado palato duro resultando em uma cavidade nasal reduzida com frequente desvio septal e estreita abertura coanal, frequentemente confundida com estenose. Há aproximação medial e estreitamento das lâminas pterigóideas com importante redução da dimensão transversa da rinofaringe. Isto resulta em uma redução do comprimento, profundidade e largura da faringe.[16,19]

Nas síndromes de Apert e Crouzon há um espessamento lateral do palato por deposição de mucopolissacarídeos ao longo dos arcos alveolares, criando uma ranhura mediana confundida como fenda palatina. A presença da fenda palatina real é associada à menor necessidade de intervenção na via aérea para tratamento da SAOS.[16,20] A prevalência da SAOS nessa população foi estimada em 60% conforme estudo com base em achados polissonográficos.[21]

Síndrome de Crouzon

Doença caracterizada por craniossinostose, exorbitismo e retrusão de terço médio da face, cujo padrão de herança é autossômico dominante com penetrância quase completa. Não existe um padrão regular de deformidade calvariana; escafocefalia, trigonocefalia ou oxicefalia podem estar presentes na dependência do sítio de sinostose da sutura craniana. As alterações na calvária e nas cavidades orbitárias representam alterações compensatórias secundárias ao aumento da pressão intracraniana.[22]

Síndrome de Apert (acrocefalossindactilia)

Doença caracterizada por craniossinostose, exorbitismo, hipoplasia de terço médio da face, sindactilia simétrica de mãos e pés e outras deformidades esqueléticas axiais, com padrão de herança autossômico dominante. Braquicefalia e turricefalia são comuns. Em associação à hipoplasia maxilar, pode-se observar palato ogival, fendas do palato secundário, apinhamento da arcada dentária e mordida aberta anterior,[22] além de atresia de coanas.

Síndrome de Pfeiffer

Doença caracterizada por craniossinostose, aumento de volume dos polegares e hálux, exorbitismo e severa hipoplasia de terço médio da face, com padrão de herança autossômico dominante.[22]

Síndrome de Saethre-Chotzen

Doença caraterizada por craniossinostose, baixa implantação da linha do cabelo, ptose palpebral, desvio de septo nasal e braquidactilia. O padrão de herança é autossômico dominante com penetrância completa. A hipoplasia maxilar é observada menos frequentemente do que nas demais síndromes com sinostose craniofacial.[22]

Síndrome de Carpenter

Doença caracterizada por craniossinostose, polissindactilia de pés e presença de mãos pequenas com variável sindactilia de tecidos moles, com padrão de herança autossômica recessiva,[22] associada, frequentemente, a retardo mental.

Síndrome de Treacher-Collins (disostose mandibulofacial)

Desordem com padrão de herança autossômica dominante com variabilidade na penetrância e na expressividade fenotípica. O espectro completo da doença é caracterizado por:

A) Fissura palpebral antimongoloide.
B) Colobomas de pálpebra inferior.
C) Ausência de cílios nos 2/3 mediais da pálpebra inferior.
D) Hipoplasia zigomática e mandibular.
E) Deformidades auriculares.
F) Costeletas de cabelo posicionadas anteriormente.

A síndrome da apneia obstrutiva do sono e a morte súbita nestas crianças são de particular significância. Considera-se que as dimensões da faringe e da nasofaringe nestes pacientes são aproximadamente 50% menores comparadas com as crianças normais[22] em decorrência da hipoplasia mandibular e consequente rotação da mesma no sentido horário.

Sequência de Pierre-Robin

Desordem caracterizada pela tríade micrognatia e glossoptose com obstrução das vias aéreas, frequentemente associada a fissura palatina.[22] Porém, outras desordens podem, também, estar associadas a micrognatia congênita e glossoptose,[23] o que dificulta, eventualmente, o diagnóstico de Sequência de Pierre-Robin isolada. Acredita-se que o tamanho da via aérea orofaríngea e a posição da língua são os fatores mais importantes relacionados com a gravidade da dificuldade respiratória, com índices de mortalidade variando de 5 a 30%.[9] O aspecto mais importante a ser avaliado é a estabilidade da VAS, arquitetura do sono e disfagia associada. Quando alterada significativamente, um tratamento imediato faz-se necessário.

Ancilose de articulação temporomandibular

Ancilose de articulação temporomandibular (ATM) é definida como rigidez ou fixação desta articulação em consequência de um processo mórbido. Ela pode ser classificada em verdadeira (ou intra-articular) ou falsa (ou extra-articular) e, também, como óssea ou fibrosa, dependendo do tipo de fusão entre os elementos articulares. Dentre as causas de ancilose verdadeira, o trauma é a condição mais frequente, porém infecção e artrite reumatoide juvenil também podem provocar a destruição do disco e dos elementos ósseos suficientes para produzir ancilose. A falsa ancilose, de origem extra-articular, pode ser consequência de condições que afetem os músculos da mastigação, o nervo facial e o processo coronoide.[22,24] Em crianças, a ancilose de ATM pode comprometer o desenvolvimento mandibular adequado, resultando em retrognatia,[25] que, por sua vez, pode contribuir para a SAOS.[26] Nestes pacientes, o tratamento precoce da ancilose e da hipoplasia mandibular faz-se necessário com o intuito de melhorar a obstrução das vias aéreas e, consequentemente, evitar os problemas decorrentes da SAOS.

ALGORÍTIMO DE MANEJO DA SAOS NAS SCF

A) Reconhecer a criança que apresenta risco aumentado para SAOS. Um ou mais dos seguintes estarão presentes:
- Familiares reportam sintomas indicativos de SAOS (ronco, apneias presenciadas, esforço respiratório, sono agitado).
- Questionários do sono positivos.
- Exame físico apresentando: hipertrofia adenotonsilar ou rinite alérgica, obesidade, anormalidades craniofaciais leves a profundas, tônus neuromotor ou controle central da respiração alterados.
- História de prematuridade.
- História familiar da SAOS.

B) Procurar por morbidade relacionada com SAOS. Um ou mais das seguintes anormalidades podem estar presentes:
- Sistema cardiovascular.
- Pressão arterial sistólica ou diastólica maior que o percentil para idade, sexo e altura.
- Hipertensão pulmonar ou cor pulmonale.
- Sistema nervoso central.
- Sonolência diurna.
- Hiperatividade com ou sem déficit de atenção.
- Dificuldades acadêmicas.
- Atraso no crescimento pondero estatural.
- Enurese.

Procurar por desordens que frequentemente coexistem com SAOS na infância. Um ou mais dos seguintes podem estar presentes:
- Otite média recorrente ou timpanotomias.
- Estridor.
- Disfunção motora oral incluindo distúrbios fonoaudiológicos.
- Síndrome metabólica.

C) Reconhecer fatores preditores de persistência da SAOS a longo prazo:
- Sexo masculino.
- Obesidade (índice de massa corporal maior que o percentil 95).

D) Avaliar a severidade da obstrução de VAS noturna objetivamente:
- Polissonografia de noite inteira em laboratório do sono.
- Oximetria diurna.

E) Selecionar as crianças com indicação de tratamento para a SAOS. Considerar tratamento se a criança estiver com risco aumentado para desenvolmento da SAOS e preencher ao menos um dos critérios seguintes:
- Baseado em polissonografia ou oximetria:
  - IAH > 5 eventos/hora independentemente da presença de outras morbidades.
  - IAH 1-5 eventos/hora e pressão arterial sistólica ou diastólica consistentemente maior que o percentil 95 para idade, sexo e altura, ou hipertensão pulmonar documentada.
  - IAH 1-5 episódios/hora e morbidades do sistema nervoso central (sonolência excessiva diurna, hiperatividade, déficit de atenção e dificuldades acadêmicas).
  - IAH 1-5 episódios/hora e crescimento pondo estatural adequado.
  - IAH 1-5 episódios/hora e enurese noturna.
  - IAH-1-5 episódios/hora e fatores de risco persistentes para SAOS na adolescência.
  - IAH 1-5 episódios/hora e diagnóstico de desordem neuromuscular (distrofia muscular de Duchenne, paralisia cerebral), ou alteração crânio facial maior (hipoplasia de terço médio facial, hipoplasia mandibular), ou combinação de mecanismos patogenéticos (Síndrome de Down).
  - Oximetria de pulso noturna com três ou mais quedas da SpO_2 abaixo de 90% e 3 pu mais conjuntos de dessaturações.
- Caso a polissonografia noturna ou oximetria de pulso não estiverem disponíveis:
  - Ronco alto frequente ou apneias presenciadas no sexo masculino.
  - Ronco alto frequente ou apneias presenciadas e sonolência excessiva noturna.
  - Ronco alto frequente ou apneias presenciadas e déficit de aprendizado.

F) Tratar a SAOS, modificar um ou mais parâmetros que influenciam na resistência e colapsabilidade da VAS:
- Controlar o peso nas crianças obesas.
- Reduzir o volume do tecido adenotonsilar:
  - Uso de corticoides tópicos nasais precedendo adenotonsilectomia.
  - Adenotonsilectomia para hipertrofia adenotonsilar.
  - Investigar hipertrofia de tonsila lingual.
- Uso de dispositivos ortodônticos para anormalidades craniofaciais selecionadas para reduzir a resistência da VAS e estimular a eficácia da função neuromotora:
  - Aparelhos intraorais que protruem a mandíbula (para hipoplasias mandibulares sem discrepâncias maxilomandibulares).
  - Expansores maxilares nas atresias transversas.
- Terapia com pressão positiva nasal (nCPAP) para suporte da função muscular dilatadora da faringe. Indicado nos casos de:
  - SAOS residual após adenotonsilectomia (inclusive tonsila lingual).
  - SAOS relacionado com a obesidade, desordem neuromuscular, ou anormalidade craniofacial, se outra modalidade de tratamento falhar.

- Corrigir anormalidades craniofaciais severas através de cirurgias:
  - Distração osteogênica mandibular, piriformeplastia, avanço genioglosso e enxertos costocondrais.
  - Distração osteogênica de terço médio facial e frontofacial nas retrusões severas e craniossinostoses.
  - Traqueostomia na falha de todas as outras formas de tratamento ou na espera de cirurgia craniofacial.

CIRURGIA CRANIOFACIAL

Princípios

Os procedimentos cirúrgicos devem ser realizados o mais precocemente possível, com o objetivo de trazer ao paciente, condições estéticas e funcionais adequadas e, desta forma, poupá-lo do comprometimento de seu desenvolvimento e, também, evitar traumas psicossociais decorrentes de sua aparência craniofacial.

Nas crianças recém-nascidas com craniossinostose, os objetivos da cirurgia são:

A) Descompressão do espaço intracraniano, com intuito de reduzir a pressão intracraniana e prevenir problemas visuais e permitir um desenvolvimento mental adequado.

B) Aquisição de uma estrutura craniofacial satisfatória,[22] o que impõe, também, a necessidade da obtenção de uma via aérea funcional nos casos de SAOS associada.

Nas síndromes que cursam com microretrognatia, a cirurgia visa o alongamento mandibular ósseo, além da distensão dos tecidos moles associados, com consequente aumento das vias aéreas e melhora nas condições respiratórias, mastigatórias e fonatórias.

Cirurgia multidisciplinar

Evidentemente, a multidisciplinaridade é fundamental, com a interação de diversas especialidades (cirurgia craniofacial, neurocirurgia, pediatria, genética, otorrinolaringologia, oftalmologia, anestesiologia, fonoaudiologia e ortodontia), cada qual contribuindo com suas respectivas competências na avaliação pré-operatória e no controle pós-operatório a curto e a longo prazos.

Principais técnicas

Osteotomia tipo Le Fort III

O avanço do terço médio da face promovido pela osteotomia tipo Le Fort III tem como objetivo aumentar a dimensão anteroposterior da via aérea nasofaríngea, além de melhorar o aspecto estético craniofacial.

A exposição é realizada, principalmente, por acesso bicoronal, completada por uma incisão intraoral vestibular superior para abordagem da sutura esfenomaxilar.

A secção da órbita inicia-se à altura da sutura frontozigomática e se prolonga caudal e posteriormente, em direção à fossa temporal. A osteotomia continua-se medialmente, ao nível do assoalho orbitário, atrás das vias lacrimais; a extensão até a parede medial permite confluir na sutura frontonasal. De forma similar, a osteotomia prossegue caudal e posteriormente à parede posterolateral da maxila, em direção à sutura esfenomaxilar, a qual é separada. A sutura temporozigomática é seccionada por via alta (Fig. 22-1A).

Neste momento, o conjunto da pirâmide óssea pode ser mobilizado com fórceps (Fig. 22-1B).

Completada a osteotomia, o avanço do terço médio da face pode ser realizado com estabilização dos segmentos ósseos com material de síntese no mesmo tempo cirúrgico ou com avanço gradual, por meio de um distrator (Fig. 22-2A-G).

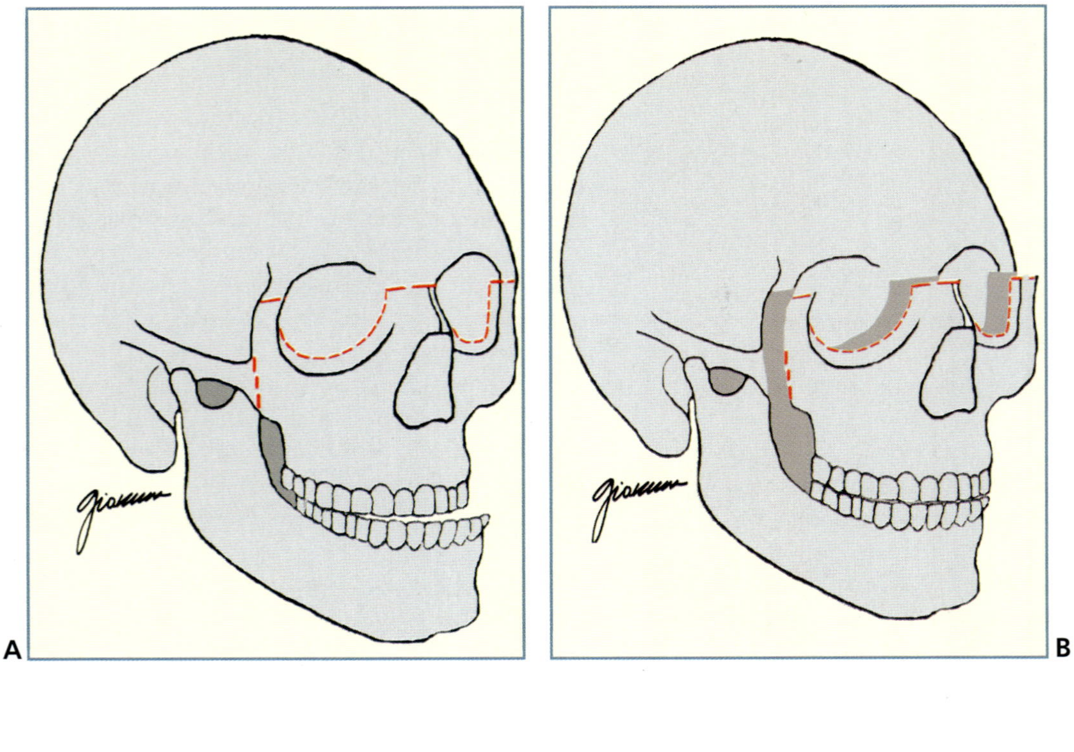

Fig. 22-1. (**A**) Osteotomia Le Fort III. (**B**) Avanço após osteotomia de Le Fort III.

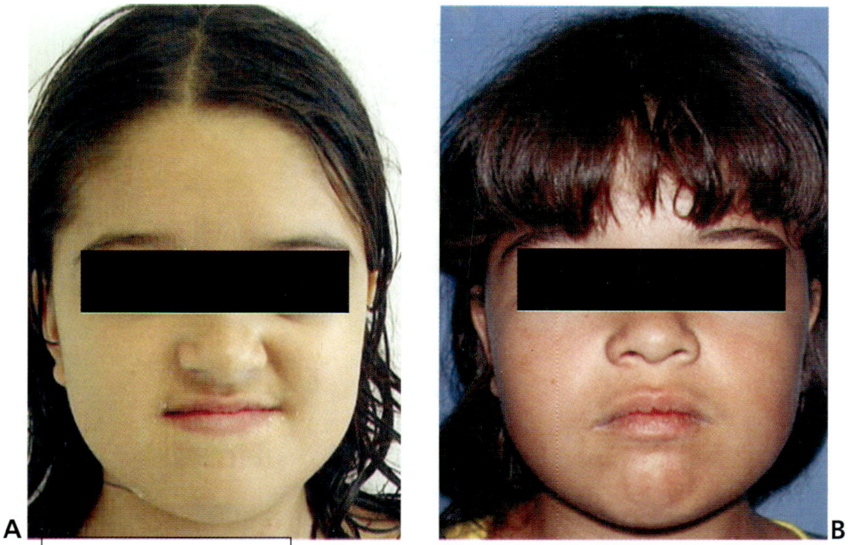

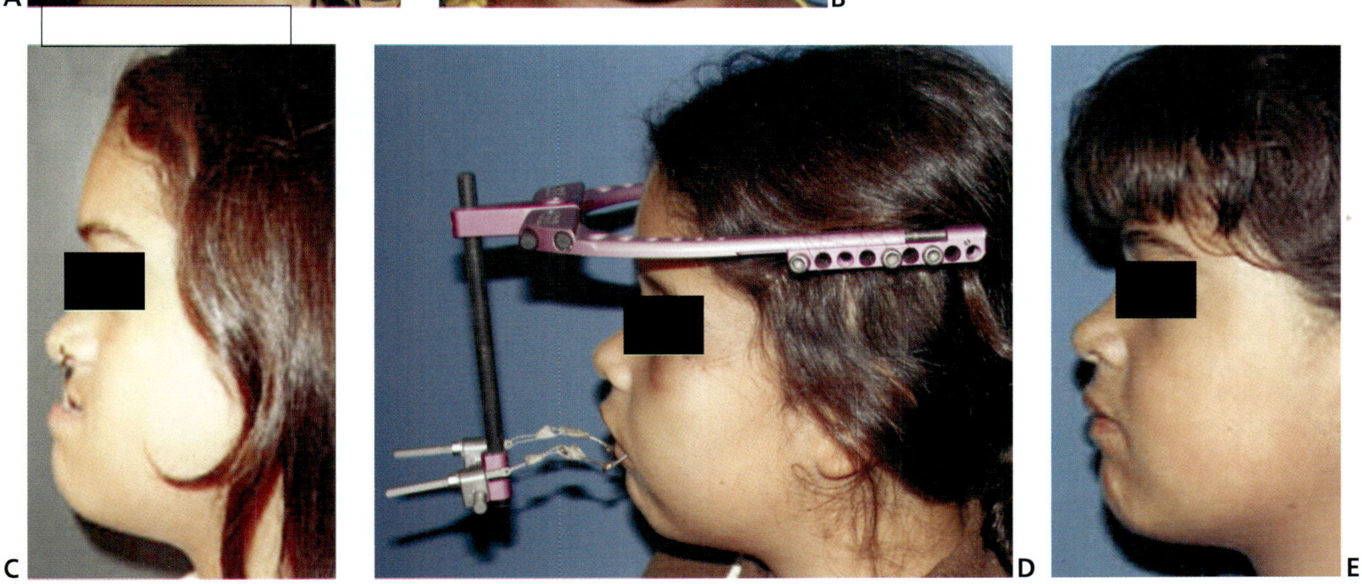

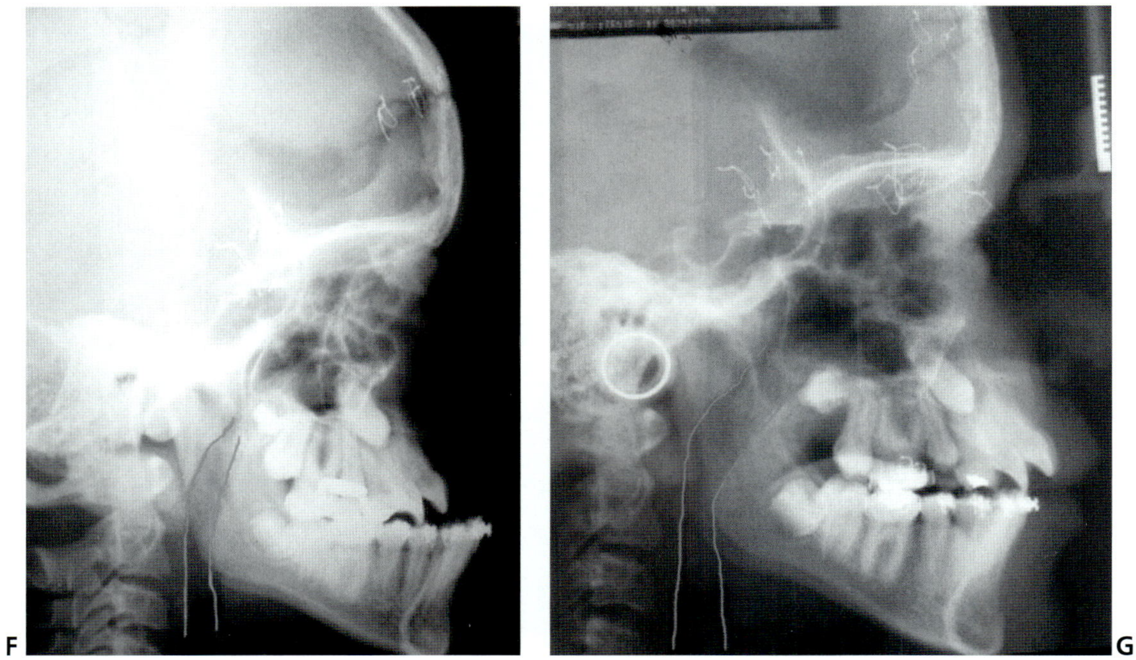

Fig. 22-2. Paciente portadora de Síndrome de Crouzon. (**A**, **B**) Aspectos pré e pós-operatório frontal, após avanço de terço médio da face por meio de osteotomia de Le Fort III e distração osteogênica. (**C**, **D**) Aspectos pré- e pós-operatório durante distração osteogênica. (**E**) Resultado final. (**F**, **G**) Telerradiografia em perfil: pré e pós-operatório. Nota-se aumento significativo da dimensão anteroposterior da via aérea superior após avanço do terço médio da face.

Avanço frontofacial em monobloco (ou avanço craniofacial tipo Le Fort IV)

Consiste no avanço simultâneo da fronte, órbitas e terço médio da face, sendo indicado em crianças com retrusão de terço médio facial, distúrbio respiratório, exorbitismo e exposição corneana.

Assim como a osteotomia tipo Le Fort III, o avanço frontofacial em monobloco visa restabelecer a estética craniofacial, além de aumentar a dimensão anteroposterior da nasofaringe. Além disso, promove a correção do exorbitismo, protegendo, consequentemente, a córnea.

A exposição do esqueleto facial consiste na associação do acesso bicoronal ao acesso intraoral. Após a remoção do segmento ósseo frontal, a osteotomia supraorbital é estendida horizontalmente para a região da fossa temporal e se continua inferiormente em direção à base do crânio e prossegue caudalmente na parede posterolateral da maxila, até a osteotomia da sutura esfenomaxilar (Fig. 22-3).

A sutura frontonasal e a suturas frontozigomáticas são poupadas. Após a osteotomia, o avanço gradual é realizado de forma semelhante à osteotomia tipo Le Fort III, com o auxílio de um distrator (Figs. 22-4 e 22-5).

Distração osteogênica de mandíbula

A proposta da distração osteogênica de mandíbula é promover seu alongamento gradual e tracionar anteriormente as inserções musculares do assoalho oral, aumentando a dimensão anteroposterior das vias aéreas.[9]

São considerados três tipos de distração, segundo o número de osteotomias:

1. **Distração monofocal**: um único foco de osteogênese.
2. **Bifocal**: fragmento intermediário como "eixo".
3. **Trifocal**: dois focos de regeneração óssea e uma zona de consolidação por compressão (transporte ósseo).

O acesso preferencial é o intraoral, e a exposição é resultado de uma dissecção subperiostal do ângulo mandibular. A osteotomia é traçada de acordo com o sentido de alongamento necessário, com dupla corticotomia. As hastes são locadas por via transcutânea, com implantação óssea bicortical (Fig. 22-6).

A distração inicia-se após um período de 3-5 dias de latência, com um ritmo de 1 mm/dia, seguido de um tempo de estabilização que varia de 4-8 semanas, segundo a importância do alongamento e a idade do paciente. Esta fase de consolidação acompanha-se de tratamento ortodôntico conforme a necessidade do caso (Figs. 22-7 e 22-8).

Cirurgia de avanço bimaxilar

A cirurgia de avanço bimaxilar associa a osteotomia tipo Le Fort I à osteotomia da mandíbula. Sua proposta é tratar o dismorfismo esquelético craniofacial em tempo cirúrgico único, associando a correção das anormalidades nos planos vertical e anteroposterior; porém o objetivo principal deste procedimento é o aumento das vias aéreas no plano sagital. A cirurgia de avanço bimaxilar promove aumento do volume do leito lingual, tração anterior da língua por meio da ação sobre os músculos genioglosso e gênio-hiódeo, avanço do véu palatino e estiramento dos tecidos moles locais, contribuindo para o aumento da via aérea orofaríngea.[27]

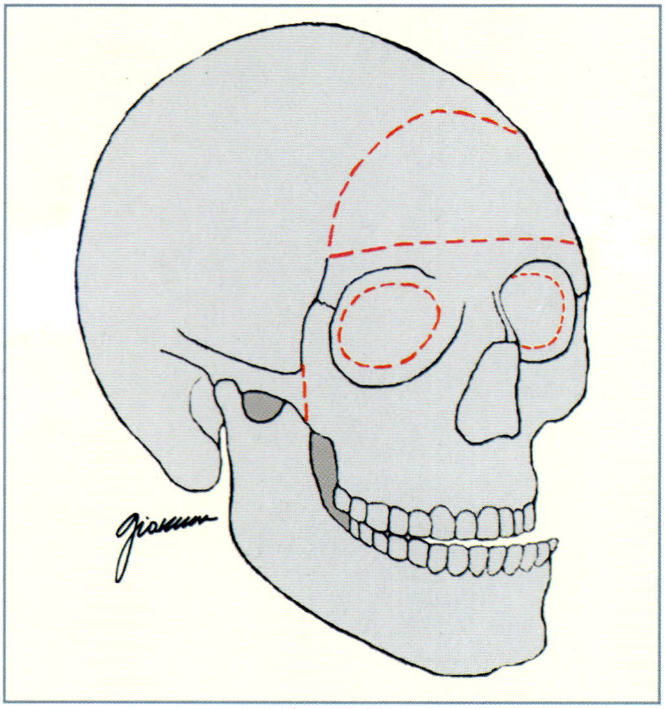

Fig. 22-3. Osteotomia tipo Le Fort IV para avanço frontofacial em monobloco.

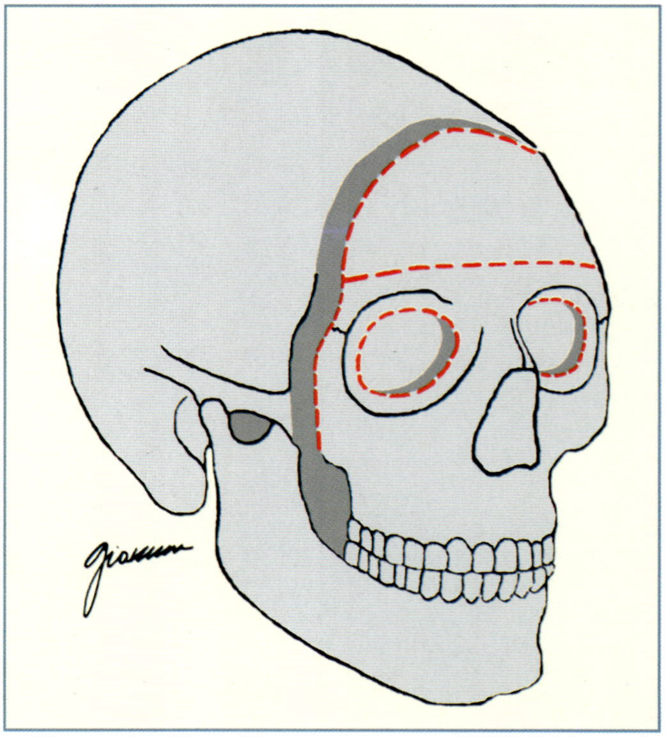

Fig. 22-4. Avanço frontofacial.

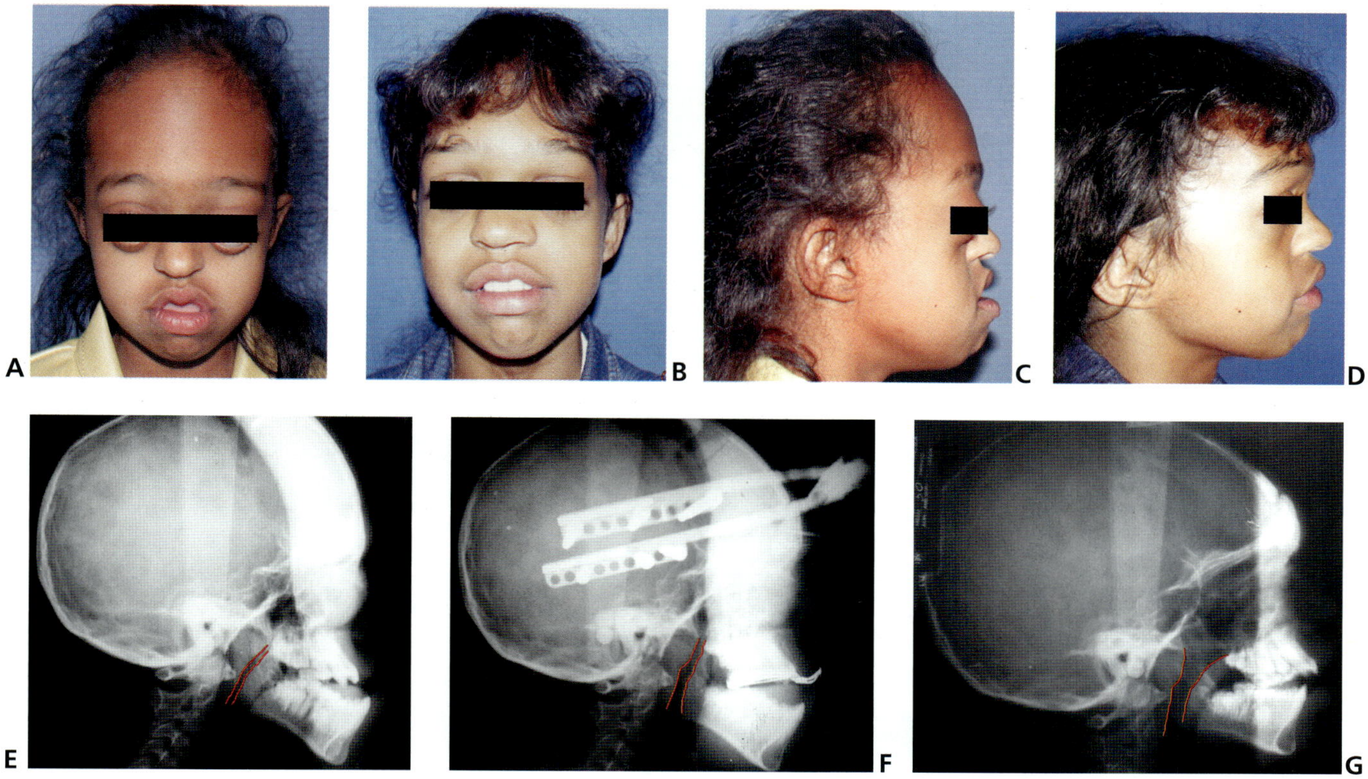

Fig. 22-5. Paciente portadora de Síndrome de Crouzon. (A, B) Aspectos pré e pós-operatório frontal, após avanço frontofacial em monobloco. (C, D) Aspectos pré e pós-operatório do perfil. Nota-se importante melhora após avanço frontofacial em monobloco. (E, F) Telerradiografia em perfil: pré- e pós-operatório durante distração osteogênica. (G) Aspecto final. Nota-se aumento significativo da dimensão anteroposterior da via aérea superior após distração osteogênica para avanço frontofacial em monobloco.

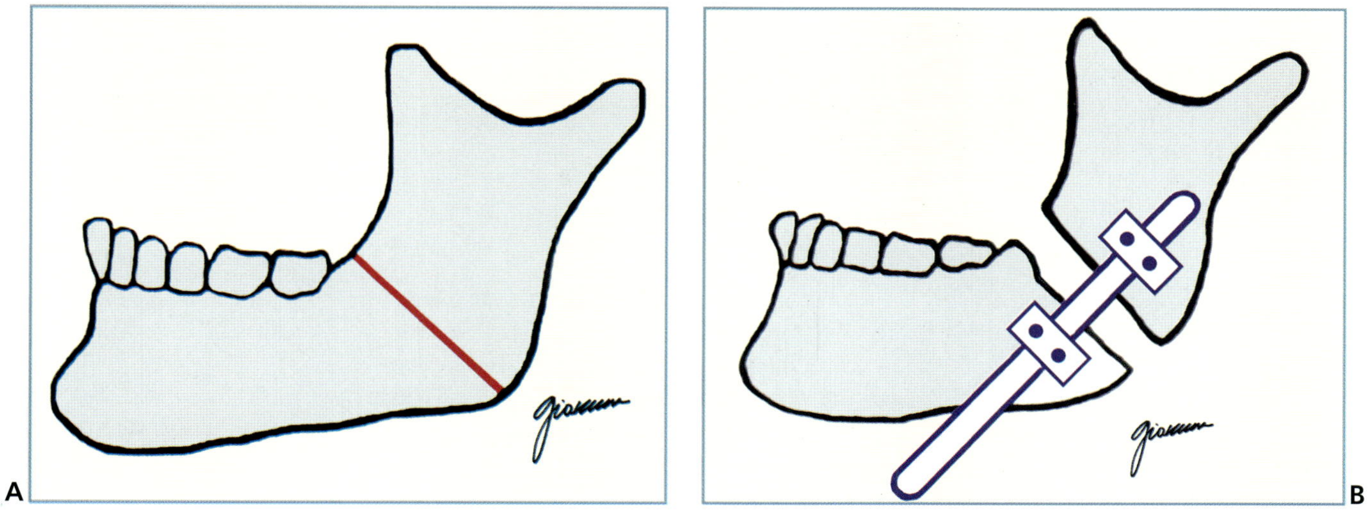

Fig. 22-6. (A) Osteotomia no ângulo da mandíbula para distração osteogênica monofocal. (B) Mandíbula após avanço com distrator.

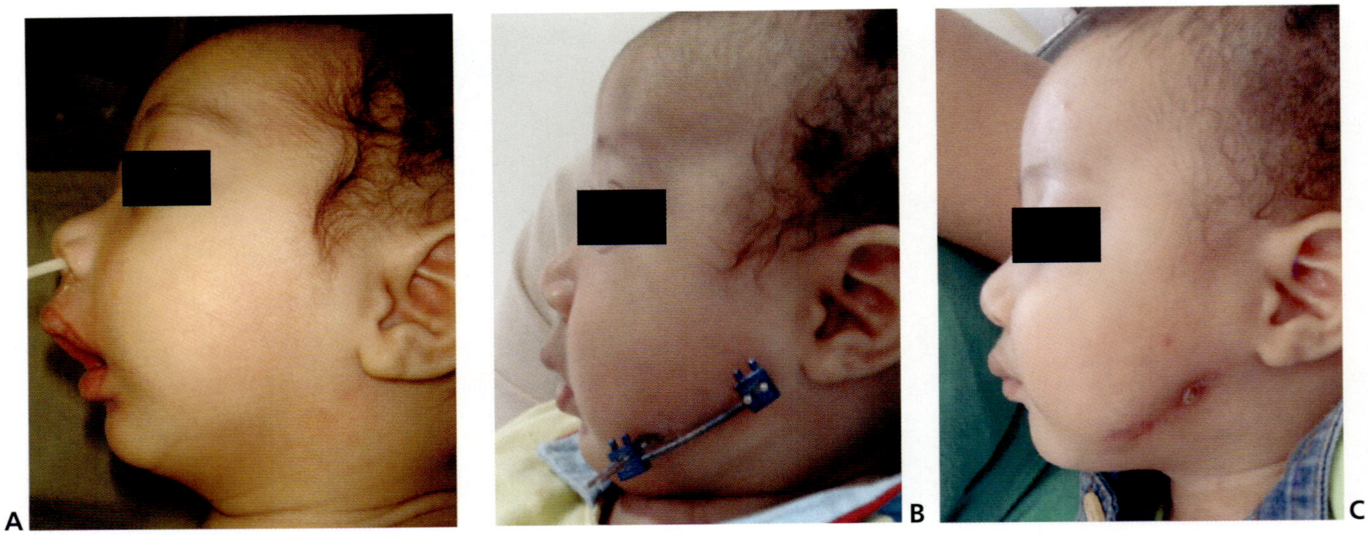

Fig. 22-7. Paciente portador de Sequência de Pierre-Robin. (A) Com IAH = 72,3. (B) Submetido a osteotomia de mandíbula e distração osteogênica monofocal. (C) Evoluindo com melhora da microretrognatia e do padrão respiratório.

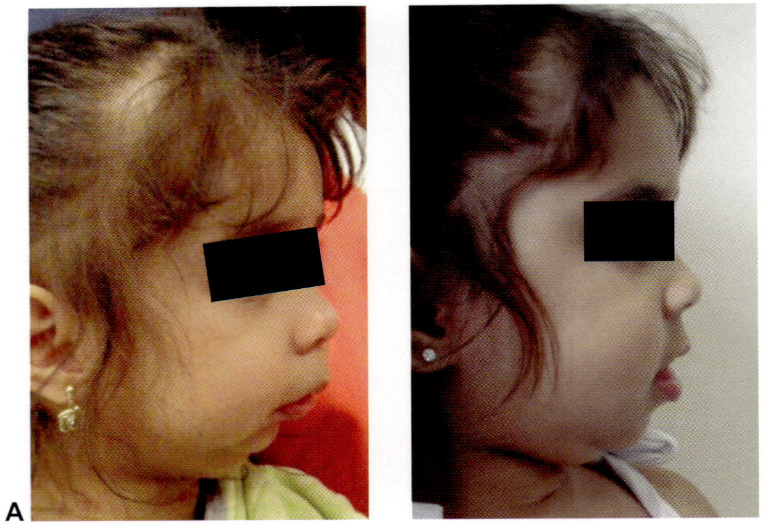

Fig. 22-8. Paciente portadora de ancilose bilateral de ATM com microretrognatia. (A) IAH = 49,8, submetida a distração osteogênica de mandíbula. (B) Com melhora estética e funcional.

Na osteotomia tipo Le Fort I, a maxila é seccionada transversalmente a partir da margem da abertura piriforme em direção à tuberosidade maxilar, posteriormente. O septo nasal é seccionado em sua base no vômer ao longo de toda sua extensão no assoalho nasal. O segmento maxilar é separado em sua porção posterior na sutura esfenomaxilar (Fig. 22-9).

A osteotomia do ramo mandibular é realizada, preferencialmente, pela técnica de secção sagital (técnica de Obwegeser). Após adequada exposição do ramo, uma incisão horizontal é realizada através do córtex medial, aproximadamente 1 cm cranial à língula.

A osteotomia continua no plano sagital, em direção caudal, até uma incisão vertical no córtex lateral do corpo da mandíbula, na área do segundo molar (Fig. 22-10).

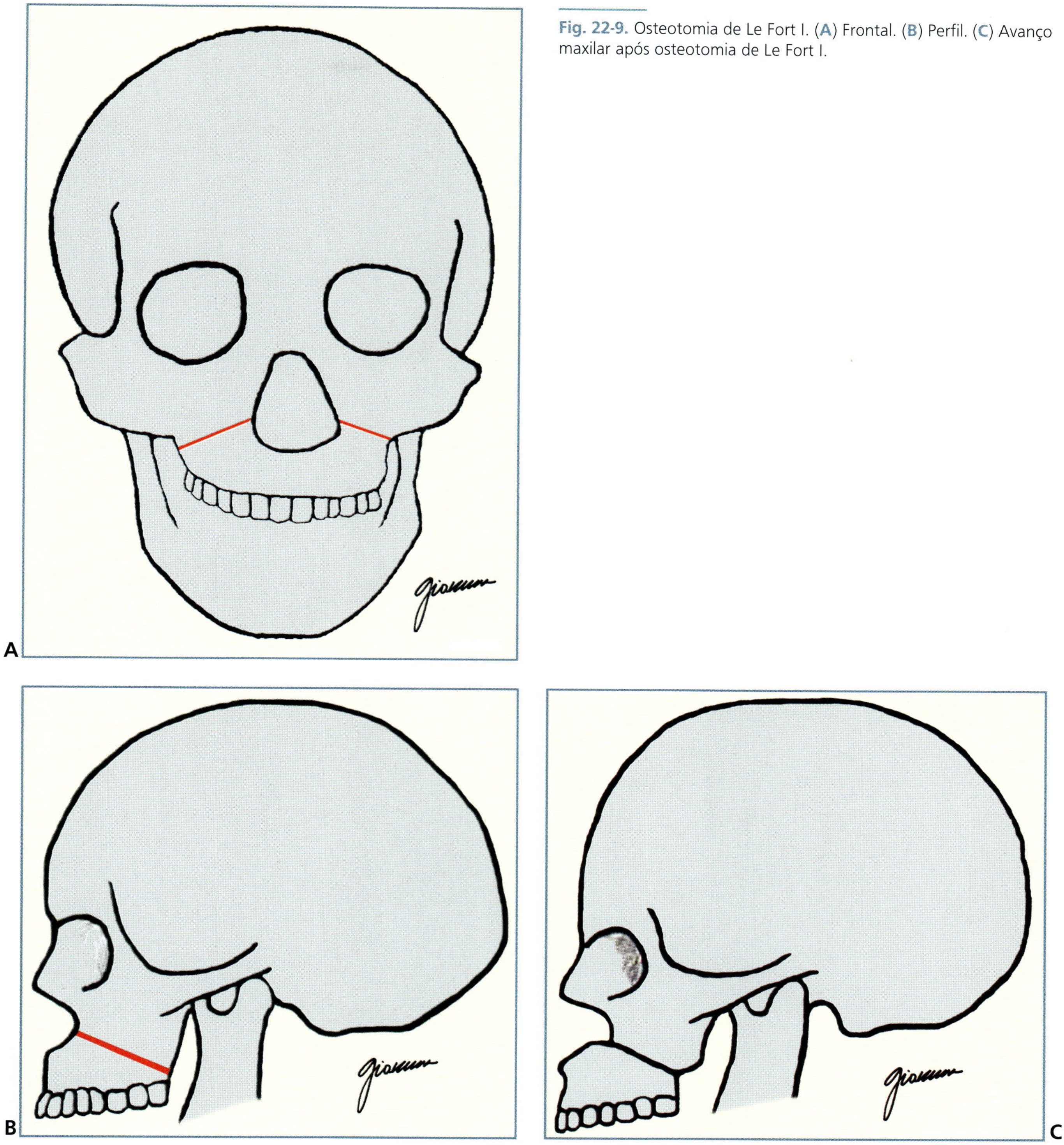

Fig. 22-9. Osteotomia de Le Fort I. (**A**) Frontal. (**B**) Perfil. (**C**) Avanço maxilar após osteotomia de Le Fort I.

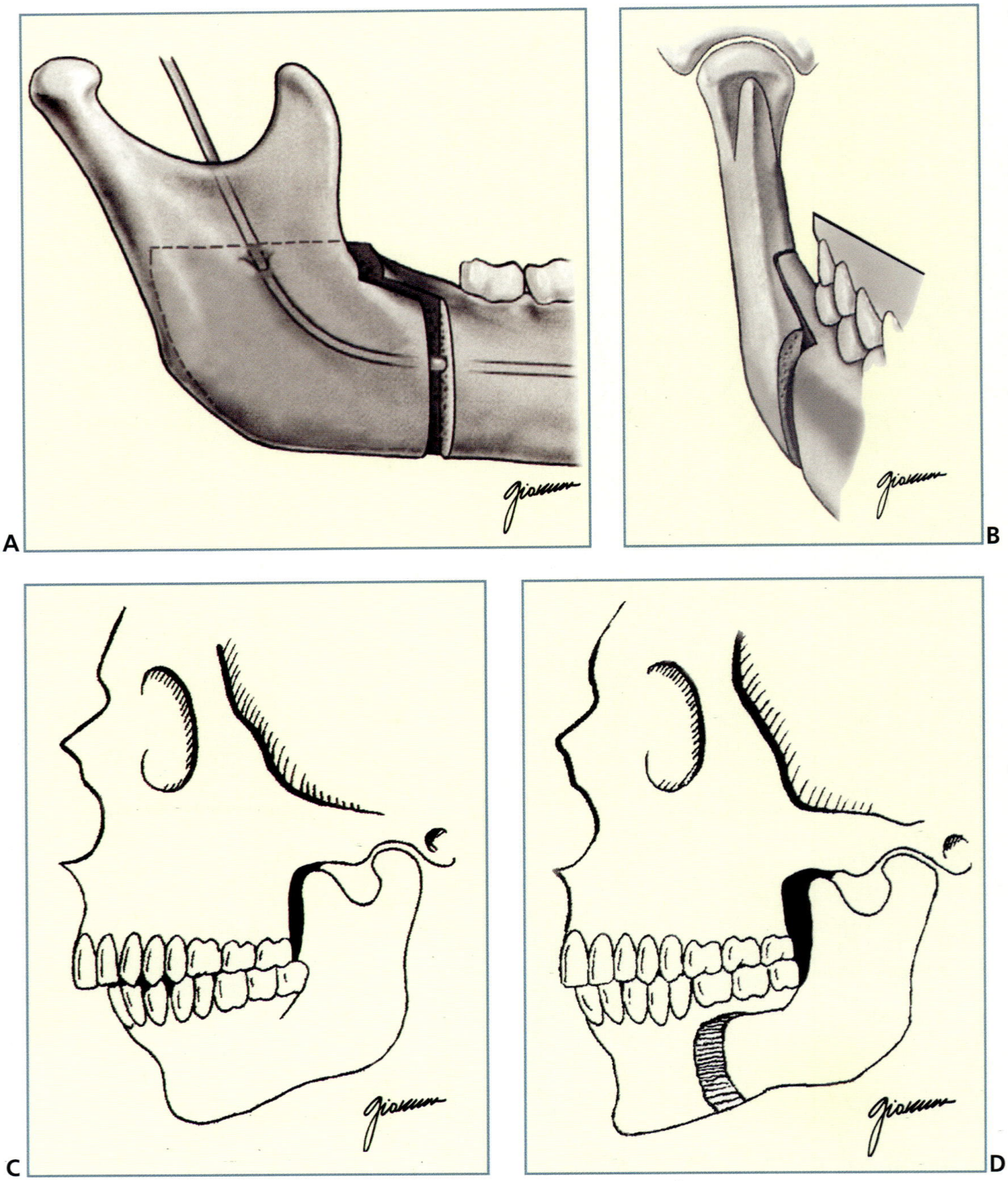

Fig. 22-10. (A) Localização do nervo alveolar inferior. (B) Osteotomia sagital da mandíbula. (C, D) Aspectos pré e pós-operatório de avanço de mandíbula.

CONSIDERAÇÕES FINAIS

O progresso dos recursos diagnósticos, com destaque para a polissonografia, e somnoendoscopia, possibilita, atualmente, a avaliação de crianças em idades mais precoces, com maior quantidade e qualidade de dados. Desta forma, tornou-se possível uma melhor avaliação dos Distúrbios Respiratórios do Sono, tanto pré-operatória, quanto pós-operatória, aprimorando o planejamento terapêutico e a avaliação dos resultados obtidos.

Infelizmente, muitas dúvidas ainda persistem à luz do conhecimento atual dos DRS nos pacientes portadores de Síndromes Craniofaciais. Por que algumas grandes retrusões de terço médio da face não apresentam alterações polissonográficas significativas? O que justifica os altos índices de recidiva de SAOS em pacientes submetidos a avanço bimaxilar? Comprometimento supraglótico?

Certamente, as respostas para tais questionamentos e a solução definitiva para os Distúrbios Respiratórios do Sono ainda estão por vir.

REFERÊNCIAS BIBLIOGRÁFICAS

1. Cardiorespiratory sleep studies in children. Establishment of normative data and polysomnographic predictors of morbidity. American Thoracic Society. *Am J Respir Crit Care Med* 1999;160(4):1381-87.
2. Harvey JM *et al.* Aetiological factors and development in subjects with obstructive sleep apnoea. *J Paediatr Child Health* 1999;35(2):140-44.
3. Chan J, Edman JC, Koltai PJ. Obstructive sleep apnea in children. *Am Fam Physician* 2004;69(5):1147-54.
4. Pijpers M *et al.* Undiagnosed obstructive sleep apnea syndrome in children with syndromal craniofacial synostosis. *J Craniofac Surg* 2004;15(4):670-74.
5. Hoeve HL, Joosten KF, van den Berg S. Management of obstructive sleep apnea syndrome in children with craniofacial malformation. *Int J Pediatr Otorhinolaryngol* 1999;49 (Suppl 1):S59-61.
6. Cohen SR, Simms C, Burstein FD. Mandibular distraction osteogenesis in the treatment of upper airway obstruction in children with craniofacial deformities. *Plast Reconstr Surg* 1998;101(2):312-18.
7. Richards W, Ferdman RM. Prolonged morbidity due to delays in the diagnosis and treatment of obstructive sleep apnea in children. *Clin Pediatr (Phila)* 2000;39(2):103-8.
8. Flemons WW. Clinical practice. Obstructive sleep apnea. *N Engl J Med* 2002;347(7):498-504.
9. Monasterio FO *et al.*, Distraction osteogenesis in Pierre Robin sequence and related respiratory problems in children. *J Craniofac Surg* 2002;13(1):79-83; discussion 84.
10. Lipton AJ, Gozal D. Treatment of obstructive sleep apnea in children: do we really know how? *Sleep Med Rev* 2003;7(1):61-80.
11. Perkins JA *et al.* Airway management in children with craniofacial anomalies. *Cleft Palate Craniofac J* 1997;34(2):135-40.
12. Akita S *et al.* Sleep disturbances detected by a sleep apnea monitor in craniofacial surgical patients. *J Craniofac Surg*, 2006;17(1):44-49.
13. Balbani AP *et al.* Pediatricians and sleep-disordered breathing in the child. *Rev Assoc Med Bras* 2005;51(2):80-86.
14. Guilleminault C, Lee JH, Chan A. Pediatric obstructive sleep apnea syndrome. *J Craniofac Surg* 2010;21(5):1365-68.
15. Nishikawa H, Pearman K, Dover S. Multidisciplinary management of children with craniofacial syndromes with particular reference to the airway. *Int J Pediatr Otorhinolaryngol* 2003;67(Suppl 1):S91-93.
16. Mixter RC *et al.* Obstructive sleep apnea in Apert's and Pfeiffer's syndromes: more than a craniofacial abnormality. *Plast Reconstr Surg* 1990;86(3):457-63.
17. Hochban W *et al.* Surgical maxillofacial treatment of obstructive sleep apnea. *Plast Reconstr Surg* 1997;99(3):619-26; discussion 627-28.
18. Psillakis JM *et al.* Frontoorbital remodeling in congenital craniofacial deformities. *Ann Plast Surg* 1981;6(6):453-63.
19. Delashaw JB, Persing JA, Jane JA. Cranial deformation in craniosynostosis. A new explanation. *Neurosurg Clin N Am* 1991;2(3):611-20.
20. Hui S *et al.* Obstructive sleep apnea syndrome in a family with Crouzon's syndrome. *Sleep* 1998;21(3):298-303.
21. Carpes AF, Hallinan MP. Polisomnographic findings on children with apert and Crouzon Syndromes, in Brazilian Journal of Craniomaxillofacial Surgery, serviço de cirurgia craniomaxilofacial da divisão de cirurgia plástica e queimaduras do Hospital das Clínicas da Universidade de São Paulo, 2009. p. 11.
22. McCarthy JG. Craniosynostosis. *Plastic Surgery* 1990;4:2507, 3013-53.
23. Mandell DL *et al.* Mandibular distraction for micrognathia and severe upper airway obstruction. *Arch Otolaryngol Head Neck Surg* 2004;130(3):344-48.
24. Bessette RW. Temporomandibular joint dysfunction. In: Aston SJ, Thorne CHM. (Eds.). *Grabb and Smith's plastic surgery.* Philadelphia: Lippincott-Raven, 1997. p. 335-47.
25. Oztan HY, Ulusal BG, Aytemiz C. The role of trauma on temporomandibular joint ankylosis and mandibular growth retardation: an experimental study. *J Craniofac Surg* 2004;15(2):274-82; discussion 282.
26. Walker DA. Management of severe mandibular retrognathia in the adult patient using distraction osteogenesis. *J Oral Maxillofac Surg* 2002;60(11):1341-46.
27. Smatt Y, Ferri J. Retrospective study of 18 patients treated by maxillomandibular advancement with adjunctive procedures for obstructive sleep apnea syndrome. *J Craniofac Surg* 2005;16(5):770-7.

23

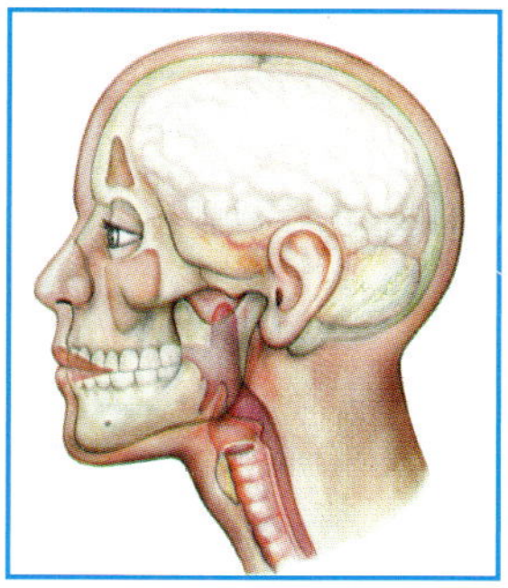

COMO INTERPRETO A CIRURGIA ESQUELÉTICA NO TRATAMENTO DA SAOS

George Boraks

INTRODUÇÃO

Desde os relatos iniciais por Broadbent, em 1877,[12] a síndrome de apneia e hipopneia do sono (SAHOS) tem recebido cada vez mais destaque na literatura médica mundial. Diversos autores como Hill, Wells, Burwell *et al.* e Gastaut *et al.*[18] apresentaram relatos de pacientes obesos e sonolentos, porém somente à luz da polissonografia, desenvolvida na Europa na década de 1960, que os distúrbios ventilatórios do sono se tornaram mais evidentes e, portanto, mais bem compreendidos, surgindo relatos como de Coccagna,[12] quem de forma pioneira descreveu a doença como "alterações hemodinâmicas associadas a respiração anormal durante o sono. Todavia foi Guilleminault, em 1973,[12] quem estabeleceu os critérios clínicos assim como o termo síndrome da apneia obstrutiva do sono e condições semelhantes como a síndrome da resistência das vias aéreas superiores mais tardiamente, em 1993.

Atualmente a SAHOS é vista como uma doença crônica debilitante com repercussões sistêmicas significativas e prejuízo a qualidade de vida.

FISIOPATOLOGIA

A fisiopatologia da apneia do sono traduz-se em última análise em um desequilíbrio de forças atuantes nas paredes faríngeas, de um lado as forças dilatadoras representadas unicamente pelo tônus da musculatura da parede lateral da faringe, em contrapartida as mais diversas situações que favorecem seu colapso, dentre as quais podemos citar as deformidades esqueléticas dos maxilares, inflamação crônica das mucosas as quais aumentam a resistência à passagem do fluxo aéreo por diminuição do diâmetro da via aérea, relaxamento da musculatura faríngea por uso de determinadas substâncias como o álcool, deposição de gordura nos tecidos moles da faringe e base de língua, conformação anatômica do palato mole e orofaringe, circunferência cervical aumentada, posicionamento do osso hioide, entre outras.

Com a resistência das vias áreas superiores, ocorre um aumento do gradiente de pressão inspiratória compensatório, com consequente aumento do fluxo e colapso faríngeo (efeito bernouille), resultando em baixa oxigenação alveolar, hipoxemia e hipercapnia levando aos microdespertares com consequente fragmentação do sono, aumento do tônus simpático, sonolência diurna excessiva, distúrbios do humor e da cognição.

DOENÇAS ASSOCIADAS

Embora ainda subdiagnosticada, a apneia obstrutiva do sono tem consequências devastadoras sobre a saúde como um todo. O aumento do tônus simpático e a hipercapnia promovem repercussões cardiovasculares, pulmonares, endotelias, endocrinológicas, cerebrais, cognitivas dentre outras, aumentando significativamente a morbimortalidade dos indivíduos portadores de enfermidades crônicas com relação à população em geral. Conforme relatos em literatura a mortalidade de indivíduos apneicos é significativamente maior em portadores de apneia moderada à grave do que na população em geral.[13] Adicionalmente os acidentes automobilísticos que representam um verdadeiro problema de saúde pública no Brasil e no mundo, estão em boa parte dos casos relacionados com pacientes sonolentos e/ou portadores de apneia do sono.[11]

Nos pacientes pediátricos, a ocorrência de apneia do sono está diretamente relacionada com a hipertrofia adenotonsiliana[9] manifestando-se clinicamente por irritabilidade, déficit de atenção e sonolência diurna excessiva, além de baixo rendimento escolar com alterações significativas do comportamento. A longo prazo estas alterações resultam em limitação do crescimento e desenvolvimento orgânico e neuropsicosocial da criança.[2]

DADOS EPIDEMIOLÓGICOS

A real incidência da SAHOS na população em geral é desconhecida. Acredita-se que 4% dos homens em idade produtiva sejam afetados pela síndrome. É sabido que o sexo masculino é 8 a 10 vezes mais acometido que o feminino, talvez por razões anatômicas relacionadas com o sexo. As mulheres com SAHOS frequentemente se encontram no climatério, sugerindo uma influência hormonal na fisiopatologia do colabamento das vias aéreas durante o sono.[3]

Diversos estudos foram elaborados com a finalidade de estabelecer a prevalência desta doença na população em geral. No Brasil, um estudo realizado em através de polissonografia com 1.042 voluntários, demonstrou uma prevalência de apneia e hipopneia de 32,8% dos participantes, sendo a maior parte da amostra constituída por homens obesos. Embora possa ocorrer em qualquer faixa etária, o pico de incidência situa-se entre 40 e 50 anos de idade.[21]

ACHADOS CLÍNICOS E DIAGNÓSTICO DA SAHOS

De maneira geral, os sintomas mais frequentes da apneia do sono estão divididos em sintomas diurnos, como sonolência excessiva, sensação de sono não reparador, cefaleia matinal, fadiga, dificuldade de concentração, por outro lado os sintomas noturnos estão mais relacionados com despertares frequentes, roncos ressuscitadores, pausas respiratórias presenciadas por terceiros, noctúria, engasgos, insônia, entre outros. Os achados clínicos frequentemente revelam indivíduos braquicefálicos, obesos, com aumento de circunferência cervical, geralmente com padrão esquelético facial de retrusão mandibular, orofaringe e palato mole com conformação anatômica desfavorável à passagem do ar, hipertrofia das tonsilas palatinas, conchas nasais inferiores e desvios septais.

Assim de posse destas informações, como na maior parte das síndromes é possível estabelecer um biótipo característico do indivíduo portador da SAHOS (Fig. 23-1).

Outras possibilidades de diagnóstico, como a utilização de questionários com respostas padronizadas,[15] que fornecem índicos do diagnóstico da SAHOS. Contudo a polissonografia descrita na Europa na década de 1960 trouxe uma melhor compreensão dos fenômenos ventilatórios que ocorrem durante o sono,[18] tornando-se atualmente exame indispensável no estadiamento do grau de severidade da apneia, orientando desta maneira a melhor forma de tratamento. A classificação quanto a severidade da apneia, divide os resultados da polissonografia resumidamente em três possibilidades, apneias leve, moderada e grave.

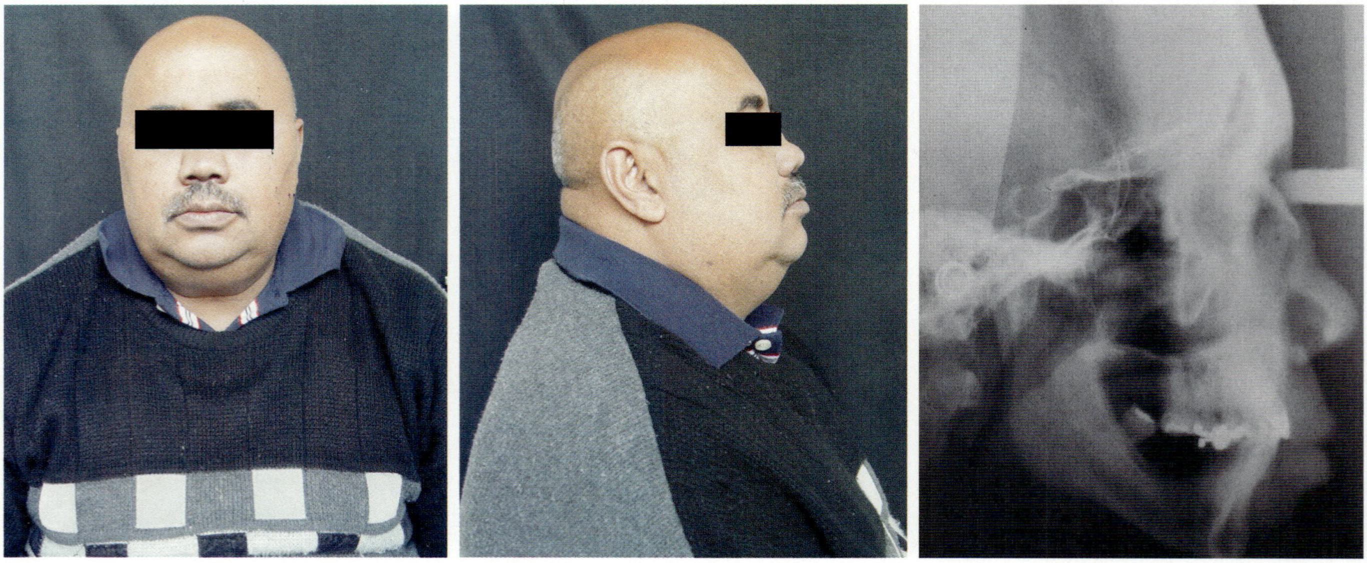

Fig. 23-1. Biotipo do portador de SAHOS e achados imageológicos. Observar o aumento da gordura cervical, assim como o diâmetro das vias aéreas superiores.

TRATAMENTO DA SINDROME DE APNEIA E HIPOPNEIA DO SONO

Os objetivos do tratamento da apneia do sono são:

A) Promover ventilação e oxigenação noturna normais.
B) Reduzir e abolir o ronco.
C) Eliminar a fragmentação do sono.[26]

Para tanto, o tratamento de maneira geral está dividido em três categorias gerais a saber:

1. **Tratamento comportamental**: consiste na eliminação dos fatores de risco para apneia obstrutiva do sono, dentre eles a higiene do sono, dieta, abstinência alcoólica, suspensação de sedativos, tratamento das doenças de base como o hipotireoidismo, rinites e outras causas de obstrução nasal.[3]
2. **Tratamento clínico**: basicamente envolve a utilização de alguns fármacos estimulantes ventilatórios com a finalidade de melhorar a oxigenação noturna, os quais estão mais indicados no tratamento da apneia de origem central. Outros grupos medicamentosos constituem o grupo de agentes serotoninérgicos e supressores de fases específicas do sono.[29] Há ainda de forma mais recente a possibilidade de utilização de indutores de sono indicados para situações especiais, podendo melhorar a adesão ao tratamento.

   Do ponto de vista fonoterápico, aulas de canto e exercícios específicos podem melhorar a tonicidade da musculatura faríngea, diminuindo sua possibilidade de colapso.[25]

   A utilização de dispositivos intraorais no tratamento da apneia do sono, tem-se mostrado bastante útil no tratamento da apneia especialmente de leve a moderada, com alguns efeitos colaterias, principalmente sobre os dentes e os tecidos periodontais de sustentação,[1] mas a utilização de dispositivos para a manutenção da via aérea patente, dentre estes figura a máscara de pressão contínua na via aérea (CPAP) introduzida em 1981, constitui a primeira linha de tratamento para SAHOS,[24] inclusive com diminuição da mortalidade conforme os relatos de Jian He *et al.* em 1988.[13] Em contrapartida o índice de adesão ao tratamento com uso de CPAP é baixo, assim 20% dos pacientes não aceitam o tratamento no momento da prescrição. Outros 12 a 55% dos pacientes irão abandonar o tratamento após 3 anos de uso.[6]
3. **Tratamento cirúrgico:** o primeiro relato de tratamento cirúrgico, para tratamento de ronco foi proposto por Ikematsu, em 1964, que consistiam em ressecção palatofaríngea com uvulectomia parcial.[7]

Em seguida na década de 1970 surgiram a traqueostomia e a tonsilectomia como as principais possibilidades cirúrgicas de tratamento da apneia do sono na época.[16]

Mas somente em 1981 Fujita disseminou a técnica nos Estados Unidos introduzindo o termo uvulopalatofaringoplastia (UPFP), aplicando-a no tratamento da então reconhecida SAHOS.[10] Basicamente esta técnica recebeu criticas da comunidade médica por seu efeito limitado no tratamento da SAHOS, sendo que o benefício da técnica depende bem mais da anatomia do indivíduo do que da gravidade da apneia do sono. Por outro lado, a UPFP em associação a procedimentos como a suspensão do hioide parece ter efeito sinérgico e benéfico no controle dos sintomas da SAHOS, porém pouco utilizados (Fig. 23-2).[28]

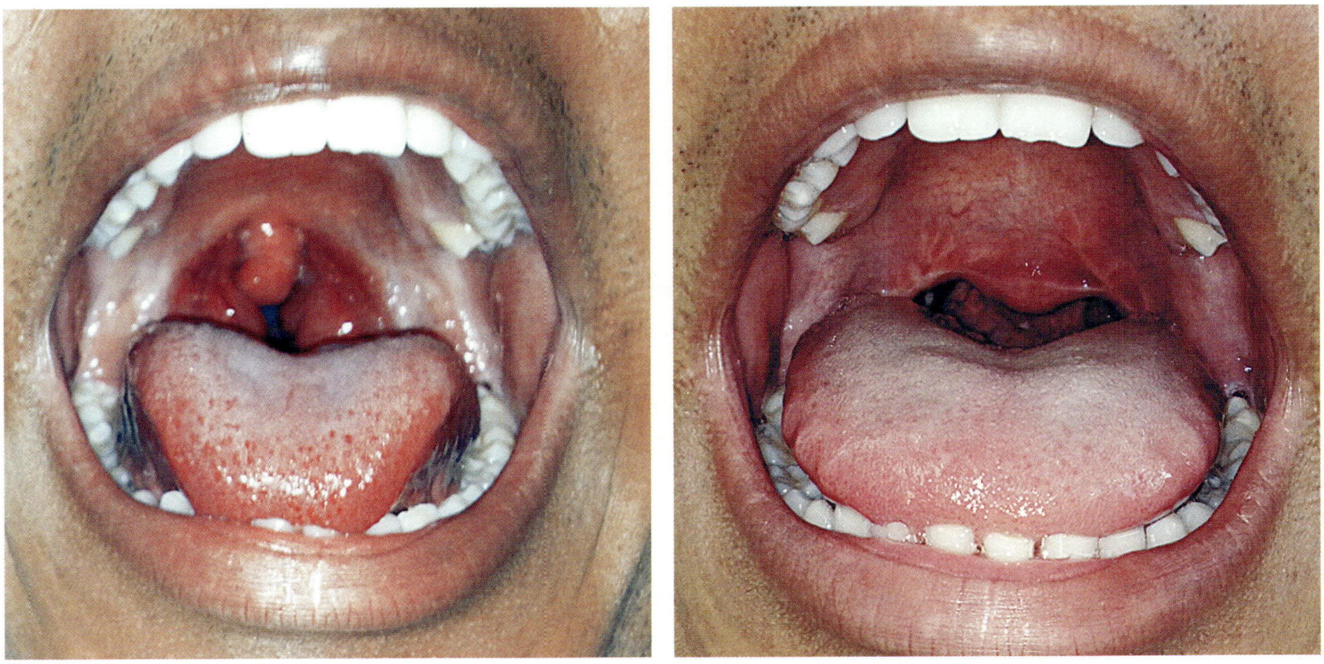

Fig. 23-2. Aspecto do paciente portador de hipertrofia amidalina submetido a Uvuloplatofaringoplastia. Observar a intensidade de retração cicatricial da faringe.

Posteriormente outros procedimentos cirúrgicos foram descritos como a faringoplastia lateral e procedimentos relacionados com a cirurgia de base de língua, com bons resultados relacionados exclusivamente com casos escolhidos. Assim o benefício em longo prazo das cirurgias faríngeas no tratamento da apneia de sono ainda necessita ser demonstrado.[5,27]

CIRURGIA ESQUELÉTICA NA SINDROME DE APNEIA E HIPOPNEIA DO SONO

Na década de 1970 começou-se a perceber o efeito da cirurgia esquelética sobre a SAHOS. Ao observar-se que pacientes retrognatas portadores de roncos noturnos e sonolência diurna excessiva, beneficiavam-se significativamente destes sintomas através de cirurgias esqueléticas propostas com a finalidade de melhora da oclusão dentária e harmonização das bases ósseas.

O grupo da Universidade de Stanford foi o pioneiro no tratamento cirúrgico esquelético para a SAHOS, através das publicações de Riley, Powell & Guillemineaut[18,20,22] que estabeleceram inicialmente um protocolo denominado de fase I de Stanford, assim compreendido pela associação entre três procedimentos:

1. Uvulopalatofaringoplastia.
2. Suspensão do osso hioide.
3. Osteotomia retangular em sínfise mandibular com avanço do músculo genioglosso, com taxa de sucesso que varia na literatura entre 39 e 79%, devendo ser indicado preferencialmente quando se suspeita que o sítio de obstrução é a base da língua.[30]

A seguir com base na celebre publicação de Bell *et al.* 1975, que forneceram dados seguros a respeito da vascularização da maxila seguida da osteotomia de Le Fort I, mais uma vez o grupo da universidade de Stanford toma à frente e publica um estudo,[22] cujos resultados demonstraram a efetividade da cirurgia esquelética,[22] sobretudo do avanço maxilomandibular (AAM) no tratamento da apneia do sono, assim foi designada fase II de Stanford cuja principal indicação era o resgate cirúrgico daqueles pacientes que apresentaram falhas na fase I do tratamento, em seguida em outra publicação[23] os autores demonstraram taxa de sucesso de 100% para os pacientes submetidos ao AMM. Outro estudo publicado pelo grupo de Birmingham[8] demonstrou alterações estruturais e na conformação espacial da faringe sobretudo no diâmetro transversal especialmente na região orofaríngea e retrolingual, sugerindo evidências de que o AMM além de ser a única opção cirúrgica de reconstrução multinível das vias aéreas superiores, também confere estabilidade da parede lateral da faringe, uma vez que recupera o tônus muscular o qual consiste na única e exclusiva força de resistência ao colapso faríngeo, conforme dito anteriormente. Outra contribuição importante proposta pelo grupo de Birmingham é que mais recentemente tem-se preferido em algumas situações realizar diretamente a fase II de Stanford (AMM) uma vez que a cirurgia faríngea promove a presença de cicatrizes que limitam o estiramento do tecido com o avanço maxilomandibular.[8]

O AMM tem sido a cirurgia mais efetiva para o controle da SAHOS. A taxa de sucesso (redução do índice de apneia e hipopneia em 50% do valor basal, estando ele abaixo de 20 eventos/hora) do AMM é de 82% com possibilidade de cura (índice de apneia e hipopnéia menor que 5 eventos/hora) de 43,2%.[30]

De modo geral é preferível indicar o AMM, para os pacientes relativamente jovens (3ª a 5ª década de vida) que apresentam baixo índice de massa corporal, sem comorbidades e com uma condição dentária e esquelética que permita a realização de osteotomias, independentemente da qualidade da oclusão dentária do paciente (Fig. 23-3).

Portanto, o AMM para tratamento de SAHOS deve fazer parte do arsenal terapêutico de todo e qualquer centro multidisciplinar que se proponha a tratar integralmente a apneia do sono, sobretudo para os pacientes portadores de apneias de intensidade moderada a grave, que não desejam ou não se adaptaram ao uso de CPAP ou aparelho intraoral de avanço mandibular, assim como aqueles portadores de apneia grave com comorbidades.

Existe ainda um grupo especial de pacientes portadores de deformidades dentofaciais que invariavelmente apresentam oclusão dentária insatisfatória e alterações craniofaciais que se manifestam pela desarmonia dos maxilares seja no sentido anteroposterior, vertical e/ou transverso da face e que por todas estas alterações craniofaciais também apresentam apneia do sono. Estes pacientes apresentam evidências clínicas, cefalométricas e imageológicas, oclusais e até mesmo polissonográficas que justifiquem a necessidade do procedimentos cirúrgicos através das osteotomias maxilomandibulares. A este procedimento dá-se o nome de cirurgia ortognática

Embora as osteotomias da cirurgia ortognática sejam coincidentes com as realizadas no AMM para tratamento da SAHOS, não permitem equiparar as duas modalidades cirúrgicas uma vez que apresentam finalidades diferentes. Portanto a afirmação de que: "Cirurgia ortognática trata apneia do sono..." é descomprometida com a definição do termo que denomina o procedimento cirúrgico, sendo correta a seguinte expressão: " Cirurgia ortognática melhora a relação dos maxilares entre si e com a base do crânio, resultando indiretamente na melhora da apneia do sono..."

Ao comparar ambos os procedimentos, observa-se diferenças com relação a diversos itens, como demonstrado no Quadro 23-1 (Fig. 23-4).

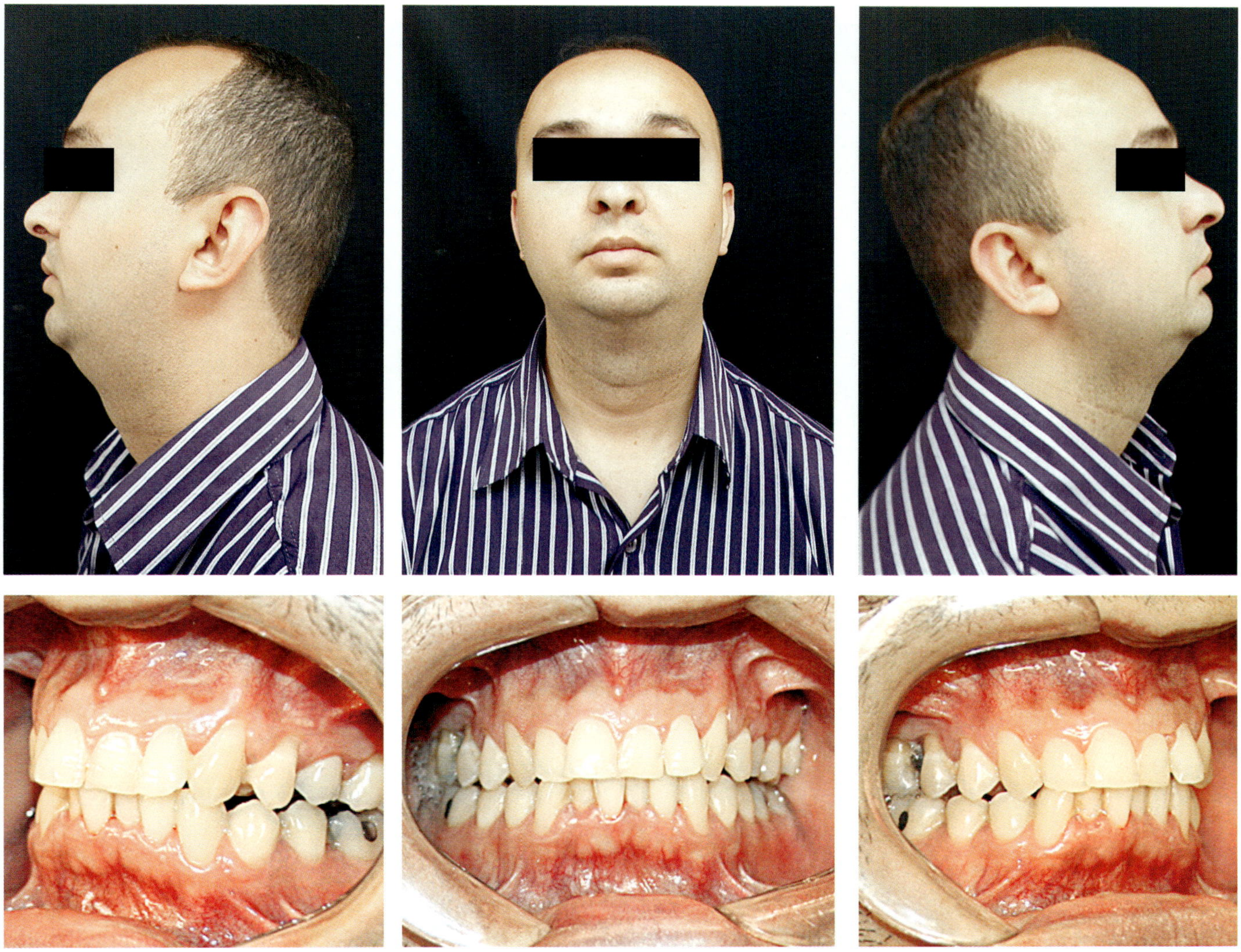

Fig. 23-3. Aspecto facial de paciente portador de SAHOS com indicação de avanço maxilomandibular.

CONSIDERAÇÕES CEFALOMÉTRICAS

Desde a publicação de Broadbent[4], em 1931, que inicialmente descreveu a cefalometria, muitas mudanças e dezenas de outras análises foram desenvolvidas. Atualmente vasto é o arsenal cefalométrico disponível, que permite um melhor entendimento das dimensões cranianas tridimensionalmente. Por outro lado, a cefalometria oferece, com exclusividade, as ferramentas necessárias para melhor compreensão da posição espacial dos arcos maxilares entre si, sua relação com a base do crânio, bem como analisa as repercussões dimensionais destas medidas, sobre a morfologia das vias aéreas superiores.

Dentre esta diversidade de análises cefalométricas, encontra-se a análise de Mc Namara, desenvolvida por um grupo de pesquisadores da Universidade de Ann Arbor, em

Quadro 23-1. Avanço maxilomandibular × cirurgia ortognática

	Cirurgia ortognática	Avanço maxilomandibular
Perfil do paciente	Jovem sem comorbidades	A partir dos 30/40 anos, comorbidades
Objetivos	Estético-funcional	Restabelecimento de via aérea
Direção do movimento	Depende da deformidade	Avanço
Quantidade de movimento	XX	7-10 mm
Indicação	Ortodôntica	Otorrinolaringológica
Preditibilidade de resultados	Previsíveis	Imprevisíveis
Oclusão dentária final	Melhorada	Inalterada

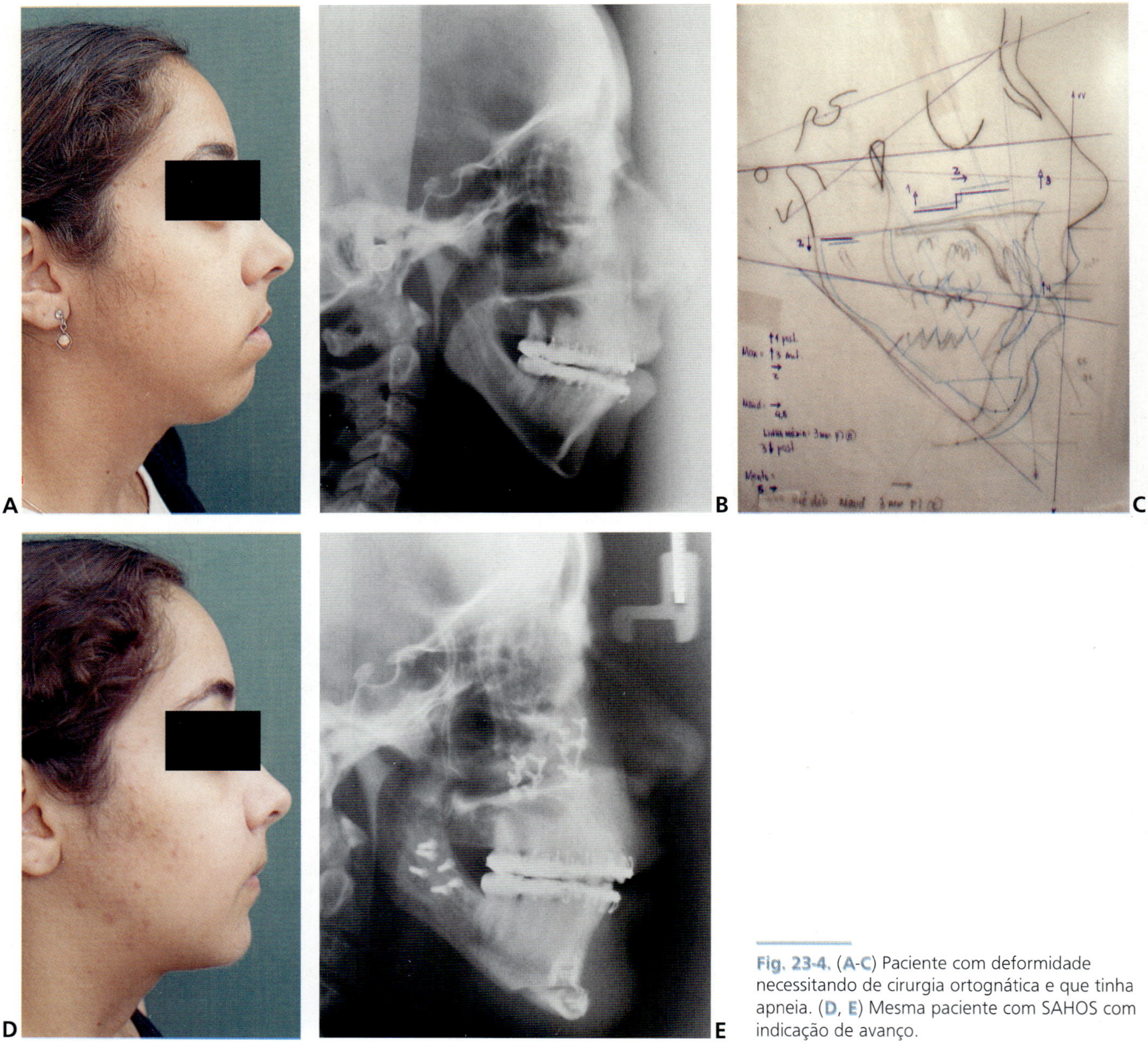

Fig. 23-4. (A-C) Paciente com deformidade necessitando de cirurgia ortognática e que tinha apneia. (D, E) Mesma paciente com SAHOS com indicação de avanço.

1984.[17] Por tratar-se de análise rica em medidas lineares, além de valorizar os tecidos moles e ser efetiva para indivíduos adultos e crianças, é largamente utilizada no planejamento cirúrgico das deformidades dentofaciais. Ainda é capaz de fornecer alguma ideia com relação à dimensão anteroposterior das vias aéreas superiores, fornecendo indícios de possíveis obstruções de nasofaringe, orofaringe e anteriorização do posicionamento de língua eventualmente provocada por hipertrofia das tonsilas palatinas em pacientes pediátricos e adultos jovens. Com o desenvolvimento da cirurgia esquelética da apneia do sono, outras medidas cefalométricas foram incorporadas às análises como medidas das primeiras vértebras cervicais, medidas das paredes posteriores da faringe, palato mole e osso hioide, sendo possível observar características cefalométricas que repetem na maior parte dos pacientes apneicos e com deformidades dentofaciais como a deficiência mandibular, aumento de palato mole e osso hioide inferiorizado, especialmente em pacientes portadores de plano oclusal ou mandibular muito exacerbado. Entre os apneicos ainda é possível identificar outro grupo de pacientes, aqueles que apresentam birretrusão maxilar a despeito oclusão dentária satisfatória ou, ao menos, estável.

Através da experiência clínica adquirida ao longo dos anos, foi possível estabelecer algumas situações cefalométricas a serem observadas durante o planejamento: de modo geral os movimentos dos maxilares que envolvem rotação horária do plano oclusal, reposicionamento inferior da maxila, todos os tipos de recuos de maneira geral e cirurgias que estreitam o diâmetro transversal da maxila, promovem estreitamento de vias aéreas superiores. Não recuar a mandíbula de pacientes de classe II esquelética assim como daqueles pacientes que eventualmente sejam apneicos em potencial como obesos, indivíduos que roncam ou portadores de síndrome de resistência de vias aéreas superiores. Ao considerar grandes avanços como 10 a 12 mm para pacientes birretrusos lembrar que há limitações impostas pela exposição do incisivo superior, assim como a resistência oferecida pelos tecidos moles da face.

A cefalometria como é concebida nos dias atuais, embora venha lentamente sendo substituída por novas tecnologias insurgentes, ainda é o exame de escolha para avaliação do padrão facial esquelético assim como a relação com tecidos moles e vias aéreas superiores.

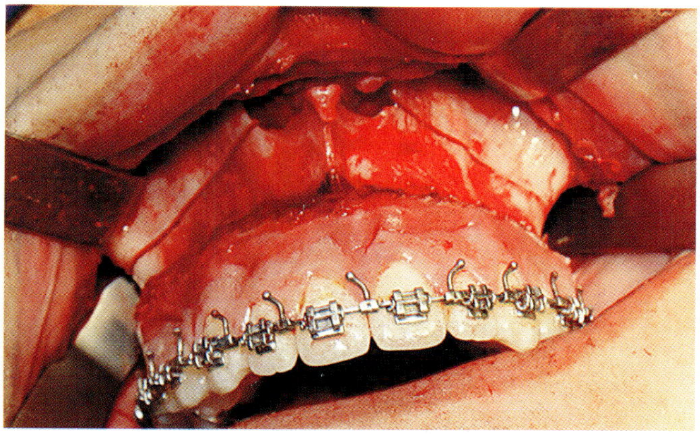

Fig. 23-5. Imagem clássica da osteotomia de Le Fort I. Observar a precisão do corte realizado com serra reciprocante.

CONSIDERAÇÕES TÉCNICAS

Ao executar as osteotomias de maxila e mandíbula com a finalidade de reposicionamento dos maxilares, deve-se ter em mente que o tecido ósseo apresenta pouca plasticidade, exigindo do cirurgião experiência e meticulosidade para a realização das osteotomias. Fraturas indesejadas e lesão aos feixes vasculonervosos durante as osteotomias, fístulas arteriovenosas, mal posicionamento dos ossos maxilares, necroses ósseas entre estão bem descritos em vasta literatura.[14,19] Portanto, alguns fatores são fundamentais e determinantes no sentido de minimizar os riscos da cirurgia.

Atualmente não se concebe a realização de osteotomias maxilares sem a manutenção ou melhora funcional da oclusão dentária. Por isso, todos os pacientes devem em geral receber algum tipo de estudo preditivo através de telerradiografias laterais e frontais, ou mesmo através de imagens digitalizadas e *softwares* especializados além de montagem em articulador semiajustável seguida de cirurgia de modelos gessados e obtenção de *splints* funcionais que serão utilizados durante a cirurgia para transferir os resultados do estudo nos modelos. Ao realizarmos grandes avanços bimaxilares, devemos observar as limitações da técnica impostas pelos tecidos moles, desde a resistência oferecida pelos tecidos, tamanho e espessura de lábios, exposição de incisivos superiores e inferiores, assim como o palato mole encurtado ou fibrosado podendo evoluir para insuficiência velofaríngea. É importante lembrar ainda que grandes avanços da maxila colocam em risco a vascularização do palato mole, fonte de nutrição exclusiva da maxila após a osteotomia de Le Fort I por um período próximo às primeiras 72 horas pós-operatórias.

Por outro lado destaca-se também a importância da saúde articular nos pacientes que se submeterão ao avanço maxilomandibular, uma vez invariavelmente estes avanços promovem o aumento da carga mastigatória com maior transmissão de forças a serem dissipadas na articulação temporomandibular.

Outro detalhe técnico importante é a preferência por serras e não por brocas durante as osteotomias, as quais por serem mais afiadas e potentes do que as brocas promovem menos aquecimento ósseo diminuindo o risco de necrose, além de evitar o desgaste ósseo excessivo provocado pelo diâmetro das brocas (Fig. 23-5).

Ainda deve-se lembrar que para os casos de grandes avanços mandibulares a preferência se faz por osteotomias sagitais, haja visto que as osteotomias verticais no avanço mandibular, trazem prejuízo ao contato ósseo e reparação biológica deste tecido por falta de contato ósseo. Adicionalmente ao realizar a ostetomia sagital de mandíbula, seu desenho deve ser prolongado no sentido anteroposterior com a finalidade de incrementar ainda mais o contato ósseo.

Com relação à fixação rígida a ser aplicada para os grandes avanços bimaxilares, deve-se dar preferência às placas ditas pré-moldadas, especialmente aquelas que têm conformação espacial com ângulos de 90°, o que resulta em melhor estabilidade de fixação rígida.[14,19]

Por fim, grande é o conhecimento que se tem atualmente com relação às técnicas cirúrgicas esqueléticas no tratamento da apneia do sono, bem como de suas vantagens com relação à estabilidade das paredes faríngeas impedindo o colapso ademais o método demonstrou ser possível além de melhorar o desempenho polissonográfico do indivíduo, eventualmente curá-lo da SAHOS com índices de complicações da ordem de 1 a 3,1%.[26]

Em contrapartida a disponibilidade de métodos clínicos eficazes no controle da apneia do sono, embora tenham baixos índices de adesão por parte dos pacientes, suscitam na comunidade médica mundial certa resistência na indicação cirúrgica da SAHOS. É possível que com o passar do tempo e com o advento de novas publicações nesta área, ocorram mudanças nas diretrizes de tratamento desta síndrome, sendo impossível predizer qual será o futuro. O que se sabe é que sempre haverá algum espaço para cirurgia esquelética no tratamento da apneia do sono, principalmente nos pacientes portadores de deformidades craniofaciais.

REFERÊNCIAS BIBLIOGRÁFICAS

1. Aubert G. Alternative therapeutic approaches in sleep apnea syndrome. *Sleep* 1992;15(6):69-72.
2. Ali MJ, Pitson DJ, Stradling JR. Snoring, sleep disturbance and behaviour in 4-5 year olds. *Arch Dis Child* 1993;68(3):360.
3. Balbani APS, Formigoni GG. Ronco e síndrome da apnéia obstrutiva do sono. *Rev Assoc Med Bras* 1999 Jul./Set.;45(3).
4. Broadbent BH. A new x-ray technique and its application to orthodontia. *Angle Orthod* 1931 Apr.;1(2):45-66.
5. Cahali MB, Formigoni GG, Gebrim EM *et al.* Lateral pharyngoplasty versus uvulopalatopharyngoplasty: a clinical, polysomnographic and computed tomography measurement comparison. *Sleep* 2004;27:942-50.
6. Cahali MB, Nakasato AA, Duarte BB. Tratamento clínico da apnéia do sono in: *Tratado de otorrinolaringologia e cirurgia cervicofacial.* 2. ed. São Paulo: Roca, 2011, vol. 4, cap. 26.
7. Cahali MB, Lorenzetti FTM, Mahmoud A *et al.* Tratamento cirúrgico para ronco e apnéia. In: *Tratado de otorrinolaringologia e cirurgia cervicofacial.* 2. ed. São Paulo: Roca, 2011, vol. 4, cap. 28.
8. Fairburn SCR, Waite PW, Vilos G *et al.* Three-dimensional changes in upper Airways of patients with obstructive sleep apnea following maxillomandibular advancement. *J Oral Maxillofac Surg* 2007;65:6-12.
9. Friedman M, Wilson M, Lom HC *et al.* Updated systematic review of tonsillectomy and adenoidectomy for treatment of pediatric obstructive sleep apnea/hipopnéia syndrome. *Otolaryngol Head Neck Surg* 2009;140:800-8.
10. Fujita S, Conway W, Zorick F *et al.* Surgical correction of anatomic abnormalities in obstructive sleep apnea syndrome: Uvulopalatopharyngoplasty. *Otolaryngol Head and Neck Surg* 1981;89:923-34.
11. George CFP. Sleep. Driving and automobile crashes in patients with obstructive sleep apnea-hypopnea syndrome. *Thorax* 2004;59:804-7.
12. Guilleminault C, Abad VCA. Obstructive sleep apnea syndromes. *Med Clin N Am* 2004;88:611-30.
13. He J, Kryger MH, Zorick FJ. Mortality and apnea index in obstructive sleep apnea. *Chest* 1988 July;94(1):9-14.
14. Ilg JP. Cirurgia ortognática em apnéia. In: Araújo A. *Cirurgia ortognática.* São Paulo: Santos, 1999, 374p.
15. Johns MW. Sleepiness in different situations measured by the epwoth Sleepness Scale. *Sleep* 1994;17:703-10.
16. Kupper DS, Leite MGJ, Nogueira RL *et al.* Tratamento cirúrgico da Sahos. *Medicina Ribeirão Preto* 2006 Abr./Jun.;39(2):218-26.
17. Mc Namara Jr JA. A method of cephalometric evaluation. *Am J Orthod* 1984 Dec.;86(6):449-69.
18. Miranda SL. Cirurgia ortognática em apnéia. In: Araújo A. (Ed.). *Cirurgia ortognática.* São Paulo: Santos, 1999, 374p.
19. Polido WD. Cirurgia ortognática em apnéia. In: Araújo A. (Ed.). *Cirurgia ortognática.* São Paulo: Santos, 1999, 374p.
20. Powell NP, Guilleminault C, Riley R *et al.* Mandibular advancement and obstructive sleep apnea syndrome. *Bull Europ Physiopath Resp* 1983;10:607-10.
21. Tufik S, Santos-Silva R, Taddei JJA *et al.* Obstructive sleep apnea syndrome in the São Paulo Epidemiologic Sleep Study. *Sleep Med* 2010 May;11(5):441-46.
22. Riley R, Powell NP, Guilleminault C. Maxilllofacial surgery and nasal CPAP: a comparison of treatment for obstructive sleep apnea syndrome. *Clin Chest Med* 1990;98(6):1421-25.
23. Riley R, Powell NP, Guilleminault C. Obstructive sleep apnea syndrome: A surgical protocol for dynamic Upper Airway reconstruction. *J Oral Maxillofac Surg* 1993;51:742-47.
24. Schendel S, Powell NB. Surgical orthognathic management of sleep apnea. *J Craniofac Surg* 2007 July;18(4):902-11.
25. Silva LMP, Aureliano FTS, Motta AR. Atuação fonoaudiológica na síndrome da apnéia e hipopnéia do sono. *Rev CEFAC, São Paulo* 2007 Out.-Dez.;9(4):490-96.
26. Strollo PJ, Rogers RM. Obstructive sleep apnea. *N Eng J Med* 1996;334(4):99-104.
27. Sudaram S, Bridgman SA, Lim J *et al.* Surgery for obstructive sleep apnéia. *Cochrane Database Syst Rev* 2005;(4):CD001004.
28. Waite PD, Wooten V. Maxillomandibular advancement: a surgical treatment of obstructive sleep apnea. In: Bell W. (Ed.). *Modern practice in orthognathic and reconstructive surgery.* Philadelphia: WB Saunders, 1992.
29. Veasey SC, Guilleminault C, Strohl KP. Medical therapy for obstructive sleep apnea task force pf standards of practice committee of the American academy of sleep medicine. *Sleep* 2006 Aug.;29(8):1036-44.
30. Zancanella E, Haddad FM, Oliveira LAMP *et al. Apnéia obstrutiva do sono e ronco primário: tratamento – Projeto diretrizes.* AMB/CFM 2012, 28p.

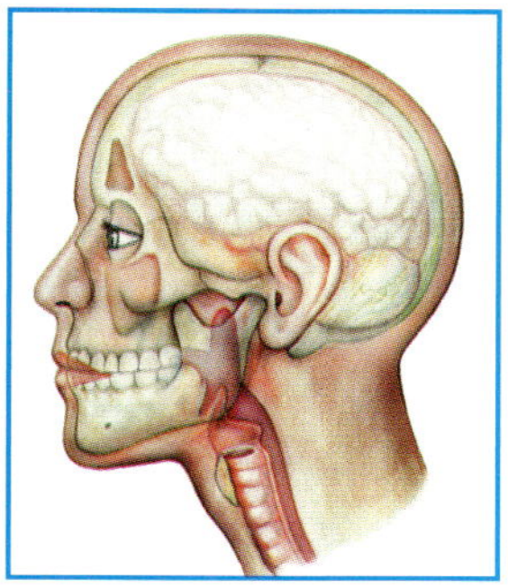

24

COMO INTERPRETO A CIRURGIA ESQUELÉTICA PARA O TRATAMENTO DA SAHOS

Luiz Carlos Sava
Cláudia Paraguaçu Pupo Sampaio
Carlos Roberto Ballin

INTRODUÇÃO

A Síndrome da Apneia Hipopneia Obstrutiva do Sono (SAHOS) está relacionada com várias alterações patológicas, como: hipertensão arterial, acidente vascular encefálico, infarto do miocárdio, disfunção sexual eréctil e até acidentes de trânsito, em decorrência de sonolência excessiva, causada pela fragmentação do sono.[1,2]

A gravidade dessas inúmeras alterações norteia o conceito do tratamento. Quando a alteração é parte de um processo fisiológico, não há indicação de um manejo anatômico. Pacientes com SAHOS podem desenvolver obesidade,[3] dislipedemia,[4] distúrbio glicêmico[5,6] ou hipertensão,[7] sendo que essas condições devem estar controladas, antes de se pensar em cirurgia, pois são condições que levam a acúmulo de gordura cervical e flacidez tecidual; acarretando, também, um quadro de obstrução no pós-operatório, que pode ser traduzido erroneamente como recidiva, quando, na verdade, são complicações de um estado metabólico desequilibrado.

A obstrução pode ocorrer em um nível isolado, ou em múltiplos níveis, como: cavidade nasal, nasofaringe, orofaringe ou hipofaringe, envolvendo estruturas como o palato mole, úvula, pilares tonsilianos, base de língua, músculos e mucosa da faringe, além da epiglote.[8] Entre as modalidades cirúrgicas disponíveis estão: uvulopalatofaringoplastia, uvulopalatoplastia, septoplastia, radiofrequência de base de língua, turbinectomias e turbinoplastias, osteotomia mandibular com avanço do genioglosso, glossectomia parcial, traqueostomia e outras.

Este capítulo abordará apenas a cirurgia esquelética para o tratamento de SAHOS. Se a obstrução for de caráter anatômico está indicada a correção anatômica. A interpretação do padrão da obstrução e a sua natureza determinam qual a cirurgia indicada e o sucesso inerente desta. Para o tratamento ser efetivo é necessário que se estabeleça uma via anatômica/estrutural que possibilite a sequência fisiológica respiratória. Sobre a flacidez muscular e a distribuição da gordura não há controle efetivo; porém o posicionamento da maxila ou da mandíbula bem como a relação maxilomandibular pode ser modificada de acordo com a necessidade do paciente. Quanto mais acurado for o diagnóstico, mais específico será o procedimento cirúrgico.

As relações maxilomandibulares são definidas pela avaliação esquelética; as avaliações funcionais direcionam os detalhes do procedimento cirúrgico e a necessidade de procedimentos adicionais. O foco da cirurgia é proporcionar o maior espaço faríngeo possível. O avanço mandibular promove um avanço da musculatura da lingual e da região supra-hióidea; o avanço da maxila promove o reposicionamento do véu palatino e dos músculos velofaríngeos.[9] Essa mobilização leva ao aumento do espaço faríngeo, da sua permeabilidade. O avanço maxilomandibular apresenta índices de sucesso de 96,[10] 98[11] e 100%.[12,13] Os avanços podem atingir até 8 mm de espaço aéreo posterior, culminando com importante ampliação do espaço aéreo faríngeo. Mesmo assim para casos com dessaturação de 70%, se houver possibilidade de correções septais, palatais, de base de língua ou hióideas adicionais, essas devem ser realizadas. A fase I de Stanford (uvulopalatofaringoplastia + avanço genioglosso + gênio-hióideo e tireo-hioideopexia) não apresenta resultados adequados em 40% dos casos de apneia moderada e grave,[14] o que faz do avanço maxilomandibular a melhor opção para casos em que é necessário ampliar o espaço aéreo faríngeo. A uvulopalatofaringoplastia tem resultados e indicações cada vez mais restritas a pacientes que tenham índice de Friedman I ou II,[15] o que significa dizer que a base da língua é a responsável pela persistência da obstrução; tendo resolução em 25% dos casos.[16,17]

INDICAÇÕES DE CIRURGIAS ESQUELÉTICAS

Disjunção maxilar

- Deficiência transversal da maxila.

Osteotomias mandibulares

- SAHOS.
- Síndrome de resistência das vias aéreas superiores.

Avanço maxilomandibular

- Pacientes com SAHOS grave, sem alterações esqueléticas, cujos métodos não invasivos não obtiveram sucesso.
- Pacientes portadores de SAHOS leve, moderada ou grave que apresentem alterações no esqueleto facial.
- Pacientes nos quais a Fase I de Stanford (uvulopalatofaringoplastia + avanço genioglosso + gênio-hióideo e tireo-hiodeopexia) apresentou resultados inadequados.

Como alterações no esqueleto facial entende-se:

- Espaço aéreo posterior EAP < 9 mm.
- SNA < 82°, indicando retroposição maxilar.
- SNB < 80°, indicando retroposição mandibular.

Contraindicações

- Pacientes que não apresentem condições cirúrgicas.
- Pacientes em que o local da obstrução anatômica não esteja claro.
- Pacientes com múltiplas alterações metabólicas.

Vantagens

Resolução do problema em um procedimento cirúrgico único, não havendo necessidade do uso de tratamento contínuo (CPAP).

DIAGNÓSTICO

O Serviço de Cirurgia Craniomaxilofacial da Santa Casa de Misericórdia de Curitiba tem como rotina de avaliação pré-operatória dos pacientes com SAHOS.

Avaliação clínica

É composta pelo exame físico de cabeça e pescoço e pela avaliação ortodôntica. Durante a avaliação clínica são feitas as imagens fotográficas dos pacientes. O paciente é encaminhado para avaliação psicológica, em função da futura modificação do perfil.

Polissonografia

A função da monitoração polissonográfica é a definição do diagnóstico de SAHOS ou Síndrome de Resistência das Vias Aéreas Superiores, bem como a avaliação pré- e pós-operatória.

Telerradiografia cefalométrica

A telerradiografia cefalométrica em norma lateral é realizada para a avaliação dos ângulos:

- SNA.
- SNB.

Nasofibrolaringoscopia flexível

A nasofibrolaringoscopia é realizada sob vigília e sob sono induzido.

Sob vigília é realizada na posição sentada e em decúbito dorsal, neste momento do exame são feitas as observações anatomofuncionais das vias aéreas. Para a avaliação do colabamento das paredes é realizada a Manobra de Müeller.

Em torno de 80 a 90% dos pacientes portadores de SAHOS encontra-se o grupo II de Fujita, com envolvimento palatal e orofaríngeo.[18]

Para a indução do sono é utilizado propofol, sendo o paciente assistido por um anestesista.

CIRURGIA

Instrumentos

- Bisturi – lâmina 15.
- Descolador de periósteo.
- Pinças hemostáticas.
- Afastador de ramo.
- Obwegeser.
- Cinzéis de Epcher.
- Cinzéis curvos.
- Martelo.
- Aspirador descolador.

Técnica cirúrgica

Disjunção maxilar

A) Incisão na área do sulco vestibular, estendendo-se até a região distal do primeiro molar, fazer a incisão afastada até 0,5 mm da gengiva inserida, para facilitar a sutura posterior, em bisel.
B) Divulsão da área muscular e periosteal. Neste momento fazemos a identificação do nervo infraorbitário.
C) Osteotomia com brocas e serras oscilatórias; na área do septo nasal, vômer e pilar nasomaxilar será utilizado cinzel reto; no pilar zigomaticomaxilar será utilizado cinzel curvo.
D) A osteotomia se estende até a junção da tuberosidade maxilar e lâmina pterigóidea do esfenoide (junção maxilopterigóidea). Neste momento realizamos a separação da junção maxilopterigóidea. Atenção deve ser dada à artéria palatina.

E) O cinzel reto é posicionado na linha média, entre as hemimaxilas. O cirurgião posiciona o cinzel e mantém um indicador no palato do paciente, acompanhando a disjunção, enquanto o auxiliar utiliza o martelo.

F) Após o procedimento cirúrgico ativa-se o disjuntor.

Mentoplastia

A ideia da utilização da mentoplastia para SAHOS é a tração muscular (digástrico, genioglosso e gênio-hióideo). A avaliação do tipo do mento é crucial para a correta indicação da mentoplastia.

A) Incisão intraoral posicionada a 2 cm do sulco gengivolabial inferior, a desperiostização não compromete o aporte arterial mentoniano (artéria dentária inferior, artéria sublingual, artéria ranina, artéria facial).

B) Para osteotomias simples não incluir a apófise geni; para as osteotomias modificadas acrescenta-se um triângulo superior que inclui a apófise geni.

Osteotomia subapical do bloco canino

A ideia do procedimento é criar um neo bloco oclusal que permite maior anteriorização da mandíbula, que promove maior tracionamento muscular anterior. Como a principal mudança que permite o procedimento cirúrgico é oclusal; esse passo pode ser realizado ortodonticamente.

A) Incisão intraoral posicionada a 2 cm do sulco gengivolabial inferior, com exposição dos nervos mentonianos.

B) Extração dos primeiros ou segundos pré-molares.

C) Osteotomia abaixo dos ápices dentários, com ressecção das tábuas ósseas alveolares e retroposicionamento do bloco dentário.

D) É realizada a fixação dentária; fixação interna rígida mandibular.

Mandibulotomia medial com avanço do genioglosso

O avanço do genioglosso é um procedimento, cujo resultado foge da predicção. O sucesso da cirurgia também depende da resposta muscular. Deve ser considerada a utilização de procedimentos adicionais.

A) Incisão intraoral posicionada a 2 cm do sulco gengivolabial inferior.

B) *Degloving* com exposição do mento, mantendo a inserção do digástrico, com identificação dos nervos mentonianos.

C) Osteotomia sobre a região da apófise geni, em forma de retângulo, 2,5 × 1 cm, sendo o lado maior paralelo à oclusal.

D) Colocação de parafuso de tração para deslocamento anterior, tracionando o músculo genioglosso, fazendo com que o lado menor fique paralelo à oclusal.

E) Fixação com *lag screw*.

Avanço maxilomandibular

O tratamento cirúrgico realizado consiste em osteotomia de Le Fort I para avanço da maxila e osteotomia sagital para avanço mandibular. Após as osteotomias os segmentos ósseos são posicionados e fixados com placas e parafusos de titânio 2 mm.

Avanços superiores a 8 mm requerem enxerto para melhor estabilidade. Utiliza-se enxertos da própria mandíbula, preferencialmente; podendo-se utilizar, ainda, enxertos da crista ilíaca, calota craniana e costelas.

O avanço maxilar isolado pode chegar a 10 mm. O mandibular isolado pode alcançar até 20 mm.

Preparo paciente

O preparo consiste no ajuste ortodôntico e na aceitação da mudança do perfil, que é trabalhado pela psicologia.

OSTEOTOMIA DE LE FORT I

A) Incisão na área do sulco vestibular, estendendo-se até a região distal do primeiro molar, fazer a incisão afastada até 0,5 mm da gengiva inserida, para facilitar a sutura posterior.

B) Divulsão da área muscular e periosteal. Neste momento fazemos a identificação do nervo infraorbitário.

C) Osteotomia com brocas e serras oscilatórias; na área do septo nasal, vômer e pilar nasomaxilar será utilizado cinzel reto; no pilar zigomaticomaxilar será utilizado cinzel curvo.

D) A osteotomia se estende até a junção da tuberosidade maxilar e lâmina pterigóidea do esfenoide (junção maxilopterigóidea). Neste momento realizamos a separação da junção maxilopterigóidea. Atenção deve ser dada à artéria palatina.

E) A maxila é basculada no sentido inferior, com a visualização da porção superior do segmento ósseo, podem ser feitos os ajustes ósseos.

F) A neorrelação oclusal é estabelecida por um *splint*, confeccionado a partir do estudo oclusal pré-operatório, baseado na predição do avanço que é necessário, realizado em modelos. Realiza-se a fixação interna rígida nos pilares naso e zigomático maxilares.

OSTEOTOMIA SAGITAL DA MANDÍBULA

A) Incisão mucosa com exposição óssea até a região distal do primeiro molar.

B) Dissecção subperiosteal com desinserção do masseter.

C) Exposição do corpo e ramo mandibular.

D) Identificação da espinha de Spix.

E) Osteotomia com serra reciprocante, superior à língula; no sentido oclusal, com profundidade de 7 a 10 mm.

F) Na altura do trígono retromolar desce, mantendo a orientação da linha oblíqua externa.

G) Na altura do primeiro molar, a osteotomia angula 90°, desce paralela à raiz dentária até a base mandibular.

H) A osteotomia é completada com cinzéis, em movimento de báscula, iniciando no corpo, em direção ascendente.

I) Descolamento do nervo da cortical lateral, na região peri-angular.
J) Manobra bimanual para posicionamento condilar, por rotação ascendente posicionando o côndilo superoposterior na cavidade glenoide.
K) Bloqueio maxilomandibular direcionado por *splint*.
L) Fixação interna rígida perpendicular à osteotomia.

Complicações

- Hemorragia.
- Infecção.
- Edema de vias aéreas superiores.
- Parestesia do nervo alveolar inferior.

Pós-operatório

São realizadas polissonografia, tomografia de controle, nasofibrolaringoscopia flexível. O paciente recebe alta em média, após 1 mês da cirurgia, com ausência ou redução importante dos sintomas.

O sucesso da cirurgia ou resultado positivo não deve ser avaliado por padrões polissonográficos isolados, até porque não há correlação decifrada entre a dessaturação e o índice de apneia e hipopnéia.[19]

Em nosso serviço, o sucesso cirúrgico está, inicialmente, relacionado com a melhora clínica do paciente, melhora da sonolência diurna, do cansaço, dos índices de apneia e hipopneia, da saturação de oxigênio; mas, que independente dos parâmetros objetivos que o paciente apresente, também, a longo prazo, melhor qualidade de vida pautada pelo equilíbrio do seu metabolismo (HAS, diabetes, obesidade).

Conclusão

O avanço maxilomandibular é o tratamento de escolha para pacientes portadores de SAHOS, com desproporções da face ou pacientes com repercussões clínicas que não obtiveram sucesso com procedimentos cirúrgicos anteriores (uvulopalatofaringoplastia, septoplastia, avanço do genioglosso e suspensão do hioide).

Highlights

- O avanço maxilomandibular é o tratamento de escolha para pacientes portadores de SAHOS, com desproporções de face ou pacientes com repercussões clínicas que não obtiveram sucesso com procedimentos cirúrgicos anteriores.
- O paciente deve ter a avaliação e acompanhamento psicológico, em função da mudança do perfil.
- O tratamento ortodôntico é parte integrante do processo e indica quando o avanço deverá ser feito.

REFERÊNCIAS BIBLIOGRÁFICAS

1. Guilleminault C, Connoly S, Winkle RA. Cardiac arrythmia and conduction disturbance during sleep in 400 patients with sleep apnea syndrome. *Am J Cardiol* 1983;52:490-94.
2. Findley LJ, Unverzagt ME, Suratt PM. Automobile accidents involving patients with obstructive sleep apnea. *Am Rev Respir Dis* 1988;138:337-40.
3. Taheri S *et al.* Short Sleep Duration is associate with reduced leptin, elevated ghrelin, and increased body mass index. *Plos Med* 2004;7(1):62.
4. Chin K *et al.* Effects of obstructive sleep apnea syndrome on serum aminotransferase levels in obese patients. *Am J Med* 2003;114:370-76.
5. Ayas NT *et al.* A prospective study of self-reported sleep duration and incident diabetes in women. *Diabettes Care* 2003;26(2):380-84.
6. Kavakami N *et al.* Sleep disturbance and onset of type 2 diabetes. *Diabettes Care* 2004;27(1):282-83.
7. Godfriend TL *et al.* Resistance hypertension, obesity, sleep, apnea and aldosterone. *Hypertension* 2004;43(3):518-24.
8. Thorpy M. American sleep disosders association report: practice parameters for the treatment of obstructive sleep apnea in adults: the efficacy of surgical modifications of the upper airway. *Sleep* 1996;19:152-55.
9. Hochban W, Brandenburg U, Peter JH. Surgical treatment of obstructive sleep apnea by maxillomandibular advancement. *Sleep* 1994;17:624-29.
10. Waite PD, Wooten V, Lachner J *et al.* Maxillomandibular advancement surgery in 23 patients with obstructive sleep apnea syndrome. *J Oral Maxillofac Surg* 1989;47:1256-61.
11. Riley RW, Powell NB, Guilleminault C. Obstructive sleep apnea syndrome: a review of 306 consecutively treated surgical patients. *Otolaryngol Head Neck Surg* 1993;108:117-25.
12. Prinsell JR. Maxillomandibular advancement surgery in a sitespecific treatment approach for obstructive sleep apnea in 50 consecutive patients. *Chest* 1999;116:1519-29.
13. Prinsell JR. Maxillomandibular advancement surgery for obstructive sleep apnea syndrome. *J Am Dent Assoc* 2002;133:1489-97.
14. Colombini NEP, Carpes AF, Boni AS. Cirurgia Craniomaxilofacial e síndrome da apnéia obstrutiva do sono. In: Pinto JA. *Ronco e apnéia do sono.* 2. ed. Rio de Janaeiro: Revinter, 2010.
15. Riley R, Guillerminault C, Powell N. Palatopharyngoplasty failure, cephalometric roentgenograms and obstructive sleep apnea. *Otolaryngol Head Neck Surg* 1985;93:240-43.
16. Fujita S, Conway W, Zorick F *et al.* Surgical corretion of anatomic abnormalities of obstrutive sleep apnea syndrome: uvulopalatopharyngoplasty. *Otolaryngol Head Neck Surg* 1981;89:923-34.
17. Guillerminault C, Hayes B, Smith FB. Palatopharyngoplasty and obstrutive sleep apnea: a review of 35 cases. *Bull Eur Physiopathol Respir* 1983;19:595.
18. Fujita S, Conway W, Zorick E *et al.* Surgical correction of anatomic, abnormalities in obstructive sleep apnea syndrome: uvulopalatopharyngoplasty. *Otolaryngol Head Neck Surg* 1981;89:923.
19. Flemons WW, Tsai W. Quality of life consequences of sleep-disordered breathing. *J Allergy Clin Immunol* 1997;99(2):5750-56.

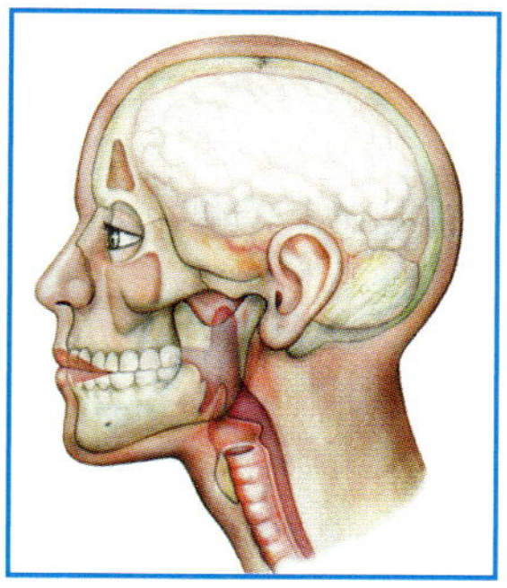

25

COMO INTERPRETO O RESULTADO DA CIRURGIA ESQUELÉTICA NO TRATAMENTO DA APNEIA OBSTRUTIVA DO SONO

Oscimar B. Sofia

INTRODUÇÃO

A Apneia Obstrutiva do Sono é uma síndrome crônica, multifatorial e de causas genéticas, de cunho anatômico e funcional.

É sabido de todos, desde há muito tempo, que as alterações esqueléticas determinam deformidades da via aérea superior. Alterações esqueléticas estas que podem ser de origem genética, como a síndrome de Pierre Robin, ou as deformidades esqueléticas próprias do respirador bucal exclusivo, que seria esta uma alteração esquelética do desenvolvimento (Fig. 25-1).

No caso específico do respirador bucal, ocorrem as seguintes deformidades: palato ogival e atrésico, mordida cruzada posterior (Fig. 25-2), incompetência labial, sorriso gengival, aumento do índice de cárie e de doença periodontal (causados pela secura da boca onde ocorre ausência do efeito tampão, antibacteriano e de limpeza física pela saliva), padrão de crescimento facial vertical, com descenço dos dentes posteriores e

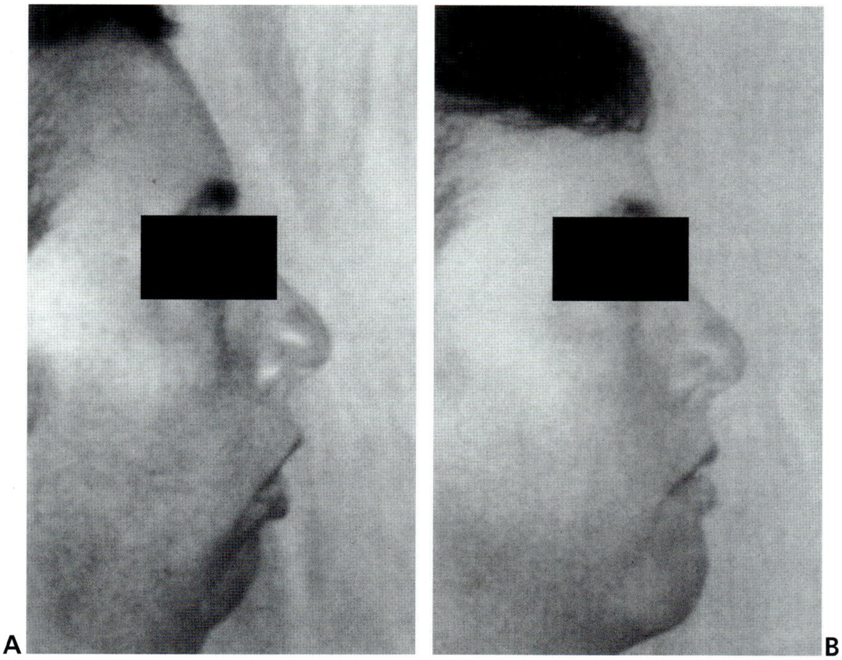

Fig. 25-1.
(A, B) Retrognatismo severo pré e pós-operatório, com avanço de mandíbula e mento, com incremento anteroposterior do mento da ordem de 16 mm, promovendo correção da apneia e proporcionando melhora estética do perfil facial.

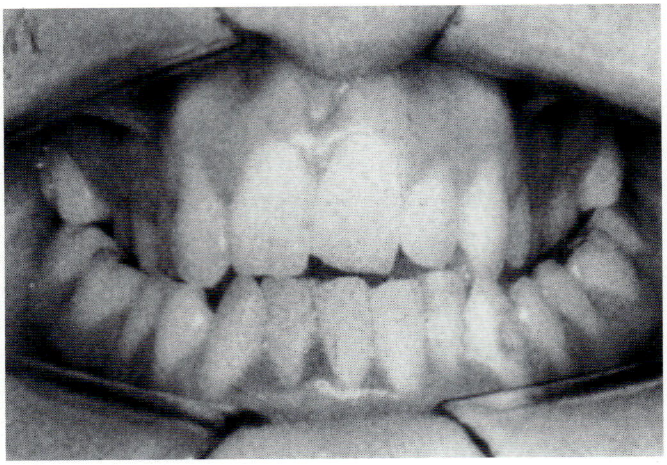

Fig. 25-2. Atresia maxilar com mordida cruzada posterior bilateral.

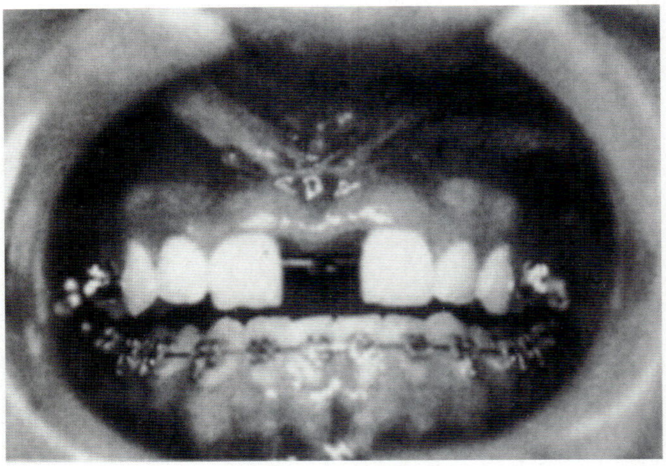

Fig. 25-3. Pós-operatório de disjunção palatina mostrando abertura óssea no nível dos incisivos superiores da ordem de 10 mm.

alongamento vertical da maxila, causando rotação da mandíbula no sentido anti-horário. Quando a maxila é atrésica, é de se imaginar que todo o assoalho da cavidade nasal também o seja, há de se concluir então que a correção da obstrução nasal nestes casos, passa inexoravelmente pela correção da deformidade da maxila, seja através de disjunção palatina (Fig. 25-3) nos casos de mordida cruzada posterior ou através da piriformeplastia (Fig. 25-4) se não houver mordida cruzada posterior. Mas a alteração esquelética com aumento vertical facial e rotação da mandíbula é que vai promover o efeito obstrutivo da via aérea superior mais importante, pois esta rotação mandibular provoca uma retroposição da base da língua, causando obstrução a este nível. Na cefalometria com análise pela técnica de McNamara, este dado é confirmado pelo aumento da altura facial anteroinferior (AFAZ) (Fig. 25-5).

Nós usamos na rotina a análise cefalométrica de Mc Namara por ser esta a mais simples no nosso entender, e esta análise nos fornece dados importantes como a relação da maxila com a base do crânio através dos pontos A-Nperp, sendo que este mede a relação anteroposterior da maxila com relação ao plano horizontal de Frankfurt (Fig. 25-6).

A análise de McNamara também nos fornece dados referentes à posição anteroposterior da mandíbula através das medidas da Co-Gn e do Nperp-Gn (Fig. 25-7).

Também é possível medir a via aérea ao nível de naso e orofaringe. A medida mínima da parte mais posterior da lín-

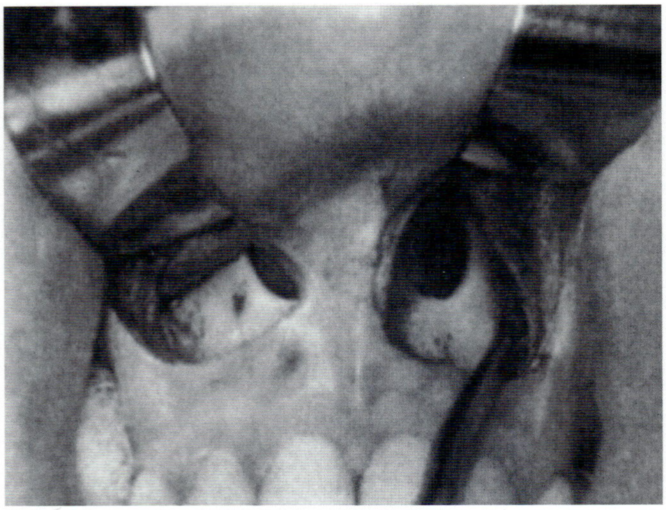

Fig. 25-4. Abertura do fundo de sulco gengivolabial com acesso à abertura piriforme para alargamento da mesma na sua porção inferolateral para diminuir a resistência ao fluxo aéreo nasal.

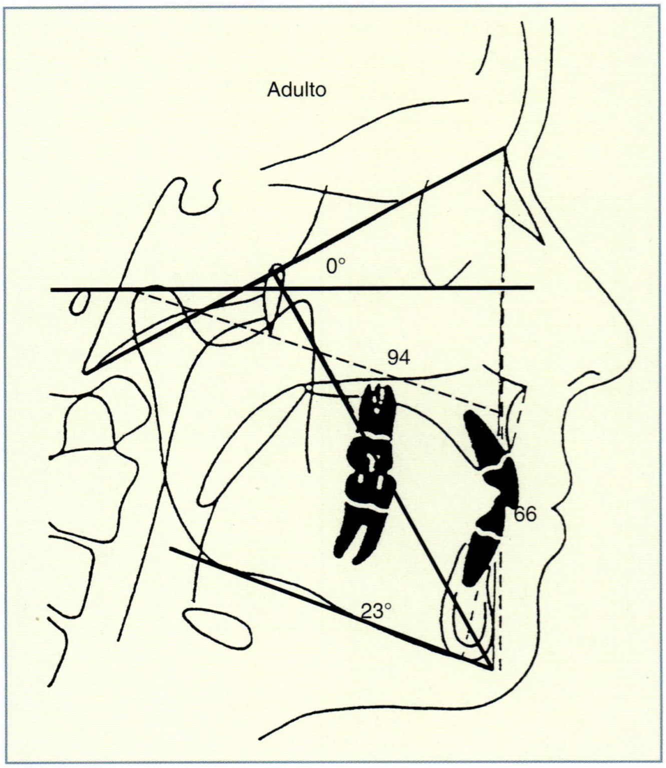

Fig. 25-5. A AFAI mede a distância da espinha nasal anterior até o bordo inferior do mento. Em um adulto normal esta medida deve ser da ordem de 66 mm.

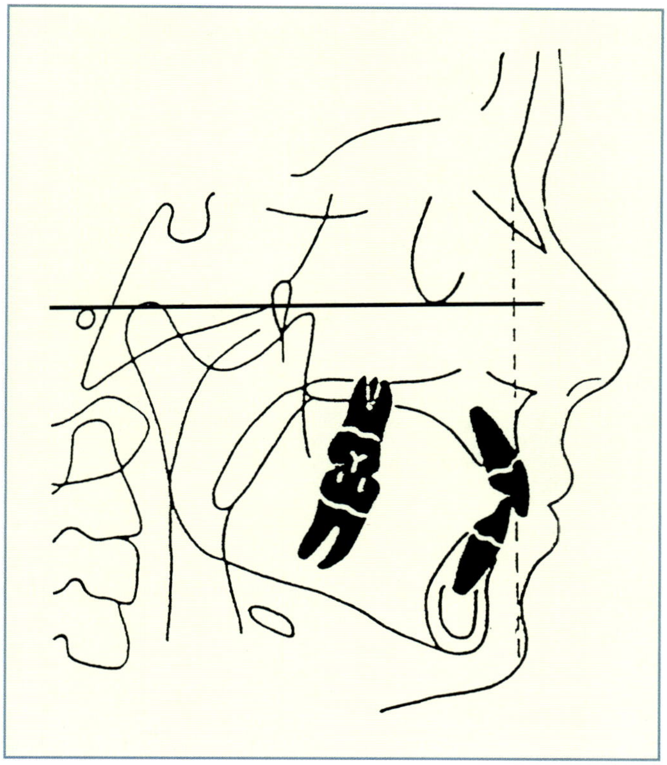

Fig. 25-6. Medida da relação anteroposterior da maxila, a partir do plano horizontal de Frankfurt, traçando um plano perpendicular a partir de Nasion e descendo até o ponto A, que é o ponto mais posterior abaixo da espinha nasal anterior.

gua com a parede posterior da faringe deve ser no mínimo 12 mm (Fig. 25-8).

Técnicas cirúrgicas esqueléticas aplicadas ao Tratamento da Apneia Obstrutiva do Sono.

DISJUNÇÃO PALATINA MEDIANA

Além do que já foi mencionado anteriormente, a disjunção palatina cirurgia promove, além do descruzamento da mordida, uma alteração do fluxo aéreo nasal principalmente ao nível da válvula nasal, além de promover uma melhor relação conteúdo/continente entre a língua, e a cavidade bucal, permitindo melhor acomodação da língua, evitando que a mesma ocupe uma posição mais posterior, obstruindo a passagem do ar a este nível (Fig. 25-3).

MENTOPLASTIA

Este procedimento pode ser realizado isoladamente ou em conjunto com o avanço maxilomandibular. Ele visa promover um avançamento da apófise Geni, onde está inserido o músculo genioglosso, ou seja, puxando efetivamente a língua para frente e melhorando a passagem do ar na sua porção posterior. A técnica deve ser realizada com osteotomia do mento em uma porção mais alta, e não só na base como fazemos na mentoplastia estética, pois é na porção mais alta que se insere o músculo genioglosso (Fig. 25-9). Esta mentoplastia também pode ser realizada de forma escalonada, proporcionando um aumento ainda maior no sentido anteroposterior (Fig. 25-10).

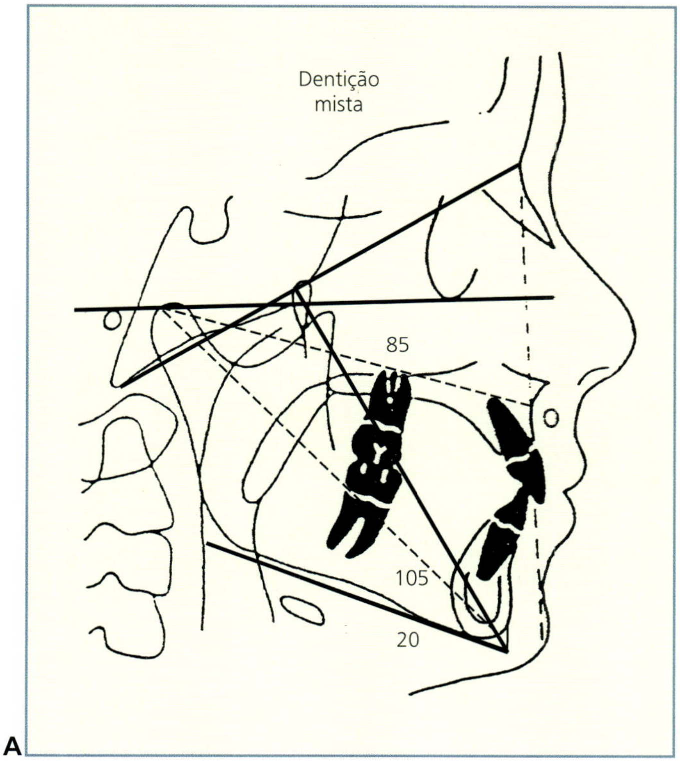

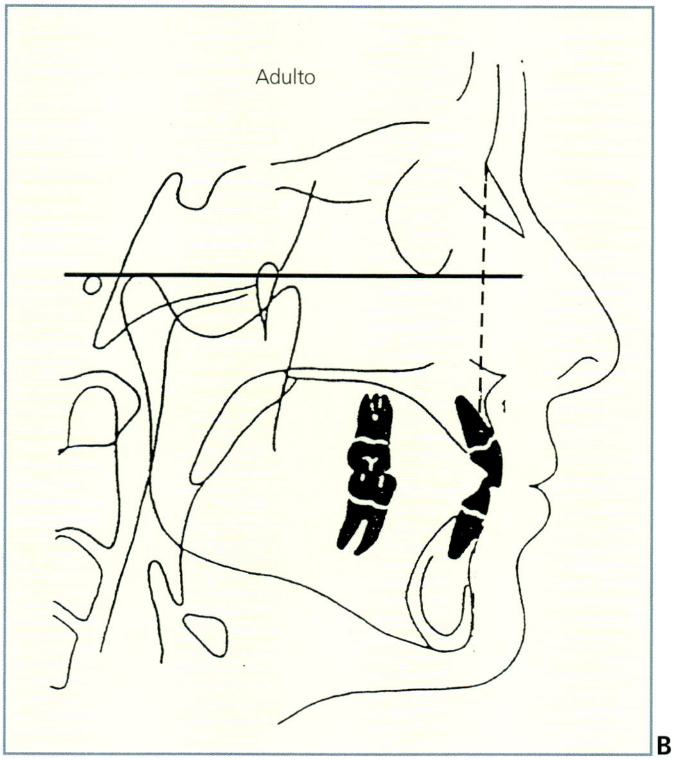

Fig. 25-7. (A) Medida da relação anteroposterior da mandíbula através da medida do comprimento desta através da medida linear do côndilo até o gnation (ponto mais anteroinferior do mento). (B) Medida do ponto mais anterior do mento (pogonion) em relação a uma perpendicular do plano de Frankfurt a partir do ponto N (nasion).

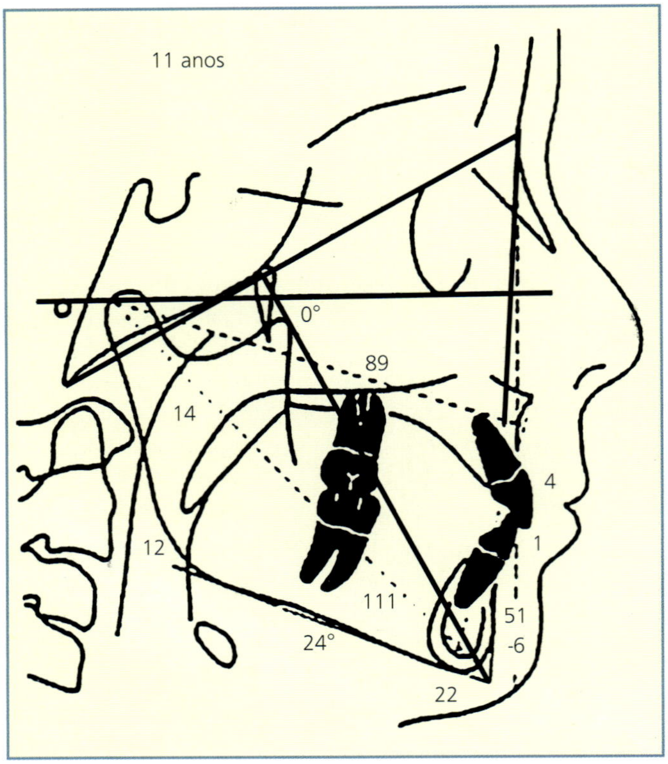

Fig. 25-8. Medida da VAS ao nível da base da língua, neste caso normal (12 mm).

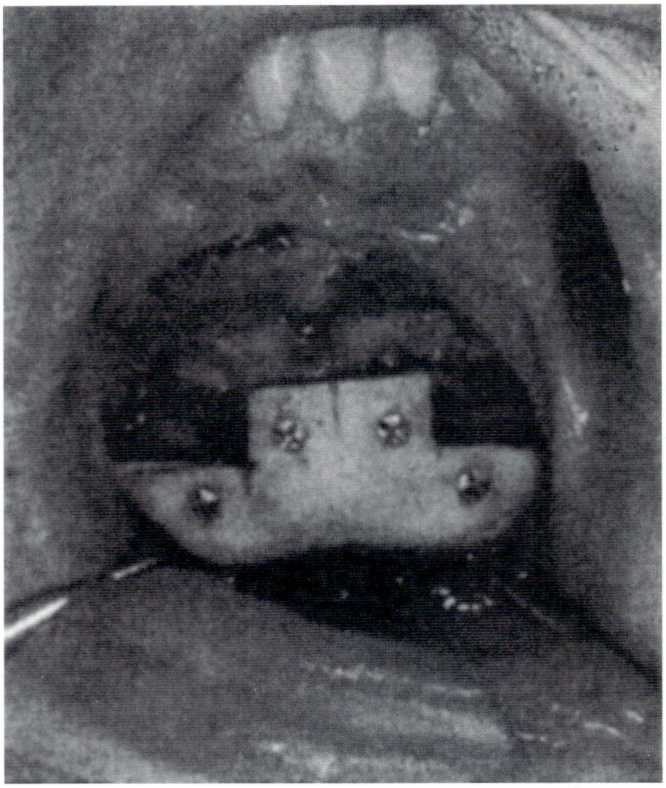

Fig. 25-9. Mentoplastia modificada para atuar em um nível mais alto, tracionando o músculo genioglosso.

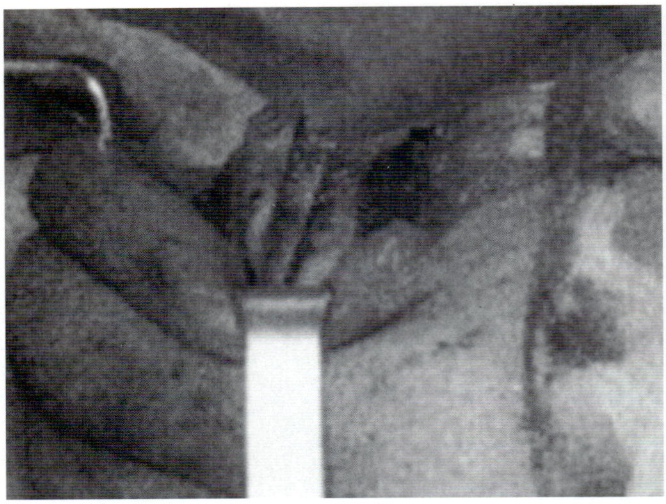

Fig. 25-10. Mentoplastia modificada, escalonada.

AVANÇO MAXILOMANDIBULAR

A cirurgia do avanço maxilamandibular é reconhecido como o melhor tratamento cirúrgica para apneias graves e moderadas, com índice de sucesso, comparável ao tratamento com CPAP, dito este padrão ouro. Trabalhos recentes têm demonstrado sucesso com esta terapia, tanto em pacientes com deformidade esquelética como naqueles pacientes que não apresentam deformidade alguma, ou seja, não necessariamente o paciente precisa apresentar deformidade maxilomandibular para se submeter à cirurgia esquelética. Em ambos os grupos submetidos à cirurgia esquelética é possível observar incremento do espaço aéreo velo-orofaríngeo, bem como nos diminuição dos sintomas objetivos de subjetivos da apneia do sono.

Relatório dos casos

Caso 1 (Fig. 25-11)

RS – 27 anos de idade.

- Polissonografia pré-operatória.
- IAH = 39,8 – A = 32,7.
- H = 7,1.
- Submetida a avanço de mandíbula e mento.
- Polissonografia pós-operatória.
- IAH = 1,2 – A = 0,2.
- H = 1,0.

Caso 2 (Fig. 25-12)

SWC – 56 anos de idade

- Polissonografia pré-operatória.
- IAH = 59,6 – A = 55,1.
- H = 4,2.
- Submetido à cirurgia de avanço maxilomandibular.
- Polissonografia pós-operatória.
- IAH = 12,9 – A = zero.
- H = 12,9.

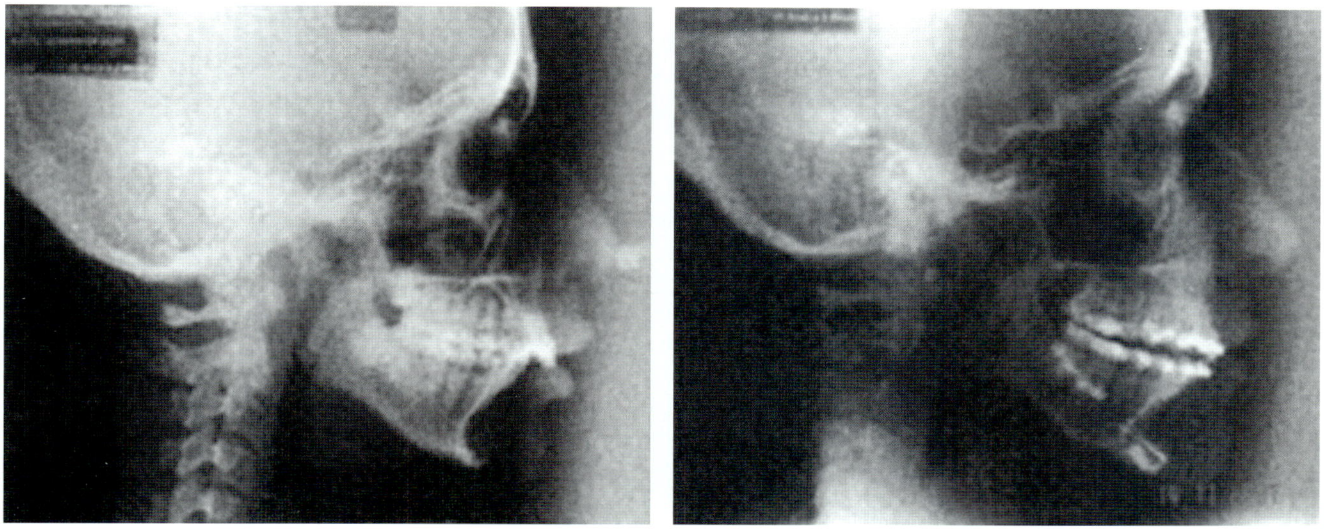

Fig. 25-11. Avanço de mandíbula e mento. (A, B) Cefalometria pré e pós-operatória. Notar incremento do espaço aéreo retrobase lingual.

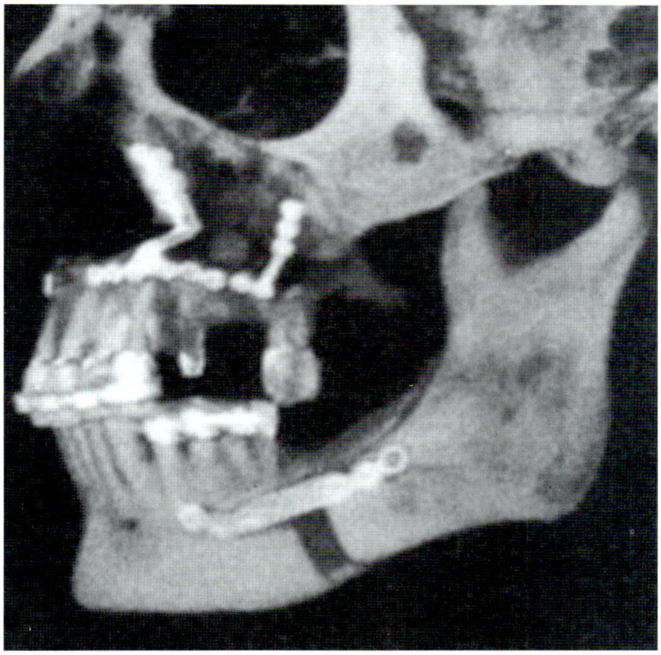

Fig. 25-12. Exame demonstrando o avanço de maxila e mandíbula.

Caso 3 (Fig. 25-13)

Paciente sem deformidade esquelética, demonstrando cirurgia sem comprometimento da estética facial.

Caso 4 (Fig. 25-14)

MPI – 35 anos de idade.

- Polissonografia pré-operatória.
- IAH = 46,5 – A = 30,4.
- H = 16,5.
- Submetido à avanço de maxila, mandíbula e mento.
- Polissonografia pós-operatória.
- IAH = 1,7 – A = zero.
- H = 1,7.

Em todos os casos apresentados acima, os paciente foram submetidos concomitante à septoplastia e turbinectomia nasal bilateral.

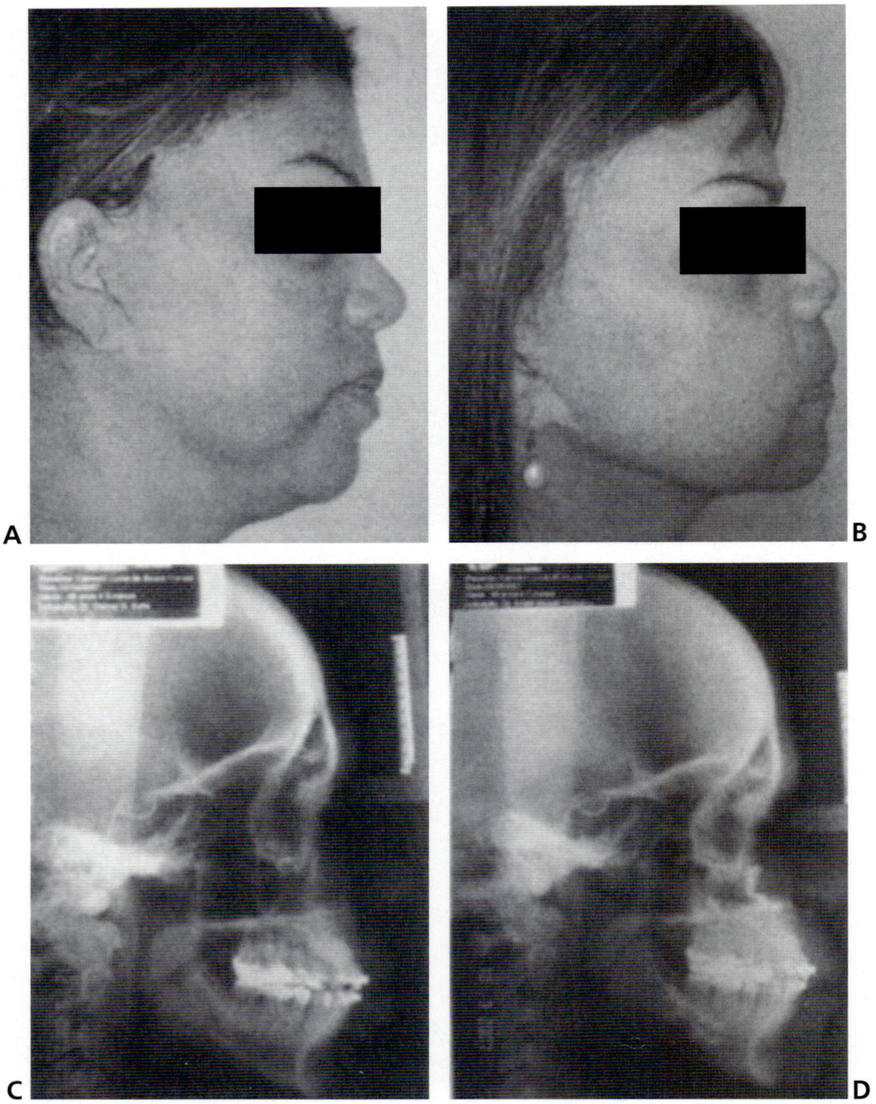

Fig. 25-13. (A, B) Pré- e pós-operatória de paciente submetida à cirurgia de avanço maxilomandibular sem piora, ou até com ganho da estética facial. (C, D) Cefalometria pré e pós-operatória da mesma paciente, mostrando incremento do espaço aéreo em rino, oro e hipofaringe.

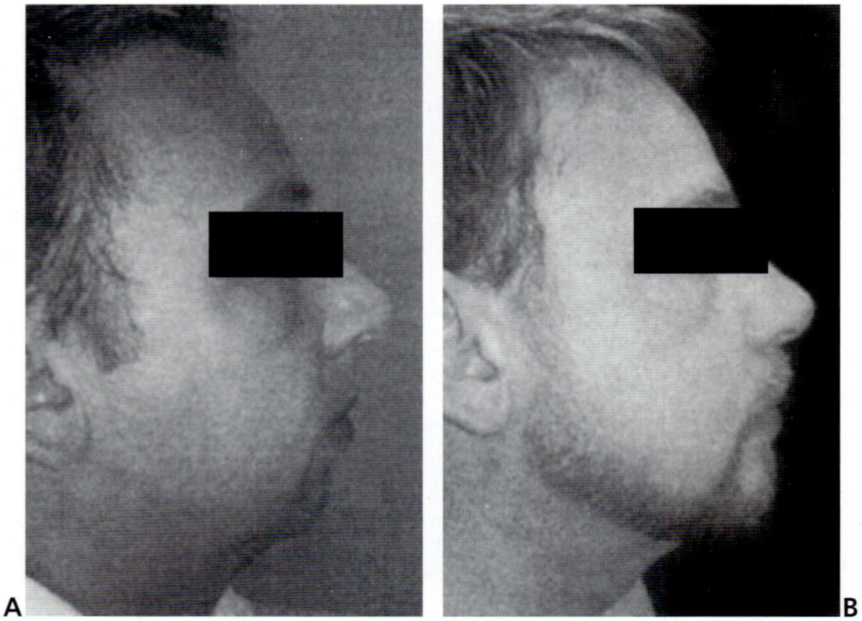

Fig. 25-14. Polissonografia. (A, B) Pré e pós-operatório de paciente submetido a avanço de maxila, mandíbula e mento.
Neste caso, para não comprometer a estética facial, o paciente foi submetido a impactação maxilar para que se ganhasse mais avanço de mandíbula e mento.

INDICAÇÃO DA CIRURGIA ESQUELÉTICA NO TRATAMENTO DA APNEIA OBSTRUTIVA DO SONO

A) Paciente resistentes ao uso do CPAP.
B) Deformidade craniofacial.
C) Consenso entre médico e paciente após explanação de todas modalidades de tratamento.
D) Paciente jovens.
E) Queda acentuada da saturação da oxi-hemoglobina.
F) Falha de outros tratamentos (tratamento da obesidade, cirurgia de tecidos moles, aparelho avançador mandibular etc.).

Concluímos que a cirurgia esquelética tem o seu espaço reservado como arma importante para o tratamento cirúrgico da apneia do sono, com modificações técnicas que nos permite utilizá-las mesmo em pacientes sem deformidade esquelética, sem causar prejuízo a sua estética facial, com alto índice de sucesso, com bastante segurança e bons resultados a longo prazo.

BIBLIOGRAFIA

Battagel JM, Kotecha B. Dental side-effects of mandibular advancement splint wear in patients who snore. *Clin Otolaryngol* 2005;30:149-56.

Blumen MB *et al.* Maxillomandibular advancement for obstructive sleep apnea syndrome. *Operative Techniques Otolaryngology* 2012;23:60-66.

Boyd SB. Management of obstructive sleep apnea by maxillomandibular advancement. *Oral Maxillofac Surg Clin North Am* 2009;21:447-57.

Fairburn SC, Waite PD, Vilos G et al: Three dimensional changes in upper airways of patients with obstructive sleep apnea following maxilllomandibular advancement. *J Oral Maxillofac Surg* 2007;65:6.

Goodday RHB. Orthognathic surgery for obstructive sleep apnea. In: Fonseca RJ, Marciani R, Turvey T. (Eds.). *Oral and surgery.* St Louis: Saunders Elsevier 2009. p. 316-37.

Hugentobler M, Scolozzi P. Severe dental mallocclusion: a rare and insidious complication of mandibular advancement devices for obstructive sleep apnea syndrome treatment. *Oral Surg* 2010;109:e28-e32.

Lye KW, Waite PD, Meara D *et al.* Quality of life evaluation of maxillomandibular advancement surgery for treatment of obstructive sleep apnea. *J Oral Maxillofac Surg* 2008;66:968-72.

Moore KE. Oral appliance treatment for obstructive sleep apnea. *Operative Techniques Otolaringology* 2007;18:42-56.

Powell NB, Riley RW, Guilleminaut C. Rationale and indications for surgical treatment in obstructive sleep apnea syndrome. *Operative Techniques Otolaringology* 1991 June;2(2):87-90.

Ronchi P *et al.* Effectiveness of maxilla-mandibular advancement in obstructive sleep apnea in patients with and without skeletal anomalies. *Int J Oral Maxillofac Surg* 2010;39:541-47.

Schendel S, Powell N, Jacobson R. Maxillary, mandibular, and chin advancement: treatment planning based on airway anatomy in obstructive sleep apnea. *J Oral Maxillofac Surg* 2011;69:663-76.

Smatt Y, Ferri J. Retrospective study of 18 patients treated by maxillomandibular advancement with adjunctive procedures for obstructive sleep apnea syndrome. *J Craniofac Surg* 2005;16:770-77.

Vans Holsbeke C *et al.* Anatomical and functional changes in the upper airways of sleep apnea patients due to the mandibular repositioning: a large scale study. *J Biomechanics* 2011;44:442-49.

Vicini C, Dalian I, Campanini A *et al.* Surgery vs ventilation in adult severe obstructive sleep apnea syndrome. *Am J Otolaryngol* 2010;31:14-20.

26

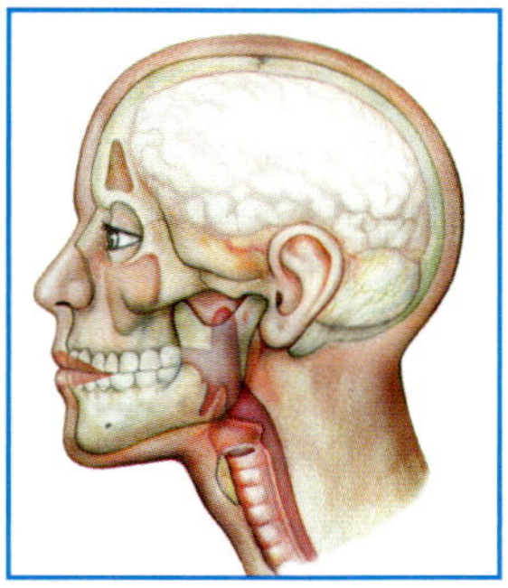

COMO INTERPRETO A CIRURGIA ESQUELÉTICA NO TRATAMENTO DA SAOS DO ADULTO

Francisco Veríssimo de Mello Filho
Ana Célia Faria
Sávio Nogueira Silva Junior
Hélcio Tadeu Ribeiro
Pedro Pileggi Vinha
Alexandre Laguna Terreri

INTRODUÇÃO

A Síndrome da Apneia Obstrutiva do Sono (SAOS), como o próprio nome estabelece, é uma obstrução da Via Aérea Superior (VAS) que causa parada respiratória durante o sono. Desta forma, fica claro que ocorre uma obstrução mecânica resultante de uma VAS com dimensões inadequadas para a passagem do ar. Assim sendo, a SAOS é decorrente de uma ou várias alterações anatômicas do segmento craniofacial que resultam em diminuição e colapso da VAS. A maior prova de que a SAOS é consequência de uma obstrução da VAS é sua ausência quando o paciente é traqueostomizado. Sabe-se que as dimensões das vias aéreas superiores são afetadas pela morfologia craniofacial. Situações extremas de alteração de desenvolvimento craniofacial como nas síndromes de Apert, Crouzon e Pfeiffer produzem grave obstrução das VAS pelo hipodesenvolvimento do terço médio da face. Fato semelhante se observa em pacientes com estreitamento da faringe decorrente de retrognatia significativa. Em situações evidentes como as descritas é praticamente unânime o reconhecimento da deformidade anatômica como causa da SAOS, bem como a correção do defeito ser a solução para o problema. Entretanto, um defeito de menor evidência, com menos de 1 cm, como o retroposicionamento da maxila e/ou da mandíbula, alterações de angulação e posição das estruturas ósseas, bem como do seu formato, podem passar despercebidos se não avaliados de maneira adequada. É importante salientar que a VAS possuem dimensões reduzidas, como a distância entre a base da língua e a parede posterior da faringe que apresenta em média de 11 a 14 mm, quando o indivíduo está acordado e em pé. Uma vez que essa medida é reduzida sensivelmente quando deitado em decúbito dorsal e dormindo, a perda de poucos milímetros pode determinar o seu colapso. Devemos lembrar que os tecidos moles estão apoiados e estruturados sobre os tecidos duros, desta forma quem estabelece a dimensão, formato de um segmento ou cavidade craniofacial é o tecido ósseo. Assim sendo, tuna deformidade esquelética de desenvolvimento, formato e/ou posiciona,[1] mesmo que discreta, pode modificar completamente as dimensões das VAS e a identificação correta desta alteração é a chave do tratamento. Uma simples cefalometria tradicional pode ser utilizada para quantificar alterações esqueléticas e de tecidos moles usando parâmetros cefalométricos específicos para avaliação de pacientes com SAOS. Vários trabalhos na literatura têm mostrado a utilidade da análise cefalométrica na avaliação da morfologia craniofacial e dimensões das vias aéreas superiores nos pacientes com SAOS.[2-14] Adicionalmente a SAOS esta associada a alterações cefalométricas estatisticamente significativas quando comparamos pacientes portadores da SAOS com pacientes normais de um grupo-controle.[15] Estudos mais detalhados com o uso da imagem por tomografia computadorizada e/ou ressonância magnética mostram de maneira clara as modificações das VAS decorrentes das cirurgias esqueléticas.

Alguns autores preconizam que a cirurgia de avanço mandibular provoca também avanço da musculatura lingual e supra-hióideia inserida na mandíbula, e que o avanço cirúrgico da maxila leva ao reposicionamento do véu palatino e dos músculos velofaríngeos.[16] Acredita-se que esse fato acarrete um aumento do espaço aéreo, o que parece melhorar a permeabilidade da via aérea, entretanto não se podia ainda quantificar a relação entre o montante de modificação óssea e o reposicionamento secundário dos tecidos moles. Estabelecer uma relação quantitativa entre o avanço ósseo maxilomandibular e o aumento da via aérea é muito útil no planejamento cirúrgico para restabelecer a normalidade do espaço aéreo da faringe.

Para isso, foi realizado um estudo cujo objetivo foi identificar as mudanças anatômicas da faringe e tecidos duros, ocorridas em pacientes portadores de SAOS, após a realização de cirurgia de avanço maxilomandibular (AMM). Foi feita comparação entre exames de cefalometria realizados no pré-operatório e repetidos 6 meses após a cirurgia. A cefalometria foi padronizada para obtenção de medidas descritivas das dimensões das vias aéreas, posição do osso hioide e relações maxilomandibulares. Os resultados mostraram que em média, cada milímetro de avanço maxilomandibular ósseo resultou em 1,2 mm de aumento da faringe na região retrolíngual, e de 0,76 mm na região retropalatal. Além disso, a cirurgia de AMM promoveu significativo reposicionamento do osso hioide cranialmente.[17]

Sendo a cefalometria um método de imagem bidimensional, este apresenta limitações no exame da estrutura tridimensional da faringe, o que impede a avaliação de algumas dimensões transversais. É uma técnica também limitada á avaliação de medidas estáticas, portanto, informações dinâmicas com significado clínico não podem ser obtidas por esse método.

O exame de ressonância magnética (RM) apresenta-se como uma técnica útil no estudo da SAOS, porque proporciona imagens de excelente resolução da faringe e seus tecidos moles, permitindo medidas exatas de sua área e volume, com imagens nos planos axial, sagital e coronal, possibilitando a reconstrução tridimensional dos tecidos moles da faringe e das estruturas craniofaciais, sem exposição do paciente à radiação.[18]

A cirurgia de AMM em pacientes com SAOS produz nítida mudança na VAS no espaço aéreo retrolíngual. Uma análise linear utilizando RM, no pré- e pós-operatório, mostrou que o espaço aéreo retrolíngual do paciente em decúbito dorsal tem um ganho médio de 50%.[19]

Um estudo publicado em 2013 utilizou RM para quantificar as mudanças volumétricas da faringe ocorridas em pacientes portadores de SAOS após a realização da cirurgia de AMM. Foi avaliado o espaço aéreo faríngeo compreeendido entre o palato duro e a base da valécula, dividido em região retropalatal (RP) e retrolíngual (RL). Os resultados mostraram que a cirurgia de AMM promoveu um aumento volumétrico significativo de aproximadamente 27% em toda a faringe, não apresentando diferença significativa entre a região retropalatal e retrolíngual.[20]

Uma grande limitação dos métodos de avaliação por imagem da SAOS é o fato de serem realizados com o paciente em vigília, muitos deles na posição sentada ou em pé, não reproduzindo fielmente os aspectos morfológicos apresentados pela faringe durante o sono. Assim, nem sempre é possível identificar um simples estreitamento na faringe, estando o paciente em vigília, como responsável pelo desencadeamento dos eventos envolvidos na oclusão das vias aéreas durante o sono.[21]

Essa afirmação foi comprovada por um estudo cujo objetivo foi avaliar, com uso da RM, as diferenças da área da faringe durante a vigília e o sono induzido por Propofol em pacientes portadores de SAOS. Os resultados evidenciaram que a despeito das VAS possuírem uma dimensão suficiente para a passagem do ar na avaliação por RM do paciente em vigília, ocorreu uma brutal diminuição de aproximadamente 75% da área da faringe durante o sono induzido, produzindo obstrução.[22]

Desta forma, para adequada identificação do local obstruído toma-se necessária também uma avaliação funcional com o paciente deitado e dormindo. Uma vez que a morfologia da faringe, enquanto o paciente está acordado, é diferente daquela que o mesmo apresenta durante o sono.[23]

Importante, também, é a avaliação das repercussões da cirurgia de AMM na morfologia da faringe durante o sono. A cirurgia de AMM promove alterações no formato da via aérea que a tomam menos propensa a entrar em colapso.

Utilizando RM, realizada antes e depois da cirurgia de AMM, durante a vigília e o sono induzido, um estudo avaliou as mudanças da área da faringe na região compreendida entre o palato duro e o fundo da valécula (Fig. 26-1). Os resultados relativos às diferenças das medidas de área da faringe mostraram importantes modificações anatômicas. Durante a vigília, a cirurgia resultou em aumento médio de 35,39% na área da via aérea e, durante o sono induzido, a cirurgia produziu aumento médio de 30,7% na área da faringe, quando comparado com as medidas realizadas no pré-operatório.[24]

A média da área da faringe teve aumento significativo ($p < 0,001$) no pós-operatório durante a vigília. É importante observar que, também durante o sono induzido, a média da área da faringe manteve aumento significativo ($p < 0,001$). Além disso, quando considerado, isoladamente, o valor mínimo da área da faringe no pre-operatório durante o sono induzido, verificou-se que após a cirurgia esse valor mínimo aumentou 2,3 vezes. Assim sendo, somado ao significativo aumento da medida média de área durante o sono induzido no pós-operatório, o grande aumento da medida mínima sugere que a cirurgia de AMM promove uma abertura da faringe, que se mantém durante o sono e que dificulta seu colabamento, contribuindo para a diminuição dos eventos obstrutivos.[24]

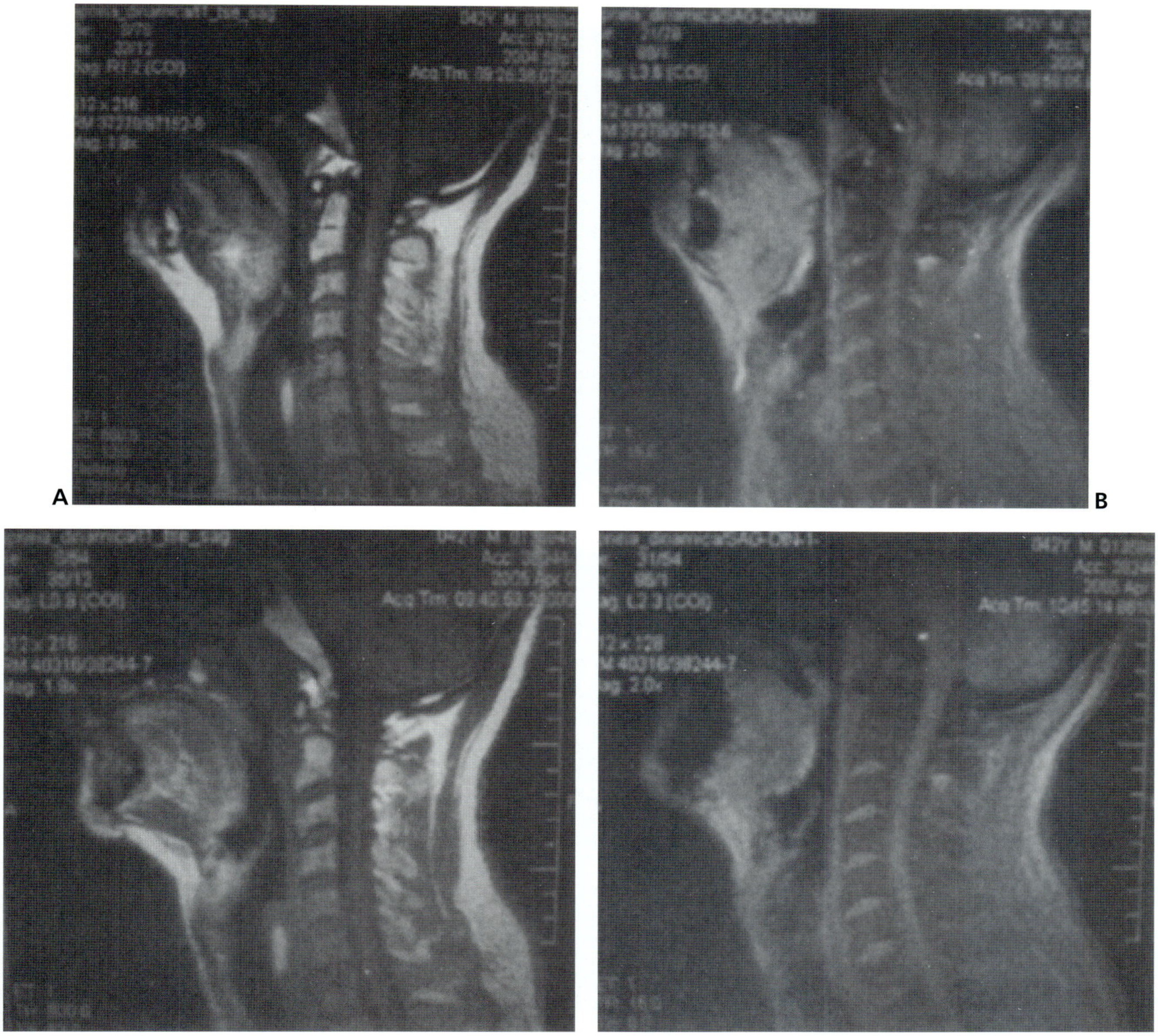

Fig. 26-1. Ressonância Magnética da VAS. (A) Paciente no pré-operatório em vigília. (B) Durante o sono induzido. (C) Nota-se nítida obstrução. (D) Após a realização da cirurgia de AMM, a RM mostra aumento da VAS,que se mantém durante o sono induzido no pós-operatório.

Uma vez que a faringe é uma estrutura dinâmica, passível de modificações resultantes do ciclo respiratório e de movimentos de deglutição durante o sono, foi realizado um estudo utilizando RM no qual foram feitas uma série de medidas lineares ao longo do tempo (30 medidas) na região RL, visando comparar a variabilidade dessas medidas após a realização da cirurgia de AMM. Observou-se que no pré-operatório, a média dessas medidas lineares foi de 5,74 mm e no pós-operatório, de 9,53 mm, ocorrendo, portanto, aumento de 66% da via aérea no sentido anteroposterior na região RL no pós-operatório durante o sono induzido, sendo estatisticamente significativo ($p < 0{,}01$). Outro fato importante observado neste estudo é que o coeficiente de variação das medidas lineares do espaço aéreo RL durante o sono induzido era muito maior no pré-operatório, o que pode estar relacionado com a estabilidade da via aérea. No pré-operatório, o coeficiente de variação das 30 medidas lineares realizadas ao longo do tempo no espaço aéreo retrolíngual era de 117,5%, apresentando diminuição para 51% no pós-operatório. Este resultado permite concluir que a cirurgia de AMM faz com que haja menor variação no diâmetro da faringe durante o sono, resultando em maior estabilidade e menor possibilidade de colapso.[25]

Estes achados, somados aos resultados relativos ao significativo aumento das medidas realizadas na faringe na avaliação pós-operatória, esclarece importantes aspectos das mudanças morfométricas da via aérea resultantes da cirurgia de AMM, contribuindo para melhor entendimento dos altos índices de sucesso desta cirurgia no tratamento da SAOS.

Da mesma forma, estudos de imagem por nasofaringofibroscopia têm mostrado ganhos e modificações significativas das VAS nas cirurgias esqueléticas para SAOS, entretanto a maioria das análises é feita de maneira subjetiva pelo observador ou relacionadas com melhora clínica e polissonográfica. Foi, então, desenvolvido um estudo para avaliar as dimensões da faringe medidas em megapixel, no qual é possível mensurar de forma precisa vários seguimentos.[26]

A nasofibrolaringoscopia permite observar diretamente a faringe em movimento e foi utilizada para avaliar as características anatômicas e funcionais da faringe no pré- e pós-operatório da cirurgia de AMM com a finalidade de se determinar os padrões morfológicos da faringe. Foi dado ênfase ao nível da base de língua (retrolíngual), onde foram captadas imagens para serem medidas em (Fig. 26-2): área: medida da luz faríngea acima da epiglote limitada pelas paredes posterior e laterais da faringe e anteriormente pela base da língua; linear anteroposterior: medida linear da luz faríngea acima da epiglote entre a parede posterior e a base da língua; linear laterolateral: medida linear da luz faríngea acima da epiglote entre as paredes laterais.

Os exames de nasofibrolaringoscopia foram realizados com os pacientes em vigília em posições sentada e deitada em decúbito dorsal e em seguida deitada em decúbito dorsal e em sono induzido com uso de propofol. Os resultados foram comparados entre si a fim de se determinar melhor estudo dos padrões morfológicos nos pacientes com SAOS.

Os achados deste estudo mostraram que as dimensões da faringe sempre aumentaram de modo significativo em todas as medidas quando comparados os pacientes no pré- e pós-operatório da cirurgia de AMM.

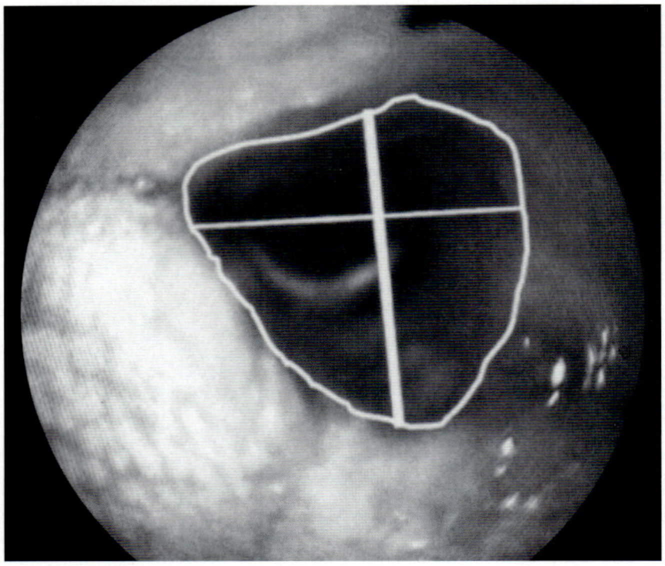

Fig. 26-2. Visão endoscópica no nível da base de língua (retrolingual), onde foram captadas imagens para serem medidas em megapixel. Área: medida da luz faríngea acima da epiglote, limitada pelas paredes posterior e laterais da faringe e anteriormente pela base da língua; linear anteroposterior: medida linear da luz faríngea acima da epiglote entre a parede posterior e a base da língua; linear laterolateral: medida linear da luz faríngea acima da epiglote entre as paredes laterais.

Quando comparados os pacientes no pré- e pós-operatório em vigília e sentados foi observado aumento da abertura faríngea em todas as medidas, ocorrendo maior expressão na medida de área.

Quando comparadas as mudanças morfométricas da faringe decorrentes do estado de consciência em decúbito dorsal, ou seja, os pacientes em sono induzido com o uso do propofol e em decúbito dorsal, verificou-se que após a cirurgia a faringe sempre aumentou e de maneira mais acentuada em todas as medidas. Foi possível observar aumento significativo da faringe nos pacientes em decúbito dorsal e sono induzido na medida de área durante a menor abertura, em respiração natural.

Neste estudo ficou evidenciado que os pacientes submetidos à cirurgia de AMM apresentaram aumento da luz faríngea em todas as suas dimensões e que a medida de área é a mais importante a ser observada. A medida de área observada na imagem capturada com menor abertura quando o indivíduo se encontrava em sono induzido e decúbito dorsal no pré- operatório foi a que apresentou maior aumento proporcional da luz faríngea no pós-operatório. Estes achados sugerem que a melhora da dimensão, assim como a diminuição do colapso da faringe, podem explicar a alta taxa de sucesso da cirurgia de AMM.

Talvez o maior problema não seja reconhecer a SAOS uma vez que existem vários indícios clínicos e comprovação definitiva com a polissonografia, mas sim identificar corretamente o erro ósseo e corrigi-lo de maneira adequada. Fracassos terapêuticos geralmente são decorrentes de um inadequado planejamento. Considerar que um avanço maxilomandibular predeterminado de alguns milímetros vai resolver todos os casos é um ledo engano. Hipercorreções com deformidades faciais, bem com hipocorreções com manutenção da SAOS podem ocorrer. Cada caso tem de ser estudado, planejado e executado com critérios objetivos das modificações da face, bem como das VAS. Estudos têm mostrado que são previsíveis as modificações dos tecidos moles decorrentes das modificações dos tecidos duros na estética facial como nas VAS.

O resultado das cirurgias ortognáticas na estética facial depende dos efeitos das mudanças dos tecidos moles que acompanham a reposição das estruturas ósseas. Desta forma, é de suma importância no planejamento cirúrgico o conhecimento da correta relação entre os movimentos ósseos e sua repercussão nos tecidos moles. Quanto mais precisas estas informações, mais segurança o cirurgião terá para planejar a cirurgia ortognática visando não somente a correção funcional, mas também o melhor resultado estético, tão almejado por todos os pacientes. Porém, observa-se que na literatura há muita divergência na quantificação das modificações dos tecidos moles decorrentes dos movimentos ósseos realizados nas cirurgias ortognáticas.

Foi realizado um estudo cujo objetivo foi mensurar, utilizando uma nova metodologia cefalométrica, as alterações dos tecidos moles das regiões de lábios superior inferior e mento resultante da cirurgia ortognática de avanço maxilar. Neste estudo foram utilizadas medidas lineares, consideradas mais adequadas. No método foi aplicada uma linha horizontal passando por um ponto ósseo bem definido para encontrarmos o seu ponto correspondente no tecido mole. Desta forma, mediu-se a espessura tecidual com bastante precisão nos mesmos pontos duro e mole no pré- e pós-operatório. Seus resultados revelaram que os tecidos moles das regiões dos lábios superior, inferior e mento apresentam respostas distintas, dependendo do movimento ósseo aplicado na maxila. De maneira geral, o avanço maxilar produz projeção de 80% no lábio superior e discreta, ou nenhuma, alteração nos tecidos da região do lábio inferior e mento.[27]

Devemos lembrar que alterações anteroposteriores podem ser bastante distintas entre a maxila e mandíbula, principalmente nos casos de modificação do plano oclusal com rotação anti-horária da mandíbula. Utilizando este princípio, modificações discretas da maxila podem proporcionar enormes avanços da mandíbula. Outra situação que tem mostrado grandes modificações das VAS são as correções transversais da maxila isoladamente ou associadas à mandíbula.

A distração osteogênica transversal (DOT) da maxila ou expansão rápida da maxila cirurgicamente assistida (ERMAC) é uma técnica há muito tempo utilizada na ortodontia para correção de atresia maxilar. Já a distração transversal da mandíbula apresenta um histórico mais recente, porém vem sendo gradualmente mais utilizada, portanto ambas são procedimento já consagrado na cirurgia/ortodontia.[28]

Em 1996, um estudo relatou a realização de DOT em um paciente não aderente ao CPAP e que apresentava uma atresia maxilar importante, demonstrando então, pela primeira vez, que o estreitamento maxilar poderia estar relacionado com a SAOS em adultos.[29] Posteriormente, outro estudo demonstrou a eficácia da disjunção/distração maxilar em 9 de 10 pacientes, porém dos 10, apenas 4 foram assistidos cirurgicamente.[30]

Como a SAOS é uma patologia multifatorial, mais uma peça começou a ser encaixada no complicado quebra-cabeça etiológico da doença. Ganhamos, com isso, uma nova possibilidade de tratamento de pacientes apneicos para casos de estreitamento maxilar. Como estas distrações devem ser superiores a 7 mm, estariam bem indicadas em indivíduos com mordida cruzada posterior.

Em casos de atresia maxilares e mandibulares concomitantes, muitas vezes a mordida cruzada posterior pode não estar presente e, nestes casos, a distração deve ser realizada em ambas arcadas, conseguindo desta forma um aumento efetivo do perímetro dos arcos dentais e, consequentemente, do espaço intrabucal. Bonetti *et al.*, em 2009, em um relato de um caso, utilizaram a distração bimaxilar para o tratamento da SAOS em um adulto com grande sucesso.[31]

Com isto, o assentamento oclusal pode ser controlado, assim como o aumento transversal pode ser maior, objetivando principalmente a cura dos distúrbios respiratórios obstrutivos durante o sono. Os autores acreditam que o aumento do espaço para acomodação da língua foi fundamental para o correto posicionamento da mesma dentro da cavidade bucal. O aumento transversal da cavidade oral (e também da cavidade nasal decorrente do alargamento maxilar) acarreta em um aumento substancial do espaço intrabucal, permitindo um avanço da língua para o seu interior, liberando a faringe.[32]

Em função da pouca pesquisa na área, novos estudos têm sido desenvolvidos abrangendo este novo foco.

Estudos preliminares têm demonstrado uma substancial e importante diminuição nos índices de distúrbios respiratórios (IDR) em pacientes submetidos a distração osteogênica maxilar ou bimaxilar. Redução média de 60% no IDR tem sido encontrada em recentes pesquisas, demonstrando que a distração transversal maxilar ou bimaxilar é realmente uma consistente forma de tratamento para muitos pacientes que apresentam constrições das arcadas (Fig. 26-3).

O ganho nas vias aéreas superiores não apresenta resultados muito inferiores, nestes estudos. Tomografias computadorizadas *multislice* da região das vias aéreas superiores (da valécula á espinha nasal posterior) foram adquiridas neste pacientes, antes e depois das distrações, e o volume da via aérea livre foi mensurado. Resultados ainda parciais têm demonstrado um importante incremento volumétrico na via aérea total (VAT), com um ganho na metade inferior (VAI) mais acentuado que na metade superior (VAS), conforme Quadro 26-1.

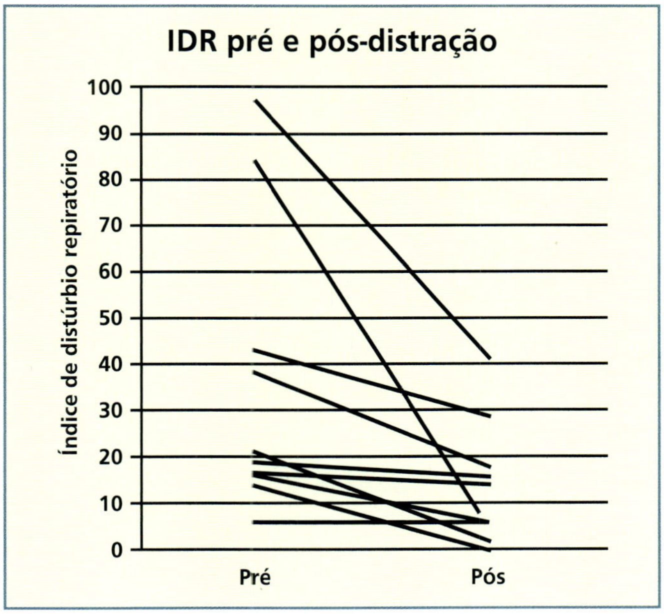

Fig. 26-3. Gráfico mostrando o IDR pré e pós-DOT maxilar e/ou bimaxilar.

Quadro 26-1. Incremento volumétrico na via aérea superior, metade superior (VAS), metade inferior (VAI) e total (VAT), em pacientes submetidos a DOT bimaxilar, exclusivamente maxilar e os grupos somados

	Bimaxilar	Maxilar	Total
VAS	18,82%	10,49%	13,72%
VAI	56,64%	48,20%	51,04%
VAT	38,91%	32,59%	34,86%

Mais estudos ainda estão sendo realizados nesta específica área da SAOS, mas estes resultados parciais demonstram a eficácia da técnica. Outra vantagem da DOT maxilares e ou maxilo/mandibular, é que elas podem ser complementadas por outras técnicas cirúrgicas (como a cirurgia de AMM), caso os resultados não sejam plenamente satisfatórios.

O estudo pré-operatório para decidir a cirurgia esquelética depende do tamanho da via aérea, da alteração esquelética-dentária e dos tecidos moles com o objetivo de restabelecimento funcional e estético de todo seguimento craniofacial.

Uma vez identificado o defeito anatômico da faringe e da face, deve-se estabelecer as modificações que serão executadas para obter-se o perfeito equilíbrio funcional e estético. Muitos casos apresentam importantes modificações que exigem não apenas a correção anteroposterior da maxila e/ou mandíbula, mas também modificações complexas e tridimensionais. Desta forma consideramos que o planejamento deve ser feito pelo próprio cirurgião e sua equipe em todas as etapas.

Todos esses movimentos tridimensionais envolvem tanto a mandíbula como a maxila, desta forma necessitamos de um guia cirúrgico para determinar precisamente a posição de cada segmento. O estudo e a confecção de um guia cirúrgico preciso não são desprovidos de erros com consequências desastrosas. Existem alguns métodos que são empregados com esse fim, entre eles um dos mais usados é com a mesa de Erickson. Desde a obtenção do arco facial, sua transposição para articuladores e execução de modificações planejadas com as medidas na mesa de Erickson é passiva de falhas. Desta forma, foi desenvolvida uma nova metodologia para esse fim que possibilita a confecção de um guia cirúrgico de forma mais simples, rápida e segura. Trata-se de um novo articulador cirúrgico provido de um dispositivo que possibilita movimentos tridimensionais denominado de Mesa MT (patenteado – PI 0802599-4 e disponível para uso (Fig. 26-4). Esse novo sistema possibilita colocarmos os modelos de gesso em oclusão idêntica ao do paciente e realizarmos em poucos minutos os movimentos desejados da maxila ou da mandíbula para confecção do guia cirúrgico com visualização *Just in time* dos resultados. Adicionalmente podemos conferir as medidas planejadas pelos estudos de imagem, bem como simularmos a cirurgia para verificação do resultado final. O método é muito seguro e possibilita, inclusive, a identificação de algum erro cometido no próprio planejamento.

A volta à posição inicial é feita a qualquer momento sem que seja necessário quebrar ou remover os modelos do articulador.

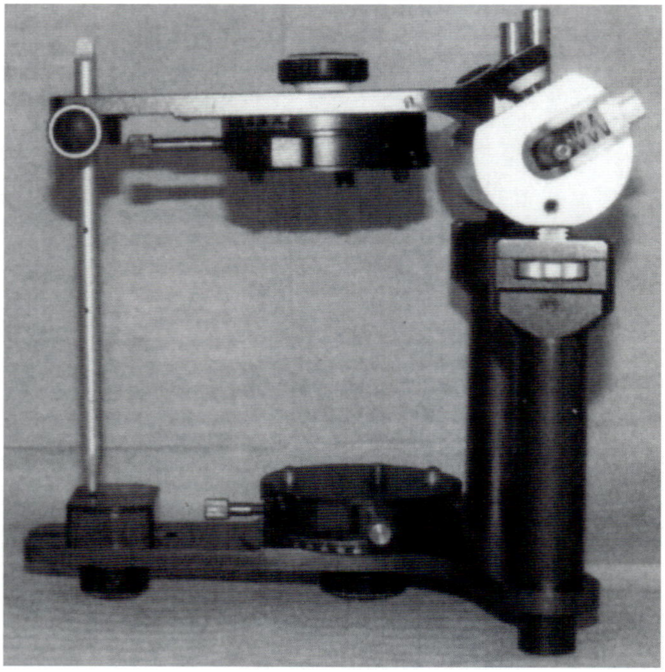

Fig. 26-4. Articulador cirúrgico provido de um dispositivo que possibilita movimentos tridimensionais denominado de Mesa MT.

CONCLUSÃO

Nosso grupo interpreta a cirurgia esquelética no tratamento da SAOS do adulto como uma cirurgia de demanda, na qual os defeitos anatômicos da VAS e da face são corrigidos para a obtenção de uma VAS pérvia, bem como uma face equilibrada dentro dos padrões estéticos.

REFERÊNCIAS BIBLIOGRÁFICAS

1. Riley RW, Guilleminault C, Herran J *et al.* Cephalometric analyses and flow volume loops in obstructive sleep apnea patients. *Sleep* 1983;6:304-17.
2. Battagel JM, Johal A, Kotecha B. A cephalometric comparison of subjects with snoring and obstructive sleep apnea. *Eur J Orthod* 2000;22(4):353-65.
3. De Dieuleveult T, Wagner L, Meulien P *et al.* Analyse cephalométrique retrospective dans les syndromes d'apnées du sommeil sévères traits par chiurgie. Déductions thérapeutiques. *Ann Otolaryogol Chir Cervicofac* 2000;117(6):339-48.
4. Tangugsorn V, Krogstad O, Espeland L *et al.* Obstructive sleep apnea: a canonical correlation of cephalometric and selected demographic variables in obese and nonobese patients. *Angle Orthod* 2001;71(7):23-35.
5. Paoli JR, Lauwers F, Lacassagne L *et al.* Craniofacial differences according to the body mass index of patients with obstructive sleep apnoea syndrome: cephalometric study in 85 patients. *Br J Oral Maxillofac Surg* 2001;39(1):40-45.
6. Filkelstein Y, Wexler D, Horowitz E *et al.* Frontal and lateral cephalometry in patients with sleep-disordered breathing. *Laryngoscope* 2001;111(4 Pt 1):634-41.
7. Balk UB, Suzuki M, Ikeda K *et al.* relationship between cephalometric characteristics and obstructive sites in obstructive sleep apnea syndrome. *Angle Orthod* 2002;72(2):124-34.
8. Faria AC. *Estudo cefalométrico em pacientes com distúrbios ventilatórios obstrutivos do sono.* Dissertação (Mestrado) Faculdade de Ciências Médicas Universidade Estadual de Campinas, 2002.
9. Naganuma H, Okamoto M, Woodson BT *et al.* Cephalometric and feberotic evaluation as a case-selection technique for obstructive sleep apnea syndrome (OSAS). *Acta Otolaryngol* 2002;547(Suppl):57-63.

10. Raskin S, Gilon Y, Limme M. Bilan céphalométrique dans le syndrome des apnées et hypopnées obstructives du sommeil. *Rev Stomatol Chir Maxillofac*. 2002;103(3):158-63.
11. Rose EC, Staats R, Lehner M *et al.* Cephalometric analysis in patients with obstructive sleep apnea. Part I: diagnostic value. *J Orafac Orthop* 2002;63(2):143-53.
12. Hoekema A, Hovinga B, Stegen GA *et al.* Craniofacial morphology and obstructive sleep apnea: a cephalometric analysis. *J Oral Rehabil* 2003;30(2):690-96.
13. Yu X, Fujimoto K, Urushibata K *et al.* Cephalometric analysis in obese and nonobese patients with obstructive sep apnea syndrome. *Chest* 2003;124(1):212-18.
14. Sebille S, Caprioli F, Bennani K *et al.* Anomalies téléradiographiques et syndrome d'apnées obstructives du sommeil. *Rev Stomatol Chir Maxillofac* 2003;104(3):133-38.
15. Olszewska E, Sieskiewicz A, Rozycki J *et al.* A comparison of cephalometric analysis using radiographs and craniofacial computed tomography in patients with obstructive sleep apnea syndrome: preliminary report. *Eur Arch Otorhinolaryngol* 2009;266:535-42.
16. Hochban W, Brandenburg U, Peter JH. Surgical treatment of obstructive sleep apnea by maxillomandibular advancement. *Sleep* 1994;17(7):624-29.
17. Faria AC, Xavier SP, Silva-Jr SN *et al.* Cephalometric analysis of modifications of the pharynx due to maxillo-mandibular advancement surgery in patients with obstructive sleep apnea. *Int J Oral Maxillofac Surg* 2013 May;42(5):579-84.
18. Schwab. R.J. Imaging for the snoring and sleep apnea patient. Dental Clinics of North America. 45(4):759-795, 2001.
19. Faria AC, Santos AC, Silva-Jr SN *et al.* Change in retrolíngual airway space after maxillomandibular advancement surgery in OSA patients: evaluation with magnetic resonance imaging. *Rev Bras Cir Craniomaxilofac* 2011;14(3):145-48.
20. Faria AC, Silva-Jr SN, Garcia LV *et al.* Volumetric analysis of the pharynx in patients with obstructive sleep apnea (OSA) treated with maxillomandibular advancement (MMA). *Sleep Breath* 2013;17:395-401.
21. Mello-Filho FV, Faria AC, Ribeiro HT *et al.* Cirurgia de avanço maxilomandibular para tratamento da Síndrome das Apneias/Hipopneias Obstrutivas do Sono (SAHOS). *Medicina (Ribeirao Preto)* 2006;39:227-335.
22. Faria AC, Garcia LV, Santos AC *et al.* Comparison of the area of the pharynx during wakefulness and induced sleep in patients with Obstructive Sleep Apnea (OSA). *Braz J Otorhinolaryngol* 2012;78(1):103-8.
23. Rama AN, Tekwani SH, Kushida CA. Sites of obstruction in obstructive sleep apnea. *Chest* 2002;122:1139-47.
24. Faria AC, Xavier SP, Silva Jr SN *et al.* Anatomical changes in the pharynx during wakefulness and induced sleep after maxillomandibular advancement surgery in patients with obstructive sleep apnea. *Int J Oral Maxillotac Surg* 2011;40(10):1194-95.
25. Faria AC. *Estudo morfométrico por ressonância magnética e cefalometria da faringe em pacientes com Síndrome da Apneia/Hipopneia Obstrutiva do Sono (SAHOS) submetidos à cirurgia de avanço maxilomandibular.* Tese (Doutorado) Faculdade de Medicina de Ribeirao Preto da Universidade de Sao Paulo (USP), 2010.
26. Silva Jr SN, Faria AC, Garcia LV *et al.* Morphometric endoscopic study of the pharynx in patients with sleep apnea. *Am J Otolaryngol* 2012 May;33(3):332-37.
27. Ribeiro HT. *Estudo cefalométrico das alterações dos tecidos duros e moles do lábio superior, lábio inferior e mento decorrente das cirurgias ortognáticas de recuo mandibular e avanço maxilar.* Tese (Doutorado) Faculdade de Medicina de Ribeirao Preto da Universidade de Sao Paulo (USP), 2011.
28. Bayrama M, Zerb MO, Alkanc A. Mandibular symphyseal distraction osteogenesis using a bone-supported distractor. *Angle Orthodontist* 2007;77(4).
29. Cistulli PA, Richards GN, Palmisano RG *et al.* Influence of maxillary constriction on nasal resistence and sleep apnea severity in patients with Marfan's syndrome. *Chest* 1996 Nov.;110(5):1184-88.
30. Cistulli PA, Palmisano RG, Poole M.D. Treatment of obstructive sleep apnea syndrome by rapid maxillary expansion. *Sleep* 1998 Dec.;21(8):831-35.
31. Bonetti GA, Piccin O, Lancellotti L *et al.* A case report on the efficacy of transverse expansion in severe obstructive sleep apnea syndrome. *Sleep Breath* 2009;13:93-96.
32. Özbek MM, Memikoglu UT, Altug-Atac AT *et al.* Stability of maxillary expansion and tongue posture. *Angle Orthodontist* 2009;79(2):214-20.

27

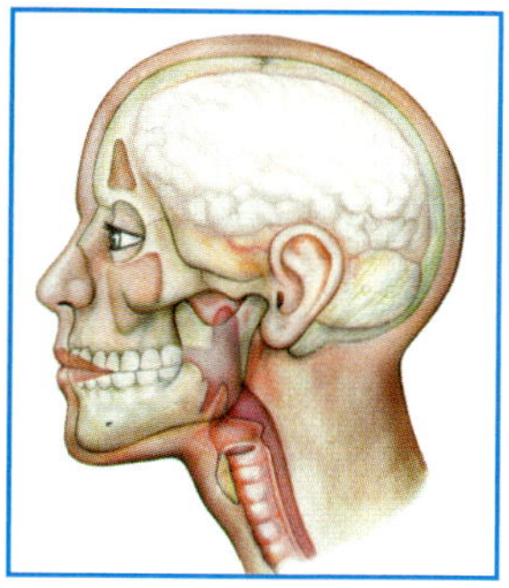

COMO INTERPRETO O TRATAMENTO DA SÍNDROME DA APNEIA OBSTRUTIVA DO SONO

Fernando Drimel Molina
Caroline Gabriele Marques
Mauricio Pereira Maniglia
José Victor Maniglia

INTRODUÇÃO

A Síndrome da Apneia Hipopneia Obstrutiva do Sono é uma doença multifatorial de alta prevalência, que dependendo de sua gravidade, interfere na qualidade de vida do indivíduo e pode acarretar complicações desastrosas principalmente ao sistema cardiovascular dentre outros.

Como sua fisiopatologia é multifatorial é de nossa opinião que o tratamento desta doença dever ser individualizado, levando-se em consideração principalmente o exame físico, o estado geral do paciente, patologias associadas, a idade do mesmo e a gravidade de SAHOS, obtida pelos dados da polissonografia.

É importante diferenciar se a SAHOS tem como fator importante condições sistêmicas como obesidade, doenças neurológicas que causem hipotonia muscular, hipotireoidismo, doenças de depósito dentre outras doenças sistêmicas.

Na presença destas é de suma importância que as mesmas sejam corrigidas e quando indicado o uso de dispositivos de pressão positiva associados.

Excluindo-se as doenças sistêmicas, um exame físico detalhado e completo da cabeça e pescoço deve ser o passo seguinte. Iniciado pela análise facial, o paciente que nesta etapa apresentar indícios de mau posicionamento maxilomandibular é encaminhado para avaliação ortodôntica especializada e possível candidato a cirurgia ortognática.

Nessa ocasião, após solicitar a documentação ortodôntica – exame que contempla telerradiografia norma lateral, radiografia panorâmica, conjunto de radiografias periapicais de todos os elementos dentais, modelos de estudo dos arcos superior e inferior recortados de maneira a reproduzirem, em oclusão, a desenho das estruturas mais importantes da face obtido através da telerradiografia mordida do indivíduo, fotografias intra e extrabucais, o ortodontista fará uma avaliação criteriosa do cefalograma – que é base para as diferentes análises cefalométricas.

As inúmeras análises cefalométricas disponíveis constituem valioso auxílio na padronização e na armazenagem de dados, bem como na comparação entre os valores obtidos e aqueles considerados como referências de normalidade.

A cefalometria em incidência lateral é fundamental para a identificação dos fatores ósseos craniofaciais e de tecidos moles, que possam estar envolvidos no colapso faríngeo da SAHOS, é de baixo custo, expõe o indivíduo a níveis mínimos de radiação e é de fácil análise.

Dentre os diferentes achados nas deformidades dentofacias clinicamente evidentes ou não, podemos encontrar o retroposicionamento maxilar e mandibular (Fig. 27-1), maior ângulo mandibular, mordida aberta anterior, aumento do comprimento da língua e menor dimensão faríngea, que, em comparação com amostras de pacientes sem SAHOS, encontraram alterações significativas.

Devemos observar que a retroposição da língua resulta não só da retroposição mandibular, mas também do deslocamento inferior do osso hioide, pois ambos oferecem ancora-

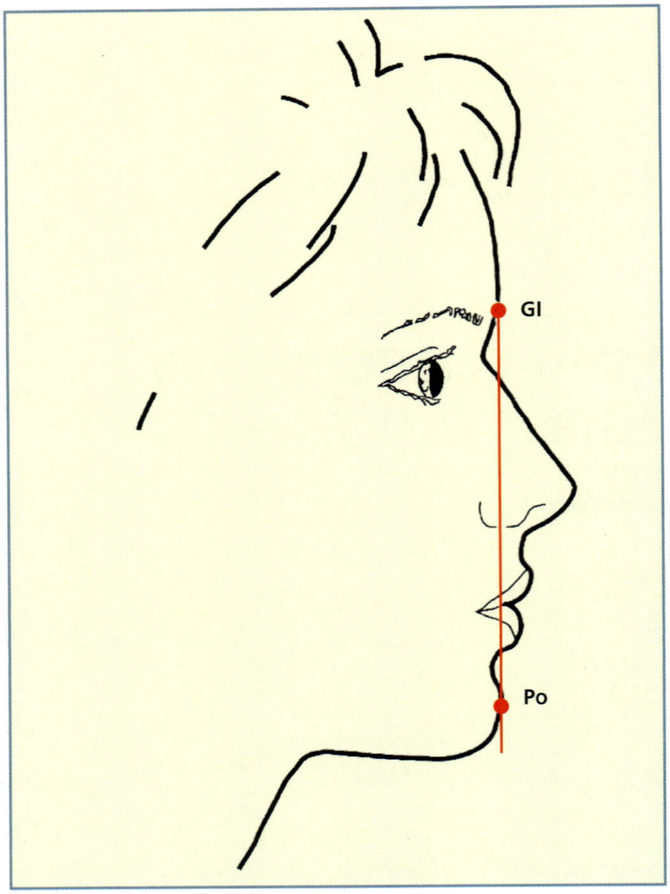

Fig. 27-1. Plano facial.

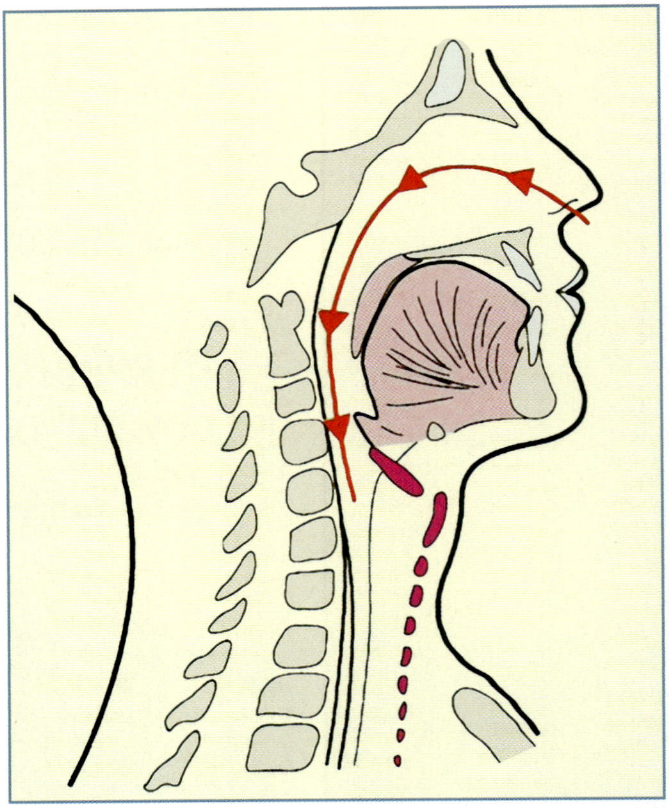

Fig. 27-2. Coluna aérea – avaliar a largura do espaço aéreo retropalatal e retrolingual.

gem à língua. A análise cefalométrica ajudará na observação que a distância do osso hioide ao plano mandibular e que o espaço aéreo posterior podem estar diminuídos na SAHOS (Fig. 27-2).

Medidas de variáveis cefalométricas do espaço aéreo posterior superior e espaço aéreo posterior contribuem para comparação associadas à análise na comparação de grupos controle não apneicos, o comprimento do palato mole está aumentado na avaliação cefalométrica, acarretando diminuição da área da nasofaringe e que a área da língua está aumentada, com consequente diminuição das áreas buco e hipofaríngeas.

O estudo cefalométrico de pacientes portadores da síndrome de apneia e hipopneia obstrutivas do sono tem por objetivos:

- Verificar se dimensões esqueléticas da maxila, mandíbula, posicionamento dos elementos dentais e suas interferências nas dimensões da coluna aérea do indivíduo – essas medidas variam de acordo com a gravidade da SAHOS.
- Verificar se dimensões de tecidos moles e relacionadas com o osso hioide, obtidas a partir de radiografias cefalométricas em norma lateral.
- Verificar se existem diferenças nas dimensões angulares que representam a relação postural entre o osso hioide e a coluna cervical, em função da SAOS.

Uma vez identificadas as alterações craniofaciais passíveis de correção através da avaliação clínica com o auxílio da documentação ortodôntica, a equipe multidisciplinar poderá concluir que o avanço maxilomandibular ou até mesmo somente o avanço de uma base óssea, mais comumente a mandíbula, poderá ser o tratamento de escolha para controle da SAHOS.

Nesses casos, a sequência terapêutica que temos feito é:

A) Documentação ortodôntica com traçados cefalométricos – Ricketts e McNamara.
B) Diagnóstico e plano de tratamento.
C) Apresentação do caso para o paciente e devidas orientações.
D) Instalação de aparatologia ortodôntica para as descompensações dentoalveolares quando necessárias.
E) Montagem em articulador semiajustável.
F) Confecção dos guias cirúrgicos de acordo com o planejamento terapêutico.
G) Instalação do arco cirúrgico e prova dos guias.
H) Cirurgia ortognática de avanço da(s) base(s) óssea(s) planejada(s).

A Síndrome da Apneia e Hipopneia do Sono – SAHOS – é evolutiva e multifatorial. Portanto, todos os fatores de risco – obesidade, doenças neurológicas que causem hipotonia muscular, hipotireoidismo, doenças de depósito – devem ser controlados mesmo após o avanço de bases ósseas para aumento do espaço aéreo, quando indicado.

Já aquele indivíduo que ao exame físico não apresenta indícios de mau posicionamento maxilomandibular, classe I de Angle, tem como foco de exame físico o conteúdo de partes moles das vias aéreas superiores, tendo como diretriz a relação das tonsilas palatinas e o posicionamento do palato mole, ou seja o estadiamento das vias aéreas superiores proposto por Friedman em 2004, sempre levando em consideração a função nasal do paciente (posicionar a classificação de Friedman).

Os pacientes classificados como Friedman I ou II têm sido tratados tratadas com cirurgias que envolvem partes moles que podem variar desde uma tonsilectomia, uvulopalatofaringoplastia ou uma faringoplastia lateral. Essa escolha mais uma vez é baseada no exame físico do paciente e sempre que há obstrução nasal associada, o nariz é tratado em conjunto com a técnica necessária. Julgamos que temos resultados satisfatórios desta forma.

Já os paciente classificados com Friedman III, temos dado a opção de cirurgia esquelética ou o uso de aparelhos de pressão positiva, destes que sejam portadores de SAHOS de intensidade moderada ou severa.

Assim indicamos cirurgia esquelética maxilomandibular em dois casos:

1. Pacientes com deformidade dentoesqueletal que tenham indicação cirúrgica independente de serem portadores da SAHOS.
2. Pacientes portadores da SAHOS onde a fisiopatologia desta não esteja exclusivamente relacionada com doença sistêmica e que se enquadrem nas seguintes situações:
   - Portadores da SAHOS com deformidade maxilomandibular associada independente da severidade da doença.
   - Pacientes com SAHOS de moderada intensidade ou grave, cujo exame físico demostre que o mesmo não é um bom candidato a cirurgia em partes moles, independente do posicionamento maxilomandibular.
   - Falha em cirurgias em partes moles.
   - Pacientes que não se adaptam aos aparelhos de pressão positiva.

É de nossa opinião que o tratamento desta síndrome deve ser individualizado e definido basicamente pelo exame físico detalhado deste paciente, associado a uma avaliação cefalométrica do mesmo.

A cirurgia esquelética é um instrumento extremamente eficaz no tratamento da SAHOS e cabe à equipe multiprofissional selecionar o paciente que se beneficie dela.

BIBLIOGRAFIA

Arens R, Marcus CL. Pathophisiology of upper airway obstruction: a developmental perspective. *Sleep* 2004;27(5):997-1019.

Ferguson KA, Ono T, Lowe A. The relationship between obesity and craniofacial structure in obstructive sleep apnea. *Chest* 1995;108(2):375-81.

Guilleminault C, Quera-Salva MA, Partinen M. Women and the obstructive sleep apnea syndrome. *Chest* 1988;93(1):104-9.

Orr WC, Moran WB. Diagnosis and management of obstructive sleep apnea. *Arch Otolaryngol* 1985;111(10):650-58.

Petri N, Suadicani P, Wildschiodtz G *et al.* Uvulopalatofaryngoplasty. Evaluation of predictive factors using discriminat analysis in 30 sleep apnea patients. *Acta Oto Laryngologica* 1994;114(5):565-71.

Petrou-Amerikanou C, Belazi MA, Daskalopoulou E *et al.* Oral findings in patients with obstructive sleep apnea: the importance of cephalometric variables. *Quintessence Int* 2005;36(4):293-98.

Pracharktam N, Nelson S, Hans MG *et al.* Cephalometric assessment in obstructive sleep apnea. *Am J Orthod Dentofac Orthop* 1996;109(4):410-19.

Shimizu O, Inoue Y, Takada K *et al.* Sleep breathing disorders – Aggregated occurrence of sleep apnea syndrome in a family. *Psychiatr Clin Neurosc* 2001;55:253-54.

Tsuchiya M, Lowe AA, Pae EK *et al.* Obstructive sleep apnea subtypes by cluster analysis. *Am J Orthod Dentofac Orthod* 1992;101:533-42.

Young T, Palta M, Dempsey J. The ocurrence of sleep-disordered breathing among middle-aged adults. *N Engl J Med* 1993;328:1230-35.

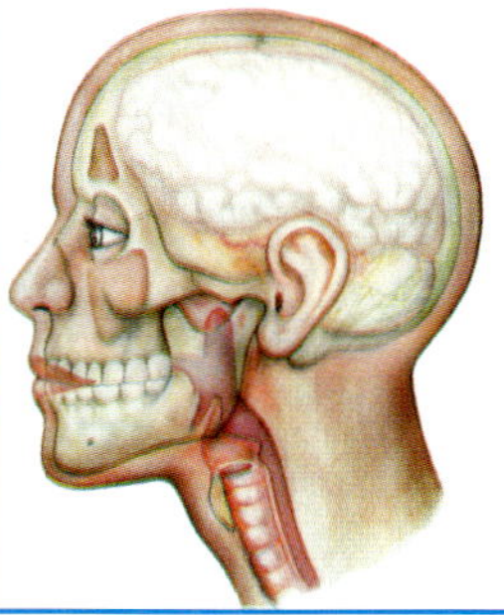

ÍNDICE REMISSIVO

Entradas acompanhadas por um *f* ou *q* itálico indicam figuras ou quadros, respectivamente.

A

A&T (Adenotonsilectomia), 42
Acrocefalossindactilia, 246
Adenoide(s)
- curetagem da, 19*f*
- e tonsilas hipertróficas, 13*f*
- metade superior da, 20*f*
  - preservação da, 20*f*
    - para prevenir IVF, 20*f*
- visualização da, 20*f*
  - com espelho laríngeo, 20*f*

Adenoidectomia, 19
- com eletrocautério, 20*f*
- com microdebridador, 20*f*

Adulto
- septoplastia no, 124
  - áreas mais desviadas, 125
  - indicação cirúrgica, 124
  - o que deve ser preservado, 125
  - o que deve ser retirado, 125
  - técnicas de, 125

AE (Aparelho Estomatognático), 183
AG (Avançamento Genioglosso), 231
AIO (Aparelhos Intraorais), 201
Alteração(ões) Facial(is)
- na SRB, 5-14
  - arcadas dentárias, 7
  - classificação dos, 12
    - funcionais, 12
    - genuíno, 13
    - impotentes funcionais, 13
    - orgânico, 13
  - fossas nasais, 6
  - lábios, 6
  - músculo mentoniano, 12
    - hipertensão do, 12
  - nariz, 6
  - palato, 7, 9
    - duro, 7
    - mole, 9
  - UCM, 10

AMM (Avanço Maxilomandibular), 79, 200, 230, 266, 272, 278
- com GLM posterior, 206*f*, 208*f*, 213*f*
- com septoplastia parcial, 206*f*, 208*f*, 210*f*, 212*f*, 213*f*
  - inferior, 206*f*, 208*f*, 210*f*, 212*f*, 213*f*
    - bilateral, 206*f*, 208*f*, 210*f*, 212*f*, 213*f*
- com tonsilectomia, 206*f*, 208*f*, 210*f*, 212*f*, 213*f*
- com turbinectomia parcial, 206*f*, 208*f*, 210*f*, 212*f*, 213*f*
  - inferior, 206*f*, 208*f*, 210*f*, 212*f*, 213*f*
    - bilateral, 206*f*, 208*f*, 210*f*, 212*f*, 213*f*
- com UPFP, 206*f*, 208*f*, 210*f*, 212*f*, 213*f*
- em faces discrepantes, 153-180
  - e associação aos procedimentos na SAOS, 153-180
    - de tecidos moles, 153-180
- no paciente com face normal, 201-214
  - complicações, 204
  - contraindicações, 201
  - indicações, 201
  - técnica cirúrgica, 202
    - cuidados ortodônticos
      - pós-operatórios, 204
    - planejamento cirúrgico, 202
    - preparo ortodôntico, 202
- no segmento colapsável, 106*f*
  - da VAS, 106*f*
- pacientes com SAHOS submetidos a, 235-240
  - avaliação de resultados cirúrgicos em, 235-240
    - casuística, 236
    - discussão, 239
    - métodos, 236
    - objetivos, 236
    - resultados, 237
- repercussões anatômicas do, 145-151
  - em SAOS, 145-151
    - EVAF, 146
    - recuo da mandíbula, 150
      - impacto negativo do, 150
    - rotação do plano oclusal, 148
      - importância da, 148
- técnica cirúrgica, 267
- *versus* cirurgia ortognática, 261*f*

Anamnese, 66
Ancilose
- de ATM, 246, 252*f*
  - bilateral, 252*f*
    - com microretrognatia, 252*f*

Anestesia, 70
- em pacientes com SAOS, 63-72
  - anamnese, 66
  - avaliação pré-anestésica, 65
  - considerações sobre o uso de *laser*, 71
  - cuidados, 63-72
    - intraoperatórios, 63-72
    - pós-operatórios, 63-72
    - pré-operatórios, 63-72
  - exame físico, 67
  - jejum pré-operatório, 66
  - medicação pré-anestésica, 70
  - monitorização, 70
  - patogênese da obstrução das VAS, 63
  - recuperação pós-anestésica, 71

Angle
- padrão de, 162*f*, 163*f*

Angulação
- cefálica, 107*f*
  - impacto da, 107*f*
    - no PAS-TP, 107*f*

Anormalidade(s) Craniofacial(is)
- DRS nas, 243-255
  - cirurgia craniofacial, 248
- multidisciplinar, 248
  - cirurgia craniofacial, 248
- principais técnicas, 248
  - princípios, 248
  - SAOS, 243
  - SCF, 245, 247
    - algoritmo de manejo da SAOS nas, 247
    - ancilose de ATM, 246
    - com sinostose caniofacial, 245
    - sequência de Pierre-Robin, 246

Anti-Hipertensivo(s)
- e SAOS, 55
  - betabloqueadores, 55
  - bloqueadores, 55
    - dos canais de cálcio, 55
  - diuréticos, 55
  - inibidores, 55
    - da enzima de conversão da angiotensina, 55
    - dos receptores AII da angiotensina, 55

Aparelho
- Bimler, 29*f*
- de planas, 44*f*
- Haas, 44*f*, 46*f*
  - cimentado, 44*f*
- Mc Namara, 30*f*

Apert
- síndrome de, 246

Apinhamento(s)
- grave, 120*f*
  - retrusão esquelética mandibular com, 120*f*
    - em RB, 120*f*
- oclusão com, 38*f*
  - dentária, 38*f*

Apneia
- face longa ortognática *versus*, 178
  - com PAS 4 ou 5, 179
    - esquema de, 178
- obstrutiva do sono, 269-275
  - cirurgia esquelética no tratamento da, 269-275
    - como interpretar o resultado da, 269-275

Arcada(s)
- dentárias, 7

Arco
- facial, 96, 97*f*, 193*f*
  - registro do, 96, 97*f*, 193*f*
- mandibular, 194*f*

Arnett
- análise cefalométrica de, 146*f*
  - das partes moles, 146*f*
    - avaliação do EVAF pela, 146*f*

Articulação
- eixo de, 194*f*

Articulador, 98*f*, 169*f*
ajustável, 97*f*
cirúrgico, 282*f*
montagem em, 96
dos modelos, 96
ASA (Sociedade Americana de Anestesiologia)
classificação, 70*q*
do risco anestésico, 70*q*
Assoalho
da fossa endonasal, 84*f*
incisão no, 84*f*
ATM (Articulação Temporomandibular), 10, 11*f*, 132
anatomia da, 194
classificação, 194
componentes da, 195
partes duras, 195
partes moles, 196
conceito, 194
ancilose de, 246, 252*f*
bilateral, 252*f*
com microretrognatia, 252*f*
cápsula da, 187
e SAOS, 183-200
AE, 183
revisão de literatura, 194
sistema, 183
muscular, 185
nervoso, 183
neuromuscular, 183
inter-relação entre, 10*f*
e região cervical, 10*f*
e músculos, 10*f*
Atresia(s)
dos maxilares, 44*f*
maxilar, 26*f*, 116, 270*f*
com MCP bilateral, 270*f*
Avaliação
pré-anestésica, 65
creatinina sérica, 66
eletrocardiograma, 66
hemograma completo, 66
radiografia de tórax, 66
testes de coagulação, 66
Avanço
bimaxilar, 250
cirurgia de, 250
craniofacial, 250
tipo Le Fort IV, 250
do corpo, 74
osteotomia sagital de, 74*f*
frontofacial, 250
em monobloco, 250
genioglosso, 139-143, 267
anatomia, 139
exames complementares, 139
indicação, 140
mandibulotomia medial com, 267
técnica cirúrgica, 267
técnicas cirúrgicas, 140
complicações, 143
mentoplastia funcional, 140
osteotomia, 140, 141
mandibular anterior, 141
retangular, 141, 142*f*
sagital inferior, 140
taxa de sucesso, 143
mandibular, 74*f*
clássico, 74*f*
e osteotomia sagital, 74*f*
por osteotomia sagital, 79
retrognatismo severo com, 269*f*
de mandíbula, 269*f*
de mento, 269*f*
AVE (Acidente Vascular Encefálico), 64
Axiógrafo, 194*f*

B

Base do Crânio
flexura da, 157*f*
relação da, 157*f*
Betabloqueador(es)
e SAOS, 55
BIM (Bloqueio Intermaxilar), 203
Bimler
aparelho, 29*f*
Bloco Canino
osteotomia do, 267
subapical, 267
técnica cirúrgica, 267
Bloqueador(es)
dos canais de cálcio, 55
e SAOS, 55
BMM (Bloqueio Maxilomandibular), 75
Boca
músculo da, 186
orbicular, 186

C

Cálcio
canais de, 55
bloqueadores dos, 55
e SAOS, 55
Canal(is)
de cálcio, 55
bloqueadores dos, 55
e SAOS, 55
Cápsula
da ATM, 187, 196, 199*f*
articular, 196, 199*f*
Carpenter
síndrome de, 246
Cartilagem
alar, 117*f*
articular, 196
da ATM, 196
nasal, 126*f*, 127*f*
descolamento da, 127*f*
incisões da, 126*f*
técnica da, 126*f*
triangular, 117*f*
Cauterização
do corneto, 128
inferior, 128
Cavidade
ganho em volume da, 105*f*
intranasal, 105*f*
oral, 105*f*
Cefalometria, 35*f*, 36*f*
Cifose
pela tração, 57*f*
do m. esternocleidomastóideo, 57*f*
Cirurgia
craniofacial, 248
multidisciplinar, 248
principais técnicas, 248
avanço frontofacial em monobloco, 250
de avanço bimaxilar, 250
distração osteogênica de mandíbula, 250
osteotomia tipo Le Fort III, 248
princípios, 248
de modelos em gesso, 95-100
arco facial, 96
registro do, 96
guias cirúrgicos, 99, 100*f*
confecção dos, 99
goteiras, 99
splints, 99
visão cirúrgica dos, 100*f*
linhas de orientação, 97
demarcações de, 97
medidas dos modelos, 98
mensuração das medidas, 98
instrumento para, 98
montagem dos modelos, 96
em articulador, 96
paciente cirúrgico, 95
preparo do, 95
planejamento, 95
procedimento laboratorial/clínico, 95-100
prévio à cirurgia esquelética, 95-100
ortognática, 261*f*
AMM *cversus*, 261*f*
Cirurgia Esquelética
como interpretar a, 257-263, 265-268, 277-282
no tratamento da SAHOS, 265-268
cirurgia, 266
contraindicações, 266
diagnóstico, 266
indicações, 266
osteotomia, 267
de Le Fort I, 267
sagital da mandíbula, 267
vantagens, 266
no tratamento da SAOS, 257-263, 277-282
achados clínicos, 258
considerações, 261, 263
cefalométricas, 261
técnicas, 263
dados epidemiológicos, 258
diagnóstico da, 258
do adulto, 277-282
doenças associadas, 257
fisiopatologia, 257
como interpretar o resultado da, 269-275
no tratamento da apneia obstrutiva do sono, 269-275
AMM, 272
disjunção palatina mediana, 271
indicação da, 275
mentoplastia, 271
instrumentos, 266
técnica cirurgia, 266
AMM, 267
disjunção maxilar, 266
mandibulotomia medial, 267
com avanço do genioglosso, 267
mentoplasta, 267
osteotomia subapical, 267
do bloco canino, 267
preparo do paciente, 267
Clagary
SAQLI, 60
Coagulação
testes de, 66
na avaliação pré-anestésica, 66
Coblation
GLM com, 230
Colapso
do segmento colapsável, 108*f*
da VAS, 108*f*
fatores de, 108*f*
Coluna
aérea, 286*f*
vertebral, 31*f*
Comack Lehane
classificação de, 67*f*
Concha(s) Nasal(is)
inferiores, 22
redução das, 22
Côndilo
mandibular, 195
dimensões do, 195*f*
Conjunto Muscular
mandibular, 45*f*
hipotônico, 45*f*
orofacial, 45*f*
Consideração(ões)
cefalométricas, 261
Corneto(s)
inferiores, 128*f*, 129*f*
deslocamento do osso do, 129*f*
para remoção da parte óssea, 129*f*
tipos de, 128*f*
médios, 128*f*
tipos de, 128*f*
procedimentos nos, 127, 130
inferiores, 127
cauterização, 128
fratura, 127
turbinectomias parciais, 128
médios, 130
remoção, 130
da borda livre, 130
do folheto lateral, 130
projeção dos, 118*f*
dentro da fossa nasal, 118*f*
e a presença dos meatos, 118*f*
técnica osteomucosa do, 129*f*
Correção
da obstrução nasal, 15-23
no RB, 15-23
fundamentos técnicos da, 15-23
indicações da, 15-23
Coto Proximal
fratura do, 79
da região distal, 79
da região proximal, 79
condilar, 79
medial, 79
Cottle
área de, 119*f*
CPAP *(Continuous Positive Air Way Pressure)*, 1, 236
CQS (Cartilagem do Septo), 125
Creatinina
sérica, 66
na avaliação pré-anestésica, 66
Crescimento
craniofacial, 16
alterações do, 17
facial, 114*f*
vertical, 120*f*
maxilar, 120*f*
em RB, 120*f*
Criança
RB, 119
formas de avaliação da, 119
do desenvolvimento ponderoestatural, 119
rinofaríngea, 119

septoplastia na, 122
técnica cirúrgica, 123
Crouzon
síndrome de, 246, 249*f*, 251*f*
Curetagem
da adenoide, 19

D

DAC (Doença Arterial Coronária), 64
Dawson
método de, 190*f*
de manipulação, 190*f*
bimanual, 190*f*
DCM (Disfunção Craniomandibular), 10
Deficiência
mandibular, 156*f*, 158*f*, 175*f*
maxilar, 158*f*
nasomaxilar, 158*f*
Deformidade(s) Transversal(is)
da maxila, 113-137
e SAOS, 113-137
atresias maxilares, 116
avaliação do RB, 119
cuidados essenciais, 125
septoplastia, 122, 124
turbinectomias, 127
verdade ou mentira, 113-137
Demarcação(ões)
de linhas de orientação, 97
Descolamento
da cartilagem, 127*f*
nasal, 127*f*
da sínfise mandibular, 141*f*
subpericondral, 125
subperiostal, 125
Desenho(s)
da osteotomia sagital, 75-77*f*
mandibular, 75, 76-77*f*
passos técnicos dos, 75-77*f*
Desenvolvimento
craniofacial, 17
alterações do, 17
ponderoestatural, 119
avaliação do, 119
Deslocamento
do mucoperiósteo, 84*f*
do mucopericôndrio, 84*f*
Desvio
de septo, 26*f*
septal, 38*f*, 120*f*
nasofibrocospia com, 120*f*
região velofaríngea com, 38*f*
Diástase
dos m. retos, 58*f*
abdominais, 58*f*
Dilatação
do segmento colapsável, 108*f*
da VAS, 108*f*
fatores de, 108*f*
Dimensão(ões)
do côndilo mandibular, 195*f*
Disco, 197*f*
articular, 187, 196, 198*f*
da ATM, 196
ligamento temporomandibular, 187
cápsula da ATM, 187
Discrepância
esquelética, 96
correção da, 96
DISE (Sono Induzido por Drogas), 1, 226
Disgnatia(s)
e tipos faciais, 159
Disjunção
maxilar, 132*f*, 266, 266
ortopédica, 132*f*
assistida cirurgicamente, 132*f*
técnica cirúrgica, 266
palatina, 270*f*, 271
mediana, 271
pós-operatório de, 270*f*
Disjuntor
palatino, 59*f*
tipo Haas, 59*f*
adaptado em paciente adulto, 59*f*
Disostose
mandibulofacial, 246
Dissecção
tonsiliana, 21*f*
Distância Linear
do osso hioide, 104*f*
à espinha nasal posterior, 104*f*
relação entre DRS e a, 104*f*
Distração
osteogênica, 102*f*, 250, 251*f*
de mandíbula, 250
monofocal, 251*f*
na VAS, 102*f*
impacto da, 102*f*
palatina, 133
Diurético(s)
e SAOS, 55
Dolphin Imaging
programa, 110*f*
imagem de tela do, 110*f*
DORS (Distúrbios Obstrutivos Respiratórios do Sono), 42
DOT (Distração Osteogênica Transversal)
da maxila, 281
DRS (Distúrbio Respiratório do Sono), 53, 101, 103*f*
características relacionadas com, 103*f*
craniofaciais, 103*f*
distância linear do osso hioide e os, 104*f*
à espinha nasal posterior, 104*f*
relação entre a, 104*f*
nas anormalidades craniofaciais, 243-255
cirurgia craniofacial, 248
multidisciplinar, 248
principais técnicas, 248
princípios, 248
SAOS, 243
SCF, 245, 247
algoritmo de manejo da SAOS nas, 247
ancilose de ATM, 246
com sinostose caniofacial, 245
sequência de Pierre-Robin, 246
DTM (Disfunção da Articulação Temporomandibular), 183
DV (Dimensão Vertical), 188
DVO (Dimensão Vertical de Oclusão), 188
DVR (Dimensão Vertical de Repouso), 188

E

EFL (Espaço Funcional Livre), 188
Eixo
de articulação, 194*f*
Eletrocardiograma
na avaliação pré-anestésica, 66
Eletrocautério
adenoidectomia com, 20*f*
na hemostasia, 21*f*
na tonsilectomia, 21*f*
Eminência
articular, 195
da ATM, 195
ENA (Espinha Nasal Anterior), 97
Enlow, 114*f*-116*f*
EO (Estabilidade Oclusal), 188
Equilíbrio
dentário, 8*f*
vestibulolingual, 8*f*
Erickson
plataforma de, 98*f*
ERMAC (Expansão Rápida da Maxila Cirurgicamente Assistida), 281
Esforço
respiratório, 56*f*
tração exercida no, 56*f*
pelo m. esternocleidomastóideo, 56
Espaço
velo-oro-hipofaríngeo, 210*f*, 212*f*
aumento do, 210*f*, 212*f*
Espelho
laríngeo, 20*f*
visualização com, 20*f*
da adenoide, 20*f*
Espinha
nasal posterior, 104*f*
distância linear do osso hioide à, 104*f*
relação entre a, 104*f*
Estabilidade
da VAS, 105*f*
expiratória, 105*f*
inspiratória, 105*f*
maxilomandibular, 188
EVAF (Espaço da Via Aérea Faríngea), 145, 146
avaliação do, 146*f*
Exame(s) Complementar(es)
estratégia simplificada para, 65*q*
Excesso
mandibular, 159*f*
maxilar, 159*f*
Expansão
dos maxilares, 46*f*
palatina, 133
cirurgia de, 133
rápida, 105*f*
maxilar, 105*f*
cirurgicamente assistida, 105*f*
Exposição
da sínfise mandibular, 141*f*

F

Face(s)
característica, 160*f*
de desenvolvimento deficiente, 160*f*
no terço médio, 160*f*
de subdesenvolvimento, 160*f*
do terço inferior, 160*f*
de terço inferior, 160*f*
com excesso de altura, 160*f*
de terço médio, 160*f*
de face hipodesenvolvido, 160*f*
curta, 158*f*, 162
principais características da, 162
discrepantes, 153-180
AMM em, 153-180
e associação aos procedimentos na SAOS, 153-180
de tecidos moles, 153-180
do RB, 18*f*
homolateral, 117*f*
do seio maxilar, 117*f*
ideal, 161*f*
mensuração da, 161*f*
vertical, 161*f*
longa, 157*f*, 159*f*, 162, 178
ortognática, 178
com PAS 4 ou 5, 178
versus apneia, 178
principais características da, 162
normal, 201-214
AMM no paciente com, 201-214
complicações, 204
contraindicações, 201
indicações, 201
técnica cirúrgica, 202
terço médio da, 88, 161*f*
hiperdesenvolvido, 161*f*
osteotomias do, 88
vertical, 121*f*
mordida aberta com, 121*f*
Fairbanks
técnica de, 219
para UPFP, 219
modificada, 222
Faringe
retração da, 259*f*
cicatricial, 259*f*
Faringoplastia
lateral, 224
técnica da, 22
FIR (Fixação Interna Rígida)
interesse a, 83*f*
nível da osteotomia com, 83*f*
representação esquemática da, 83*f*
na osteotomia sagital, 78
de ramo, 78
Fisioterapia
aplicada ao RB, 30
abordagem, 30
avaliação, 30
tratamento, 30
e SAOS, 56
Fixação
com placas de titânio, 84*f*
aspecto intraoperatório com, 84*f*
Folheto
lateral, 128, 130
osteomucosa do, 128
remoção do, 130
Fonoaudiologia
e SAOS, 59
Fossa(s)
articular, 195, 196*f*
da ATM, 195
aspecto triangular da, 196*f*
glenoide, 195
da ATM, 195
nasais, 6
e SRB, 6
projeção dentro da, 118*f*
dos cornetos, 118*f*
e a presença dos meatos, 118*f*
Fratura
do corneto, 127
inferior, 127
do coto proximal, 79
da região distal, 79
da região proximal, 79
condilar, 79
medial, 79
Friedman
escala de, 220*f*, 221*f*

estagiamento, 226*f*
Fujita
técnica de, 218*f*
para UPFP, 218*f*
Fundo
de sulco gengivolabial, 270*f*
abertura do, 270*f*
com acesso à abertura piriforme, 270*f*

G

GA (Guia Anterior), 188, 189
GATG (Genioplastia para Avanço dos Tubérculos Genianos), 147
GLM (Glossectomia de Linha Média), 229
com *coblation*, 230
com *laser* de CO_2, 230
pacientes com SAHOS submetidos a, 235-240
avaliação de resultados cirúrgicos em, 235-240
casuística, 236
discussão, 239
métodos, 236
objetivos, 236
resultados, 237
posterior, 206*f*, 208*f*, 213*f*
AMM com, 206*f*, 208*f*, 210*f*, 212*f*, 213*f*
submucosa, 232*f*
Guia(s)
cirúrgicos, 99
confecção dos, 99
goteiras, 99
intermediário, 99*f*
splints, 99
definitivo, 100*f*
confecção do, 100*f*
intermediário, 100*f*
visão cirúrgica dos, 100*f*

H

Haas
aparelho, 44*f*, 46*f*
cimentado, 44*f*
disjuntor palatino tipo, 59*f*
adaptado, 59*f*
em paciente adulto, 59*f*
Hemograma
completo, 66
na avaliação pré-anestésica, 66
Hemostasia
na tonsilectomia, 21*f*
eletrocautério, 21*f*
sutura, 21*f*
Hiperextensão
cervical, 107*f*
impacto da, 107*f*
no PAS-TP, 107*f*
Hipertensão
do músculo, 12
mentoniano, 12
e SRB, 12
Hipertrofia
adenotonsiliana, 38*f*, 120*f*
importante, 120*f*
amidalina, 259*f*
aspecto do paciente portador de, 259*f*
submetido a UPFP, 259*f*
Hipotomia
labial, 7*f*
inferior, 7*f*
HVAS (Hiper-Resistência das Vias Aéreas Superiores), 56

I

IAH (Índice de Apneia/Hipopneia), 146, 236
comparação da variável, 237*f*
pós-operatório, 237*f*
pré-operatório, 237*f*
IDR (Índice de Distúrbios Respiratórios), 281
Imagem(ns)
de tela, 110*f*
do programa *Dolphin Imaging*, 110*f*
tomográficas, 109*f*
aquisição de, 109*f*
posicionamento para, 109*f*
IMC (Índice de Massa Corpórea), 2, 64, 67, 201, 226
Incisão(ões)
clássica, 84*f*
para septoplastia, 84*f*
da cartilagem, 126*f*
nasal, 126*f*
técnica de, 126*f*
da tonsila, 21*f*
no assoalho, 84*f*
da fossa endonasal, 84*f*
no sulco, 141*f*
gengivojugal, 141*f*
para drenagem, 127*f*
Incremento
volumétrico, 281*q*
na VAI, 281*q*
na VAS, 281*q*
na VAT, 281*q*
Inibidor(es)
da enzima de conversão da angiotensina, 55
dos receptores AII da angiotensina, 55
Instrumento
para mensuração, 98
das medidas, 98
Intubação
difícil, 68*f*, 69*f*
algoritmo de, 69*f*
materiais disponíveis para, 68*f*
exemplos de, 68*f*
IVF (Insuficiência Velofaríngea)
preservação para prevenir, 20*f*
da metade superior da adenoide, 20*f*

J

JAMA *(Journal of the American Medical Association)*, 55
Jejum
pré-operatório, 66
tempo de, 66*q*
em função da idade, 66*q*
em função do tipo de alimento, 66*q*
JNC *(Joint National Committee)*, 64
Jovem
RB, 119
formas de avaliação da, 119
do desenvolvimento ponderoestatural, 119
rinofaríngea, 119

L

Lábio(s)
e SRB, 6
entreabertos, 18*f*
Laser
de CO_2, 230
GLM com, 230
uso de, 71
considerações sobre, 71
no tratamento da SAOS, 71
Le Fort I
osteotomia de, 81-93, 253*f*, 263*f*, 267
alta, 83*f*
com fixação com placas de titânio, 84*f*
aspecto intraoperatório, 84*f*
como piriformeplastia, 82*f*
delimitada, 82*f*
complicações, 85
do terço médio da face, 88
outras, 88
imagem clássica da, 263*f*
polissonografia, 91
laudo de, 91
técnica básica, 81-93
técnica cirúrgica, 83
Le Fort III
osteotomia tipo, 248
avanço após, 248*f*
Le Fort IV
avanço tipo, 250
craniofacial, 250
Lei
de Pouseille, 106*f*
Ligamento(s)
da ATM, 196
posterior, 197*f*
temporomandibular, 187
disco articular, 187
cápsula da ATM, 187
Língua
músculos da, 186
Linha(s)
de orientação, 97
demarcações de, 97
Líquido
sinovial, 196
na ATM, 196
LPE (Lâmina Perpendicular do Etmoide), 125

M

Mallampati
classificação de, 68*f*
Maloclusão
classes de, 34-36*f*
II, 35*f*, 38*f*
III, 36*f*, 37*f*
fase pré-operatória, 37*f*
dentária, 162
Mandíbula, 48*f*
avanço de, 269*f*
retrognatismo severo com, 269*f*
distração de, 250
osteogênica, 250
osteotomia sagital da, 254*f*, 267
complicações, 268
pós-operatório, 268
recuo da, 150
impacto negativo do, 150
Mandibulotomia
medial, 267
com avanço do genioglosso, 267
técnica cirúrgica, 267
Manipulação
método de, 190*f*, 191*f*
bimanual, 190*f*
de Dawson, 190*f*
unimanual, 191*f*
Maxila
deformidades transversais da, 113-137
e SAOS, 113-137
atresias maxilares, 116
avaliação do RB, 119
cuidados essenciais, 125
septoplastia, 122, 124
turbinectomias, 127
verdade ou mentira, 113-137
expansão da, 48*f*
Maxilar(es)
atresia dos, 44*f*
expansão dos, 46*f*
relação dos, 163, 164
anteroposterior, 163, 164
retroposturas dos, 44*f*
seio, 117*f*
face homolateral do, 117*f*
Mc Namara
aparelho, 30*f*
MCA (Mordidas Cruzadas Anteriores), 9, 46*f*
MCP (Mordidas Cruzadas Posteriores), 9
bilateral, 270*f*
atresia maxilar com, 270*f*
total, 38*f*, 120*f*
oclusão dentária com, 38*f*
retrusão esquelética mandibular com, 120*f*
em RB, 120*f*
MD (Índice de Despertar Breve), 236
comparação da variável, 237*f*
pós-operatório, 237*f*
pré-operatório, 237*f*
Meato(s)
presença dos, 118*f*
projeção dos cornetos e a, 118*f*
dentro da fossa nasal, 118*f*
Medicação
pré-anestésica, 70
Medicamento(s)
específicos, 56
para melhora, 56
do padrão respiratório, 56
Medida(s)
dos modelos, 98
mensuração das, 98
instrumento para, 98
pré-operatórias, 99*f*
sequência das, 99*f*
Membrana
da ATM, 196
Mento
avanço de, 269*f*
retrognatismo severo com, 269*f*
Mentoplastia, 271
funcional, 140
modificada, 272*f*
técnica cirúrgica, 267
Mesioclusão, 163*f*
Microdebridador
adenoidectomia com, 20*f*
Modelo(s)
corte do, 100*f*
medidas dos, 98
montagem dos, 96
em articulador, 96

Monitorização
na anestesia, 70
em pacientes com SAOS, 70
sobre qualidade de vida, 60
e SAOS, 60
Clagary SAQLI, 60
Montagem
dos modelos, 96
em articulador, 96
Mordida
aberta, 26*f*, 46*f*, 121*f*, 155*f*
classe III, 155*f*
com face vertical, 121*f*
com obstrução nasal, 121*f*
grave, 121*f*
anterior, 18*f*
aberta, 18*f*
cruzada, 9*f*, 26*f*, 28*f*
bilateral, 9*f*, 26*f*
falsa, 28*f*
unilateral, 26*f*
Mucoperiósteo
deslocamento do, 84*f*
Mucopericôndrio
deslocamento do, 84*f*
Músculo(s)
esternocleidomastóideo, 56*f*, 57*f*
projeção do, 57*f*
tração exercida pelo, 56*f*, 57*f*
levando a cifose, 57*f*
no esforço respiratório, 56*f*
genioglosso, 141*f*
tração do, 141*f*
inter-relação entre, 10*f*
e região cervical, 10*f*
e ATM, 10*f*
mentoniano, 12
hipertensão do, 12
e SRB, 12
tensão do, 12*f*
pterigóideo, 197*f*
lateral, 197*f*
inferior, 197*f*
superior, 197*f*
retos abdominais, 58*f*
diástase dos, 58*f*
tipos funcionais dos, 184
bucinador, 186
da língua, 186
digástrico, 186
estilo-hióideo, 186
gênio-hióideo, 186
masseter, 186
funções, 186
milo-hióideo, 186
orbicular da boca, 186
platisma, 186
posteriores do pescoço, 186
esternocleidomastóideo, 186
pterigóideo, 186
lateral, 186
medial, 186
temporal, 186
trapézio, 186

N

Nariz
e SRB, 6
Nasofibrocospia, 168*f*
com desvio septal, 120*f*
Nasofibrolaringoscopia
flexível, 266
NDI (Nervo Dentário Inferior)
lesão do, 74
Nervo
alveolar, 254*f*
inferior, 254*f*
localização do, 254*f*
mandibular, 77*f*
localização topográfica do, 77*f*
representação esquemática da, 77*f*
NPS (Nitroprussiato de Sódio), 86

O

Obstrução
das VAS, 63
patogênese da, 63
do vazio aéreo, 45*f*
na região da hipofaringe, 45*f*
Obstrução Nasal
grave, 121*f*
mordida aberta com, 121*f*
no RB, 15-23
correção da, 15-23
fundamentos técnicos da, 15-23
indicações da, 15-23
repercussões consequentes à, 17
Oclusão
dentária, 38*f*
com apinhamentos, 38*f*
com MCP total, 38*f*
inicial, 131*f*
Odontologia
e SAOS, 59
ORC (Oclusão com Relação Cêntrica), 188
Ortopedia Funcional
enfoque no tratamento da, 25-31
do RB, 25-31
casos clínicos, 29
Osteotomia(s)
com serra reciprocante, 141*f*
de Le Fort I, 81-93, 253*f*, 263*f*, 267
alta, 83*f*
com fixação com placas de titânio, 84*f*
aspecto intraoperatório, 84*f*
como piriformeplastia, 82*f*
delimitada, 82*f*
complicações, 85
do terço médio da face, 88
outras, 88
imagem clássica da, 263*f*
polissonografia, 91
laudo de, 91
técnica básica, 81-93
técnica cirúrgica, 83
mandibulares, 79, 141, 266
anterior, 141
complicações das, 79
mais frequentes, 79
retangular, 141, 142*f*
subapical, 267
do bloco canino, 267
técnica cirúrgica, 267
tipo Le Fort III, 248
Osteotomia Sagital
avanço por, 79
da mandíbula, 254*f*, 267
complicações, 268
pós-operatório, 268
do ramo mandibular, 73-80
aplicada ao tratamento da SAOS, 73-80
aspectos anatômicos da, 74
complicações mais frequentes, 79
discussão, 79
FIR na, 78
fratura do coto proximal, 79
da região distal, 79
da região proximal, 79
passos técnicos dos desenhos da, 75
resposta dos tecidos moles às, 79
técnica básica, 73-80
técnica cirúrgica, 73
inferior, 140

P

Padrão Respiratório
melhora do, 56
medicamentos específicos para, 56
Palato
e SRB
duro, 7
mole, 9
exame do, 19*f*
abridor de boca e, 19*f*
posicionamento do, 19*f*
ogival, 18*f*, 26*f*
PAP (Aparelhos de Pressão Positiva), 201
PAS-TP (Espaço Aéreo Posterior)
impacto no, 107*f*
da angulação cefálica, 107*f*
da hiperextensão cervical, 107*f*
PDN (Plano de Desprogramação Neuromuscular), 194*f*
Perfil Facial
proporcional, 159*f*
com relação ortognática, 159*f*
ideal, 159*f*
Pescoço
músculos do, 186
posteriores, 186
esternocleidomastóideo, 186
Pfeiffer
síndrome de, 246
Pierre-Robin
sequência de, 246, 252*f*
síndrome de, 16
Piriformeplastia
delimitada, 82*f*
osteotomia como, 82*f*
de Le Fort I, 82*f*
Pixel, 101*f*
Placa(s) de Titânio
fixação com, 84*f*
aspecto intraoperatório com, 84*f*
Plano
facial, 286*f*
oclusal, 148
importância da, 148
rotação do, 148
orbital, 194*f*
Plataforma
de Erickson, 98*f*
Polissonografia, 266
laudo de, 91
pós-operatória, 179, 206*f*-214*f*
procedimento, 179
resultados, 179
pré-operatória, 178, 207*f*, 211*f*, 214*f*
Ponto
orbital, 194*f*
Pouseille
lei de, 106*f*
PPF (Parede Posterior da Faringe), 146
Preensão
da tonsila, 21*f*
Preparo Cirúrgico
da SAOS, 41-48
Protrusão
mandibular, 161*f*
Psicologia
e SAOS, 59

Q

Qualidade de Vida
monitoração sobre, 60
e SAOS, 60
Clagary SAQLI, 60

R

Radiografia
de tórax, 66
na avaliação pré-anestésica, 66
panorâmica, 95*f*
RAHPO (Rotação Anti-Horária do Plano Oclusal), 148
RB (Respirador Bucal), 15*f*, 38*f*
contraindicações à cirurgia, 23
complicações, 23
iatrogênicas, 23
não iatrogênicas, 23
correção da obstrução nasal no, 15-23
fundamentos técnicos da, 15-23
adenoidectomia, 19
conduta, 19
redução das conchas nasais, 22
septoplastia, 21
tonsilectomia, 20
indicações da, 15-23
crescimento craniofacial, 16, 17
alterações do, 17
desenvolvimento craniofacial, 17
alterações do, 17
remodelação craniofacial, 16
enfoque no tratamento do, 25-31
da ortopedia funcional, 25-31
casos clínicos, 29
fisioterapia aplicada ao, 30
exames complementares, 19
face do, 18*f*
formas de avaliação, 119
da criança, 119
do desenvolvimento ponderoestatural, 119
rinofaríngea, 119
do jovem, 119
do desenvolvimento ponderoestatural, 119
rinofaríngea, 119
identificação do, 17
lábios entreabertos, 18*f*
mordida anterior, 18*f*
aberta, 18*f*
palato ogival, 18*f*
tratamento ortodôntico do, 33-38
classes de maloclusão, 34
RC (Relação Cêntrica), 188
registro de, 191*f*
Recuo
da mandíbula, 150
impacto negativo do, 150
Recuperação
pós-anestésica, 71
Redução
das conchas nasais, 22
inferiores, 22

Região
velofaríngea, 38*f*
com desvio septal, 38*f*
Registro
do arco facial, 96, 97*f*
Relação
anteroposterior, 163, 164
dos maxilares, 163, 164
REM
comparação da variável, 238*f*
pós-operatório, 238*f*
pré-operatório, 238*f*
Remodelação
craniofacial, 16
Repercussão(ões)
da obstrução nasal, 17
Respiração
esquema da, 13*f*
bucal, 13*f*
nasal, 13*f*
Respirador(es)
classificação dos, 12
funcionais, 12, 13
impotentes, 13
genuíno, 13
orgânico, 13
Resposta
dos tecidos moles, 79
às osteotomias do ramo, 79
sagital, 79
vertical, 79
Retração
cicatricial, 259*f*
da faringe, 259*f*
Retrognatismo
severo, 269*f*
com avanço, 269*f*
de mandíbula, 269*f*
de mento, 269*f*
Retromaxilismo, 161*f*
Retroposição
lingual, 45*f*
mandibular, 45*f*
Retropostura
do dorso, 45*f*
dos maxilares, 44*f*
Retrusão
da maxila, 161*f*
Retrusão Esquelética
mandibular, 120*f*
em RB, 120*f*
com apinhamento grave, 120*f*
com MCP total, 120*f*
RGE (Refluxo Gastroesofágico)
controle do, 56
Rinoplastia
abordagem associada a, 126*f*
septonasal, 126*f*
Rinoscopia
anterior, 124*f*
Rinos*stent*, 61*f*
aplicações, 60
na reabilitação funcional, 60
dos pacientes com DRS, 60
definição, 60
eficácia do, 61*f*
nos DRS, 61*f*
indicações, 60
tratamento com, 61
Risco Anestésico
classificação do, 70*q*
ASA, 70*q*
RL (Região Retrolingual), 278
Rotação
do plano oclusal, 148
importância da, 148
RP (Região Retropalatal), 278
RPP (Redução Parcial do Palato), 217

S

Saethre-Chotzen
síndrome de, 246
SAHOS (Síndrome da Apneia/Hipopneia do Sono de Natureza Obstrutiva), 55, 63, 131, 257, 285
achados clínicos da, 258
avaliação de resultados cirúrgicos em pacientes com, 235-240
submetidos a AMM, 235-240
casuística, 236
discussão, 239
métodos, 236
objetivos, 236
resultados, 237
submetidos a GLM, 235-240
casuística, 236
discussão, 239
métodos, 236
objetivos, 236
resultados, 237
cirurgia esquelética na, 260
diagnóstico da, 258
documentação ortodôntica para, 236
análise estatística, 236
portador de, 258*f*, 261*f*
aspecto facial de, 261*f*
biótipo do, 258*f*
tratamento da, 259, 265-268
cirurgia esquelética para o, 265-268
como interpretar, 265-268
SAOS (Síndrome da Apneia do Sono), 101, 139, 201, 243
AMM em, 145-151
repercussões anatômicas do, 145-151
EVAF, 146
recuo da mandíbula, 150
impacto negativo do, 150
rotação do plano oclusal, 148
importância da, 148
ATM e, 183-200
AE, 183
revisão de literatura, 194
sistema, 183
muscular, 185
nervoso, 183
neuromuscular, 183
cirurgia esquelética no tratamento da, 257-263
como interpretar a, 257-263
achados clínicos, 258
considerações, 261, 263
cefalométricas, 261
técnicas, 263
dados epidemiológicos, 258
diagnóstico da, 258
doenças associadas, 257
fisiopatologia, 257
deformidades transversais e, 113-137
da maxila, 113-137
atresias maxilares, 116
avaliação do RB, 119
cuidados essenciais, 125
septoplastia, 122, 124
turbinectomias, 127
verdade ou mentira, 113-137
do adulto, 277-282
cirurgia esquelética no tratamento da, 277-282
como interpretar a, 277-282
estudo da, 87*q*, 172*q*
fisiopatologia da, 64*f*
manejo da, 247
algoritmo de, 247
nas SCF, 247
pacientes com, 51-62, 63-72
anestesia em, 63-72
anamnese, 66
avaliação pré-anestésica, 65
considerações sobre o uso de *laser*, 71
cuidados, 63-72
exame físico, 67
jejum pré-operatório, 66
medicação pré-anestésica, 70
monitorização, 70
patogênese da obstrução das VAS, 63
recuperação pós-anestésica, 71
atendimento, 53
interdisciplinar, 53
multidisciplinar, 53
avaliação pré-operatória em, 51-62
clínica médica, 54
cuidados pós-operatórios em, 51-62
controle do RGE, 56
fisioterapia, 56
fonoaudiologia, 58
melhora do padrão respiratório, 56
medicamentos específicos para, 56
monitoração da qualidade de vida, 60
odontologia, 59
psicologia, 59
reabilitação funcional global, 61
rinos*stent*, 60
na reabilitação funcional, 60
uso de anti-hipertensivos, 55
uso de psicotrópicos, 55
visão sistêmica, 61
preparo cirúrgico da, 41-48
procedimento de tecidos moles na, 153-180
AMM e associação ao, 153-180
em faces discrepantes, 153-180
tratamento cirúrgico da, 1-3
vinte anos de experiência no, 1-3
tratamento da, 52, 73-80, 285-287
cirúrgico, 52
clínico, 52
como interpretar o, 285-287
osteotomia sagital aplicada ao, 73-80
do ramo mandibular, 73-80
técnica básica, 73-80
$SatO_2$ (Saturação Arterial de Oxigênio), 63
comparação da variável, 237*f*
pós-operatório, 237*f*
pré-operatório, 237*f*
SCF (Síndromes Craniofaciais)
com sinostose caniofacial, 245
de Apert, 246
de Carpenter, 246
de Crouzon, 246, 249*f*, 251*f*
de Pfeiffer, 246
de Saethre-Chotzen, 246
de Treacher-Collins, 246
SAOS nas, 247
manejo da, 247
algoritmo de, 247
SDE (Sonolência Diurna Excessiva), 201
Segmento
área do, 109*f*
retrolingual, 109*f*
retropalatal, 109*f*
Selamento
labial, 27*f*
falta de, 27*f*
Septo
desvio de, 26*f*
Septoplastia, 21, 22*f*
complicações das, 125
incisão clássica para, 84*f*
na criança, 122
técnica cirúrgica, 123
no adulto, 124
áreas mais desviadas, 125
indicação cirúrgica, 124
o que deve ser preservado, 125
o que deve ser retirado, 125
técnicas de, 125
parcial inferior, 206*f*, 208*f*, 210*f*, 212*f*, 213*f*
bilateral, 206*f*, 208*f*, 210*f*, 212*f*, 213*f*
AMM com, 206*f*, 208*f*, 210*f*, 212*f*, 213*f*
Sequência
de Pierre-Robin, 246, 252*f*
Seto
técnica de, 78*f*
representação esquemática da, 78*f*
Shunt
arteriovenoso, 197*f*
Síndrome
de Pierre-Robin, 16
Sínfise
mandibular, 141*f*
descolamento da, 141*f*
exposição da, 141*f*
Sinostose
caniofacial, 245
SCF com, 245
de Apert, 246
de Carpenter, 246
de Crouzon, 246, 249*f*, 251*f*
de Pfeiffer, 246
de Saethre-Chotzen, 246
de Treacher-Collins, 246
Sistema
muscular, 185
diagnóstico, 188
EO, 188
estabilidade maxilomandibular, 188
funções musculares, 187
ligamento temporomandibular, 187
disco articular, 187
músculos, 185
tipos funcionais dos, 185
vascularização, 187
nervoso, 183
neurofisiologia, 184
neuromuscular, 183
SNC (Sistema Nervoso Central), 63, 184
SNP (Sistema Nervoso Periférico), 184
Sobremordida
severa, 44*f*, 45*f*
SRB (Síndrome do Respirador Bucal)
alterações faciais na, 5-14
arcadas dentárias, 7

classificação dos, 12
funcionais, 12
genuíno, 13
impotentes funcionais, 13
orgânico, 13
fossas nasais, 6
lábios, 6
músculo mentoniano, 12
hipertensão do, 12
nariz, 6
palato, 7, 9
duro, 7
mole, 9
UCM, 10
portador de, 27*f*
Subdesenvolvimento
orofacial, 41-48
preventivo, 41-48
tratamento odontológico do, 41-48
relatório dos casos, 43
Sulco
gengivojugal, 141*f*
incisão no, 141*f*
gengivolabial, 270*f*
abertura do fundo do, 270*f*
com acesso à abertura piriforme, 270*f*
Sutura
na hemostasia, 21*f*
na tonsilectomia, 21*f*

T

TCFC (Tomografia Computadorizada por Feixe Cônico), 147
da VAF, 148*f*
Tecido
retrodiscal, 197*f*
Tecido(s) Mole(s)
procedimentos na SAOS de, 153-180
AMM e associação aos, 153-180
em faces discrepantes, 153-180
Telerradiografia, 96*f*
cefalométrica, 266
Teste(s)
de coagulação, 66
na avaliação pré-anestésica, 66
THP (Tireo-Hiodopexia), 231
Tipologia
facial, 157
Tomografia(s)
para análise das VAS, 108
protocolo para, 108
aquisição de, 108
manipulação de, 108
Tonsila(s)
hipertróficas, 13*f*
adenoides e, 13*f*
remoção das, 13*f*
incisão da, 21*f*
preensão da, 21*f*
Tonsilectomia, 20, 21*f*
AMM com, 206*f*, 208*f*, 210*f*, 212*f*, 213*f*
hemostasia, 21*f*
eletrocautério, 21*f*
sutura, 21*f*
Tórax
radiografia de, 66
na avaliação pré-anestésica, 66
TORS (Cirurgia Robótica Transoral), 2, 230
Tratamento
do RB, 25-31, 33-38
enfoque no, 25-31
da ortopedia funcional, 25-31
ortodôntico, 33-38
odontológico, 41-48
do subdesenvolvimento orofacial, 41-48
preventivo, 41-48
relatório dos casos, 43
Treacher-Collins
síndrome de, 246
Turbinectomia(s)
breve histórico, 127
complicações das, 130
distração palatina, 133
expansão palatina, 133
cirurgia de, 133
indicação cirúrgica, 127
procedimentos nos cornetos, 127, 130
inferiores, 127
médios, 130
parciais, 128
da borda livre, 128
óssea, 128
osteomucosa, 128
do folheto lateral, 128
parcial inferior, 206*f*, 208*f*, 210*f*, 212*f*, 213*f*
bilateral, 206*f*, 208*f*, 210*f*, 212*f*, 213*f*
AMM com, 206*f*, 208*f*, 210*f*, 212*f*, 213*f*
total, 128

U

UARS (Síndrome da Hiper-Resistência das Vias Aéreas Superiores), 51
rinos*stent*, 60
UCM (Unidade Craniomandibular) e SRB, 10
UPFP (Uvulopalatofaringoplastias), 1, 217-226
AMM com, 206*f*, 208*f*, 210*f*, 212*f*, 213*f*
complicações, 224, 225*q*
imediatas, 225*q*
intraoperatórias, 225*q*
pré-operatórias, 225*q*
tardias, 225*q*
cuidados, 224
no pós-operatório, 224
no pré-operatório, 224
estagiamento Friedman, 226*q*
estenose após, 226*q*
nasofaríngea, 226*q*
fatores predisponentes, 226*q*
técnica, 218*f*, 219
da faringoplastia, 224
lateral, 224
de Fairbanks, 219, 222
modificada, 222
de Fujita, 218*f*

V

VAF (Via Aérea Faríngea), 145, 146*f*
aumento da, 151*f*
imagem da, 149*f*
VAI (Vias Aéreas Metade Inferior)
incremento volumétrico na, 281*q*
VAS (Vias Aéreas Superiores), 153, 243, 277
análise volumétrica da, 101-110
estabilidade da, 105*f*
expiratória, 105*f*
inspiratória, 105*f*
tomografias para, 108
aquisição de, 108
manipulação de, 108
distração osteogênica na, 102*f*
impacto da, 102*f*
análise tridimensional do, 102*f*
estudo volumétrico da, 103*f*
incremento volumétrico na, 281*q*
obstrução das, 63
patogênese da, 63
obstrução retrolingual de, 229-233
cirurgia excisional para, 229-233
indicações, 230
técnica cirúrgica, 230
RM da, 279*f*
segmentos da, 103*f*, 104*f*, 106*f*, 108*f*
colapsável, 104*f*, 106*f*, 108*f*
avanço maxilomandibular no, 106*f*
fatores de colapso do, 108*f*
fatores de dilatação do, 108*f*
referência para medida do, 104*f*
VAT (Vias Aéreas Total)
incremento volumétrico na, 281*q*
Volume
ganho em, 105*f*
da cavidade, 105*f*
oral, 105*f*
intranasal, 105*f*
Voxel, 101*f*